LEÇONS DU MARDI

PUBLICATIONS DU *PROGRÈS MÉDICAL*

LEÇONS DU MARDI A LA SALPÊTRIÈRE

Professeur *CHARCOT*

POLICLINIQUE
1887-1888

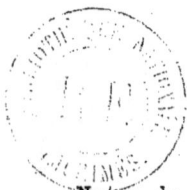

Notes de Cours de MM. BLIN, CHARCOT et H. COLIN

ÉLÈVES DU SERVICE

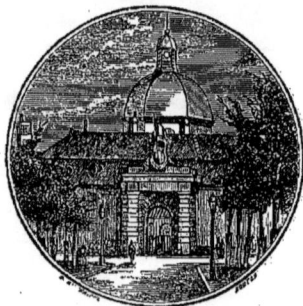

TOME I

2e ÉDITION AVEC 101 FIGURES

PARIS

AUX BUREAUX DU PROGRÈS MÉDICAL
14, rue des Carmes.

Vᵛᵉ BABÉ ET Cⁱᵉ
LIBRAIRES-ÉDITEURS,
Place de l'École-de-Médecine.

1892

PRÉFACE

L'enseignement de notre maître, M. Charcot, à la Salpêtrière, dont l'utilité a été proclamée depuis de longues années par l'assiduité et le nombre des auditeurs, auquel les étrangers les moins suspects de partialité à notre égard sont obligés de rendre hommage et dont l'éclat a contribué singulièrement à maintenir au premier rang la médecine française, a été soumis, depuis quelques années, par le Professeur à certaines modifications qui l'ont encore perfectionné.

Les leçons de M. Charcot doivent être divisées actuellement en deux catégories bien distinctes, à chacune desquelles est consacré un jour de la semaine, le mardi et le vendredi.

Les vendredis, le professeur présente à ses auditeurs des malades qu'il a préalablement étudiés avec le plus grand soin et sur lesquels il a longuement médité le plus souvent. — Le but qu'il se propose n'est pas exclusivement de montrer à ses élèves des sujets dont l'histoire clinique soit bien élucidée et chez lesquels le diagnostic puisse être porté avec certitude : il s'efforce surtout de mettre les assistants au courant de ses études nouvelles.

Nous ferons suffisamment ressortir, pensons-nous, la portée de ces leçons, en faisant remarquer que les auditeurs de ces trois dernières années ont pu assister ainsi à la rénovation — l'expression n'est certes pas exagérée — que le maître a fait subir par ses travaux si importants sur l'hystérie, à la neuropathologie dont l'aspect, depuis la mémorable découverte de l'ataxie locomotrice par Duchenne de Boulogne, ne s'était encore jamais aussi profondément modifié.

On voit quelle est la nature de l'enseignement du vendredi qui pourrait relever du Collège de France. — On étudie là, non pas la science faite, mais la science qui se fait.

Ces leçons ne sont donc pas la continuation de celles qui ont illustré depuis longtemps notre maître et dont une grande partie a déjà été publiée.

Les *Leçons du Mardi* sont de date plus récente, et comme nous l'avons dit plus haut, elles diffèrent essentiellement des précédentes. Elles sont, comme le dit le Professeur lui-même, organisées de façon à donner plus spécialement l'image de la clinique journalière, de la policlinique " *imaginem belli* " avec toutes ses surprises, toute sa complexité. — Ces malades sont inconnus du Professeur qui cherche à établir séance tenante le diagnostic, le pronostic et le traitement de l'affection dont ils sont atteints. — M. Charcot fait assister ainsi ses auditeurs au travail qu'il accomplit pour élucider ces diverses questions.

On voit comment, dans tel cas, la simple vue d'un malade, un geste, sa parole, sa marche suffisent pour mettre le médecin au courant de son état, comment, dans un autre cas, une analyse rigoureuse des symptômes et de la marche de l'affection est indispensable « chaque instant dans ses causeries intimes l'occasion de m'instruire, pour arriver au diagnostic, et enfin comment parfois, malgré un examen des plus approfondis, il est impossible de se prononcer immédiatement. Les auditeurs peuvent apprendre de cette façon la méthode que le clinicien doit suivre dans l'examen des malades, et ils peuvent voir dans le courant d'une année les spécimens de la plupart des maladies nerveuses.

Mais il y a plus. Le maître émet souvent dans ces leçons des idées originales, présente des aperçus nouveaux, des ébauches de travaux qu'il ne juge pas encore en état d'être exposés d'une façon magistrale dans ses leçons du vendredi et dont la connaissance peut pourtant exercer déjà une heureuse influence sur l'esprit de ses auditeurs, particulièrement de ceux qui ont l'ambition de faire de nouvelles explorations dans le domaine si attrayant de la neuropathologie. Qu'il nous soit permis de rapporter à ce propos ce passage d'une conversation que nous avons eue un jour avec un médecin très distingué de Vienne. Comme nous lui demandions son opinion sur la valeur d'un neuropathologiste étranger qui jouit en Allemagne, et cela avec justice, du reste, de la plus grande notoriété, il nous répondit : « J'ai sui- « vi son service pendant plusieurs mois et je ne lui ai jamais enten- « du énoncer une idée originale qui ne fût contenue dans l'ouvrage « qu'il a publié sur les maladies nerveuses : si vous avez lu son li- « vre, vous en savez sur lui autant que moi. — Il n'en est pas de « même, ajoutait-il, de votre maître, j'ai lu et relu ses ouvrages, je « les connais dans leurs moindres détails, et pourtant, je trouve à « d'élargir mes idées, de modifier ma méthode de travail ; la lecture « de ses livres ne suffit pas pour le connaître et l'apprécier. »

C'est pour ces différents motifs que MM. Blin, Charcot fils et Colin, élèves du service, ont pensé avec juste raison, suivant nous, que la publication des *Leçons du Mardi* rendrait service à un grand nombre de médecins.

Elles seront accueillies sans doute avec la plus grande satisfaction par ceux qui, y ayant assisté, seront heureux de pouvoir se les remémorer, comme aussi par ceux, et leur nombre doit être grand, qui regrettent de ne pouvoir suivre cet enseignement.

La lecture de ces nouvelles leçons sans suppléer à la parole du professeur permettra à tous, nous l'espérons, de mieux connaître les idées du maître et d'élargir les leurs, comme le pensait le médecin viennois.

Les élèves qui ont pris l'initiative de ce travail et qui mettent tous leurs efforts à l'accomplir scrupuleusement pourront donc dire qu'ils ont fait œuvre éminemment utile.

J. BABINSKI.

COURS DE M. CHARCOT

Année 1887-1888

PREMIÈRE LEÇON

OBJET :

1° Syphilis, ataxie locomotrice progressive, paralysie faciale.
2° Monoplégie brachiale hystérique, forme douloureuse ; Épilepsie partielle.

1ᵉʳ MALADE.

MESSIEURS,

Je connais un peu, pour l'avoir examiné déjà une fois le malade que je vous présente aujourd'hui. Il s'agit d'un cas complexe qui me permettra de discuter devant vous plusieurs points controversés. Le diagnostic n'est pas bien difficile. Ce qui est plus difficile, c'est d'arriver à la connaissance des différents éléments qui établissent l'état pathologique du malade. Je vais l'interroger.

Au malade : Vous avez été atteint de la syphilis ? A quelle époque ?

Le malade : En 1880.

M. CHARCOT : La chose n'est pas douteuse. Il a été soigné par M. le Professeur Fournier. En 1880, il a eu une éruption sur tout le corps.

Le malade : M. Fournier m'a dit quand je suis allé le trouver : votre maladie remonte à trois ou quatre mois.

Voilà donc cet homme atteint de Syphilis, c'est une affaire entendue, je puis le garantir. Je veux maintenant appeler votre attention sur les phénomènes nerveux

CHARCOT. *Leçons du Mardi,* t. I, 2ᵉ édition.   1

qui ont paru dans la suite. (*S'adressant au malade*) : Quand avez-vous commencé à avoir une paupière tombante ?

Le malade : Trois mois après l'éruption.

M. Charcot : Remarquez bien cette date : trois mois après l'éruption. M. Fournier vous a dit que vous étiez malade depuis quatre mois ?

Le malade : Depuis trois ou quatre mois.

M. Charcot : Et voilà, trois mois après, une paupière qui tombe. Autrefois, quand on voyait ainsi chez un individu une paupière rester tombante, on disait : c'est un syphilitique, il guérira ; et en effet la guérison survenait le plus souvent à la suite du traitement spécial. Eh bien ! rencontrant il y a quelques mois M. Ricord, qui est toujours vaillant comme vous savez, je lui disais : Que sont devenues aujourd'hui ces paralysies oculaires que nous connaissions dans le temps sous le nom de paralysies oculaires syphilitiques et qu'on guérissait à cette époque ; il me répondit d'un air narquois : « Aujourd'hui on a changé tout cela, c'est devenu de l'ataxie locomotrice. » Et en effet, je ne voudrais pas dire tant s'en faut qu'il n'y a pas de paralysie oculaire syphilitique, mais je suis convaincu qu'il y en a beaucoup moins qu'autrefois. Autrefois, quand on reconnaissait une de ces paralysies oculaires réputées syphilitiques, et qui appartiennent à l'ataxie locomotrice, on donnait au malade de l'iodure de potassium et peut-être aussi du mercure et on croyait l'avoir guéri. C'était une illusion, la vérité est que la maladie guérissait d'elle-même.

Mais vous allez voir ce qui arrive quelquefois. (*S'adressant au malade*) : Au bout de combien de temps la paupière s'est-elle relevée ?

Le malade : Elle ne s'est jamais relevée complètement.

M. Charcot : Vous avez la vue double ?

Le malade : Je l'ai eue à partir de cette époque.

M. Charcot : Mais quand vous releviez votre paupière ?

Le malade : Alors je voyais très bien.

M. Charcot : Eh bien ! en vous rendant un compte exact de la situation où était le malade à l'époque où a eu lieu la chute de la paupière, voilà ce que vous devez avoir dans l'esprit : Est-ce syphilitique ? Ne serait-ce pas le commencement d'une affection bien plus grave et indépendante de la syphilis ? (*S'adressant au malade*) : Que vous est-il arrivé ensuite ?

Le malade : J'ai eu des douleurs dans la cuisse.

M. Charcot : Quand avez-vous commencé à les éprouver ?

Le malade : En 1884.

M. Charcot : Je tiens à ce que vous remarquiez cette date : Vous vous rappelez que la chute de la paupière s'est produite trois mois après la constatation de la syphilis. (*S'adressant au malade*) : Ainsi vous voilà avec des douleurs, voulez-vous les décrire ?

Le malade : Ces douleurs me prennent plusieurs fois dans la journée.

M. Charcot : Sont-elles aujourd'hui ce qu'elles étaient à l'origine ?

Le malade : Autrefois, on aurait dit un jet d'étincelles électriques, partant du centre de la cuisse et rayonnant à la superficie. Cela durait deux ou trois secondes et se renouvelait quelque fois cinq, dix et même vingt fois par jour, et beaucoup plus souvent l'hiver que l'été.

M. Charcot : La description est d'une clarté extrême. On remplacerait le mot *" électrique "* par le mot *" fulgurante "* qu'elle serait tout-à-fait scientifique. Ces douleurs ont-elles changé de place ?

Le malade : Pendant longtemps je n'en ai ressenti qu'à la cuisse droite. Depuis une époque assez rapprochée, j'en ai eu dans la cuisse gauche, mais cela n'a pas duré longtemps, une huitaine de jours.

M. Charcot : En avez-vous ressenti ailleurs ?

Le malade : J'en ai eu quelque temps seulement dans les bras.

M. Charcot : Avez-vous eu des engourdissements dans les deux derniers doigts de la main ?

Le malade : Oui.

M. Charcot : Il y a un lieu de prédilection pour les douleurs fulgurantes dans les membres supérieurs, c'est le domaine du cubital. Le malade a eu une sorte d'engourdissement dans les deux derniers doigts de la main. Cela est à considérer, parce que tel peut être, dans certains cas, le début du tabès. Combinez dans certains cas avec le signe d'Argyll Robertson, les douleurs cubitales dont il s'agit et cela pourra suffire quelquefois pour asseoir le diagnostic. (*S'adressant au malade*): Votre peau n'est-elle pas très sensible au toucher, au frôlement dans les points où siègent les douleurs fulgurantes ?

Le malade : Non ! Elle perdrait au contraire de sa sensibilité.

M. Charcot : A cet égard, il y a plusieurs choses à signaler : C'est d'abord le cas très vulgaire où les douleurs fulgurantes laissent après elles des plaques d'hyperesthésie ; alors la peau est extrêmement douloureuse au toucher; il y a lieu ensuite de signaler des malades atteints d'ataxie locomotrice qui n'ont pas de douleurs fulgurantes, mais qui de temps en temps, ont cette sensibilité exquise de la peau. Défiez-vous des sujets qui vous disent qu'ils'ont de temps en temps, comme par accès, la peau tellement sensible que le moindre frôlement du pantalon leur est insupportable ; c'est la représentation et comme l'équivalent de la douleur fulgurante.

Eh bien ! chez notre malade, mais alliée à quelque chose de particulier, c'est une anesthésie qui se produit sur le lieu même où la douleur est apparue. Ces douleurs fulgurantes dont le malade a fait une description si nette sont à peu près caractéristiques de l'ataxie. Mais dans le diabète, vous avez des imitations de douleurs fulgurantes qui peuvent vous tromper, et cela d'autant plus facilement que dans le diabète, il y a quelquefois absence de réflexes. Eh bien ! n'allez pas prendre un diabétique pour un tabétique, ce n'est pas du tout la même chose ; si chez un malade, vous avez quelque chose qui ressemble à des douleurs fulgurantes, vous devez vous dire : Est-ce un ataxique ? Ce pourrait bien être un diabétique ; il y a un autre état morbide où les douleurs fulgurantes sont très importantes. C'est le cas de la paralysie alcoolique qui est entré dans la clinique depuis huit ou dix ans à peu près.

Auparavant, on ne la connaissait pas. On la connaît aujourd'hui, et la difficulté du diagnostic est d'autant plus grande que la démarche de l'alcoolique ressemble quelquefois à celle de l'ataxique. Elle en diffère cependant par des particularités sur lesquelles j'appelle votre attention. Vous savez que l'ataxique lance les jambes et les pieds en avant; l'alcoolique au contraire, dans les cas vulgaires, fléchit le genou à l'excès comme les chevaux qui ont trop de feu. C'est ce que nous avons appelé la démarche du " Steppeur " (du mot anglais " Stepper ").

Voilà divers cas auxquels il faudrait penser, si vous vous trouviez en présence d'un malade atteint de douleurs fulgurantes. Sont-ce des douleurs fulgurantes de l'ataxique, du diabétique, de l'alcoolique? C'est d'autant plus difficile à distinguer par soi que le tabès et le diabète peuvent se combiner et tout à l'heure, je vous dirai par quel concours de circonstances. C'est qu'en définitive, le tabès ou ataxie locomotrice progressive appartient suivant moi à la famille neuropathologique. Vous savez que j'entends par là l'ensemble des maladies du sytème nerveux qui se transmettent réciproquement par voie d'hérédité similaire ou dissimilaire. Cette famille nosographique est en quelque sorte l'alliée intime de la famille arthritique qui elle, comprend entre autre les migraines, certaines migraines du moins, le diabète, la gravelle, la goutte, le rhumatisme articulaire, etc., etc.

Eh bien! ces deux familles se combinent très souvent; et précisément, le malade qui est devant nous est un exemple du genre. Il a, de plus, la syphilis. Quand on se trouve en face d'un malade qui a la syphilis, on se frotte les mains, on se dit qu'avec des frictions mercurielles et de l'iodure de potassium, on en viendra à bout; il sera nettoyé. Vous allez voir tout à l'heure qu'il ne faut pas prendre l'ombre pour la proie. Rappelez-vous notre diagnostic. Nous avons constaté chez notre malade la chûte de la paupière, les douleurs fulgurantes, mais il y a autre chose encore à signaler.

(S'adressant au malade): A la fin de l'hiver dernier, vous avez eu des pertes d'urine involontaires? Et depuis cette époque?

Le malade: Cela a disparu complètement mais aux premiers froids, cela a recommencé.

M. CHARCOT: Le voilà donc qui se met à uriner involontairement. Tout de suite cela fait penser au tabès. Ce n'est pas là en effet un symptôme de paralysie alcoolique dont le caractère à peu près général est de ne pas attaquer la vessie; ce n'est pas non plus un symptôme du diabète. Puis vers le 21 septembre, il recommence à voir double. Voilà la diplopie. Cette maladie a duré une huitaine de jours et à cette époque, a commencé la paralysie faciale.

Arrêtons-nous un instant sur ce point, parce que la paralysie faciale est ici en quelque sorte une complication. Je vous ai prévenu que le malade est très intéressant, il l'est par sa complexité même, c'est un vrai malade de clinique.

La clinique est faite surtout pour étudier les aspects particuliers et les complexités des maladies.

Quand un client vous appelle, il n'est pas forcé d'avoir un cas simple pour vous faire plaisir. Son cas peut se présenter sous une forme très complexe.

Voilà un homme qui a été syphlitique, le voilà atteint de diplopie, de douleurs fulgurantes et de paralysie faciale.

Il n'a pas perdu ses réflexes rotuliens. Mais à ce propos, je dois vous le dire, de ce qu'un individu ayant les symptômes tabétiques a conservé ses réflexes rotuliens, il ne faut pas conclure qu'il n'est point un tabétique. Ce serait une erreur profonde. Quand, chez un malade il y a absence de réflexes rotuliens, sans doute, cela doit faire penser au tabès, mais il arrive aussi que dans le tabès, les réflexes rotuliens sont conservés ou exagérés. Notre malade n'a pas perdu les siens, et quand il est debout et qu'il a les yeux fermés, il n'oscille pas, il n'a pas la démarche tabétique.

Il est donc dans la période préataxique. Aussi bien vous n'attendrez pas pour faire votre diagnostic, quand vous serez appelés auprès des malades, qu'ils soient dans la seconde période.

Il n'a pas non plus le signe d'Argyll Robertson. En général, il y a des modifications pupillaires très importantes qui peuvent contribuer à caractériser le tabès. Les pupilles sont inégales, très dilatées ou au contraire très contractées, mais ce qui est le principal phénomène, c'est l'absence de réaction par l'action de la lumière, les pupilles réagissant cependant dans l'accommodation. C'est ce qu'on nomme le signe d'Argyll Robertson.

Vous ne voyez guère ce phénomène se produire que dans deux maladies qui sont du reste connexes : l'ataxie et la paralysie générale progressive. Etant donné le signe d'Argyll Roberston. Vous n'avez à peu de chose près que deux alternatives : le malade est-il ataxique ou atteint de paralysie générale ?

Ici c'est de tabès qu'il s'agit.

Arrivons maintenant au troisième épisode. (S'adressant au malade) : De quel côté avez-vous eu de la paralysie faciale ?

Le malade : Du côté gauche.

M. Charcot : Quel jour ?

Le malade : Vers le 26 ou le 27 septembre.

M. Charcot : Vers le 26 ou le 27 septembre, tout d'un coup, voilà la face qui est tirée du côté gauche, et l'œil gauche ne peut se fermer. Le phénomène a presque disparu aujourd'hui. C'est bien d'une paralysie faciale périphérique qu'il s'agit. Vous savez tous que dans les cas ou elle relève d'une lésion des hémisphères, la paralysie faciale n'atteint que la partie inférieure du visage, tandis que la paralysie faciale périphérique atteint aussi la partie supérieure.

Il y a relativement à la paralysie faciale périphérique une doctrine qui règne depuis l'époque, pas bien éloignée du reste, où elle a commencé à être observée, cela n'est pas bien vieux en définitive, cela remonte à Charles Bell.

On se figure en général que la paralysie faciale est une maladie que l'on connaît parfaitement dans tous ses détails et ses origines. C'est une erreur. Naturellement, je laisse de côté les paralysies faciales qui peuvent tenir à une carie du rocher ; à une pachyméningite basilaire, je parle de la paralysie faciale habituelle, vulgaire, *a frigore*, comme on dit quelquefois.

Vous prenez froid un jour ; ce froid se dirige sur la face, que nous supposerons en sueur ; il en résulte une lésion du tronc nerveux, tous les muscles ou plusieurs des muscles qu'il innerve sont affectés : Ils le sont comme le nerf lui-même plus ou moins profondément, suivant que la paralysie est grave ou légère. Grave, le mal ne guérira pas ou ne guérira qu'incomplètement ; légère, la guérison pourra se faire en quelques semaines.

Il semble que ce soit là toute l'histoire de la paralysie faciale. Eh bien ! pas du tout. Voilà la clinique qui intervient et qui dit : Mais non, c'est souvent une invention que cette action du froid comme cause de paralysie faciale périphérique. Quand on demande à un malade s'il a eu froid, souvent il répond : On me l'a dit, cela doit être ; c'est ainsi que la légende se fait, de même que l'on dit souvent lorsqu'un enfant se trouve atteint d'épilepsie : C'est une peur qu'il a eue. Et si vous interrogez les parents quand il a éprouvé cette peur, ils vous apprennent que c'est trois ou quatre ans auparavant. Cela veut dire en réalité, qu'il n'a pas eu peur ou que la peur n'y a été pour rien. Tout cela, je le répète, c'est de la légende.

Je ne prétends pas que cette action du froid, que cette action de la peur ne produisent quelquefois les effets qu'on leur attribue ; mais je dis que ce n'est pas aussi général qu'on le pense et on a remarqué (c'est une remarque très importante de M. Neumann), qu'il y a des cas où la paralysie faciale reconnaît de tout autres causes ; il est des cas, en particulier, où elle est en quelque sorte une maladie de famille.

Ainsi, nous avions ici, à notre dernière séance, trois Sémites, deux sœurs et un frère, qui tous étaient atteints d'une paralysie faciale. Voyez-vous ces trois membres de la même famille tous atteints d'un coup de froid. Je connais une famille faite de la façon suivante : C'est encore une famille sémite. Les Sémites ont en effet ce privilège de présenter à un degré extrêmement accentué tout ce qui peut se voir en matière d'arthritisme, tout ce qu'on peut imaginer en fait d'affection névropathique, et ce serait un travail fort intéressant à faire que d'étudier spécialement les maladies d'une race aussi originale que cette race des sémites qui a joué un si grand rôle dans le monde depuis l'antiquité jusqu'à nos jours. Il y aurait là une très belle source d'observation de pathologie comparée.

Dans cette famille à laquelle je fais allusion et qui est, il est vrai, une famille consanguine, composée de cousins germains qui se sont mariés entre eux, on compte cinq cas de paralysie faciale. Croyez-vous que ce soient des coups de froid qui aient donné lieu à toutes ces paralysies ?

Il y a là évidemment une question d'hérédité, comme pour toutes les autres affections, du système nerveux, appartenant à la famille neuro-pathologique, la chorée, par exemple, l'hystérie, l'épilepsie le tabès ataxique. C'est la conclusion à laquelle j'aboutis.

Si le malade qui est devant vous est atteint à la fois, — il y a peut-être une relation particulière entre les deux affections — de paralysie faciale et d'ataxie locomotrice, ce n'est peut-être pas un coup de froid qui rendra compte de la paralysie faciale. (S'adressant au malade) : Avez-vous ressenti un courant d'air froid dirigé sur la face ?

Le malade : Je n'en sais rien ! C'est le soir, vers huit heures, que j'ai senti les premières atteintes du mal.

M. CHARCOT : Qu'aviez-vous fait ?

Le malade : J'avais vaqué à mes occupations comme à l'ordinaire.

M. CHARCOT : Et le froid ?

Le malade : Je travaille dans un bureau très mal placé où je suis exposé à des courants d'air continuels, et cela, depuis trois mois.

M. CHARCOT : Exposé à des courants d'air ?

Le malade : Oui, et depuis que la paralysie s'est développée, que la bouche s'est tordue, je ne vois plus double.

M. Charcot : C'est-à-dire que la diplopie disparaît. On me dira peut-être : Vous ne faites pas intervenir la syphilis; cependant, quelques observateurs éminents affirment que la syphilis peut-être la cause de l'ataxie locomotrice progressive; elle peut-être également la cause de la paralysie faciale. A mon avis, cette coïncidence du tabès et de la paralysie faciale chez un syphilitique ne serait pas là une preuve suffisante à l'appui de la thèse admettant la syphilis comme cause de l'ataxie locomotrice.

Cette thèse est fondée sur des statistiques constatant que très souvent la syphilis est un des antécédents de l'ataxie locomotrice. Je ne prétends pas le contraire, il n'y a pas grand chose à dire contre les chiffres, mais l'ataxie locomotrice qui ne provient pas de la syphilis, et l'on ne peut pas nier que de tels cas existent, a-t-elle des caractères cliniques spéciaux, qui permettent de la distinguer des cas où la syphilis serait en jeu? A un autre côté, la médication anti-syphilitique a-t-elle de l'influence sur les affections tabétiques qui relèveraient de la syphilis? Non, évidemment non. Je vous rappellerai à ce propos ce qui ce passe dans le cas de l'atrophie tabétique du nerf optique.

Dès l'origine, vous constatez que la papille d'un malade devient blanche, qu'elle s'anémie ; un œil est menacé, le voilà pris, il reste l'autre; ce malade a eu la syphilis, ne vous gênez pas, empêchez le second œil d'être pris. Mais il n'existe pas un seul exemple de ce genre, autant que je sache, où l'on ait réussi à arrêter en route par les moyens antisyphilitiques, le développement de l'atrophie des nerfs optiques.

Il y a des maladies qui jouent par rapport aux autres le rôle d'agents provocateurs. Le premier de ces agents n'est pas à vrai dire une maladie, c'est le traumatisme. Le traumatisme peut développer chez les individus à peu près toutes les maladies auxquelles ils sont prédisposés. De même que la scarlatine développe le rhumatisme articulaire ; le traumatisme, lui, peut provoquer un accès de goutte. Pourquoi la syphilis ne jouerait-elle pas ce rôle vis-à-vis des maladies nerveuses? Certainement c'est une grosse affaire que la syphilis et si nous voyons tant d'ataxiques qui ont été syphilitiques, nous pouvons nous demander, si sans l'intervention de la syphilis, l'ataxie se fut jamais développée chez eux. Je recommanderai en ce qui me concerne, aux gens qui auraient des tendances tabétiques, de bien prendre garde à ne pas contracter la syphilis. Une fois le tabès déclaré, je ne vois pas bien l'utilité du traitement anti-syphilitique et j'ajouterai qu'il est dans l'espèce des cas où l'application rigoureuse de ce traitement peut amener des résultats fâcheux.

Pour en revenir à notre malade, je n'admets pas que la syphilis soit la cause de tous les accidents que nous venons de passer en revue. Je suis un de ceux qui, dans ces dernières années, ont contribué pour leur part à faire entrer sérieusement dans la clinique, les accidents du système nerveux ayant pour point de départ la syphilis. Par conséquent, je ne suis point un réactionnaire au point de vue de la genèse syphilitique, de certaines lésions des centres nerveux, c'est une cause pour laquelle j'ai lutté, alors qu'elle était battue en brèche par des praticiens de premier ordre.

Ricord lui-même, il y a quinze ans, ne connaissait guère la syphilis cérébrale. Aujourd'hui, rien de mieux démontré que l'existence de lésions syphilitiques des centres nerveux, mais, parmi celles-ci, je ne crois pas qu'il faille, malgré quelques apparences contraires, compter l'ataxie locomotrice. Une des raisons pour lesquelles on doutait de la nature vraiment syphilitique de certaines lésions cérébrales ou spinales, c'était qu'entre le chancre et l'apparition des accidents nerveux, il se passe quelquefois 10, 15 ans et même plus. Mais on reconnaît aujourd'hui que cet espace de temps relativement considérable, qui s'écoule entre l'apparition du chancre et celle des lésions cérébro-spinales syphilitiques, est justement un des caractères cliniques de cette affection.

Ici, dans le cas d'ataxie locomotrice progressive qui nous occupe, combien de temps après le chancre le premier accident tabétique s'est-il produit? Cinq ou six mois à peine. Par conséquent, nous ne sommes pas dans les conditions de longue incubation nécessaires, à ce qu'il paraît, à la production des maladies cérébrales syphilitiques.

Dans le cas présent, la syphilis vous crève les yeux. Vous la considérez avec d'autant plus d'intérêt que vous la croyez peut-être le véritable agent pathogénique, l'origine de tout le mal et que, de plus, vous croyez avoir entre les mains des agents capables de lutter contre elle avec efficacité.

C'est fort bien. Mais cela ne doit pas vous empêcher de pousser plus loin vos investigations en matière d'étiologie ; il faut regarder en arrière ; il faut vous dire que pour ce qui concerne les maladies du système nerveux, nous sommes, dans cette catégorie, le plus souvent dominés par les conditions héréditaires, ataviques. Eh bien ! les antécédents de notre malade, les voici :

Sa mère est diabétique. Son père a une vieille bronchite chronique. Son grand-père maternel a été atteint d'une maladie nerveuse que l'on cachait dans la famille, c'était un aliéné. Vous savez que par une espèce d'instinct, les familles se cachent à elles-mêmes et s'efforcent de cacher aux autres les tares nerveuses qui les entachent.

L'homme n'aime pas la fatalité — et il s'efforce instinctivement de rattacher à des causes banales, accidentelles, purement occasionnelles, les maladies qui dans la famille à laquelle il appartient ont pu être transmises par voie d'hérédité. — A cet égard donc, vous devez vous attendre à ce que, dans vos recherches, vous ne soyez à peu près jamais secondé par les membres de la famille ; ils s'efforceront même souvent de vous barrer le chemin et de vous faire faire fausse route. Et cependant, remarquez le bien, si vous ne vous occupez, en clinique nerveuse, que du malade lui-même et de la maladie actuelle, votre étude restera bien imparfaite. Le malade, la maladie actuelle ne sont que des épisodes ; il faudrait connaître non seulement les antécédents pathologiques du sujet, mais encore quelles ont été les maladies des membres de sa famille pour pouvoir reconstituer l'histoire toute entière. Vous serez donc rarement éclairés sur toutes ces questions qui vous intéressent pourtant au premier chef. Aussi, lorsque la lumière vous arrive, faut-il saisir avec empressement l'occasion d'en profiter.

Vous venez de voir comment chez notre malade l'existence dans la famille d'une diabétique, la mère, et d'un aliéné, le grand-père, ont pu être mis en relief. — Pas n'est besoin de faire intervenir étiologiquement la syphilis qui ne jouerait, tout au plus ici que le rôle d'agent provocateur. C'est l'hérédité nerveuse et arthritique ;

je le pense du moins, et je m'expliquerai là-dessus plus amplement un autre jour, qui a produit le tabès, et peut-être aussi la paralysie faciale.

Nous avons tiré de ce malade à peu près tout ce que nous pouvions pour votre instruction clinique ; maintenant je vous dirai que contre le mal dont il est atteint, notre richesse en agents thérapeutiques n'est pas bien grande. Vous connaissez les raisons pour lesquelles le traitement anti-syphilitique sera exclu. Ce n'est pas cependant une raison pour ne rien faire ; nous lui ferons prendre du seigle ergoté, on lui appliquera des pointes de feu dans le dos, il prendra du nitrate d'argent, du phosphate de zinc, médicaments dont l'effet n'est pas bien certain ; enfin, on fait ce que l'on peut, mais ce n'est pas en voulant le guérir malgré tout que vous serez utile à votre malade. Je dis toujours aux tabétiques : Évitez les exagérés, les gens hardis qui prétendront vous guérir par tel ou tel procédé, ne les croyez pas ; on peut vous faire du mal, et d'ailleurs, s'il y a des tabès graves, il y en a de légers, de bénins. Quand on a affaire à un goutteux, est-ce que le goutteux se désespère parce qu'il sait sa maladie au fond inguérissable, et le tabétique va-t-il se pendre parce qu'on lui dit qu'il est tabétique ?

Il y a, je le répète, des tabès qui marchent avec une extrême lenteur ; je connais des gens qui sont tabétiques depuis longtemps et qui l'ignorent. Je ne le leur dirai pas ; ils garderont leur maladie inconsciemment peut-être jusqu'à leur mort. Ce sont les tabétiques très heureux. Il en est d'autres relativement heureux encore, qui savent se ménager ; se sentant touchés, comme on dit, ils ne vont pas de l'avant, ils s'abstiennent des grandes entreprises ; ils s'arrêtent quand ils se sentent fatigués ou mal à l'aise. Il y a aussi, ce n'est pas un paradoxe que j'émets là, quelque avantage pratique à se sentir un peu fragile ; on ne se laisse pas entraîner alors à des imprudences comme le font trop souvent ceux qui se croient armés contre les difficultés de la vie, en raison de leur forte constitution physique. Cela fait partie de la question « Des avantages d'une constitution faible » traitée, dans sa thèse inaugurale, par un clinicien de notre Faculté que je n'ai connu qu'au déclin de sa carrière, le professeur Fouquier.

2ᵉ MALADE (une femme).

M. CHARCOT s'adressant à la malade : Vous voilà revenue. Depuis quand êtes-vous malade ?

La malade : C'est la cinquième semaine.

M. CHARCOT : Qu'éprouvez-vous ?

La malade : Des engourdissements dans le bras.

M. CHARCOT : Très douloureux ?

La malade : Oui, monsieur,

M. CHARCOT : C'est une femme qui nous a consulté pour une douleur du bras ; nous l'avons étudiée avec soin et nous avons fini par reconnaître que cette douleur du bras était de nature hystérique. Cette malade est une hystérique, mais une hystérique dans des conditions un peu particulières.

Est-ce qu'elle n'a pas allaité ?

L'interne : Oui, très-longtemps, près de deux ans.

M. Charcot : L'histoire d'aujourd'hui n'est qu'un épisode. La malade a eu autrefois des attaques hystériques tout à fait classiques. Voilà son histoire actuelle: Elle est mariée à un sergent de ville. Son mari travaille beaucoup de son côté et elle travaille énormément du sien : elle fait des petits souliers d'enfants et y enfonce des clous avec un marteau tenu de la main droite, le genou droit servant d'enclume. A ce métier, son bras et sa jambe ont été très fatigués. En même temps, elle a éprouvé une très grande lassitude générale, d'autant plus qu'elle passait les nuits au travail et qu'en même temps, elle allaitait son enfant. Ce qui est intéressant dans le cas présent, c'est de voir une hémiplégie hystérique, avec anesthésie cutanée et profonde, perte de la notion de position, être accompagnée d'une assez vive douleur et d'un sentiment de fourmillement très pénible. Ce n'est pas le cas habituel ; les paralysies hystériques sont le plus souvent non douloureuses. Vous n'ignorez pas que les hémianesthésies les plus absolues restent, dans la règle, le plus souvent ignorées des malades, ainsi que Lasègue l'a montré.

(L'un des élèves présents ferme les yeux de la malade). M. Charcot lui tord les doigts de la main droite assez énergiquement pour provoquer si il s'agissait d'une personne en bonne santé une sensation douloureuse, il constate que la malade n'éprouve aucune douleur et qu'en même temps elle a perdu la notion de la position qu'on donne à ses doigts.

Ainsi, douleurs spontanées et fourmillements intenses, dans l'avant-bras, la main, la jambe et le pied, du côté droit. Cependant, l'anesthésie cutanée et profonde, perte du sens musculaire dans ces mêmes parties. Veuillez remarquer, c'est un fait caractéristique dans l'espèce, que les parties anesthésiées à l'avant-bras et à la jambe, sont limitées du côté de la racine du membre, par une ligne perpendiculaire au grand axe. Cela ne se voit guère que dans l'anesthésie hystérique.

Le champ visuel présente des deux côtés un rétrécissement concentrique plus prononcé du côté droit.

L'anesthésie et la parésie, produites par une sorte de traumatisme, se sont limitées aux parties des membres droits, qui dans l'exercice de la profession ont été le plus exposées à la fatigue. Cela s'est fait suivant la règle connue en pareil cas.

3e Malade (homme).

M. Charcot : Ce malade vient ici pour la première fois. (*S'adressant au malade*): De quel mal souffrez-vous ?

Le malade: Je tombe dans des attaques d'épilepsie.

M. Charcot : Que savez-vous de vos attaques d'épilepsie?

Le malade : Cela m'a pris au service. J'étais dans l'Administration et je remplissais les fonctions de secrétaire. J'étais en train d'écrire, mon porte-plume s'est échappé de mes mains, j'ai perdu connaissance, ma tête s'est tournée à gauche et ma langue s'est prise dans mes dents.

M. CHARCOT : De quel côté vous êtes-vous mordu ?

Le malade : Toujours du côté gauche, je suis revenu à moi au bout de vingt minutes.

M. CHARCOT : Vous étiez en train d'écrire ?

Le malade : Il m'a pris comme une espèce de crampe.

M. CHARCOT : La main s'est-elle relevée ?

Le malade : Je ne pourrais pas le dire. Mon cou à tourné à gauche. Je me suis demandé ce que j'avais.

M. CHARCOT : Vous voyez qu'il ne s'agit pas ici d'un cas d'épilepsie ordinaire. D'abord, c'est une épilepsie partielle, et il se produit chez lui un phénomène caractéristique, c'est celui de la main qui se relève. (*S'adressant au malade*) : Avez-vous eu plusieurs attaques ?

Le malade : Oui, cela m'a repris jusqu'à deux fois dans la même journée.

M. CHARCOT : Avez-vous perdu connaissance toutes les fois ?

Le malade : Toujours.

M. CHARCOT : Combien de fois avez-vous eu ces attaques ?

Le malade : Une douzaine de fois.

M. CHARCOT : Avez-vous des symptômes qui vous avertissent ?

Le malade : Je sens que le mal va me prendre, et je conserve ma présence d'esprit pendant trois ou quatre secondes.

M. CHARCOT : Que se passe-t-il pendant ces trois ou quatre secondes ?

Le malade : Si j'ai quelqu'un à côté de moi, je lui dis : retenez-moi.

M. CHARCOT : Vous sentez vos mains qui se lèvent ?

Le malade : Plus particulièrement la main gauche.

M. CHARCOT : Cela devait être. La première fois qu'il a ressenti l'atteinte de son mal, il s'est occupé de la main droite parce que c'est de la main droite qu'il tenait la plume, mais c'est sa main gauche qui à l'origine doit surtout se tordre. Il y a des lois dans l'épilepsie partielle qui sont presque absolues et qui trouvent en quelque sorte leur raison d'être, dans la doctrine des localisations cérébrales.

M. CHARCOT : Comment votre bras se comporte-t-il ?

Le malade : Mon bras tourne.

M. CHARCOT : Tout à l'heure, il me parlait de son bras et il me disait : Je me mords la langue du côté gauche après avoir dit, je sens ma main droite qui se crispe, cela n'était pas naturel. On se mord la langue du côté gauche dans un accès d'épilepsie partielle, lorsque que c'est la main gauche qui est envahie en premier lieu.

Il y a trois formes de l'épilepsie partielle : l'épilepsie faciale, l'épilepsie brachiale et l'épilepsie crurale.

Dans le cas d'épilepsie partielle brachiale, l'un des membres supérieurs est pris de spasmes, d'agitation ; on y trouve ce qui se passe dans l'accès d'épilepsie vulgaire : rigidité, puis trépidation ; la trépidation peut manquer, mais le spasme se produit toujours. Après, que se passe-t-il ? Peut-être y a-t-il inconscience. S'il y a inconscience, le malade tombe comme un épileptique ordinaire. Mais vous voyez que celui-ci n'est pas un épileptique ordinaire, puisqu'il connaît bien les produits de l'accès.

Le malade est donc dans une catégorie spéciale. Plaise à Dieu que la maladie relève chez lui de la syphilis. L'épilepsie partielle de cause syphilitique est en effet, en matière de syphilis cérébrale, le triomphe de la thérapeutique.

Au malade : Votre jambe est-elle prise pendant les accès ?

(Le malade fait signe qu'il n'en sait rien).

M. CHARCOT : La tête tourne, puis vous perdez connaissance ?

Le malade : Il me monte comme du sang aux yeux lorsque mon bras gauche s'est tordu, je perds connaissance.

M. CHARCOT : Vous n'avez pas encore été traité ?

Le malade : Si, Monsieur.

M. CHARCOT : Avez-vous eu la vérole ?

Le malade : Non, Monsieur.

M. CHARCOT : Qui vous dit que vous ne l'avez pas eue ? Avez-vous eu la chaude pisse ?

Le malade : Non, Monsieur.

M. CHARCOT : Combien d'accès avez-vous eu ?

Le malade : Une douzaine.

M. CHARCOT : Est-ce qu'ils deviennent plus fréquents ?

Le malade : Premièrement, j'en ai eu deux dans la même journée.

M. CHARCOT : Depuis, quand êtes-vous entré en traitement ?

Le malade : Depuis le 6 septembre.

M. CHARCOT : Avez-vous remarqué que la période pendant laquelle vous pouvez observer votre mal devient de plus en plus longue ?

Le malade : Mes attaques sont moins longues, d'après ce qu'on m'a dit.

M. CHARCOT : Mais la période dans laquelle vous êtes conscient est-elle moins longue ?

Le malade : Elle reste, je crois, la même.

M. CHARCOT : Êtes-vous paralysé à la suite de vos attaques ?

Le malade : Non, je suis seulement très fatigué.

M. CHARCOT : Il arrive quelquefois, à la suite des attaques d'épilepsie partielle, qu'il se produit de la paralysie dans les membres qui ont été le siège des convulsions.

Ce phénomène de l'épilepsie partielle a été pour la première fois décrit et distingué de l'épilepsie ordinaire par Bravais qui était interne dans cet hospice. Cela date de 1827 ou 1828.

Mais dans ces derniers temps, un savant anglais, M. Jackson (de Londres), est revenu sur ce sujet et il a traité la question d'une façon si particulière qu'il m'est arrivé quelquefois d'appeler cette affection l'épilepsie Jacksonnienne et le nom lui en est resté. C'était justice. Je ne m'en repens pas : j'ai fait un peu de tort à Bravais, mais enfin l'étude de M. Jackson est si importante que véritablement, il méritait bien d'attacher son nom à cette découverte. Si on pouvait fusionner Bravais et Jackson, le français et l'anglais, et dire l'épilepsie « Bravais-Jacksonnienne, » ce serait plus juste ; il est vrai que ce serait un peu long.

C'est dans ces cas-là que les localisateurs affirment, et j'en fais partie, que le malade est atteint d'une lésion qui a son siège en un point déterminé, et ce point déterminé, c'est la partie moyenne de la portion centrale de la frontale et de la pariétale ascendante. Lorsqu'il s'agit d'une épilepsie partielle brachiale, c'est-à-dire d'une épilepsie commençant par le bras.

Le chirurgien pourrait être appelé, en pareil cas, à faire intervenir le trépan ; on serait à peu près sûr de trouver là une lésion corticale ou sus-corticale. J'ai vu tout récemment à Londres un malade de M. Horsley appartenant à cette catégorie et sur lequel on avait pratiqué cette opération. L'opération avait permis d'extraire une petite tumeur que j'ai tenue dans les mains. Il faut admirer cette doctrine de la localisation cérébrale qui peut donner de tels résultats.

Mais dans le cas actuel, quelle est la lésion ? Je serais bien embarrassé pour vous le dire. Si le malade avait eu la syphilis, la chose serait simple et l'affection proviendrait vraisemblablement de l'existence d'une pachyméningite, d'une gomme localisée dans le centre corticale brachial ou dans son voisinage plus ou moins immédiat. Si la syphilis n'est pas en jeu, il s'agit peut-être d'un sarcome, d'une lésion tuberculeuse, d'une inflammation locale déterminée ou non par un traumatisme. Nous ne pouvons pas dans le cas, actuel, parvenir à discerner la cause des accidents ou d'une légère inflammation corticale. Un traumatisme pourrait l'expliquer encore.

Le malade a pris et prend encore du bromure à dose élevée. En général, l'effet du bromure est de modifier les attaques d'épilepsie partielle quelle qu'en soit la cause réelle de telle sorte que sans que la cause disparaisse, les mouvements convulsifs deviennent moins violents et moins fréquents. Peut être même pourrait-on arriver à les supprimer momentanément mais le malade ne serait pas guéri pour cela, et il faudrait le maintenir toujours, sous l'action du bromure.

Dans le cas où la cause des accidents serait une lésion syphilitique, on pourrait arriver, à l'aide d'une médication appropriée, à guérir radicalement l'épilepsie symptomatique. Même en l'absence de preuves convaincantes, désignant péremptoirement l'origine syphilitique du mal, je suis d'avis d'employer chez notre malade, à titre d'essai, le traitement antisyphilitique, qu'il pourra j'en suis sûr, dans les conditions de santé excellente où il se trouve, parfaitement supporter.

Le malade : Ce que je demande, c'est que mes attaques disparaissent, faites ce que vous voudrez.

DEUXIÈME LEÇON

OBJET :

1° Ataxie locomotrice.
2° Epilepsie sensoreille; Migraine ophthalmique.
3° Neurasthénie.

1ᵉʳ MALADE (Homme).

M. CHARCOT: Quel âge avez-vous ?
La femme du malade : 56 ans.
M. CHARCOT : Est-ce qu'il n'entend pas ?
La femme du malade: Il est un peu dur d'oreille.
M. CHARCOT (*s'adressant au malade lui-même*) : Est-ce que vous m'entendez ?
Le malade : Je ne distingue pas très bien.
M. CHARCOT: C'est de sa démarche que je veux surtout vous entretenir.

Vous savez qu'on parle beaucoup de la démarche tabétique et on se figure quand on en a lu une description qu'on en connaît tous les caractères. C'est une erreur. Les descriptions de Duchenne (de Boulogne) et de Romberg sont conformes à la réalité; mais elles le sont pour un certain nombre de cas seulement: les plus nombreux à la vérité. Quand vous avez vu ce malade entrer, il donnait l'idée d'une démarche choréiforme. Vous voyez comment les deux jambes se relèvent avec luxe et comment les personnes qui le retiennent sont poussées à droite et à gauche. La démarche des tabétiques est extrêmement variable; il ne faut donc pas vous y laisser prendre et donner un diagnostic qui serait basé sur ce fait qu'un malade n'aurait pas tout à fait la démarche signalée dans les descriptions classiques. Il est impossible que nous entrions en rapport directement avec ce malade; il est absolument sourd.

(*A la femme du malade*): Combien y a-t-il de temps qu'il a de la difficulté à marcher ?
La femme du malade : Trois ou quatre ans. Sa maladie a commencé par les yeux, il a eu un œil qui se fermait.
M. CHARCOT : A quelle époque ?
La femme du malade : Au début de la maladie, il y a douze ans.

M. Charcot : Quel œil était-ce ?

La femme du malade : L'œil gauche, la paupière était tombante.

M. Charcot : Vous avez des enfants ?

La femme du malade : Un fils ?

M. Charcot : Quel âge a-t-il ?

La femme du malade : 21 ans.

M. Charcot : Il n'a jamais été malade ?

La femme du malade : Jamais !

M. Charcot : Connaissez-vous la famille de votre mari ?

La femme du malade : Ses parents sont très bien portants. Mon beau-père a 80 ans, ma belle-mère en a 81, Oh ! ce n'est pas une maladie de famille.

M. Charcot : Naturellement ! Voilà les protestations habituelles qui se produisent, quand il est question de maladies de famille. Vous rappelez-vous l'époque où sa démarche s'est transformée ?

La femme du malade : Oui, c'est il y a cinq ou six ans. Il marchait à peu près comme tout le monde, puis à un moment, ses jambes se dérobaient sous lui et il tombait.

M. Charcot : C'est un symptôme un peu négligé dans les descriptions et qu'il n'est pas mauvais de connaître ; c'est souvent la première marque de la transition entre la période prétabétique et la période tabétique.

Il y a dix ou douze ans, on indiquait comme premiers symptômes les paupières tombantes, l'absence des réflexes, et on connaît aujourd'hui cet autre symptôme qui a été signalé par un médecin anglais, M. Buzzard, c'est le dérobement des jambes. Ce n'est pas la douleur qui en est cause. Vous pourriez tout d'abord vous figurer qu'il se produit une fulguration dans les membres inférieurs, un phénomène analogue au fléchissement qu'occasionne un coup inattendu sur le jarret. Ce n'est pas cela du tout. Le dérobement peut se produire sans douleur. L'individu marche ; tout d'un coup il s'affaisse sur lui-même parce que les jambes lui manquent. Les Anglais ont pour cela une expression qui est difficile à traduire en français. Ils disent : " *giving way of the legs* ". Nous traduirons " *dérobement des jambes* ".

Mais je reviens à mon idée ; il faut chercher s'il n'y a pas de l'hérédité nerveuse dans le cas de cet homme. Quand j'ai voulu jeter un regard sur la situation de sa famille, on m'a fermé la porte ; je vais essayer encore une fois de l'ouvrir. (*S'adressant à la femme du malade*) : A-t-il des sœurs ?

La femme du malade : Il en a eu deux ou trois, il lui en reste encore une.

M. Charcot : Celle qui reste est-elle bien portante ?

La femme du malade : Oui, les autres sont mortes de maladies étant déjà âgées.

M. Charcot : A-t-il des frères ?

La femme du malade : Il en a eu un qui est mort.

M. Charcot : Comment ?

La femme du malade : D'une décomposition du sang.

M. Charcot : A-t-il des cousins germains ?

La femme du malade : Il a encore une cousine.

M. Charcot : Il n'y a plus d'enfants dans la famille. Il y en a peut-être eu qui sont morts ?

La femme du malade : Probablement.

M. Charcot : Quand son père est-il mort ?

La femme du malade : En 1879.

M. Charcot : L'avez-vous connu ?

La femme du malade : Je l'ai connu très-bien portant.

M. Charcot : Un peu original ?

La femme du malade : Pas trop.

M. Charcot : Avait-il des frères et des sœurs ?

La femme du malade : Il avait deux sœurs, mais pas de frère.

M. Charcot : Vous avez connu ses sœurs ?

La femme du malade : Non.

M. Charcot : Eh bien ! vous le voyez, nous n'avons de renseignements que sur le père et la mère ; ils ont vécu vieux dans des conditions de santé normales, mais cela ne prouve rien parce que, pour les affections nerveuses, il faut tenir grand compte de ce qui s'est passé chez les collatéraux, les oncles et les tantes, et de ce côté-là, les renseignements nous font défaut.

Le malade va entrer pendant quelque temps dans notre service. S'il se présente quelque chose d'intéressant dans son affection, nous l'étudierons.

A-t-il quelquefois des vertiges ? Est-ce qu'il ne craint pas tout-à-coup de tomber ?

La femme du malade : Il n'a pas de vertiges, mais il a des douleurs.

M. Charcot : Tantôt dans les jambes, tantôt dans les pieds, tantôt dans la tête ?

Le malade : Elles deviennent très rares.

M. Charcot : Eh bien ! nous recevrons le malade momentanément.

(*S'adressant au malade*) : Levez la jambe.

(*Le malade lève la jambe, mais il lui est impossible de la tenir droite, elle présente des mouvements d'oscillation*).

Invité à faire le simulacre de donner un coup de pied, le malade essaie de projeter le pied en avant, mais il lui est impossible de le diriger.

On lui ferme les yeux et on lui lève la jambe gauche, M. Charcot l'invite à la toucher de la main. Le malade ne peut trouver sa jambe.

2º Malade (Homme).

M. Charcot : Voulez-vous nous raconter votre histoire ?

Quel âge avez-vous ?

Le malade : 37 ans. Il y a douze ans que le mal dont je souffre a commencé. Jusque-là je n'avais eu aucune maladie grave, je me livrais à l'enseignement. Je suis licencié ès-sciences.

M. Charcot : A quel âge avez-vous obtenu la licence ?

Le malade : A 23 ans. Depuis je suis parti en Norwège pour une exploitation de sapins. M'étant égaré en faisant des recherches ; j'ai couché dans la neige, et il m'est survenu une névralgie en quelque sorte générale.

M. Charcot : Dans les jambes ?

Le malade : Dans les jambes, dans l'estomac, mais je m'en suis guéri rapidement en prenant des douches, et il ne m'en est rien resté ?

M. CHARCOT : Combien cela a-t-il duré ?

Le malade : 3 semaines ou 1 mois. C'est à Stockholm que j'ai été guéri. J'ai été pendant 5 ou 6 ans en bonne santé.

En 1879 ou 1880, j'ai ressenti des pesanteurs dans les bras. Je les ressens encore ; elles me prennent par l'extrémité des doigts. Mes mains gonflent, il me semble du moins qu'elles gonflent car, en réalité, il n'en est rien. Je ressens ensuite la même sensation dans les bras, puis dans l'épaule, puis dans la jambe du côté droit et même dans toute la partie droite de la figure ; les muscles se gonflent aussi, la langue est projetée violemment du côté droit, elle l'est réellement, puisque je sens le contact des dents.

M. CHARCOT : Vous mordez-vous quelquefois ?

Le malade : Oui, et sous l'influence de vives émotions, je sens un commencement de névralgie. Ainsi, dans ce moment, j'en sens les prodromes.

M. CHARCOT : Reconstituons tout cela. Le mal dont vous êtes atteint vous prend par accès ?

Le malade : Oui, par accès, séparés par des intervalles où je ne ressens rien, mais qui me laissent cependant une difficulté de parler qui m'a forcé à renoncer à l'enseignement.

M. CHARCOT : Parlons d'abord des accès. Vous dites que vous commencez par éprouver dans la main une sensation particulière, mais il ne s'y produit pas de mouvements. Les doigts ne remuent pas, le bras n'est pas déplacé. La sensation que vous éprouvez consiste en ce que vous croyez sentir votre main plus grosse.

Le malade : Elle n'est pas plus grosse, mais je ne puis plus tenir une plume, je ne puis plus écrire.

M. CHARCOT : La seconde sensation que vous ressentez, est-ce dans la figure ou dans la jambe ?

Le malade : Dans les jambes, j'ai un fourmillement dans le pied droit.

M. CHARCOT : Remarquez bien cela. C'est une forme de l'épilepsie qui n'est pas très bien connue. Vous rencontrez ces phénomènes là à titre de symptômes dans des circonstances très variées dont je vous rappellerai tout à l'heure quelques-unes. Ici, nous sommes en présence d'une sorte d'épilepsie partielle, ce n'est pas le mouvement qui est en jeu, il n'intervient que comme auxiliaire, c'est la sensibilité qui est affectée. On peut concevoir une épilepsie, sensitivo-motrice, mais ce sont des phénomènes de sensibilité à peu près exclusivement que nous avons en face de nous.

C'est un phénomène très intéressant et qu'il nous importe d'étudier aujourd'hui que nous avons affaire à une personne qui a l'habitude de l'observation et qui peut mieux que toute autre se rendre compte de sa situation.

(Au malade) Le fourmillement monte, n'est-ce pas, du pied vers la racine du *membre*, puis vous avez de la raideur dans la jambe ?

Le malade : Oui, je ne peux plus marcher.

M. CHARCOT : Cela tient-il à ce que la jambe est réellement raide ?

Le malade : La jambe en réalité n'est pas raide, mais je ne peux plus m'en servir. Je me trouvais, il y a six semaines, sur la place de la Bastille, j'étais très bien portant, n'ayant pas de névralgie, ou du moins ce que j'appelle de la névralgie; j'étais à côté du bureau des omnibus, attendant quelqu'un; tout d'un coup, un accès m'a pris, j'ai été obligé de m'asseoir sur un banc, et je suis resté là pendant une heure.

M. CHARCOT : Le bras était il pris?

Le malade : Il a été pris d'abord, puis ç'a été le tour de la jambe.

M. CHARCOT : La face a-t-elle été prise cette fois-là?

Le malade : Pas beaucoup.

M. CHARCOT : La série habituelle est-elle le bras, la jambe, et la face?

Le malade : Oui.

M. CHARCOT : Je ferai remarquer en passant qu'il y a là une petite anomalie. Ce devrait être le bras, la face et la jambe.

Le malade : La face est prise presqu'en même temps que la jambe.

M. CHARCOT : Etes-vous bien certain que la jambe n'est pas prise la première?

Le malade : D'ordinaire, ce n'est pas la jambe qui est prise la première, c'est la main, après c'est la jambe et la face, les deux presqu'en même temps.

M. CHARCOT : En général, voilà comment les choses se passent : le bras, d'abord en commençant par la main, puis la face et la jambe. Il serait très possible que le malade se trompât; d'ordinaire, je le répète, l'accès commence par un engourdissement de la main; ce premier phénomène est suivi d'un fourmillement dans le bras, qui monte ou qui du moins en donne la sensation, la face est ensuite envahie, mais non toute la face.

Le malade : J'ai comme une muselière.

M. CHARCOT : Après. Où est la langue?

Le malade : La langue se porte du côté droit.

M. CHARCOT : Est-elle engourdie?

Le malade : La langue est engourdie.

M. CHARCOT : Cela devrait se terminer là, mais alors apparaît un phénomène moteur qui fait que la langue se déplace et se met entre les dents. Il ne devrait pas y avoir de phénomène moteur, si nous supposions un cas d'épilepsie partielle purement sensitive, mais comme je le disais tout à l'heure, il y a quelques points de contact entre les épilepsies motrices et les épilepsies sensitives. Vous le voyez, la langue se met entre les dents; elle y est quelquefois pressée?

Le malade : Oui, quelquefois, mais pas violemment.

M. CHARCOT : Y a-t-il des mouvements de la face?

Le malade : Il n'y a pas de mouvement de la face, mais je ne puis plus parler.

M. CHARCOT : Est-ce que la tête tourne de côté?

Le malade : La tête ne tourne pas beaucoup, mais elle est entraînée un peu vers la droite.

M. CHARCOT : Vous voyez là une fois de plus la combinaison de l'épilepsie motrice et de l'épilepsie sensitive mais les phénomènes dominants sont surtout sensitifs.

Que savez-vous de la fin de vos accès? Vous avez eu des secousses dans les bras et dans les jambes?

Le malade : Quelquefois les accès commencent par des fourmillements, puis il se produit des secousses. Voilà du moins ce qui me semble, mais je crois que c'est quelquefois inexact ; pour me rendre compte, je me prends les mains, je me frotte, je sens que je fais des mouvements.

M. Charcot ; Volontaires ou involontaires.

Le malade : Je ne saurais dire.

M. Charcot : Etes-vous jamais tombé à terre ?

Le malade : Jamais.

M. Charcot : Avez-vous jamais perdu connaissance ?

Le malade : Jamais complètement. Cependant je l'ai peut-être perdue un peu une ou deux fois. J'ai été privé de l'usage de la parole, mais quant à me trouver complètement mal, à être privé de la notion de moi-même et des autres, non !

M. Charcot : Lorsque vous avez cet engourdissement de la langue, qu'elle se porte sur la droite, vous dites que vous avez de la difficulté à parler ?

Le malade : J'éprouve un très grand embarras de parole. En ce moment ci, je le ressens un peu.

M. Charcot : Mais quand c'est beaucoup plus fort, est-ce que la parole s'arrête tout-à-fait ?

Le malade : La parole s'arrête tout à fait, et c'est là je crois, un phénomène très intéressant. Je vois un bec de gaz, je veux dire : allumez le bec de gaz, cela m'est impossible, j'ai perdu la notion du mot « allumez », je dirai : ah ! ah ! seulement ; ceci se passe au maximum de l'accès.

M. Charcot : Combien de temps cela vous dure-t-il ?

Le malade : J'ai eu un accès vendredi matin. Il a commencé à huit heures, je n'ai été complétement remis, tout en restant très fatigué, que vers onze heures.

M. Charcot : Vous avez balbutié pendant tout ce temps ?

Le malade : Non je n'ai pas balbutié, mais je ne pouvais pas parler.

M. Charcot : Est-ce que vous dites des mots les uns pour les autres ?

Le malade : Je ne dis pas des mots, mais des syllabes confuses.

M. Charcot : Dites-vous quelquefois des mots qui n'appartiennent à aucune langue, mettez-vous un mot à la place d'un autre ?

Le malade : Non je ne parle pas, il y a impossibilité.

M. Charcot : Vous prononcez cependant quelques syllabes ?

Le malade : Oui, mais généralement, je suis bientôt arrêté.

M. Charcot : Quand on ne peut pas parler, on essaye d'écrire ?

Le malade : Non ! je ne puis tenir une plume.

M. Charcot : Nous savons qu'il est aphasique par suppression de mots, mais nous ne savons pas s'il est agraphique, puisqu'il ne peut tenir une plume. Avez-vous essayé de lire quelquefois, avez-vous regardé les affiches ?

Le malade : Je lis, mais cela ne m'est pas arrivé fréquemment dans la rue. Déjà je vous ai entretenu de l'accès qui m'a pris sur la place de la Bastille, j'ai parfaitement reconnu alors ma belle-sœur qui arrivait.

M. Charcot : Ce n'est pas cela que je vous demande. Je vous demande si, en fixant les yeux sur une affiche, vous pouvez la lire.

Le malade : Oui.

M. Charcot : Pouvez-vous comprendre ce qui y est écrit ?

Le malade : Oui, mais je ne puis pas le dire.

M. Charcot : Vous savez cependant ce que cela signifie ?

Le malade ; Parfaitement,

M. Charcot : Vous n'avez pas de trouble de la vision?
Le malade : Non.
M. Charcot : Eprouvez-vous un mal de tête dans ce moment-là?
Le malade : Non, le mal de tête me vient plus tard, par suite des efforts que je fais.
M Charcot : Où le ressentez-vous?
Le malade : Ici, vers le milieu du front, sur la droite.
M. Charcot : Au-dessus de l'œil. Il n'y a pas de trouble de la vision?
Le malade : Non.
M. Charcot : Et vous n'avez pas dans l'œil une espèce de cercle lumineux qui vibre et s'élargit.
Le malade : Je sais ce que vous voulez dire et on m'en avait déjà parlé. J'éprouve cela en effet.
M. Charcot : Qui vous en avait parlé?
Le malade : Un malade.
M. Charcot : Qui a aussi la parole embarrassée?
Le malade : Non, il n'a pas d'embarras de parole.
M. Charcot : Comment se fait-il que vous vous soyez entretenu de cela?
Le malade : C'est par suite de relations de famille.
M. Charcot : Est-ce un parent?
Le malade : Ce n'est pas un parent.
M. Charcot : Il n'éprouve rien de semblable à ce que vous avez?
Le malade : Du tout, il a simplement un trouble de la vue.
M. Charcot : Décrivez-nous cette sensation lumineuse telle que vous la ressentez.
Le malade : Lorsque l'accès est très fort, je ferme les yeux et quand je les rouvre, j'ai devant l'œil droit une image lumineuse, formée d'abord par des radiations lumineuses disposées autour d'un cercle obscur de 5 millimètres de diamètre, puis par des sillons lumineux servant de point de départ à des radiations lumineuses, le tout formant une figure de 4 centimètres de longueur.
Cette sensation lumineuse reste devant l'œil pendant trente à quarante secondes. Les premières fois que je la perçus, elle ne me parut pas inconnue; il me sembla l'avoir déjà eue autrefois à l'âge de 9 ans, alors que j'étais sujet à des céphalées intenses.
M. Charcot : Combien y a-t-il de temps que vous avez eu de ces accès?
Le malade : Depuis 1880 seulement; à l'origine, ils étaient moins intenses. J'avais eu un premier accès, comme je vous l'ai dit, en 1874, en Norwège, après avoir couché dans la neige, mais qui n'avait pas la même forme et dont j'avais été bien guéri.
M. Charcot : Vous n'avez pas eu la vérole?
Le malade : Je n'ai jamais eu de maladies vénériennes.
M. Charcot : Vous n'avez jamais été soigné pour une maladie de ce genre?
Le malade : Jamais.
M. Charcot : Vous n'êtes jamais tombé sur la tête, vous n'avez pas eu d'accidents?
Le malade : Non.
M. Charcot : Vous ne connaissez pas les migraines?

Le malade : Je n'en ai pas eu beaucoup.

M. Charcot: Les phénomènes lumineux que décrit le malade sont presque toujours l'accompagnement d'une espèce de migraine qu'on appelle la migraine ophthalmique justement parce qu'elle entraîne avec elle des accidents du côté de la vision. La migraine ophthalmique, encore imparfaitement étudiée, est très intéressante comme pouvant peut-être fournir une explication de certaines épilepsies dont les symptômes ne sont pas très connus. Dans la migraine ophthalmique, il y a habituellement apparition d'une image que le malade ici présent a essayé de décrire et qu'on désigne sous le nom de scotôme scintillant (*fig.* 1).

L'image en question, décrite et figurée *de visu* par un astronome anglais, Airy, rappelle par sa configuration une enceinte fortifiée à la Vauban.

Les astronomes sont plus que d'autres peut-être sujets à avoir la sensation de

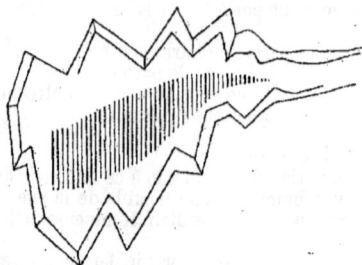

Fig. 1.

scotôme scintillant lorsqu'ils ont regardé longtemps dans une lunette; on l'éprouve encore quand on expose brusquement l'œil à la lumière du soleil. Je connais par expérience le scotôme pour le ressentir souvent dans ces dernières circonstances.

Tantôt le scotôme présente sur la ligne de fortification des teintes jaunes, tantôt des tons rouges et verts et à l'intérieur resté obscur de la zône lumineuse on aperçoit comme une espèce de fumée, de vapeur plus ou moins épaisse, vibrant en quelque sorte de façon à rappeler ce que l'on aperçoit dans l'atmosphère immédiatement au dessus d'un poêle en activité.

Le cercle d'abord très étroit, s'élargit progressivement et enfin finit par disparaître, un nouveau phénomène lui succède, l'hémiopie, c'est-à-dire qu'en regardant quelqu'un en face, on ne voit distinctement que la moitié de sa figure. A partir de ce moment, une douleur se fait sentir dans l'œil affecté et au-dessus. Peu à peu les phénomènes oculaires disparaissent mais la douleur persiste et des vomissements peuvent survenir.

Telle est en deux mots, la description de la migraine ophthalmique. Eh bien! quel rapport a-t-elle avec l'état de notre malade qui semble présenter un cas beaucoup plus compliqué? C'est, Messieurs, qu'en dehors de la migraine ophthalmique simple, vous avez à considérer la migraine ophthalmique, accompagnée de symptômes plus ou moins sérieux et de nature parfois à faire naître l'inquiétude aussi bien dans l'esprit du médecin que dans celui du malade. A peine le scotôme a-t-il paru, voilà le malade qui éprouve un engourdissement de la main, d'un côté, l'engourdissement monte, il envahit la face, il occupe la commissure labiale du même côté en même temps que la langue s'engourdit ; au bout d'un certain temps, on veut parler et on ne le peut plus, on ne le sait plus. On éprouve de l'aphasie avec substitution de mots, on dit volontiers Monsieur pour Madame, cependant l'intelligence est à peu près conservée. J'ajouterai que certains malades sont atteints de cécité verbale, qu'ils sont incapables de comprendre la valeur des mots écrits, qu'ils sont agraphiques, sachant tracer des caractères peut-être, mais ne sachant plus formuler leur pensée par l'écriture. Enfin, à un certain degré, et qu'on peut reconnaître, par une analyse un peu délicate, ils arrivent à la surdité verbale. Ils ne sont pas sourds en réalité, ils entendent très bien les mots comme sons, mais ils ne les comprennent plus. C'est-à-dire que tous les éléments du mot se trouvent affectés à la suite de cette migraine ophthalmique que j'appelle accompagnée, et j'ajouterai pour faire comprendre la parenté de ce type avec les autres dont je vais parler, que, quelquefois, vous voyez des attaques d'épilepsie motrice partielle se développer à la suite du scotôme scintillant.

Eh bien ! j'insiste sur ce point. L'histoire des localisations cérébrales nous permet de reconnaître jusqu'à un certain point où se passent dans le cerveau les phénomènes de la migraine, parce que nous savons où siègent l'aphasie, la surdité verbale, la cécité verbale, l'agraphie, ou du moins que nous avons une notion de l'endroit où se passent ces phénomènes. Nous fondons notre localisation de ces affections non matérielles, sur la connaissance que nous donne l'étude de la localisation des affections avec lésions matérielles. On conviendra que c'est assez logique. Nous les plaçons là où nous sommes habitués à placer les lésions matérielles organiques, correspondantes par exemple dans les circonvolutions de Broca, le pli courbe, la première temporale, et peut-être le pied de la deuxième frontale.

Mais en quoi consiste alors cette migraine ? J'admettrais volontiers avec Latham, qu'elle est la conséquence d'un spasme temporaire des vaisseaux sylviens avec anémie transitoire de toute la région qui comprend les diverses localisations des quatre éléments du mot en même temps que quelque régions sentisives, relatives aux bras et à la face, situées en arrière des circonvolutions ascendantes. C'est une anémie d'abord dont les phénomènes sont habituellement transitoires. Mais il n'y a pas, remarquez-le bien, un seul des phénomènes de cette migraine qui ne puisse s'établir à l'état permanent, si ce n'est peut-être le scotôme scintillant.

Le spasme vasculaire est chose transitoire ; les vaisseaux restent sains et après avoir été contractés, reviennent à l'état normal et la circulation se rétablit, mais par suite de la fréquente répétition du spasme et de sa longue durée, les parois des vaisseaux peuvent finir par s'altérer ; la maladie peut alors rentrer dans la catégorie des affections permanentes et il ne faut plus compter, comme autrefois, sur la disparition des symptômes.

Voilà comment la migraine ophthalmique peut se transformer en affection organique, permanente. Cela nous conduit à dire comment on doit se comporter devant les gens qui en sont atteints,

Quand elle est simple, ce n'est pas la peine d'y penser : le remède est pire que le mal. Mais voilà un accès d'aphasie qui survient, un engourdissement de la main qui se manifeste pendant le cours d'un ou plusieurs accès de migraine ophthalmique. Ah ! n'hésitez pas alors à traiter votre malade ; vous pouvez empêcher l'apparition de ces phénomènes permanents dont je vous parlais tout à l'heure et la production de cette phase organique qui peut suivre la phrase dynamique.

Vous traitez le malade absolument comme un épileptique, en lui administrant du bromure de potassium, aux doses de 3, 4, 5 et 6 grammes par jour ; poursuivez cette médication pendant six mois, un an, et vous arrivez certainement à faire disparaître tous ces accidents qui ne sont pas fondés sur une lésion organique ; vous empêcherez les malades d'arriver à cette période redoutable dans laquelle il ne s'agit plus seulement d'affections purement dynamiques, mais où naissent les affections organiques.

Le malade qui est devant nous a le scotôme, les douleurs, et enfin, c'est le couronnement de l'édifice, des attaques d'épilepsie partielle sensitive, variété de l'épilepsie qui se modifie comme la migraine, sous l'influence du bromure de potassium.

Une observation de Galezowski, présentée au Congrès de Londres il y a six ou sept ans, vient à l'appui de l'hypothèse qu'un jour on pourra matériellement reconnaître le siège de ces lésions. Par un examen à l'ophthalmoscope, il a pu constater sur un individu atteint d'une migraine ophthalmique, une thrombose des vaisseaux de la rétine.

Supposons que vous puissiez, à un moment donné, regarder à travers la boîte crânienne, si vous pouvez constater une oblitération vasculaire, vous comprendrez très bien l'intervention du ramollissement cérébral et, par suite, donnant lieu à des phénomènes qui ne sont plus seulement transitoires, mais qui prennent un caractère organique.

D'un autre côté, la localisation des phénomènes moteurs est bien connue. Elle n'est plus un mystère pour personne. Tout récemment, nous avons assisté aux admirables expériences de M. Horsley. Vous vous rappelez le singe qu'il nous a présenté, vous vous souvenez qu'en touchant à tels ou tels endroits déterminés du cerveau mis à nu de ce singe, il provoquait des mouvements dans tel ou tel segment déterminé d'un membre de l'animal, si bien que ce cerveau faisait l'effet d'un clavier, mettant en jeu un mécanisme combiné par un Vaucanson prodigieux.

Nous n'en savons pas autant sur ce qui se passe chez l'homme, nous ne pouvons pas nous donner le sinistre plaisir de faire sur des têtes humaines des couronnes de trépan, mais enfin l'homme ressemble tellement au singe à certains égards, que nous pouvons, sur ce point, conclure du singe à l'homme.

Et lorsque quelqu'un de nous a une lésion cérébrale, selon la partie du cerveau où elle se trouve, tantôt c'est la face, tantôt ce sont les membres supérieurs ou les membres inférieurs qui sont atteints.

Ici, dans le cas qui nous occupe, il n'y a pas de méningite proprement dite. Peut-être y a-t-il une irritation très légère de l'écorce, car c'est là la cause de ces épilepsies partielles qui tantôt commencent par les membres supérieurs, tantôt par la face et qui continuent leur évolution par action de voisinage.

Tout cela se comprend pour les épilepsies partielles motrices, vous voyez comment la série est toujours plus ou moins régulière, mais pour ce qui est des formes sensorielles, nous sommes beaucoup moins forts, parce que l'expérience ne nous dit pas grand chose. Nous savons seulement que c'est sur la région postérieure qu'on trouve les lésions se traduisant par ces symptômes. Vous comprenez pourquoi vous trouvez si souvent l'épilepsie sensorielle associée à l'épilepsie motrice ; c'est qu'elles ont leur siège dans des régions voisines.

En passant, il y a un fait particulier que je tiens à vous signaler ; c'est le fait de la paralysie générale progressive. Il y a de ces cas ou celle-ci commence par l'aphasie, d'autres débutent par des phénomènes d'épilepsie partielle, d'autres par des phénomènes d'épilepsie sensitive, absolument comparables à ceux que vous venez de voir, d'autres enfin par le syndrôme « migraine opthalmique vulgaire ou accompagnée. » Il faut que vous sachiez que l'épilepsie sensitive est surtout une affaire de localisation. Par conséquent, dans la paralysie générale, l'épilepsie sensitive se produira, pourvu que la localisation correspondante ait lieu.

Et maintenant, qu'a donc notre malade ?

En l'absence de syphilis et en l'absence de paralysie générale progressive dont il n'est pas davantage atteint, cela se voit facilement à la façon dont il m'a répondu, en embrassant dans ses explications une période de neuf années et en entrant dans tous les détails qu'il nous a fait connaître, je suis forcé de vous dire que je n'en sais rien, et si j'interviens thérapeutiquement, ce sera par analogie un peu empiriquement. J'aimerais à croire qu'il n'est pas encore sous le coup d'une lésion matérielle organique et qu'il s'agit chez lui de migraine ophthalmique accompagnée, affection purement dynamique, en ce moment, mais qui pourrait à la longue devenir une affection organique. Malheureusement, d'après certains indices, l'existence actuelle d'une semblable lésion est on ne peut plus vraisemblable.

Mais alors qu'allons-nous faire ?

Ce n'est pas une raison, quand on ne connaît pas la nature d'une affection pour ne pas agir, surtout quand on connaît le siège du mal. Il y a une chose, en pareil cas, qu'il me semble être du devoir du médecin de faire tout d'abord, c'est d'agir aussi près que possible du siège du mal. Pour cela, comme nous savons combien sont étroites les relations entre les circonvolutions et les parois osseuses, on pourrait faire raser la région pariétale et y appliquer des vésicatoires, y mettre des pointes de feu.

A la rigueur même, si nous étions ici en présence d'une épilepsie motrice partielle, au lieu de n'avoir affaire qu'à une épilepsie sensitive et que nous fussions un peu audacieux, je vous dirais : nous nous sommes laissés devancer en matière de chirurgie cérébrale par les Anglais, et M. Horsley a déjà enlevé un certain nombre de tumeurs cérébrales. Il y a deux ans, à Brighton, dans un congrès de médecins anglais, j'ai vu et tenu dans la main une tumeur extraite par M. Horsley du cerveau d'un homme qui était présent, qui avait encore quelques symptômes d'épilepsie, mais était débarrassé de l'épilepsie partielle, dont il avait souffert. M. Horsley lui avait fait une couronne de trépan, il avait cherché la tumeur et l'avait enlevée. C'est chirurgicalement une opération en général d'une simplicité extrême. Il serait temps que nous suivions les Anglais dans cette voie, et quand je rencontrerai des cas d'épilepsie motrice partielle j'en avertirai un de mes collègues en chirurgie et je l'engagerai à aller de l'avant. Car enfin, quelle est l'issue de l'épilepsie partielle motrice, sauf dans un cas où la maladie a le caractère d'une épilepsie syphilitique cérébrale et où nous sommes presque sûrs de guérir le malade par l'emploi de l'iodure de potassium et du mercure administrés de concert? Quand nous avons affaire à toutes les autres affections formées de néoplasie intracrânienne quelles qu'elles soient, l'issue en est, quelque sorte fatale et nous n'avons aucune chance de guérir le malade. Or, il est démontré aujourd'hui que les opérations du trépan bien conduites sont exemptes de grands dangers. Il ne faut donc pas se préoccuper à l'excès des difficultés de la situation et toute les fois qu'on se trouve en présence d'une tumeur cérébrale qui ne peut être modifiée par l'emploi de médicaments, il faut penser au trépan. Un beau matin, tout le monde s'y mettra. Seulement, il est nécessaire de choisir des cas bien déterminés. Et ce n'est pas assurément celui-ci, par la raison que la localisation de l'épilepsie sensitive ne nous est pas assez connue.

Ce sont, je le répète, des cas d'épilepsie motrice partielle qui, jusqu'ici, ont fourni à M. Horsley l'occasion de pratiquer l'opération du trépan, d'en surmonter les difficultés d'une façon très remarquable, et de donner un exemple que nous devons suivre.

En attendant, nous allons engager notre malade à se faire raser la tête et à se faire appliquer des pointes de feu sur la partie rasée. Il prendra pendant une semaine, cinq grammes de bromure et pendant une autre, six, sans interrompre ce traitement pendant trois semaines, après quoi il reviendra nous voir.

Il ne fera pas mal non plus de prendre de l'iodure de potassium tous les matins.

Sa maladie peut provenir d'une tumeur intracrânienne ou tout simplement d'une inflammation corticale. Nous avons vu, en effet, que dans certains cas d'épilepsie partielle, il n'y avait pas de tumeur, et nous avons trouvé chez un malade un épaississement considérable des circonvolutions frontales, une espèce de cérébrite hypertrophique, enfin tous les caractères d'une inflammation corticale chronique.

3ᵉ MALADE.

Il y a une catégorie de malades que je voudrais bien interroger devant vous, mais je n'aime pas beaucoup le faire, parce qu'ils sont insupportables, et cependant, ils forment la grande majorité des névropathes que je vois en ville. Ce sont les *neurasthéniques*. Ils rédigent des mémoires sur leur affection, ils se présentent à vous avec un cahier à la main en vous disant qu'ils ont préparé des notes, que la lecture n'en sera pas longue, et le plus souvent elle n'en finit pas.

Un malade est introduit, il a, en effet, à la main des notes qu'il présente à M. Charcot.

M. Charcot : Vous étiez employé de bureau à Limoges, quel âge avez-vous?
Le malade : 29 ans.
M. Charcot : Comment se fait-il que vous soyez venu de Limoges à Paris ?
Le malade : J'ai eu l'occasion de venir à Paris.
M. Charcot : Vous êtes très éprouvé par votre maladie ?
Le malade : Elle ne m'empêche pas de travailler.
M. Charcot : (Parcourant le manuscrit) « Symptômes ressentis pendant le mois de juillet, lourdeur de tête...» (Au malade) : À quel endroit de la tête ?
Le malade : Au cervelet.
M. Charcot : Remarquez qu'il a dit lourdeur et non pas douleurs.
Le malade : Quand je monte un escalier, il me semble que j'ai des picotements dans le cervelet. Je ressens une sorte de pression autour du crâne ; quelquefois elle monte et cela me tient dans les yeux.
M. Charcot : C'est ce que nous appelons le casque, on distingue la partie postérieure du casque, le sommet du casque, et quelquefois lorsqu'il est bien complet, la visière. Le malade n'a alors de libre que la face. Il ressent sur toutes les parties atteintes un sentiment de pression et c'est une sensation extrêmement pénible. Aussi, si on peut dire que ces malheureux neurasthéniques sont assommants, il faut bien reconnaître aussi qu'ils sont assommés. (Au malade) : Etes-vous marié?
Le malade : Oui, Monsieur.
M. Charcot : Que deviennent chez vous les fonctions sexuelles?
Le malade : Elles sont affaiblies.
M. Charcot : C'est un cas fréquent, en général, les neurasthéniques sont atteints de faiblesse sexuelles ; il peut arriver qu'ils aient des pertes séminales involontaires, cependant ce n'est pas un phénomène essentiel de la maladie; dans le coït, l'émission séminale est trop prompte. (Au malade) : Vous avez la tête vide ? Quand vous travaillez, les idées ne viennent pas?
Le malade : J'ai la tête lourde seulement.
M. Charcot : Quel est votre genre de travail? Vous êtes dans un bureau, qu'y faites vous?
Le malade : Des écritures, quelquefois des chiffres.
M. Charcot : Quand vous calculez, cela vous fatigue.
Il y a de ces neurasthéniques qui croient avoir un ramollissement cérébral. En général, enfait de sensation pénible, c'est toujours de pression ou de lourdeur de tête, qu'ils parlent. Quelques-uns disent qu'ils ressentent des craquements dans la partie postérieure du cou quand ils tournent la tête rapidement; ils éprouvent dans le crâne le sentiment de quelque chose qui pousse du dedans au dehors ; d'autres fois, c'est une main de fer qui étreint le cou, mais presque toujours le mot pression rend compte de la sensation. Il y en a qui viennent vous dire : « J'ai des douleurs de tête affreuses, cela me tape... » ce ne sont pas des douleurs de tête affreuses, mais elles sont extrêmement gênantes.
Maintenant, l'état mental est le suivant : La mémoire n'est pas perdue, mais l'exercice en est difficile, et quand il faut faire un travail de pensée, le mal de tête augmente sensiblement. Quand, ne ressentant pas de douleur, le neurasthénique se met à un travail quelconque, à écrire ou à calculer, la tête se serre. Voilà ce qui se passe du côté de la tête et assurément, c'est quelque chose.

Dans les rues, quand vous marchez, qu'éprouvez-vous?

Le malade : Rien, cependant il y a quelque temps, au mois de juillet, il m'est arrivé de me sentir entraîné du côté droit.

M. Charcot : Vous ne pouviez pas marcher alors ?

Le malade : Si Monsieur.

M. Charcot : Seulement, vous aviez une tendance à vous tourner du côté droit, mais cela va quelquefois beaucoup plus loin d'après, ce que dit votre note. Vous avez quelquefois des vertiges, il vous semble que le sol oscille sous vos pieds, que vous êtes dans une position instable, comme sur un bateau. (*Lisant la note*) : Ah ! le voici qui parle d'un phénomène dont nous nous sommes occupés tout à l'heure : « Fourmillements et tressaillements dans les jambes, surtout à la plante des pieds. Les objets que je regarde ne paraissent pas être stables. »

« Douleur sourde au bas des reins » Cela correspond à la catégorie de ce qu'on a appelé autrefois l'*irritation spinale*. Il a dans les membres toutes sortes de sensations douloureuses qu'il cherche à décrire et l'un des phénomènes les plus constants qui se manifeste en lui, c'est une fatigue très grande quand il marche.

Le malade : Il y a un mois et demi que je n'avais pas eu de douleurs. Hier, j'ai marché beaucoup et quand je suis rentré, je ne pouvais plus faire mouvoir mes membres.

M. Charcot : Ce sont là des phénomènes spinaux.

Il y a une chose dont je suis étonné de ne pas le voir parler. Comment êtes vous après avoir mangé?

Le malade : J'ai, le soir, l'estomac très gêné.

M. Charcot : Qu'entendez-vous par gêné ! Vous voulez dire gonflé ?

Le malade : J'ai l'estomac chargé.

M. Charcot : Avez-vous le sang à la figure ? Avez-vous envie de dormir ?

Le malade : Non, Monsieur.

M. Charcot : Vous voyez jusqu'à quel point les phénomènes gastriques sont chez lui sur le dernier plan. On peut être neurasthénique, avoir ces vertiges qu'il nous a décrits ; cette difficulté de la marche sans que l'estomac se trouble d'une façon notable. Il arrive souvent cependant qu'on interprète les phénomènes gastriques de la façon suivante : C'est l'estomac, dit-on, qui est cause de toutes les perturbations qui se produisent. Eh bien ! en général, c'est une erreur. L'estomac joue son rôle comme la tête et les membres inférieurs, mais la participation de l'estomac n'est pas nécessaire, et vous pouvez voir des cas où l'estomac n'est pas atteint et où se présentent tous les autres symptômes que l'on considère comme caractéristiques de la neurasthénie. Quand existe l'affection gastrique, le malade éprouve des sensations qui font qu'après avoir mangé, « il se congestionne », ce qui le rend entièrement malheureux et inapte au travail pendant une bonne partie de la journée.

(*Au malade*) : Comment êtes vous tombé dans cet état ?

Le malade : Le médecin de Limoges m'a dit que c'était pour avoir trop travaillé.

M. Charcot : Comment ?

Le malade : De ma profession d'employé de bureau.

M. Charcot : Ainsi cette neurasthénie est une neurasthénie accidentelle, créée de toutes pièces par les conditions d'existence surmenée que son état social lui impose. Les jeunes gens qui sortent de l'école polytechnique, qui vont par exemple se mettre à la tête d'usines, qui se cassent la tête dans des combinaisons de chiffres, deviennent souvent victimes de ces affections. Quand on a des responsabilités, qu'on joue à la Bourse, qu'on risque sa fortune à chaque instant, qu'on passe de mauvaises nuits dans l'inquiétude, on arrive souvent à cet état. Les Américains se figurent qu'ils ont le privilège de cette maladie, si bien que Beard qui l'a décrite d'une façon à peu près complète, l'a appelée le *mal américain*.

C'est qu'en effet, beaucoup d'Américains ont une manière de travailler qui leur est particulière. Ils s'obstinent à la tâche qu'ils se sont une fois donnée pendant une période de temps considérable et qui, quelquefois, dure plusieurs années. Ils poussent les choses à l'excès, ils y mettent de l'amour-propre, rien ne les distrait, et il arrive qu'au bout d'un certain temps, la neurasthénie s'empare d'eux. Leur pauvre cervelle, après avoir tant travaillé, ne peut plus fonctionner, et alors, que font-ils? Comme ils ont gagné un peu ou beaucoup d'argent, ils abandonnent leur travail et ils s'en vont sur le continent, comme ils disent. Ils font tous à peu près la même chose. Ils commencent par parcourir l'Allemagne où ils achètent quelques mauvais tableaux; ils continuent ensuite par l'Italie où ils regardent tous les mêmes monuments, les mêmes œuvres d'art, sans trop savoir quelquefois juger de leur mérite. Enfin ils finissent leur tournée par la France où ils restent quelques jours et ils viennent de temps en temps me consulter avant leur départ; mais le plus souvent, cette promenade ne suffit pas pour les guérir. Je leur dis : qu'allez-vous faire? « Ma place est retenue sur tel paquebot? » Que voulez-vous que je leur réponde? Je leur dis : au lieu d'aller vous promener de tous les côtés sans discernement et sans raison, vous auriez dû commencer par me consulter; maintenant, je ne puis plus qu'une chose, vous adresser à mes collègues de New-York. Mais ce sont eux, me disent-ils, qui m'ont envoyé auprès de vous. Alors, consultez mes collègues d'Angleterre; ceux-là, quelquefois, les envoient au Cap de Bonne-Espérance, aux Indes, d'où ils reviennent la plupart aussi neurasthéniques qu'auparavant. Cette promenade en mer n'a pas suffi, il faut en général autre chose. Sans doute, le repos intellectuel a du bon, mais encore faut-il d'autres moyens, et les malades doivent être traités de façons diverses. Il ne faut pas vous figurer en effet, quand vous avez affaire à des neurasthéniques, que vous soyez toujours en présence du même cas. Sans doute, l'apparence reste la même, mais il peut se faire que le mal soit héréditaire, que le sujet appartienne à une famille de neuropathes. Alors, presque toujours, vous voyez se mêler aux phénomènes neurasthéniques, un certain nombre de phénomènes psychiques d'un autre ordre, et vous avez l'hypocondrie. Les idées tristes ne sont pas liées essentiellement à la neurasthénie, et autant il est possible de guérir un neurasthénique ordinaire, autant il est difficile de guérir un neurasthénique chez qui la neurasthénie est un phénomène d'atavisme.

Maintenant ces accidents peuvent entraîner des conséquences assez sérieuses. Combien de fois ai-je vu des individus qui m'ont dit : « Il faut que j'abandonne ma carrière ». C'est une erreur, et dans la plupart des cas, aujourd'hui, la guérison est possible. Bien souvent, j'en ai arrêté qui allaient renoncer à leurs fonctions et tout quitter sans considérer qu'ils avaient de la famille. Tout cela se rattache, comme vous le voyez, à une question qui récemment a donné lieu à de vives discussions à l'Académie de Médecine.

Je ne crois pas beaucoup au surmenage scolaire. Sans doute, je l'admets à l'école polytechnique, mais à l'école primaire, mais dans l'enseignement secondaire jusqu'à un certain degré, non ! Il ne me semble pas que l'on puisse surmener un enfant. Il est inerte. Si vous prenez un enfant et qu'il ne puisse répondre, il ne répond pas. Eh mon Dieu ! je me rappelle l'impression que je ressentais quand, enfant, on voulait me forcer à faire une chose. Je ne la faisais pas, je faisais autre chose. On devient à un certain âge capable de se surmener, mais l'enfant ne l'est pas, et je dois dire que je n'ai vu que très exceptionnellement des cas de neurasthénie chez les enfants.

Je ne parle pas, bien entendu, du surmenage qui consiste à mettre des enfants dans des endroits malsains, mal aérés, où ils s'ennuient, où ils peuvent contracter des maladies. C'est du surmenage cérébral que je parle, et je dis qu'il ne se rencontre guère chez les enfants. Sans doute, chez ceux qui ont atteint 15 à 17 ans, l'époque où il faut se préparer à passer des examens, là il peut se produire du surmenage, mais il ne faut pas le confondre avec l'état pathologique que j'ai à vous signaler et que j'ai appelé la *céphalée des adolescents*. Les enfants qui y sont soumis ont constamment mal à la tête et le travail leur devient impossible. Le neurasthénique, lui, a son casque, mais il y a des périodes de repos. Les enfants dont je vous parle ont un mal de tête constant. Ils appartiennent à des familles arthritiques ou nerveuses. Ils ont des palpitations et, récemment, on a signalé l'hypertrophie du cœur chez certains d'entre eux. Eh bien ! cet état n'a aucun rapport avec le surmenage. Mais ne croyez pas que vous allez guérir des affections de ce genre par des procédés simples. Elles sont très rebelles au traitement. En général, faites que ces enfants puissent exercer une profession matérielle grossière. Si vous avez la chance qu'ils arrivent à l'époque du service militaire, ne dites pas aux parents de faire leurs efforts pour les empêcher d'entrer au régiment.

J'ai vu de ces jeunes malades, atteints de la céphalée des adolescents, je ne parle pas ici de la céphalée de surmenage, ne pouvant plus lire, parce qu'ils avaient toujours mal à la tête, guérir promptement et faire un excellent service comme dragons et comme chasseurs.

Un jour, un homme fort instruit, versé surtout dans la science des langues, est venu me consulter pour son fils atteint de la céphalée des adolescents. Je lui dis comment cette affection se guérissait par des exercices du corps. Je le perdis de vue. L'ayant rencontré un an après, il me dit : J'ai de bonnes nouvelles à vous donner de mon fils. Voici ce qu'il avait fait : S'inspirant de mes conseils, il avait placé le jeune homme à Arcachon chez un pêcheur. Le gamin, très délicat, allait à la pêche avec celui-ci, l'aidant dans son rude métier et prenant part à ses travaux. Cela a duré sept ou huit mois. Au bout de ce temps, le mal avait complètement disparu.

Vous n'avez pas que je sache d'autre moyen d'action contre cette affection. Je sais bien qu'on a obtenu des guérisons par l'hydrothérapie, mais le traitement a besoin d'être prolongé pendant longtemps. Le remède le plus sûr, c'est un changement complet dans les habitudes, c'est de prescrire aux malades des occupations exclusivement corporelles. L'assujettissement à la discipline militaire constitue un excellent traitement. Du reste, je ne sais pas si j'ai vu des malades de cette sorte appartenant à la classe ouvrière.

Pour en finir, je déclare que je ne connais pas le phénomène du surmenage cérébral chez les enfants avant qu'ils aient atteint l'âge de 15, 16 ou 17 ans. Je crois qu'ils sont incapables de l'acquérir. Au collège, quand un élève n'écoute pas son professeur, qu'il n'apprend pas sa leçon, tout ce qu'on peut contre lui, c'est de le mettre en retenue, de lui donner des pensums, mais il n'en travaille pas plus et ce n'est pas pour lui une cause de surmenage.

Je n'entends pas dire qu'il faille peser sur les enfants outre mesure et les empêcher de prendre aucun loisir. Je ne dis pas qu'il n'y ait quelque chose à faire pour remédier sous ce rapport à l'état de choses actuel; ce que je dis, c'est que les enfants restent passifs; que, quand ils ne veulent pas travailler, ils ne travaillent pas, et que le surmenage se produit seulement par des efforts de volonté. (S'adressant au malade) : Vous croyez-vous très malade ? Qu'est-ce que vous fait prendre votre médecin ?

Le malade : Il me donne de l'iodure de potassium.

M. CHARCOT : Travaillez-vous un peu moins ?

Le malade : Je travaille toujours.

M. CHARCOT : Mais vous allez mieux ?

Le malade : Cela se passe pendant une quinzaine de jours, quand je me repose un peu.

M. CHARCOT : Il prendra 3 grammes par jour de bromure de potassium et on lui administrera tous les matins une douche froide d'une durée de vingt secondes sur la partie inférieure du tronc et les membres inférieurs.

Administrer des douches à des malades, c'est toute une affaire. Avec les douches on peut faire du bien ou du mal. Il faut qu'elles soient très courtes. Il y a des médecins, peu experts en matière d'hydrothérapie, qui prolongent les douches pendant deux, trois, quatre ou cinq minutes. C'est très dangereux. Il ne faut pas dépasser vingt ou trente secondes, il faut insister là dessus, surtout dans les hôpitaux où c'est le doucheur qui n'est pas médecin qui donne la douche, où le médecin ne voit pas comment se comporte le malade pendant l'opération. Donner une douche trop prolongée cela peut être grave. Il ne faut pas frapper avec trop d'énergie sur la partie supérieure du tronc. Si vous dirigez la douche sur la nuque par ce fait le patient éprouve souvent des vertiges et de la céphalée, vous aggravez le mal.

Il y a aussi, dans l'administration des douches, des conditions de température très sérieuses à observer. La température de l'eau doit être de 8 à 12 degrés, quand il s'agit de la douche froide, elle ne doit pas être inférieure.

(S'adressant au malade) : Vous pourrez déjeuner avant de prendre votre douche. Il n'y a pas d'inconvénient à ce que l'estomac soit un peu lesté. Il faut bien vous mettre dans l'esprit que votre maladie n'est pas grave. Dites à votre médecin de demander à votre patron un peu de repos pour vous.

TROISIÈME LEÇON

OBJET :

1º Chorée de Sydenham ; 2º Myopathie, forme complexe ; 3º Pachyméningite cervicale hypertrophique.

1ʳᵉ MALADE

(Une jeune fille, accompagnée de sa mère, est introduite dans la salle du cours.)

M. CHARCOT : Il ne faut pas nous occuper seulement des cas extraordinaires. Les
cas communs ont bien aussi leur intérêt. Il paraît qu'il s'agit ici d'une chorée vulgaire.
Sous cette appellation commune, entièrement défectueuse, de chorée, on a rangé
non seulement des affections ayant un caractère commun, le caractère involontaire,
et plus ou moins instantané du mouvement, mais des cas pathologiques essentiellement différents, et on a constitué ainsi une classe de maladies qui ne répond à
rien de naturel.

Par exemple, la *chorée rhythmée* est une maladie hystérique dans laquelle il se
produit continuellement, soit un mouvement du bras analogue à celui de l'ouvrier qui manie un marteau, soit un mouvement de pied ressemblant à celui du
professeur d'escrime ou d'un artiste qui bat la mesure ; tout cela, avec une rapidité plus ou moins grande pendant un temps indéfini.

Voilà la véritable chorée au sens exact du mot, c'est à dire une sorte de danse.
C'est aux cas de ce genre que la désignation de chorée (*chorea*), devrait être réser-
vée, et il en était ainsi autrefois. Malheureusement, on a détourné ce mot de son
sens naturel, par voie d'analogie, pour l'appliquer à des cas qui ne ressemblent
pas du tout à une danse et dans lesquels il n'y a pas de rhythme.

La faute en est à Sydenham et surtout à Trousseau, qui ont confondu sous ce nom
une foule d'affections diverses.

A quoi sert-il de mettre ainsi des espèces différentes sous une même rubrique ;
cela ne peut que compliquer inutilement la nosographie.

Sydenham, le premier, fit la description de la chorée vulgaire ; et il est fort curieux de voir qu'une maladie aussi commune et qui, très probablement, remonte
aux temps les plus antiques n'ait été discernée que par un observateur relativement moderne.

La chorée a été considérée par plusieurs auteurs comme étant une émanation du rhumatisme articulaire. C'est toujours la grande question de la combinaison de l'arthritisme avec les maladies nerveuses. De ce que l'on voit souvent la chorée se développer à la suite d'un rhumatisme articulaire aigu, on en conclut que cette chorée mérite le nom de rhumatismale, mais la chorée peut exister dans les mêmes conditions sans avoir rien à faire avec le rhumatisme cette confusion jette un désarroi absolu en pathologie. C'est ainsi que, parce que la syphilis se rencontre souvent dans l'ataxie locomotrice progressive, il se trouve un grand nombre d'auteurs pour faire une catégorie spéciale de l'ataxie par syphilis. C'est la question qui nous a occupés l'autre jour. Prenons un hystérique : De ce qu'il a été atteint auparavant de saturnisme, dira-t-on qu'il est atteint d'une hystérie saturnine? Son hystérie a-t-elle des caractères spéciaux qui dépendent du saturnisme ? Certainement non. D'autre part, il se produit souvent des troubles à la suite du traitement mercuriel. Or, on rencontre fréquemment des hystériques hommes, qui ont suivi pendant longtemps un traitement mercuriel. De là, doit-on conclure à l'hystérie mercurielle? Et même on arrive à faire de l'alcoolisme une cause d'hystérie : De là l'hystérie alcoolique. De ce qu'à la suite de blessures l'hystérie survient, on conclut à l'hystérie traumatique. A la suite de la fièvre typhoïde, vous pouvez voir se développer l'hystérie. De là l'hystérie de la fièvre typhoïde. Et voilà une classification complète. Mais en réalité, l'hystérie se ramifie-t-elle de la sorte? Non, elle reste toujours la même avec quelques modifications bien légères que la maladie antérieure imprime à la maladie survenue ensuite.

Il en est de même pour ce qui concerne la chorée. Vous avez une tendance à faire une catégorie de ce que vous appelez une chorée rhumatismale, parce qu'elle vient à la suite d'un rhumatisme articulaire. Il est évident que le rhumatisme articulaire joue, dans ce cas, par rapport à la chorée, le même rôle d'agent provocateur que joue la syphilis par rapport à l'ataxie locomotrice progressive. Mais au fond, c'est toujours la même maladie qui est dans un cas la chorée, et dans l'autre l'ataxie locomotrice.

Je vous dis tout cela, parce qu'aujourd'hui on est disposé à tout embrouiller. Il existe, à la faculté de Paris, un cours de pathologie générale. Je serais très heureux que la question y fût traitée, et je ne doute pas qu'un jour, le professeur qui occupe cette chaire, et qui est un très habile et très savant homme, ne sente le besoin d'intervenir. C'est à lui de mettre de l'ordre dans cette question de nosographie ; il le fera certainement quelque jour, mais en attendant, je le fais pour mon compte car j'ai besoin de vous montrer que la pathologie nerveuse n'est pas aussi compliquée qu'on veut bien le dire.

Eh bien, nous avons là un cas de chorée vulgaire, de chorée infantile, de chorée de Sydenham, comme vous voudrez l'appeler. Cette petite fille, remue à chaque instant les doigts des mains : elle rapproche ses pieds l'un de l'autre le plus possible, puis les écarte involontairement. On m'a dit, de plus, qu'elle présentait un peu d'aphasie ; la vérité est que sa langue est animée de mouvements choréiformes qui gêne l'exercice de la parole et de temps en temps, elle pousse malgré elle un petit cri. — Depuis quand est-elle malade ?

La mère de la malade : Depuis un mois.

M. Charcot : Est-ce la première fois ?

Réponse : Oui, monsieur.

M. CHARCOT : Par où cela a-t-il commencé ?

Réponse : Par les mains.

M. CHARCOT : Les deux à la fois ?

Réponse : Autant d'un côté que de l'autre, mais de deux jours l'un, son agitation est plus grande.

M. CHARCOT ; Que fait-elle ? Va-t-elle en pension ?

Réponse : Elle travaille avec moi.

M. CHARCOT : Depuis longtemps ?

Réponse : Depuis deux ans :

M. CHARCOT : Cette enfant a-t-elle eu des douleurs dans les jointures, du rhumatisme articulaire ?

Réponse : Elle ne s'en est jamais plainte.

M. CHARCOT : Son père a-t-il eu des douleurs articulaires ?

Réponse : Oui, monsieur.

M. CHARCOT : Est-il, à votre connaissance, resté couché, pendant cinq à six semaines, dans un lit, par suite de douleurs dans les jointures ?

Réponse : Quatre mois, monsieur.

M. CHARCOT : Ainsi le rhumatisme articulaire existe dans les antécédents de famille. On peut considérer l'arthritisme comme formant un arbre, dont les principaux rameaux sont la goutte, le rhumatisme articulaire, certaines formes de migraines, des affections cutanées, etc.

De l'autre côté, il y a un arbre nerveux comprenant la neurasthénie, l'hystérie, l'épilepsie, toutes les catégories des vésaniés à formes héréditaires ou autres, la paralysie générale progressive, l'ataxie locomotrice, etc.

Les deux arbres vivent en quelque sorte sur le même terrain ; ils communiquent par les racines, et ils ont des relations tellement intimes qu'on peut se demander quelquefois si ce n'est pas le même arbre.

Si vous avez cette clef, vous comprendrez la plupart des phénomènes qui se passent dans les maladies nerveuses et dont, sans cela, vous ne sauriez vous rendre compte. Quand vous vous trouvez devant un sujet atteint de névropathie, vous devez considérer la maladie que vous avez sous les yeux seulement comme un épisode.

Ainsi, pour la chorée, après avoir demandé depuis quand elle existe, il semble que vous n'ayez plus aucun renseignement à prendre, il n'en est rien. Le cas, n'est qu'un accident dans l'histoire de son mal, de même que chacun de nous n'est qu'un accident dans l'histoire de l'humanité.

Si vous voulez tirer des cas qui se présentent à vous, tout ce qu'ils peuvent vous enseigner ; vous devez interroger les sujets conformément aux indications qui ressortent de ce schéma, vous devez rechercher s'il faut considérer l'affection dont ils sont atteints comme une branche de l'arthritisme ou comme un rameau de l'arbre des affections nerveuses.

Eh bien ! dans le cas de cette jeune fille, il est clair qu'il y a une influence arthritique. Nous savons déjà que sa chorée est en relation avec l'arthritisme. Nous allons voir s'il n'y a rien d'autre. Que fait son père ?

Réponse : Il est chauffeur dans une fabrique de vitraux d'art.

M. Charcot : Il est chauffeur et il a eu un rhumatisme articulaire, il ne faut pas croire qu'un refroidissement trop brusque soit la véritable cause de sa maladie. Chez lui aussi, il a dû y avoir des influences héréditaires. Votre mari a-t-il des frères ?

Réponse : Deux.

M. Charcot : Où sont-ils ?

Réponse : L'un à Boulogne, l'autre à Paris.

M. Charcot : Les connaissez-vous ?

Réponse : Oui.

M. Charcot : Ont-ils été malades ?

Réponse : Non.

M. Charcot : Ils n'ont pas de maladies nerveuses ?

Réponse : Non, monsieur.

M. Charcot : Je ne lui demande pas si quelqu'un d'entre eux a eu la chorée, car les maladies nerveuses ne se transmettent presque jamais sous la même forme. Ainsi il ne faut pas vous figurer que l'ataxie locomotrice engendre l'ataxie locomotrice, la paralysie générale la paralysie générale. Pas du tout. L'hérédité procède là par transformations. Un paralytique engendre un hystérique et un hystérique un paralytique. Mais il pourrait se faire qu'il y ait eu d'autres maladies dans sa famille ?

Réponse : Un des frères de son père a eu une bronchite.

M. Charcot : Cela ne compte pas au point de vue qui nous occupe. Son père a-t-il eu des sœurs ?

Réponse : Quatre ; il y en a deux qui sont mortes.

M. Charcot : Étaient-elles malades de la tête ?

Réponse : Je n'en ai jamais entendu parler.

M. Charcot : Avaient-elles des attaques de nerfs ?

Réponse : Non, Monsieur.

M. Charcot : Et son père ?

Réponse : Son père est mort à 90 ans sans avoir jamais été malade.

M. Charcot : Et sa mère ?

Réponse : Sa mère est morte à 60 ans.

M. Charcot : Était-elle originale, bizarre ?

Réponse : Non !

M. Charcot : Il n'y a pas dans la famille de cousin germain, un peu hypocondriaque, qui aie des attaques, des femmes tombant dans des convulsions ?

Réponse : Non !

M. Charcot : Du côté paternel, nous trouvons donc seulement qu'il y a eu un rhumatisme articulaire. Vous savez combien il est difficile de voir clair dans les questions d'hérédité ; on n'y attache pas d'importance, puis il arrive qu'après avoir entendu les interrogations du médecin on s'écrie : j'avais oublié tel ou tel fait. — Et vous ?

Réponse : Je n'ai jamais été malade.

M. Charcot : Vous n'avez jamais eu de rhumatisme articulaire ?

Réponse : Non.

M. Charcot : Vous avez des frères ?

Réponse : Un.

M. Charcot : Il n'est pas nerveux, il est d'une forte santé ?

Réponse : Il n'a jamais été malade.

M. Charcot : Quel âge a-t-il ?

Réponse : 45 ans.

M. Charcot : Et votre père ?

Réponse : Je ne l'ai pas connu. J'avais deux ans quand il est mort.

M. Charcot : On ne vous a pas dit de quoi il était mort.

Réponse : Non.

M. Charcot : Et votre mère ?

Réponse : Ma mère existe encore.

M. Charcot : Elle a des douleurs de tête ?

Réponse : Continuellement.

M. Charcot : Ainsi, nous ne trouvons qu'un cas d'arthritisme et qui dépend de l'arbre nerveux. (S'adressant à la malade) : Eh bien ! Mademoiselle. Voulez-vous nous parler un peu ? Dites-moi quelque chose ? (La jeune fille garde le silence).

M. Charcot : Voilà les mouvements des mains qui augmentent considérablement ; elle craint de se laisser aller à ces mouvements désordonnés qui ont fait dire que les choréiques s'y livraient exprès pour exciter les rires comme font les saltimbanques, *more circulatorum*, selon l'expression de Sydenham. Elle frappe du pied sans aucun rhytme. Voilà cette opposition dont je parlais tout à l'heure entre la chorée rhytmée et la chorée non rhytmée. — Comment t'appelles-tu ?

Réponse : Léonie.

M. Charcot : Voyons, prends la plume, écris-moi ton nom et ton adresse (Le pied tape pendant ce temps).

Elle n'a pas écrit un mot complet. Elle a un doigt qui se lève quand il ne le faut pas. Elle me regarde avec des yeux suppliants pour me demander de faire cesser le supplice qu'elle endure, car c'est un véritable supplice pour elle. Sa langue et ses lèvres sont en proie à un mouvement désordonné qui ne lui permet pas d'exprimer les mots...

La jeune fille subitement : Je demeure cité de la Chapelle.

M. Charcot : Voilà une petite explosion en quelque sorte qui lui a permis d'articuler une phrase. Tu te mords la langue en parlant ?

La jeune fille : Oui.

M. Charcot : Allons, que ton supplice finisse.

Voilà un cas de chorée qui présente cette petite particularité, du reste assez commune, de mouvements involontaires de la langue et des lèvres.

(S'adressant à la mère de la jeune fille) : Elle ne dort pas ?

Réponse : Très peu. Quand elle se réveille, elle découvre son lit, prend son oreiller, le jette en l'air et dit des choses non raisonnables.

M. Charcot : Elle a une espèce de délire. C'est un cas de chorée assez intéressant. Cette affection occasionne presque toujous, vous le savez, des modifications dans le caractère, un affaiblissement intellectuel momentané.

J'ai vu des personnes ayant plusieurs langues à leur disposition qui, se trouvant atteintes de ce mal, ne pouvaient plus se servir que d'une seule, et être affectées ainsi d'une sorte d'aphasie combinée à un affaiblissement réel de l'intelligence

Quand M. Marie était mon chef de clinique, comme il avait examiné tous les choréïques qui venaient à la consultation, et qui souvent l'étaient depuis quelque temps, il m'avertit que chez beaucoup d'entre eux, il y avait combinaison de la chorée avec l'hystérie ; il faut toujours tenir compte des associations pathologiques. On ne voit pas, en effet, pourquoi deux affections appartenant au groupe des maladies nerveuses nées sur un même terrain ne se réuniraient pas chez un individu prédisposé. Il arrive souvent que l'on voit la paralysie générale chez le frère, et l'ataxie locomotrice progressive chez la sœur, et réciproquement. Eh bien ! l'on peut voir la paralysie générale et l'ataxie se combiner chez un seul et même sujet, d'abord ataxique, ensuite paralytique.

De même si vous voyez naître l'hystérie chez un choréïque, cela n'a rien d'extraordinaire. Les prédispositions générales que l'arthritisme ou le nervosisme expliquent font que vous pouvez voir se combiner, chez le même individu, des affections pouvant parfaitement exister isolément.

(S'adressant à la mère de la jeune fille) : Est-ce qu'elle a des attaques de nerfs ?
Réponse : Souvent.

M. CHARCOT : Est-ce qu'elle pleure ? Est-ce qu'elle rit quelquefois sans motifs ?
Réponse : Son caractère est tout-à-fait changé depuis qu'elle est malade.

M. CHARCOT *(s'adressant à l'interne)* : Voyez donc si elle n'est pas anesthésique.
L'interne : Elle n'est pas insensible.

M. CHARCOT : Veuillez écouter son cœur.
L'interne : Il est régulier.

M. CHARCOT : Voilà donc une chorée d'une certaine intensité, non quant aux mouvements généraux des membres, mais quant à ceux de la face, de la langue et des lèvres. Et il y a ensuite à considérer un changement de caractère qui donne au cas une physionomie un peu spéciale.

Il s'agit maintenant de savoir ce qu'il faut faire pour le bien de la malade, les conseils qu'on peut donner et le pronostic à tirer. Eh bien ! la chorée est presque toujours une maladie bénigne et qui se termine spontanément dans l'espace de deux ou trois mois.

Mais il ne faut pas croire qu'il en soit toujours ainsi ; et qu'il n'y ait pas des cas graves. On sait très bien que la chorée de l'adulte est plus grave que la chorée de l'enfant. Il arrive un âge où il ne faut pas avoir de chorée, et surtout il ne faut pas que la femme soit atteinte de chorée en temps de grossesse.

Heureusement, les chorées graves sont rares. Quand cependant il s'en rencontre, la situation du médecin devient très difficile, d'abord parce que les ressources que la thérapeutique met à sa disposition sont minimes, et ensuite, parce qu'il est très douloureux de voir une affection d'une nature bénigne devenir tout-à-fait maligne et mortelle.

En dehors de ces cas exceptionnels, la chorée peut acquérir une intensité assez grande, sans être mortelle cependant ; il peut se faire que le sommeil soit troublé, que les mouvements deviennent extrêmement désordonnés, mais au bout de quelques semaines, comme je l'ai dit, les choses s'arrangent. La durée d'un accès de chorée vulgaire, quoiqu'on fasse, est de trois ou quatre mois environ. Or, comme nous ne pouvons pas changer, sans quelque danger, le cours des choses et comme il n'existé pas de thérapeutique véritablement active, tout ce qu'on peut faire, c'est de mettre le patient dans les meilleures conditions possibles; mais quant à chercher à couper brusquement le mal, comme on l'a proposé quelquefois, ce n'est pas logique et ensuite, le résultat est moins que certain.

On a indiqué je ne sais combien de moyens. J'aime mieux, lorsqu'il s'agit de cas simples et vulgaires comme celui-ci, l'expectation. Vous dites aux parents: ne vous tourmentez pas ! En général, les parents sont très effrayés de la chorée. Pour eux, la chorée, c'est la danse de St Guy. Or, la danse de St Guy, qui est une forme de l'hystérie, n'a jamais été la chorée. On l'a comprise dans la nomenclature des affections choréiformes. Pour moi, j'appellerai la chorée vulgaire, si vous voulez, la chorée de Sydenham ; c'est en effet ce grand clinicien qui lui a donné ce nom en la décrivant le premier.

Je prescris souvent l'hydrothérapie : on donnera un peu d'arsenic, du fer, et voilà tout.

Le choréique est souvent hystérique. Cela se comprend, puisqu'il est souvent issu d'arthritiques et de neuropathes. Il est habituel qu'une anémie plus ou moins prononcée complique la situation.

Quand il ne dort pas, comme le sommeil est nécessaire, je suis d'avis qu'on lui donne du bromure de potassium à la dose de 4 ou 5 grammes ou du chloral à la dose de 3 ou 4 grammes. Après cela, il n'y a plus qu'à attendre en disant aux parents : je ne puis guérir votre enfant qu'au bout d'un certain temps. Voilà tout ce qu'il faut faire.

Maintenant, il y a la question de récidive. Vous pouvez avoir des récidives, 2.3, 4,5, 6 et 7 fois. D'autre part, il y a des formes qu'il faut connaître ; je regrette que vous n'ayez pas vu, pendant ces vacances, un petit malade qu'on m'a amené; il était atteint d'une de ces chorées de Sydenham, qui trompent tant de médecins : c'était une chorée paralytique.

Après avoir été agité pendant quelque temps par les gesticulations classiques, il avait été pris d'une telle faiblesse dans les membres qu'il ne pouvait plus se lever, se tenir debout, soulever ses membres ; de plus, il était complètement muet. A supposer qu'un cas semblable vous soit soumis, et que vous ne sachiez pas que votre malade est sous le coup de la chorée, vous pourriez, non prévenu, vous trouver dans un grand embarras.

La première fois qu'on m'a montré une petite malade atteinte de chorée paralytique, j'ai été stupéfait, tant la résolution des membres, de la tête et du tronc était profonde. L'enfant, en définitive, ne paraissait pas autrement malade, j'étais presque rassuré, en présence du caractère de l'état général, bien qu'on ne soit jamais rassuré en présence de l'inconnu. En fin de compte, elle a guéri.

Pendant ces vacances dernières, j'ai vu un autre cas bien curieux, s'il s'était présenté à l'hôpital, j'aurais pu fort intéresser mes auditeurs à ce côté peu connu encore de l'histoire de la chorée.

Il s'agissait de deux enfants de la même famille, une grande fille de dix-huit ans et un grand garçon de quinze à seize ans. Les parents, étaient rhumatisants. Les deux enfants, le frère et la sœur, étaient atteints de chorée. Le petit garçon avait la chorée vulgaire. Mais il éprouvait dans les jambes, une faiblesse telle qu'il ne pouvait pas se lever de son siège. Il était sur un fauteuil, faisant ce bruit des lèvres que vous avez tout à l'heure entendu. La paralysie n'était que dans les jambes. La sœur, grande fille de dix sept à dix huit ans, était couchée dans son lit. Je lui demandai ce qu'elle avait, elle fit : hou ! hou ! je lui pris la tête, elle retomba comme un chiffon. J'interrogeai une autre sœur qui était là. Il y avait deux mois que cela durait. La maladie avait été à l'origine de la chorée vulgaire mais elle avait pris ensuite les caractères de la chorée paralytique complète. A côté, le garçon présentait une chorée dans laquelle la paralysie n'était qu'un fait accessoire.

Vous trouverez d'utiles renseignements sur cet incident de la chorée, dans la thèse inaugurale de M. Olivier. Il est bien connu de nos confrères d'Angleterre qui, pour le désigner, se servent de la dénomination de *lump chorea*.

Dans ces paralysies, il peut yavoir ou non, abolition des réflexes rotuliens, pas de rigidité des membres, pas de contractures, les membres sont flasques, dans la résolution, on y voit parfois, de temps à autre ; survenir quelques esquisses de gesticulation chronique : cela se voit à la face, dans les bras, les jambes. La précession de mouvements chroniques plus ou moins acentués, ayant précédé la paralysie qui constitue comme une seconde phase éclairera le diagnostic.

Mais remarquons bien cela, dans l'immense majorité des cas, ce sont des accès qui se succèdent et surviennent plus ou moins subintrants, chacun deux durant quatre ou cinq mois ; ce n'est pas un seul accès se continuant indéfiniment. Il est habituellement facile de saisir les intervalles qui séparent les accès. Ainsi il ne s'agit pas en réalité, en pareil cas, de chorée chronique, mais d'accès répétés. La véritable chorée chronique existe cependant ; mais elle ne se voit que chez les adultes et les vieillards.

(S'adressant à la mère de la jeune fille) ; Eh bien, quel est le traitement qu'elle suit, en ce moment ?

Réponse : Elle prend des bains d'amidon et une potion que le docteur m'a donnée.

M. CHARCOT : Des bains d'amidon ! cela me parait fort inutile. Vous pourriez la conduire à l'hôpital pour lui faire prendre des douches ; à l'intérieur, on lui fera prendre de trois à quatre grammes de bromure de potassium par jour.

2° MALADE (Homme).

M. CHARCOT : Approchez ; déshabillez vous. Asseyez-vous. Levez les bras en l'air. (Le malade ne peut lever qu'à demi le bras gauche et un peu plus le bras droit. Quel âge avez-vous ?

Le malade : vingt deux ans.

M. CHARCOT : Depuis quand avez-vous commencé à remarquer que vous aviez quelque chose d'anormal ?

Le malade : A l'âge de dix sept ou dix huit ans, mais je n'y faisais pas grande attention.

M. CHARCOT ; Voilà ce que l'on peut apercevoir du premier coup ; Le malade présente une atrophie des muscles de la ceinture scapulaire, comme disent les Allemands, c'est-à-dire une atrophie des muscles qui servent aux mouvements de l'épaule, directement ou indirectement. Il représente ce qu'on appelle vulgairement aujourd'hui un myopathique. — Les muscles des bras sont fortement atrophiés, ceux des avant-bras et des mains au contraire remarquablement respectés. Nous savons aujourd'hui que les myopathies de ce genre ne procèdent pas d'une cause spinale. — Vous n'avez pas de faiblesse dans les jambes ?

Le malade : Non, monsieur.

M. CHARCOT : Quel état exercez-vous ?

Le malade : Je suis boucher.

M. CHARCOT : Vous pouvez-encore vous servir de vos mains ?

Le malade : De mes mains ? Oui.

M. CHARCOT : C'est, je le répète, le groupe musculaire de l'épaule qui est faible surtout. De nos jours, une réforme importante s'est faite dans l'histoire des myopathies. Il faut distinguer parmi les myopathies progressives, celles qui relèvent d'une cause spinale, — atrophie des cellules nerveuses des cornes antérieures, de celles qui ne dépendent pas d'une lésion de la moëlle épinière.

Les classifications, les groupements sont chose nécessaire. Nous devons pousser l'analyse aussi loin que possible. Mais il faut éviter de multiplier les espèces inutilement et d'en créer autant qu'il y a d'incidents, d'épisodes dans une seule et même maladie.

Je crois que l'on peut dire que la myopathie primitive, essentiellement distincte de la myopathie spinale, est complexe dans ses formes, mais qu'elle constitue une unité.

Nous citerons comme exemple une forme myopathique qui autrefois était considérée comme représentant une espèce à part. Je veux parler de la *paralysie pseudo-hypertrophique* telle que Duchenne de Boulogne l'a décrite. Là les muscles sont volumineux mais faibles, incapables de remplir leurs fonctions physiologiques. Ce sont surtout les membres inférieurs qui sont envahis les premiers par la maladie. Au premier abord, il semble qu'il s'agit là d'un groupe morbide bien distinct. Mais aujourd'hui, on reconnaît qu'il s'agit là simplement d'une forme de myopathie primitive confinant à un autre type. L'*atrophie dite juvénile*, décrite par le prof. Erb, dans laquelle c'est comme on le voit dans notre cas d'aujourd'hui, la ceinture scapulaire qui est prise surtout. Les muscles affectés ne présentent pas en général d'apparence hypertrophique.

Voilà déjà deux formes de la myopathie primitive. Il y en a d'autres encore. L'une surtout mérite d'être signalée : elle a été décrite pour la première fois par Duchenne de Boulogne sous le nom d'*atrophie musculaire héréditaire*. Son caractère distinctif est d'envahir les orbiculaires des lèvres et ceux des yeux. Le malade ne peut pas fermer les yeux complètement. Ses lèvres sont proéminentes en forme de museau.

Eh bien justement, notre malade actuel que j'aurais pu vous présenter tout à l'heure comme un exemple de la forme juvénile d'Erb, appartient également au dernier type que nous venons de considérer. En effet, vous remarquez qu'il ne peut fermer les yeux complètement, et pour ce qui est des lèvres, il y a long-temps qu'il s'est aperçu qu'elles fonctionnaient mal, en raison de cette circonstance que jouer du piston ,qui lui était autrefois chose familière, est devenu aujourd'hui à peu près impossible. Il peut encore tant bien que mal souffler dans son instru-ment, mais les délicatesses lui échappent et il lui arrive souvent de faire des « couacs » épouvantables.

Nous pouvons caractériser notre cas, d'après ce qui précède, en disant qu'il représente une combinaison du type d'Erb (2ᵉ forme) et du type dit héréditaire de Duchenne (3ᵉ forme)

En passant je vous ferai remarquer que les myopathies primitives se distin-guent en général cliniquement de celles qui relèvent d'une lésion spinale, sclérose latérale avec atrophie, type d'Aran-Duchenne, parce qu'on n'y observe pas les secousses fibrillaires qui se rencontrent si habituellement dans celle-ci.

N'oubliez pas que la distinction entre les myopathies primitives et les spinales ne représente pas seulement une vue de l'esprit. Elle est fondée sur des recher-ches anatomo-patologiques parfaitement rigoureuses. J'avais autrefois, à peu près en même temps que MM. Recklinghausen et Eulenbourg, démontré la non existence de lésions spinales dans la paralysie pseudo-hypertrophique. Plus récemment, MM. Landouzy et Déjerine ont constaté l'absence de ces lésions dans l'atrophie musculaire héréditaire de Duchenne de Boulogne. Ainsi dans les myopathies primitives pas de lésions spinales ou des nerfs périphériques. Vous savez qu'au contraire la lésion atrophique des cellules des cornes antérieures spinales est le caractère univoque des atrophie spinales : Type Aran-Duchenne, sélérose latérale amyotrophique.

(M. Charcot prie le malade de se retirer).

Je ne veux pas parler du pronostic devant lui ; c'est un pronostic abominable, non que la vie soit menacée, à courte échéance du moins, mais parce qu'il n'y a pas pour lui d'espoir de guérison ; tout au plus pourra-t-on espérer un temps d'arrêt dans l'évolution de la maladie. Nous voilà en face d'une catégorie de cas qui justifie en quelque sorte les railleries de Méphistophélès lorsqu'il dit que l'œuvre de la médecine est de faire de belles études, sans rien changer à vrai dire au cours des choses qui marchent en somme comme Dieu le veut. Certes, il y a de l'exagération dans ce jugement sommaire, car toujours nous cherchons à réagir contre le mal dans la mesure de nos forces, mais il faut reconnaître que dans bien des cas encore, et celui que nous avons devant les yeux est un exemple du genre, nous restons parfaitement impuissants.

3ᵉ Malade (Un jeune homme).

M. Charcot : Qu'est-ce que vous avez ?

Le malade : Je ressens des douleurs dans le cou, dans les épaules et dans les bras.

M. Charcot : Où ressentez-vous principalement ces douleurs?

Le malade: Dans le cou, derrière le cou.

M. Charcot : Est-ce que vous ressentez une douleur sur le sommet de la tête?

Le malade : Non.

M. Charcot : Qu'est-ce que vous faites ?

Réponse : Je suis commis de nouveauté.

M. Charcot : Vous n'avez jamais habité dans un endroit humide ?

Réponse : Jamais.

M. Charcot : Ces douleurs sont très vives ?

Le malade : Oui, la nuit.

M. Charcot : Et le jour ?

Le malade : Elles sont moins fortes.

M. Charcot : Déshabillez-vous complètement.

(Le malade est examiné, on trouve tous les muscles du bras, de l'avant-bras et de la main notablement affaiblis, et amaigris ; la force est plus grande du côté droit, cependant la douleur y est la même.)

M. Charcot ; La douleur que vous ressentez s'étend-elle à la poitrine ?

Le malade : Dans la poitrine, je ne souffre pas, c'est seulement une pression que j'éprouve c'est comme un corset douloureux.

M. Charcot : Elle se propage dans les bras et vous y ressentez de l'engourdissment ?

Le malade : Oui, monsieur.

M. Charcot: Donnez-moi la main. (M. Charcot explore les réflexes du poignet, puis ceux du genou et du pied lesquels sont très exagérés.)

Il a de la trépidation spinale. — Quelle est la jambe la plus faible ?

Le malade : La gauche.

M. Charcot percute la colonne vertébrale. — Cela vous fait-il mal ?

Le malade : Un peu, ici et là.

M. Charcot : Vous n'avez pas eu la vérole?

Le malade : Non, Monsieur.

M. Charcot : Quel âge avez-vous?

Le malade : 19 ans.

M. Charcot : Il ne peut se tenir debout, les jambes fléchissent.

Le malade : Il n'y a pas plus de 3 semaines qu'il en est ainsi.

M. Charcot : L'examen n'est pas concluant. Cependant, on peut esquisser un diagnostic.

Vous voyez comment cela s'est passé. Une douleur vive se fait sentir à la partie postérieure du cou, se répand dans les bras et vient faire comme une ceinture autour de la partie supérieure du thorax, surtout sur le devant. Là, ce n'est pas à vrai dire une douleur, c'est une pression. Cette douleur s'apaise le jour, elle devient très forte la nuit et elle dure depuis 4 ou 5 mois. Puis son membre supérieur gauche s'atrophie et s'affaiblit. En même temps, l'autre côté devient douloureux aussi et un commencement d'atrophie s'y fait voir. Pendant quelque temps cette faiblesse des membres supérieurs et cette douleur du thorax ont été la seule manifestation du mal.

Votre douleur est moins forte maintenant ?

Le malade : Depuis 15 jours, je souffre pour ainsi dire moins.

M. CHARCOT : La douleur du cou est devenue moindre, mais, depuis trois semaines, il ressent un affaiblissement marqué des membres inférieurs.

En réalité, ces membres sont atteints d'un certain degré de paraplégie spasmodique, marqué actuellement par la rigidité des membres, et l'exagération des réflexes tendineux. Il n'y a pas d'atrophie musculaire dans ces membres, ce qui contraste avec ce qui a lieu aux membres supérieurs.

Je crois le malade atteint de *pachyméningite cervicale hypertrophique*. La dure-mère, en pareil cas, s'épaissit énormément dans la région spinale cervicale. L'inflammation se propage d'un côté aux racines nerveuses cervico-brachiales et de l'autre côté à la moelle elle-même.

Il y a cliniquement une période de 4 ou 5 mois pendant laquelle la douleur est vive, un peu plus forte la nuit, un peu moins le jour. Mais il n'y a pas que la douleur à enregistrer dans cette période il s'y joint de l'anesthésie, tant dans les membres supérieurs et le cou que dans les parties supérieures du thorax et ici se place la question des troubles trophiques.

Le point de départ en est dans la névrite qui occupe les racines émanant du renflement brachial, tant les antérieures que les postérieures, ce sont ces lésions là qui déterminent l'atrophie des muscles correspondants, marquée à un moment donné par la réaction de dégénérescence et aussi parfois des troubles trophiques cutanés tels que le zona par exemple.

Que se passe-t-il dans la seconde période de la maladie ? La moelle est affectée, elle est prise dans une certaine étendue, elle est enflammée et comprimée; comment cela se traduit-il ? Par une paraplégie spasmodique qui survient à un moment donné, alors que la douleur a sévi dans les membres supérieurs, la poitrine et le cou. La paraplégie spasmodique est la conséquence de la myélite transverse. Elle coïncide avec la dégénération qui s'opère dans les faisceaux pyramidaux. Elle ne s'accompagne pas de troubles de la sensibilité appréciables pendant 3 ou 4 mois.

Vous voyez que tout s'explique dans notre cas si nous admettons l'hypothèse de pachyméningite, espèce morbide assez commune, que nous avons étudiée, M. Joffroy et moi, au temps où celui-ci, maintenant mon collègue à l'hôpital, était mon interne.

Tous les cas de ce genre sont bâtis à peu près sur le même modèle et ils sont habituellement bien caractérisés par la succession des deux périodes. D'abord, l'envahissement douloureux des membres supérieurs, aboutissant à la paraplégie cervicale avec atrophie musculaire, dégénération et troubles de la sensibilité, puis la paraplégie spasmodique des membres inférieurs sans troubles de la sensibilité comitante.

On pourrait supposer chez notre homme l'existence d'une pachyméningite causée par une tuberculose vertébrale restée latente en ce sens qu'il n'existerait pas de déformation vertébrale, pas de gibbosité ; mais vous savez que le mal vertébral de Pott peut amener la paraplégie par compression sans qu'il y ait gibbosité ; les cas de ce genre ne sont pas très rares.

Si cela était, nous aurions à constater, comme dans notre cas, une paraplégie cervicale douloureuse produite par l'altération qu'auraient subi les racines des nerfs à leur passage à travers la masse caséeuse, et il pourrait se faire qu'il se fut également, comme dans notre cas, produit une paraplégie spasmodique, expression de la myélite par compression spinale, mais j'aurais à faire valoir, entre autre, contre cette hypothèse, que nous n'aurions pas, dans le mal de Pott, cette succession en quelque sorte logique des deux périodes, qui est si accentuée chez notre malade et qui constitue un des caractères cliniques importants de la pachyméningite cervicale hypertrophique.

Je crois devoir, par conséquent, revenir à mon premier diagnostic qui me paraît représenter l'hypothèse la plus simple, la mieux en rapport avec les faits et aussi la plus favorable au point de vue du pronostic.

Ce n'est pas que la pachyméningite caséeuse du mal de Pott ne soit pas guérissable, tant s'en faut, mais après tout, le pronostic de la pachyméningite cervicale hypertrophique est certainement plus favorable.

Je suis même disposé à croire que c'est une affection qui guérit, du moins partiellement, peut-être dans la majorité des cas. Je dis partiellement, parce que la régénération des nerfs et des muscles, quand elle a été poussée un peu loin, ne se fait jamais qu'incomplètement et, mettant les choses au mieux, il restera toujours, quelque déchet. La paraplégie spasmodique, elle, au contraire peut guérir absolument, permettant l'usage régulier des membres inférieurs. Je pourrais vous présenter plusieurs sujets chez lesquels la pachyméningite cervicale a eu cette issue favorable. Mon collègue le Dr Hirtz a publié plusieurs cas du même genre.

Les applications répétées de pointes de feu sur la région spinale, l'emploi de l'iodure de potassium à dose modérée à l'intérieur, tels sont les moyens que dans ces cas j'ai mis le plus souvent en œuvre.

Il ne faut pas oublier que dans les cas de paraplégie spasmodique par compression, qu'il s'agisse du mal de Pott ou de la pachyméningite spinale hypertrophique, les membres inférieurs peuvent récupérer la plupart de leurs fonctions, permettre par exemple la marche assez prolongée, sans que pour cela la guérison puisse être dite complète ; ainsi si la marche est trop prolongée, les membres inférieurs ont une tendance à se raidir, et l'on observe même, lorsqu'on la recherche, l'existence permanente des réflexes rotuliens exagérée et de la trépidation du pied. Les massages un peu intenses sont à éviter en pareille circonstance ainsi que la percussion exercée par les douches. L'application intempestive de ces agents aurait pour effet de faire reparaître la rigidité des membres et le malade se trouverait menacé de voir reparaître l'impuissance motrice. L'emploi à l'intérieur de la strychine même aboutirait aux mêmes résultats. — Mais il y a là une question sur laquelle je ne voudrais pas trop m'étendre aujourd'hui. Je trouverai l'occasion d'y revenir par la suite.

QUATRIÈME LEÇON

OBJET :

1° Claudication intermittente et diabète.
2° Tic convulsif et coprolalie.
3° Hystérie et neurasthénie chez l'homme.
4° Tabès, troubles oculaires.
5° Migraine opthalmique.

M. CHARCOT : Vous avez devant vous un homme d'une cinquantaine d'années qui exerce la profession de fleuriste et qui emploie à ce titre des couleurs dont quelques-unes sont toxiques. Cependant je crois que cela n'a aucun rapport avec l'affection dont il est atteint. Il est diabétique. Mais ce n'est pas pour cette raison que je l'ai fait venir : c'est parce qu'il présente des phénomènes d'un ordre particulier, relevant plus ou moins directement de la neuropathologie, qui ne sont pas encore parfaitement connus et qui, cependant, sont dignes de l'être, d'autant plus qu'ils ne sont pas très rares dans le diabète, bien qu'on ne sache pas toujours les reconnaître.

Il est, dis-je, diabétique. La quantité de sucre contenue dans ses urines est assez grande. Mais les diabétiques qui ont le plus de sucre dans les urines ne sont pas nécessairement ceux qui présentent les phénomènes nerveux les plus accentués. Il y a là un inconnu qui pourra fournir un jour un sujet d'études. Pourquoi en est-il ainsi ? — La vérité est qu'on n'en sait rien. Lorsque les phénomènes nerveux se manifestent d'une façon redoutable, il n'est pas rare de voir la quantité de sucre diminuer. D'où provient ce phénomène ? Mais ce n'est pas de cela qu'il s'agit pour le moment.

Voici un malade qui, étant assis, n'éprouve rien ou presque rien dans les membres inférieurs, mais le voilà qui se lève, se met en marche; il a une course à faire: au bout de dix minutes ou un quart d'heure, il lui prend dans les membres inférieurs, le gauche surtout, et ensuite dans les cuisses, une sorte d'engourdissement douloureux qui va jusqu'à lui donner la sensation d'une crampe. Lorsque le phénomène atteint son maximum d'intensité, il est obligé de s'arrêter, il s'assied sur le premier banc qu'il rencontre et attend que l'accès se passe. L'accès passé, notre homme se remet en marche; au bout de dix minutes ou un quart d'heure, l'accès se reproduit, et, de nouveau, le malade est obligé de s'arrêter, et ainsi de suite. Il ne peut se mettre en marche sans être saisi tous les quarts d'heure de cette sorte d'accès douloureux avec contracture des membres inférieurs qui l'oblige à s'asseoir. En somme, il éprouve, lorsque l'accès débute, une sensation d'engourdissement dans les jambes et quelquefois une sensation de froid.

Le cheval est sujet à une maladie qui a été décrite pour la première fois en France par Bouley père et après lui par Goubaux. *C'est la claudication intermittente.* Voici en quoi consiste cette maladie :

Un cheval est attelé, il doit fournir une course quelconque; il part : au bout d'un quart d'heure, de vingt minutes, il s'arrête, les jambes raidies. Il ne peut plus marcher. On ne fouette pas les hommes, mais on fouette les chevaux, et quelquefois un peu brutalement, parce qu'on s'imagine avoir affaire à un caprice de l'animal; mais il n'en est rien; plus on la fouette, plus la pauvre bête fait d'efforts, et moins elle bouge. Enfin, à un moment donné, elle tombe à terre les membres rigides, en donnant tous les signes d'une grande souffrance. On laisse l'animal tranquille, il se relève; mais au bout d'un quart d'heure de marche au trot, l'accès recommence. C'est là ce qu'on appelle la claudication intermittente par oblitération artérielle.

L'effet peut se produire tantôt sur les deux membres, tantôt sur un seul. Eh bien ! il peut arriver que des hommes soient atteints de cette espèce de claudication.

Il y a déjà longtemps de cela, c'était en 1855 ou 1856, j'étais alors interne dans le service de Rayer. Un jour, un des malades du service me raconte qu'il ne pouvait marcher plus d'un quart d'heure sans être pris de crampes dans les membres inférieurs; il se reposait, puis recommençait à marcher et la crise se reproduisait. Cet homme est mort, j'ai pu faire l'autopsie et me rendre compte de cette symptomatologie bizarre dont je n'avais jamais entendu parler, ce qui montre qu'on n'apprend bien que ce qu'on apprend à voir; car certainement les cas de ce genre ne sont pas très rares; j'en connais aujourd'hui un certain nombre. Le fait est qu'à l'autopsie j'ai trouvé — chose très curieuse — une balle enchatonnée dans le voisinage de l'artère iliaque, balle que notre homme avait reçue au siège d'Alger, auquel il avait pris part. Vous voyez qu'il y avait longtemps, car il avait 56 ans quand il est mort. Il l'avait reçue dans le dos et il avait été impossible d'en reconnaître le trajet. Je l'ai trouvée dans l'intérieur du ventre; elle avait frappé sur l'artère iliaque en déterminant un anévrisme traumatique qui avait oblitéré l'artère dans sa partie inférieure. La circulation s'était rétablie par les voies collatérales, et les artérioles, qui à l'état normal sont très petites, étaient devenues volumineuses, de telle sorte que le cours du sang se faisait convenablement lorsque le malade était au repos, mais que, c'est là le mécanisme de la claudication intermittente, lorsque les membres étaient fatigués par la marche, la quantité de sang qui leur arrivait était insuffisante; il y avait à ce moment-là une ischémie relative, et cette absence de sang produisait l'engourdissement, les crampes et l'impossibilité de continuer la marche.

Voilà donc la claudication intermittente chez l'homme.

Depuis cette époque, je l'ai plusieurs fois rencontrée.

Un des cas les plus intéressants qu'il m'ait été donné de voir, c'est celui-ci :

Un homme d'une cinquantaine d'années avait eu, quelques années auparavant, la perte subite de la vision d'un œil. En l'examinant, on trouva chez lui une oblitération de l'artère centrale de la rétine.

Deux ou trois ans après cet accident oculaire, en se promenant, il ressent, lui dont les membres inférieurs n'avaient, jusque-là, présenté aucune anomalie, ni au point de vue de la sensibilité, ni au point de vue du mouvement, il ressent, dis-je, une vive douleur dans le pied droit, une véritable crampe. Il s'arrête ; après quelques minutes de repos, il reprend sa marche, mais l'accès recommence et ainsi de suite.

Lorsque je pus examiner ses membres, je n'y ai rien vu de particulier, si ce n'est une petite coloration bleuâtre qui commençait à se montrer sur l'un des gros orteils. Il y avait déjà longtemps que cela durait. Au lieu de prendre du repos, il s'efforçait de marcher de plus en plus, afin de se dégourdir les jambes. Il croyait ainsi bien faire, il faisait très mal. Il avait vu beaucoup de médecins et des médecins distingués, les uns disaient blanc, les autres noir ; on avait employé, pour essayer de le guérir, toutes sortes de moyens dont il faut éviter de se servir sur un membre menacé d'ischémie, car le sphacèle est au bout.

Je vois ce malade, je déclare qu'il est atteint d'une claudication intermittente par oblitération artérielle, je lui donne le conseil que je donne toujours en pareil cas et qui est le meilleur de tous : c'est d'éviter de fatiguer les membres malades.

On peut bien faire des frictions avec de la teinture de noix vomique, de la strychnine, dans l'espoir de donner plus d'activité aux vaisseaux, mais ce qu'on peut faire de mieux, c'est de dire au malade : « Désormais, ne provoquez plus la claudication intermittente, ne marchez pas plus de trois ou quatre minutes de suite, puisque vous savez que la claudication est là qui vous attend ; ne faites plus d'efforts comme vous avez cru devoir en faire pour vous guérir.

Eh bien ! pendant trois ou quatre mois, mon malade a suivi mes prescriptions, il ne sortait plus qu'en voiture, aussi est-il arrivé qu'au bout de ces trois ou quatre mois, la claudication disparut presque complètement. Je dis presque, car il s'était produit une petite escharre au bout de quelque temps. Eh bien ! s'il avait été malmené comme cet autre malade que j'ai vu dans cet hospice et dont j'ai signalé le cas dans le *Progrès Médical* dans une leçon où j'ai fait mention de tout ce que je connaissais en ce genre, il aurait fallu, comme à ce pauvre homme, lui couper la jambe. Je ne saurais trop le dire, la claudication intermittente par oblitération artérielle, c'est l'antichambre du sphacèle. Je n'ai pas encore rencontré, chose singulière, car mon mémoire de 1856, présenté à la Société de Biologie, n'est pourtant pas écrit en chinois, il me paraît écrit en français, presque en bon français, je n'ai pas rencontré, dis-je, un seul médecin qui ait tenu compte de mes observations. Et cependant, y a-t-il un syndrome plus frappant que celui-là ?

Je laisse le cheval et la claudication intermittente de côté ; arrivons au diabète, c'est un sujet qui vous intéresse encore beaucoup, car la neuropathologie diabétique est très vaste et essentiellement clinique.

L'histoire de cette neuropathologie a été esquissée de 1848 à 1850 par Marchal (de Calvi). Elle était inconnue auparavant, mais elle s'est singulièrement compliquée depuis. En 1882, MM. Bernard et Féré qui étaient alors mes internes, ont écrit une petite monographie très-bien faite, très intéressante, qui mentionne à peu près toutes les combinaisons, connues à cette époque. Je ne puis entrer dans les détails de ces combinaisons, mais je vous engage, si vous voulez vous mettre au courant de ces matières, à prendre connaissance de ce petit travail qui est fondé sur mes observations et que j'avais prié ces messieurs de composer. Ils l'ont fondé en grande partie sur les notes que je leur ai communiquées.

Je suis étonné de voir que, dans ce travail, la claudication intermittente chez les diabétiques ait été oubliée, car je la connais depuis assez longtemps.

Vous savez que dans le diabète, la question du sphacèle tient une grande place.

Il y a d'abord le phlegmon diabétique, sur lequel, après bien d'autres, j'ai appelé l'attention, l'anthrax, le furoncle diabétique.

Vous savez qu'il faut être très réservé chez les diabétiques, qu'il ne faut pas irriter leur peau, sans de très bonnes raisons et que si on a la fantaisie de leur mettre des vésicatoires, des pointes de feu, des révulsifs qui ne peuvent que présenter des avantages appliqués à d'autres malades, vous courrez le risque, chez eux, de faire naître un de ces phlegmons, de ces anthrax épouvantables qui, trop souvent, sont mortels. Mais ce n'est pas de ces gangrènes que je veux parler. Je ne veux parler que de la gangrène des extrémités qui, en définitive, n'est pas autre chose souvent que la gangrène sénile. On discute beaucoup sur la gangrène chez les diabétiques ; on se demande si elle se développe dans les capillaires ; je dirai qu'il y en a au moins une forme qui a son point de départ dans les vaisseaux artériels, celle de la claudication intermittente qui, je le répète, n'est pas très rare ; Eh bien, j'ai déjà vu quelques diabétiques atteints de ce genre de claudication ; ils m'ont raconté l'histoire que me raconte celui-ci, c'est-à-dire que, lorsqu'ils veulent marcher, leur marche est interrompue toutes les cinq ou dix minutes par cette claudication. Puis, chez quelques-uns d'entre eux, vous voyez apparaître la coloration violacée permanente de la jambe et du pied.

Le sphacèle est la terminaison fréquente de la claudication intermittente et toute les fois que j'en ai vu apparaître ces symptômes, il m'a semblé que je voyais commencer le second acte d'un drame dont on aurait pu, en intervenant à temps, éviter l'évolution. Par conséquent, je vous engage à étudier à tout prix cette variété des accidents nerveux chez les diabétiques (1).

Quand vous vous trouverez en présence d'un individu qui se plaindra de ne pas pouvoir marcher, parce que toutes les cinq ou dix minutes il éprouve, dans les membres inférieurs, ces sensations dont je vous ai donné la description, ces crampes, ces engourdissements, ces refroidissements ; si surtout, en dehors des accès, il se produit une coloration violacée des membres. N'oubliez pas d'examiner les urines ; peut-être y trouverez vous du sucre — mais n'oubliez pas que le plus communément, la claudication intermittente relève de la sclérose artérielle, l'intervention du diabète, n'est pas nécessaire.

---

(1) Sur la *Claudication intermittente dans le Diabète*, voir : Raff. Vizioli. *La claudicazione intermittente conne mezzo diagnostico nei casi di diabete decipiens*. Communic. f. alla R. Accademia medico-chirurgica, 23 fév. 1891. Napoli, 1891.

Nous avons donné à ce malade, le même conseil qu'à celui dont je vous ai entretenu tout à l'heure.

(*S'adressant au malade*): Racontez-nous un peu ce qui vous est arrivé?

Le malade: J'étais sorti de chez moi pour me rendre à la rivière où je devais monter en bateau. En route, j'ai ressenti les premières atteintes du mal; cela m'a pris dans la cuisse, cela ressemblait à un nerf forcé.

M. Charcot: Cela veut dire que c'était raide et dur?

Le malade: Je me suis reposé; le repos me guérit complètement, je me remis à marcher et cela me reprit. Hier, lorsque j'ai demandé à vous voir, j'étais comme il y a vingt ans, je ne sentais rien du tout et je me disais: si ces Messieurs me voyaient en ce moment, ils seraient convaincus que je ne suis pas malade.

M. Charcot: Pas plus que le cheval atteint de claudication intermittente, dans l'entracte!

Le malade: Mais je ne fus pas plutôt arrivé à la salle d'électrisation que je ressentis comme un petit coup de fouet dans la jambe gauche.

M. Charcot: Je vous ferai remarquer en passant qu'il est assez fréquent de rencontrer chez les diabétiques des fourmillements, des engourdissements dans les membres inférieurs et parfois aussi des douleurs qui ressemblent singulièrement aux douleurs fulgurantes des tabétiques.

Vous savez que chez les diabétiques, ainsi que l'a démontré M. Bouchard, il y a souvent absence des réflexes rotuliens. Or, quelquefois, l'absence de réflexes rotuliens avec accompagnement de douleurs fulgurantes peut donner l'idée de l'ataxie. Aussi, de ce que vous trouvez chez un malade l'absence de réflexes et les douleurs fulgurantes, n'allez pas dire immédiatement que le malade est tabétique, ce serait une imprudence, car les mêmes symptômes peuvent se rencontrer chez les diabétiques. Il faut donc éclairer la situation et examiner, d'après d'autres indices, si le sujet est tabétique. J'ajouterai qu'il est bon de rechercher aussi s'il n'est pas alcoolique, car les mêmes symptômes peuvent se produire chez certains alcooliques. La paralysie alcoolique peut se traduire dans les membres inférieurs par des douleurs qui ne diffèrent guère des douleurs fulgurantes et par une absence des réflexes rotuliens.

Ne décrétez donc pas le tabès ou le diabète sans avoir au moins éliminé l'influence de l'alcoolisme. Et j'ajouterai qu'il faut encore pousser plus loin ce diagnostic différentiel.

Il y a une affection qui n'est pas de nos pays, c'est le *béribéri*, maladie de l'Amérique du Sud, qui se rencontre aussi au Japon, et je crois pouvoir le dire, à Panama où beaucoup d'Européens sont actuellement rassemblés pour le percement de l'isthme. J'en ai vu, en effet, qui en revenaient atteints de béribéri. Je parle du béribéri sec. Or celui-ci consiste précisément, comme l'alcoolisme, dans une paralysie des membres inférieurs avec absence de réflexes et s'accompagne de douleurs dans les membres. Il faut donc que nous connaissions tout cela pour faire notre diagnostic. Dans un cas tout récent, la connaissance des phénomènes que présente le béribéri m'a servi.

Un malade est venu me trouver, qui arrivait de Porto-Rico. On l'avait considéré dans son propre pays comme tabétique. Je l'examinai. Je trouvai qu'il avait une absence des réflexes, des douleurs fulgurantes très nettes, mais quelque chose de particulier : ses pieds étaient tombants. Or, les pieds tombants, cela se voit dans la paralysie alcoolique, mais cela se voit aussi dans la paralysie du béribéri. Les extenseurs sont pris particulièrement, je conçus quelques doutes : la démarche du sujet n'était pas la démarche de l'ataxique, mais celle du *stepper*. Cela m'avait donné un peu de réserve dans mon appréciation, et je lui demandai comment ce mal avait évolué. L'évolution avait été très rapide, subite pour ainsi dire. J'examinai l'état de ses muscles ; or, dans le tabès, il n'y a pas de modification de la contractilité électrique, et il y en a dans le béribéri, et justement chez mon malade, il y avait dans ses muscles extenseurs réaction de dégénération très prononcée : vous n'êtes pas un ataxique, lui dis-je, vous êtes un « béribérique ». C'était vrai, et la différence est grande. Si les deux maladies étaient incurables, je dirais : une petite erreur de diagnostic de plus ou de moins, ce n'est pas une grosse affaire, Mais c'est que ce n'est pas cela du tout. On peut guérir très rapidement du béribéri, tandis qu'on ne guérit jamais de l'ataxie ou que, du moins, on en guérit bien rarement d'une façon complète. Les exemples de guérison sont rarissimes.

Je tiens beaucoup à ce que vous ayez dans l'esprit ce phénomène de la claudication intermittente et à ce que vous sachiez que vous pouvez le rencontrer dans le diabète.

(Quelqu'un adresse quelques mots à voix basse à M. Charcot.)

On me dit à l'oreille que ce malade était déjà venu dans le service et que quelques personnes, l'ayant examiné, avaient considéré l'affection dont il était atteint comme un pseudo-tabès-diabétique. Qu'est-ce que cela veut dire ? Qu'on avait constaté ces symptômes dont je parlais tout à l'heure, absence de réflexes, douleurs fulgurantes dans les membres. C'est pour cela qu'on avait diagnostiqué un pseudo-tabès, c'est-à-dire, sous les apparences du tabès, un diabète. C'est plus près de la vérité, mais ce n'est pas encore la vérité tout entière. C'est de claudication intermittente que le sujet est atteint.

Le malade : Je dois dire qu'il y a 18 mois, ce n'étaient pas les mêmes douleurs que je ressentais, ce que j'éprouvais, c'était ceci : lorsque je descendais un escalier, j'avais peur de tomber, il me semblait que mes genoux faiblissaient, que mes jambes se dérobaient sous moi.

M. Charcot : Eh bien ! voilà un phénomène très curieux dont je vous ai souvent parlé. Je vous ai dit qu'il y avait dans le tabès proprement dit un symptôme qui n'avait pas été signalé par les auteurs français, bien qu'en définitive ils le connussent ; mais qui l'a été par M. Buzzard (de Londres) c'est le dérobement des jambes. Le malade nous apprend qu'il a eu ce symptôme du dérobement sans douleur : cela peut donc exister avec le diabète, ce dont je n'avais jamais entendu parler. (En anglais « giving way of the legs »)

M. Charcot *(au malade)* : Fermez les yeux, rapprochez les pieds.

Voyez-vous, en clinique, il faut s'attendre à tout. C'est un métier difficile que celui du clinicien. Figurez-vous une chûte de la paupière qui vous paraît être un accident assez fréquent dans la catégorie des névroses diabétiques, ajoutez-y une absence de réflexes rotuliens, quelques douleurs fulgurantes, encore autre chose que je ne connaissais pas, mais qui existe cependant, ce dérobement des jambes et je demande si cela ne ressemble pas à un tabès.

Vous allez voir combien ces questions sont complexes.

Le tabès est, suivant moi, un membre de la famille neuropathologique et je vous ai parlé souvent des alliances qui se font entre les membres de la famille neuropathologique et les membres de la famille arthritique à laquelle appartient certainement le diabète. Il ne faut donc pas s'étonner de voir dans une même famille des ataxiques et des diabétiques et dans la même personne, un véritable tabès en combinaison avec le diabète, de telle sorte que, lorsque vous vous trouverez en présence d'un malade qui aura des antécédents nerveux, il faudra toujours vous demander, est-ce une combinaison du diabète avec le tabès ou bien est-ce un pseudo-tabès chez un diabétique ? Je tenais à vous signaler ces difficultés, puisque l'occasion s'en présente.

2ᵉ Malade (Un enfant).

M. CHARCOT : C'est un petit bonhomme de 12 ou 13 ans qui restera avec nous pendant quelque temps et dont j'aurai probablement occasion de vous parler ultérieurement. Je l'ai vu hier soir, et j'ai engagé ses parents à nous le laisser, parce qu'il est atteint d'une affection qu'il est très difficile de traiter dans les conditions où il se trouve dans sa famille. Cela n'a l'air de rien, au premier abord, mais au fond, c'est une affection nerveuse d'une assez grande ténacité. Il a un *tic* ; devant vous, il se retient, mais, de temps en temps, il cligne des yeux, il a des contractions des membres inférieurs qui se traduisent par certains mouvements involontaires ; de temps à autre, il frappe la terre du pied. S'il n'avait que cela, ce ne serait rien, mais, parfois, il pousse un espèce de grognement : han ! han ! han ! et il présente le phénomène de la *coprolalie*.

Qu'est-ce que c'est que la coprolalie ? Si vous êtes un peu chatouilleux au point de vue de la valeur de certains mots, bouchez-vous les oreilles.

La coprolalie, c'est la manie de prononcer le mot que Victor Hugo met dans la bouche de Cambronne à Waterloo et qui, d'après lui, doit être substitué à la phrase héroïque que la légende a consacrée ; en d'autres termes le mot :.....

Vous me direz : Qu'est-ce que cela signifie ? Est-ce que cet enfant est mal élevé ? Pas du tout, il est élevé comme doivent l'être les enfants. Ce mot, il l'a entendu prononcer ; mais enfin, vous entendez prononcer dans les rues bien des mots qui ne sont pas de votre vocabulaire ! Eh bien ! il le profère continuellement, malgré lui, par impulsion. Nous avons vu bien souvent cette affection chez les enfants. MM. Gilles de la Tourette et Guinon ont traité la question : c'est la *maladie des tics*. Lorsque quelqu'un est atteint de cette maladie, il se développe en général toute une série de phénomènes, les uns psychiques, les autres physiques, que nous voyons se combiner les uns avec les autres.

Avec la coprolalie et les tics, se développent généralement chez ceux qui en sont atteints, un certain nombre d'idées fixes, de bizarreries, comme par exemple de ne pouvoir ouvrir une porte sans tourner trois ou quatre fois le bouton, en disant peut-être à haute voix un, deux, trois, quatre. Mais il présente souvent bien d'autres bizarreries encore ; il a la crainte des portes fermées ; il veut toujours les ouvrir pour voir ce qu'il y a derrière ; quand il se couche, il regarde sous le lit. Vous me direz: c'est de la peur — oui — mais c'est une peur spéciale, maladive ; il passe quelquefois vingt ou vingt-cinq minutes à faire cette inspection.

Mettre une lettre à la poste, c'est toute une affaire: faut-il la mettre à cette boîte-ci ou à cette autre? A-t-on bien mis dans la lettre ce que l'on voulait y mettre et pas autre chose? Naturellement, la lettre arrive en retard. Il y a ainsi une foule de cas qui échappent à l'observation, lorsqu'on n'est pas préparé à les rechercher. Lorsque M. de la Tourette a publié son travail, il en a découvert tout un stock auquel personne n'avait songé. La coprolalie se rencontre chez les garçons et chez les filles et M. Pitres (de Bordeaux) m'a raconté, quand je m'occupais de cette question, une histoire dont l'héroïne était une personne distinguée appartenant à la bonne société et qui proférait, à chaque instant, le mot que vous savez. Du reste, il y avait, dans la haute société parisienne, une personne faisant partie du monde le plus aristocratique et qui était connue pour proférer, même dans les lieux publics, des mots orduriers. Je n'avais pas l'honneur de la connaître : je rencontrai un jour montant l'escalier du salon et je fus surpris de l'entendre dire tout d'un coup S. N. d. D.

Notre petit bonhomme d'aujourd'hui se retient tant qu'il peut de prononcer son mot favori, il est probable que le mot est là, la bouche est chargée et il suffirait d'une étincelle pour le faire partir, mais enfin il ne partira pas.

Nous avons vu cette affection chez un petit garçon fort bien élevé qui venait ici à la consultation.

Vous allez voir qu'il n'est pas toujours agréable d'être atteint de coprolalie. Un jour, il rencontre sur l'esplanade qui s'étend devant l'entrée de la Salpêtrière des enfants qui jouaient à la fossette. Il les regarde et tout en les regardant il répète constamment. . . . . . Les autres l'entendent, se retournent et lui administrent une volée de coups de poing ; ils ne se doutaient pas qu'il fût malade. Et voilà comment, quand on est atteint de cette maladie bizarre, il ne faut pas regarder jouer à la fossette.

M. CHARCOT : Vous pouvez emmener l'enfant.

Ce que j'ai à ajouter, c'est que toutes les fois que vous voyez quelqu'un atteint de la maladie des tics, mais surtout lorsqu'elle est accompagnée de phénomènes comme ceux de la coprolalie, vous êtes sûrs de rencontrer l'hérédité ; c'est en quelque sorte un produit direct de la vésanie.

Je puis vous le dire maintenant que l'enfant est parti. Sa grand'mère maternelle est morte aliénée. Il y a peut-être autre chose que cela à apprendre, mais nous n'avons pas encore étudié le cas dans tous ses détails. Nous rechercherons par exemple si cet enfant n'est pas un *jumper*. Il arrive que les individus atteints de coprolalie répètent comme un écho les mots prononcés devant eux ; que parfois même, en entendant certains mots, ils miment l'action que ces mots indiquent, qu'ainsi, lorsqu'ils entendent parler de sauter, ils se mettent à sauter. C'est l'histoire de ces

Jumpers racontée par un médecin américain, le Dr Beard qui, il est vrai, considérait ce phénomène comme propre à certains pays, et constituant une espèce à part. Cela n'est pas exact, nous l'avons rencontré plusieurs fois, en France, dans les conditions où s'observent l'écholalie et la coprolalie, c'est-à-dire dans la maladie des tics.

3e MALADE (Homme).

Cet homme est un employé de chemin de fer, âgé de 38 ans, qui, vous le voyez, est vigoureux ; la fonction qu'il remplit dans l'industrie des voies ferrées est presque sédentaire, c'est un garde-frein. Garder les freins, vous vous figurez tous à peu près ce que c'est, il veille souvent les nuits, il faut qu'il soit toujours attentif pour éviter les collisions. Si on se trompe, devant une pareille responsabilité, c'est grave, aussi ne faut-il pas se tromper. Et lorsqu'on se sent une certaine prédisposition nerveuse, le mieux serait de ne pas être garde-frein, il ne faudrait pas avoir des antécédents comme les siens.

Nous avons, dans la pathologie nerveuse, à considérer : d'abord des formes spéciales qu'on pourrait appeler espèces. Il y avait un maître qui s'appelait Piorry et qui prétendait que ce mot d'espèce était détestable, parce que c'était faire de l'ontologie que de l'employer en pareil cas ; il n'y avait, d'après lui, que des états organo-pathologiques.

Lorsque je vois un processus morbide se produire dans le corps humain, sous l'action d'un virus variolique, la maladie se comporte toujours de la même façon et il y a là, en définitive, une originalité particulière, une unité qui font que la maladie peut être appelée espèce sans que l'on commette pour cela un parologisme. Eh bien ! toutes les maladies sont un peu dans ces conditions-là et c'est heureux, parce que, s'il n'y avait pas d'espèces morbides, nous ne ferions pas souvent de diagnostics. C'est grâce à cela que nous pouvons ne pas trop patauger en clinique.

Il y a des espèces simples et des espèces composées ou plutôt des combinaisons d'espèces. Cela a l'air très simple, au premier abord ; mais, en définitive, on n'y pense pas toujours et il arrive qu'on se figure voir une maladie nouvelle, alors qu'il s'agit tout simplement d'une combinaison de deux affections le plus souvent distinctes.

Voilà un malade qui est à la fois neurasthénique et hystérique et je tiens beaucoup à vous mettre en présence de ce cas, car vous entendez certains auteurs dire que les neurasthéniques ont un rétrécissement du champ visuel et de l'anesthésie. Eh bien ! je n'en crois rien, et quand des malades, offrant les symptômes de la neurasthénie, présentent ce rétrécissement du champ visuel, c'est qu'ils sont tout à la fois hystériques et neurasthéniques ; mais les deux maladies sont, en général, dans une complète indépendance l'une de l'autre, bien qu'elles puissent se combiner ou pour mieux dire s'associer.

De la neurasthénie chez le malade présent résulte la perte des fonctions sexuelles, inaugurée par un priapisme sans idées voluptueuses, qui dure plusieurs mois. Le second phénomène neurasthénique est un phénomène d'un ordre particulier, qui consiste en un casque enveloppant toute la tête du malade avec une sensation de pesanteur. Puis, lorsque la maladie est dans toute son intensité, il semble que la tête est absolument vide, que la mémoire disparaisse, que tout travail intellectuel devienne impossible.

Un autre phénomène de la neurasthénie, c'est cette fameuse dyspepsie dont les neurasthéniques ont si souvent à souffrir, et qui a fait croire aux cliniciens que tous les désordres neurasthéniques avaient pour point de départ les affections gastriques, tandis que c'est le contraire qui est vrai; c'est la neurasthénie qui commence, c'est l'affection de l'estomac qui complète le tableau.

Un autre phénomène neurasthénique qui se manifeste en lui, est que, quand il marche, il est toujours entraîné à gauche (vertige de translation).

Enfin, il entre dans son affection un élément psychique qui se rallie souvent aux phénomènes neurasthéniques ; il a peur de tout, peur surtout de rester seul.

Maintenant, je dis qu'il est hystérique. D'abord, il a un affaiblissement de la force dynamométrique extrêmement prononcé; lequel du reste peut relever en partie de la neurasthénie; sa main gauche donne 50 seulement au dynamomètre et la main droite 60. Pour un homme de cette taille, c'est vraiment très peu et d'ailleurs, du côté gauche, il a une hémianalgésie tout à fait comparable à celle des hystériques. Le testicule du côté gauche est plus sensible que celui du côté droit. C'est un « *testiculaire* » par opposition à l'ovarienne hystérique. Et ici, il faut bien que je réponde à un médecin de New-York qui m'accuse d'être la cause de toutes sortes de désordres épouvantables, pour avoir dit que les hystériques étaient atteintes d'ovarie. Il y aurait, d'après lui, quantité de chirurgiens qui se seraient mis à enlever les ovaires pour guérir l'hystérie. Ce serait l'abomination de la désolation. Je n'ai jamais dit sottise pareille; ce confrère se méprend sur mon état mental. Si j'ai dit qu'il y avait certaines hystériques qui étaient ovariennes, c'est que j'en suis sûr. Je n'ai jamais dit que l'hystérie ait pour cause l'ovarie. J'ai dit que quand les hystériques étaient ovariennes, on arrêtait les accès en exerçant une pression sur l'ovaire, mais je ne suis pas assez naïf pour avoir prétendu que l'hystérie avait son siège dans les ovaires. On peut avoir dans le dos une plaque hystérogène sans que le dos soit la cause de l'hystérie, et jamais de la vie je n'ai conseillé qu'on enlevât les ovaires. Je ne suis pas aussi simpliste, je crois la chose beaucoup plus complexe. Assurément, au lieu de prétendre que j'aurais mieux fait de me taire, le confrère de New-York aurait mieux fait de me lire. Il n'aurait certes pas trouvé cela dans mon enseignement; au contraire, il aurait vu que je proteste contre cette tendance par trop radicale de certains chirurgiens à enlever les ovaires en cas d'hystérie générale. Cela n'a ni queue ni tête. Alors il faudrait enlever un morceau de la peau du dos pour supprimer les plaques hystérogènes, il faudrait couper les testicules des testiculaires. Je vois arriver maintenant, retour d'Allemagne ou retour de Suisse, des dames qui n'ont plus d'ovaires. Elles ont des cicatrices sur le ventre, elles sont tout aussi malades qu'auparavant; un point hystérique de moins, ce n'est pas la guérison de l'hystérie.

Notre malade a un rétrécissement du champ visuel, ce n'est pas là le fait d'un neurasthénique, c'est celui d'un hystérique.

Nos contradicteurs habituels viennent nous dire qu'on trouve des épileptiques qui ont du rétrécissement du champ visuel et que, par conséquent, ce rétrécissement n'est pas un caractère univoque de l'hystérie. La vérité est que, dans l'épilepsie, il y a souvent, après l'attaque, un rétrécissement du champ visuel « temporaire » ; mais je n'y connais pas le rétrécissement « permanent ».

Assurément, nous avons vu des épileptiques avoir des anesthésies, mais ce n'est pas parce qu'ils sont épileptiques, c'est parce que ce sont des hystéro-épileptiques, parce que, en définitive, ce sont des hystériques. Tout cela serait facile à éclaircir si on voulait s'entendre, mais il faut bien faire de la contradiction.

Je continue : Cet homme, qui a un rétrécissement du champ visuel, est un hystérique. Il présente même l'aura classique avec de petites attaques hystériques rappelant le « petit mal ». Ces attaques n'ont rien d'épileptique ; elles ne relèvent pas de la neurasthénie. Ce cas est intéressant. Vous voyez un homme qui a une profession manuelle dans laquelle il entre bien un peu de travail intellectuel, mais qui ne demande que de l'attention. Il se surmène en ce sens qu'il fait souvent de la nuit le jour.

Les neurasthéniques ne sont pas rares parmi les employés de chemins de fer. Notre voisine, la Compagnie du chemin de fer d'Orléans, nous fournit de nombreux clients parmi lesquels beaucoup sont neurasthéniques. Celui-ci est un hystérique et un neurasthénique à la fois. Il a l'allure d'un homme vigoureux qui, si l'on se fiait à l'ancienne manière de voir, devrait être assez loin de l'hystérie, mais en ce qui le concerne, cette opinion n'a pas de valeur. Si je l'ai fait venir, c'est précisément pour vous montrer cette complication.

(*S'adressant au malade*) : Comment sont faites les petites attaques que vous ressentez ? Est-ce que vous avez des bruissements dans les oreilles, des battements dans les tempes ? Vous avez le cou serré ?

Le malade : Oui.

M. Charcot : Quel traitement suivez-vous ?

Le malade : Le traitement par l'électrisation.

M. Charcot : Vous êtes en congé pour suivre ce traitement ?

Le malade : Pour un mois.

M. Charcot Depuis combien de temps le mois est-il commencé ?

Le malade : Depuis huit jours.

M. Charcot : Allez-vous mieux ?

Le malade : Je commence à sortir, cela me fait du bien.

M. Charcot : Vous travaillez la nuit ?

Le malade : La moitié des nuits.

M. Charcot : Retirez-vous.

4ᵉ Malade (Homme).

M. Charcot. Vous savez que le *tabès* ne débute pas toujours de la même façon et comme les phénomènes tabétiques sont d'une grande importance, il est bon de savoir les différentes manières dont il peut commencer.

Je crois qu'on peut dire, d'une façon générale, qu'une de ses premières manifestations consiste en un des vingt-quatre ou vingt-cinq symptômes, quels qu'ils soient, qui constituent les phénomènes de la série tabétique ; en d'autres termes, il n'y a pas un des symptômes de la série qui ne puisse se montrer le premier isolément. Prenons quelques exemples :

Un individu présente le signe d'Argyll Robertson, qui consiste en ce que la pupille ne peut plus se contracter sous l'influence de la lumière, mais qu'elle peut se contracter pour l'accommodation Ce phénomène ne se rencontre que dans la paralysie générale progressive et quelquefois, mais très rarement, dans certaines affections mal déterminées. Quand vous rencontrez chez un malade le signe d'Argyll Robertson, vous devez penser soit au tabès, soit à la paralysie générale progressive.

D'autres fois, un individu est atteint de paralysie vésicale, de désordres de la vessie très manifestes, il pisse quelquefois au lit, il va chez un chirurgien qui l'examine et qui ne constate ni rétrécissement, ni lésion vésicale d'aucune sorte. La situation dure pendant un an, deux ans, puis on fait le diagnostic et l'on reconnaît qu'il est tabétique.

La manière la plus commune d'entrer dans le tabès, c'est d'y entrer par les douleurs fulgurantes. Quand on les ressent, on peut s'attendre à tout.

Une autre façon, c'est d'y entrer par les phénomènes céphaliques. Tout-à-coup, une personne se met à voir double. Cela peut durer pendant deux mois, trois mois ; d'ordinaire la durée du phénomène est courte, mais il y a cependant des cas où il a persisté pendant dix ans. Voilà un phénomène céphalique, il n'y a pas eu encore de douleurs fulgurantes, les voilà qui arrivent.

Parmi les phénomènes céphaliques, il y en a un qu'on voit fréquemment inaugurer le tabès, c'est l'amblyopie par atrophie du nerf optique. J'ai, dans le temps, appelé l'attention sur ce symptôme. C'est le cas de cette femme, que vous avez devant vous ; elle a commencé par perdre d'abord l'œil gauche et ensuite le droit.

Il est probable que si elle avait le souvenir de ce qui s'est passé, elle pourrait nous dire qu'à une certaine époque, elle est devenue achromatopsique pour certaines couleurs, le rouge et le vert, mais qu'elle a conservé la faculté de voir le bleu et le jaune jusqu'à la dernière extrémité. Il ne faut donc pas croire que toutes les personnes atteintes d'achromatopsie soient hystériques, il existe une achromatopsie tabétique.

Qu'est-ce que cela veut dire, *l'amblyopie tabétique* ? Cela veut dire que, quand on examine les papilles, on les voit présenter une coloration spéciale ; au lieu de la couleur rose de la papille à l'état naturel, vous avez une papille d'un blanc nacré et, au milieu de l'ovale que forme cette papille qui a conservé la netteté absolue de ses contours, vous voyez paraître quelques minces vaisseaux. Quand vous rencontrez chez un malade ces papilles d'un blanc nacré, vous pouvez dire, sans crainte d'erreur, que ce sont là des papilles tabétiques. Et c'est pour cela que les oculistes font souvent le diagnostic du tabès avant les médecins. On peut faire, en effet, le diagnostic rien que par l'examen ophthalmoscopique. *(S'adressant à la malade)*: Quand avez-vous commencé à avoir des douleurs?

La malade : En 1870, pendant la guerre.

M. CHARCOT: La malade n'appartient pas à la catégorie dont je parlais tout à l'heure. Elle a eu des douleurs longtemps avant le développement de l'amaurose. Vous savez très bien que les douleurs fulgurantes peuvent persister pendant de longues années. La malade a des troubles vésicaux. Avez-vous quelquefois des difficultés d'uriner, des besoins de pisser?

La malade : Oui.

M. CHARCOT: Que ressentez-vous dans les jambes?

La malade: Des engourdissements, des fourmillements.

M. CHARCOT: Voulez-vous vous lever un peu, mettez vos pieds l'un à côté de l'autre, vous voyez qu'elle présente le signe de Romberg. Qu'est-ce que vous éprouvez dans les mains?

La malade : Rien du tout.

M. CHARCOT: Avez-vous de l'engourdissement dans les deux derniers doigts de chaque main?

La malade: Non.

M. CHARCOT (au chef de clinique): Voulez-vous explorer les réflexes rotuliens. Les réflexes sont absents.

Ce n'est pas un cas tel que je me le figurais. Il m'avait été signalé comme un cas de tabès oculaire. Il est vrai que les phénomènes opthalmiques sont les plus importants chez elle, les autres étant tout à fait accessoires, si bien que la malade n'en tient pas compte ; mais la malade et le médecin, cela fait deux ; et le médecin doit voir derrière l'affection oculaire l'affection spinale, et savoir que le malade peut présenter, à côté de l'atrophie tabétique, toute la série des phénomènes du tabès. Cependant, il peut se faire, je ne dirai pas que les phénomènes oculaires s'arrêtent, en réalité ils ne s'arrêtent pas, mais que les phénomènes spinaux s'arrêtent et la malade peut vivre jusqu'à l'âge de 80 ans et plus. Je connais des gens de 75 ans qui sont tabétiques, mais qui ne sont pas ataxiques, si vous prenez le mot d'ataxie au pied de la lettre : peut être ces gens-là mourront-ils sans jamais l'avoir été.

L'affection spinale peut ainsi traîner en longueur et ne jamais conduire à l'ataxie. Il n'en est pas de même pour les yeux. Au bout de deux ans, de trois ans, toutes les tentatives que l'on puisse faire pour empêcher le second œil de se prendre, quand il y en a déjà un de pris, sont absolument inutiles, et c'est une des principales objections que je fais à la doctrine d'après laquelle le traitement antisyphilitique, lorsque le sujet a été syphilitique, serait efficace. Lorsqu'un sujet qui aura eu antérieurement la syphilis sera atteint d'une affection tabétique oculaire, qu'un de ses yeux sera déjà atrophié, vous aurez beau lui ingurgiter tout l'iodure de potassium de la création, vous n'empêcherez pas l'atrophie de s'étendre à l'autre œil. Certes, si on pouvait faire ce tour de force, j'en serais heureux ; mais malheureusement, on ne le peut pas ou, tout au moins, il n'a pas encore été fait. Eh bien ! voilà un cas dans lequel les phénomènes tabétiques sont passés inaperçus, mais les phénomènes oculaires ne peuvent pas passer inaperçus, c'est impossible. (*S'adressant à la malade*) : Est-ce que vous connaissez bien votre famille ? votre père et votre mère ont-ils eu des maladies nerveuses ?

La malade : Non, Monsieur.

M. CHARCOT : Et votre grand-père et votre grand'mère ?

La malade : Je ne sais pas.

M. CHARCOT : Vos oncles, vos tantes ?

La malade : Je n'ai ni oncles ni tantes.

M. CHARCOT : Avez-vous entendu dire que vous ayez eu des cousins atteints de maladies nerveuses, de maladies noires, de maladies de la tête ?

La malade : Non, Monsieur.

M. CHARCOT : Ainsi, elle ne connait de la famille que son père et sa mère et ce n'est à peu près jamais chez le père et la mère que l'on peut trouver ces accidents nerveux qui président au développement de la maladie tabétique, c'est surtout chez les oncles et les tantes. C'est ce qu'on appelle l'atavisme en retour.

5ᵉ MALADE (Femme de 30 ans).

M. CHARCOT : Etes-vous mariée ?

La malade : Oui, Monsieur.

M. CHARCOT : Depuis longtemps ?

La malade : Depuis 9 ans.

M. CHARCOT : Avez-vous des enfants ?

La malade : Je n'en ai pas.

M. CHARCOT : De quoi vous plaignez-vous ?

La malade : J'ai très souvent la migraine.

M. CHARCOT : Comment est-elle, cette migraine ?

La malade : Cela me prend par un éblouissement, tout d'un coup.

M. CHARCOT : Vous ne voyez plus clair ?

La malade : Je suis tout à fait éblouie.

M. CHARCOT : Est-ce que vous voyez quelque chose de lumineux ?

La malade : Je ne distingue pas très bien. J'ai comme un nuage devant les yeux.

M. CHARCOT : Vous n'avez jamais remarqué que, lorsque vous regardiez quelqu'un en face, vous voyez la moitié de sa figure bien éclairée et que l'autre restait dans l'obscurité.

La malade : Il m'est arrivé, quand je regardais quelqu'un, de ne voir qu'un de ses yeux.

M. CHARCOT : Cela revient à peu près au même. La vision est troublée d'un côté.

CHARCOT. *Leçons du Mardi*, t. I, 2ᵉ édition. 8

La malade : J'ai des douleurs névralgiques des deux côtés de la tête, puis j'ai les mains engourdies pendant un certain temps et j'ai mal dans le bras.

M. CHARCOT : Nous faisons tout notre possible pour vous présenter des cas complets où les phénomènes soient bien constatés. Mais la nature ne se conforme pas aux besoins de l'enseignement ; il y a des cas imparfaits ; il peut se faire qu'il s'en rencontre dans la catégorie de la migraine ophthalmique dont je vous ai parlé plusieurs fois et que celui-ci en soit un. Nous sommes habitués à voir la migraine ophthalmique commencer par le scotôme scintillant. La malade dit qu'elle est éblouie, qu'elle ne voit pas bien clair, mais je ne vois pas dans ses paroles la description du phénomène lumineux du scotôme. Vous ne voyez pas un cercle qui se remue ?

La malade : Cela me fait un peu cet effet-là.

M. CHARCOT : Je vous demande si vous avez devant les yeux, quand vous fermez les paupières, une espèce de cercle lumineux ?

La malade : Je ne puis pas préciser. J'ai une espèce de nuage devant les yeux.

M. CHARCOT : Enfin, voyez-vous quelque chose de scintillant, de lumineux ?

La malade : Je ne vois rien de lumineux. J'ai des éblouissements et cela me donne la migraine.

M. CHARCOT : Le scotôme scintillant peut manquer, mais il paraît y avoir chez le sujet des traces d'hémiopie avec une migraine dans laquelle la malade éprouve un engourdissement de la main. Vous avez un engourdissement dans la main pendant la migraine ?

La malade : Oui, Monsieur, j'ai un éblouissement puis un engourdissement dans la main.

M. CHARCOT : Je ne sais pas pourquoi elle dit éblouissement, on ne dit pas qu'on est ébloui quand on est dans le sombre. Vous n'avez jamais vu, quand vos éblouissements vous ont pris, une image qui ressemble à un éclair traversant un nuage ?

La malade : Dans mes yeux cela remue, mais je ne sais comment m'expliquer.

M. CHARCOT : Mon Dieu ! il n'est pas étonnant qu'on ne puisse décrire du premier coup le scotôme scintillant. Je l'ai eu quelquefois. Les premières fois que je l'ai remarqué, j'avais ou croyais avoir devant les yeux l'image d'un bouquet de feu d'artifice, la sensation de feu d'artifice. Ce n'est que plus tard, par une analyse un peu attentive du phénomène, que je suis parvenu à découvrir qu'il s'agissait là d'une espèce de cercle comparable à une fortification à la Vauban avec des angles saillants et rentrants. Je ne puis donc en vouloir à ceux qui ne voient pas le scotôme scintillant du premier coup. Je l'ai regardé, je l'ai analysé, j'ai fait comme cet astronome anglais Airy, qui a pris le parti de le dessiner et même de le colorier, parce qu'en effet il faut des couleurs pour en donner une image exacte.

Je comprends donc qu'il soit difficile d'obtenir de cette dame une réponse précise à mes questions. Enfin, elle a un obscurcissement du champ visuel et un engourdissement de la main.

Est-ce que vous avez aussi un engourdissement de la bouche ?

La malade : Oui, cela me monte dans le bras et dans la bouche.

M. CHARCOT : Est-ce que vous ne pouvez plus parler ?

La malade : J'ai la parole embarrassée.

M. CHARCOT : Vomissez-vous ?

La malade : Non, j'ai très mal au cœur, mais je n'ai pas de vomissements.

M. Charcot : Engourdissement de la main qui monte dans le bras et gagne les lèvres; tout ce qu'elle nous relève sur son état est assez net pour nous montrer qu'il ne s'agit pas de la migraine ordinaire, mais de la migraine ophthalmique. — Alors vous ne pouvez plus parler?

La malade : Je parle difficilement et je suis dans un état d'hébétement pendant un certain temps.

M. Charcot : Vous n'avez pas essayé de lire ou d'écrire pendant vos accès?

La malade : Non, Monsieur.

M. Charcot ; Combien de temps vos accès durent-ils ?

La malade : Une heure environ, mais je suis plusieurs jours malade.

M. Charcot : Et votre engourdissement de la main, combien dure-t-il?

La malade : A peu près une heure.

M. Charcot ; Tout cela vous tient deux ou trois heures de suite, puis vous êtes un peu malade. Allez-vous vous coucher ?

La malade : Non, je résiste.

M. Charcot : Vous avez des nausées ?

La malade : Oui.

M. Charcot : Combien de fois avez vous eu ces migraines?

La malade : Dans les premiers temps, je les ai eues deux ou trois fois par semaine, et maintenant, je ne les ai plus qu'à un mois, six semaines de distance.

M. Charcot : Il y a longtemps que vous les avez?

La malade : Dix ou douze ans.

M. Charcot : Quand avez-vous eu le dernier accès ?

La malade : Il y a un mois environ.

M. Charcot : Est-ce qu'il y a longtemps que vous avez cet engourdissement de la main?

La malade : Je l'ai toujours eu.

M. Charcot : Il ne s'agit pas seulement de la migraine ophthalmique, mais de la migraine accompagnée. La vraie migraine ophthalmique ne se compose que du scotôme scintillant, d'hémiopie, de douleurs frontales sus-orbitaires et de vomissements, mais quand elle est accompagnée, comme chez cette personne, elle prend un tout autre caractère. Quand la migraine présente cette forme, je suis d'avis de la traiter énergiquement pour empêcher ces accidents que je vous ai dit se produire, c'est-à-dire la fixation de l'un des phénomènes quelconques de la migraine ophtalmique, non pas le scotôme scintillant, mais l'hémiopie, l'aphasie, l'engourdissement de la main à l'état permanent. Heureusement, nous avons des moyens de venir à bout de ces migraines. (*S'adressant à la malade*): Avez-vous connu, dans votre famille, des personnes ayant eu des affections de ce genre ?

La malade : Ma mère était très nerveuse ; elle se plaignait de vertiges.

M. Charcot : Et du côté paternel?

La malade: Je ne sais pas.

M. Charcot : Avez-vous d'autres maladies?

La malade : De grands malaises, des défaillances.

M. Charcot : Vous m'avez dit qu'il vous semblait parfois avoir la tête vide; est-ce que vous éprouvez un mal de tête permanent ?

La malade : J'ai souvent des douleurs.

M. CHARCOT : Pas d'une façon permanente ?

La malade : Presque continuellement.

M. CHARCOT : Qu'est-ce que vous faites ?

La malade : Je suis dans le commerce.

M. CHARCOT : Avez-vous des préoccupations ?

La malade : Certainement, mais je ne fatigue pas beaucoup.

M. CHARCOT : Depuis quand avez-vous la tête dans cet état?

La malade : Il en a toujours été ainsi plus ou moins. J'ai toujours ressenti une grande faiblesse dans la tête. J'ai toujours peur d'avoir le cerveau paralysé.

M. CHARCOT : Est-ce que vous tenez des comptes?

La malade : Non, je vends.

M. CHARCOT : Le traitement à ordonner, c'est l'emploi du bromure d'une façon continue et dans les conditions que voici : une semaine 3 grammes, 2 la seconde et la troisième 4, puis recommencer. — Nous avons vu souvent la migraine ophthalmique avec des phénomènes d'aphasie se modifier singulièrement par l'emploi de ce traitement. Je ne dis pas qu'on la fasse disparaître complètement, mais on fait disparaître les symptômes dangereux, les symptômes d'accompagnement, les symptômes aphasiques en particulier, lorsque la médication est suffisamment continuée.

CINQUIÈME LEÇON

OBJET :

1° Lésion du nerf sciatique poplité externe.

2° et 3° Chorée de Sydenham : *a*) chez l'adulte ; *b*) chez l'enfant.

4°Myopathie (Paralysie pseudo-hypertrophique combinée avec le type myopathique d'Erb).

5° Tabès à début céphalique. (Chûte des dents, troubles trophiques).

6° et 7° Vertige de Ménière et son traitement.

M. Charcot : J'ai été consulté, il y a quelques jours, par un malade dont le cas est intéressant. Il s'agit d'une lésion traumatique d'un nerf périphérique : le nerf sciatique poplité externe. On n'a pas souvent l'occasion de rencontrer ces cas-là et on peut dire que, jusqu'ici, la lésion du nerf dont il s'agit n'a pas attiré, d'une façon particulière, l'attention des observateurs.

Voici un homme de 37 ans qui se porte très bien, au point de vue de la santé générale. Il a été victime d'un accident, il y a de cela 2 mois et demi environ, le 9 octobre. Il chassait ; il aurait mieux fait assurément de rester chez lui et de laisser le gibier tranquille, mais il y a dans l'homme une férocité native qui persiste en dépit de la civilisation et dont le besoin de chasser est une des manifestations les plus habituelles. Je n'en veux pas à Monsieur pour cela, d'autant plus qu'il en a été puni. Etant à la chasse, il voulut sauter un fossé ; le pied droit seul atteignit le bord opposé et il retomba en arrière dans le fossé, le corps porté sur la jambe gauche. Le pied gauche en glissant s'est porté dans la flexion forcée en dedans et le malade s'est affaissé sur la jambe gauche ; celle-ci s'est trouvée repliée sous le corps et toute la face externe a porté à terre.

Aussitôt le malade a ressenti une très forte douleur siégeant entre le 1er et le 2e orteil, à la partie antérieure du premier espace intermétatarsien. Cette douleur était tellement intense qu'il a été sur le point de perdre connaissance.

La sensation douloureuse remontait sur le dos du pied, puis sur le côté externe de la jambe en s'atténuant un peu pour se terminer au niveau du col du péroné par un point où la douleur était aussi forte qu'entre les deux premiers orteils. Le malade n'a pu se relever, on l'a transporté chez lui en voiture. Il est resté couché 21 jours. Au bout de quelques jours apparurent des ecchymoses le long de la face externe de la jambe.

Les douleurs ressenties au niveau de la partie lésée furent, pendant un certain temps, très vives et les cicatrices de vésicatoires que vous voyez sur sa jambe vous indiquent quel a été le siège de ces douleurs. Aujourd'hui, elles ont cessé, n'est-ce pas?

Le malade: Je ne ressens plus de douleurs.

M. Charcot: Voilà ce que nous constatons, et il s'agit alors de faire un diagnostic aussi précis que possible. Ce n'est pas difficile, cela est même facile. (*S'adressant au malade*): Veuillez marcher un peu.

Je vous prie de regarder avec soin la façon dont il manœuvre son membre inférieur gauche. Vous voyez que, tandis que du côté droit tout est dans l'état normal, du côté gauche, il fait le mouvement du cheval qui steppe, mouvement qui consiste dans un relèvement excessif de la cuisse. Or, le but de ce relèvement est facile à comprendre. Vous voyez que le pied droit reste à peu près horizontal pendant la marche, tandis que le pied gauche est tombant. Dans la marche, l'extrémité du pied porte la première, le talon ensuite. En sorte que si le malade était chaussé de sabots, vous entendriez très bien le bruit de la pointe des pieds touchant la première le sol et ensuite le bruit du talon: toc, toc.

Cela tient-il à ce que le pied est raide? Pas du tout. Il est très visible que le pied est flasque. C'est donc une paralysie des extenseurs (1). C'est tellement une paralysie des extenseurs, qu'il est impossible au malade de relever le pied; il le fléchit bien, mais il lui est impossible de l'étendre. Les muscles de la flexion dorsale sont affectés, et ils ne sont pas les seuls, les péroniers sont aussi légèrement touchés. C'est chose très importante que la constatation de ce phénomène du pied tombant, puisqu'il prouve que les extenseurs sont lésés d'une façon quelconque; mais on peut constater en outre, par l'examen direct, qu'ils ont subi un certain degré d'émaciation. La jambe gauche est plus mince que la droite et on voit que c'est surtout le groupe des extenseurs et des muscles situés à la partie externe de la jambe qui se trouve atteint. J'ajouterai que ces muscles ont subi des modifications, les réactions électriques nous ont, en effet, montré qu'il y avait de la dégénérescence. La faradisation n'a pas d'action sur la plupart de ces muscles, la galvanisation, au contraire, les fait se contracter. Il y a là ce qu'on appelle le renversement de la formule.

Ce sont des muscles atteints de telle sorte que ce n'est qu'à la suite d'un traite-

(1). Par muscles extenseurs, on entend le groupe antéro-externe des muscles de la jambe, ou groupe des muscles extenseurs des orteils et fléchisseurs du pied sur la jambe.

ment méthodique et prolongé qu'on pourra voir leurs fonctions se rétablir et leur nutrition redevenir normale ; mais la chose sera certainement assez longue.

Le pied gauche est un peu plus froid que le droit, et présente sur la face dorsale une coloration spéciale montrant qu'il y a là quelques troubles vaso-moteurs.

Remarquez maintenant ceci : vous savez qu'à l'origine, il a eu une douleur assez vive à la face antérieure du pied et à la face externe de la jambe. Cette douleur n'existe plus ; mais il y a, dans la région même où elle siégeait, une zone d'anesthésie remontant jusqu'au tiers supérieur de la face antéro-externe de la jambe. Mais avant d'aller plus loin, afin d'établir le diagnostic d'une façon positive, faisons un peu d'anatomie.

Il s'agit de la lésion d'un nerf qui n'est autre que le sciatique poplité externe, ce nerf que les auteurs allemands appellent « Peroneus ». Vous vous rappelez la distribution de ce nerf, comment le sciatique se divise près du jarret, en donnant naissance au sciatique poplité interne et au sciatique poplité externe. Celui-ci contourne le condyle externe du fémur au niveau duquel il donne la branche cutanée péronière, va s'accoler au tendon du biceps et pendant que celui-ci s'insère à la tête du péroné, le nerf contourne le col de cette dernière en prenant la forme d'un ruban, perfore le long péronier latéral et donne naissance au nerf tibial antérieur et au muscle cutané, les fibres du tibial antérieur correspondent à la partie supérieure du ruban formé par le nerf péronier au niveau du col du péroné et celles du musculo-cutané à la partie inférieure de ce ruban. (*Fig. 2.*)

Si nous examinons maintenant la distribution de la sensibilité cutanée au niveau de la face antérieure de la jambe, en regard de la zone d'anesthésie de notre malade, nous voyons que cette zone d'anesthésie correspond à la distribution cutanée du nerf tibial antérieur. La sensibilité est-elle atteinte aussi dans la zone innervée par le musculo-cutané ? La réponse ne peut se faire que par l'examen d'une petite zone triangulaire dont l'angle le plus aigu est au niveau de la malléole externe et dont la base comprend la moitié externe du 2ᵉ orteil, le 3ᵉ orteil et la moitié interne du 4ᵉ. En effet, dans cette zone, le musculo-cutané innerve seul la peau, tandis que, dans le reste de sa distribution cutanée, ses fibres sont mélangées à celles du tibial antérieur. Or, à ce niveau, la sensibilité a persisté. Si le musculo-cutané a été atteint, il ne l'a donc été qu'au point de vue de sa motilité : nous allons voir que c'est ainsi que les choses se sont passées ; ce qui permet de dire, de suite, que la lésion du musculo-cutané a été moindre que celle du tibial antérieur, attendu que lorsqu'un nerf mixte est touché, sa motilité seule est atteinte ; si le traumatisme est léger, sa sensibilité ne l'est que si le traumatisme est plus fort.

Maintenant, passons aux troubles de la motilité. — Le sciatique poplité externe, ainsi que je viens de vous le dire, donne des branches cutanées, mais il donne aussi des branches musculaires. Or, quels sont les muscles qu'il anime ? Tous les muscles extenseurs, le long péronier latéral et le court péronier latéral, le péronier antérieur, quand il existe, en un mot les muscles de la flexion dorsale et ceux qui servent à l'abduction et au redressement du bord interne du pied. — Or, le tibial antérieur innerve le jambier antérieur, l'extenseur commun des orteils, l'extenseur propre du gros orteil, en un mot, les muscles extenseurs, et le musculo-cutané les deux péroniers.

Nous pouvons maintenant déterminer à peu près le lieu où la lésion s'est produite : la branche cutanée péronière est intacte ; le musculo-cutané et le tibial antérieur sont atteints, celui-là dans sa motilité, celui-ci dans sa sensibilité et sa motilité ; le sciatique poplité externe a donc été affecté au moment où il contourne le col du péroné, on peut l'affirmer avec une grande précision, et l'on peut même

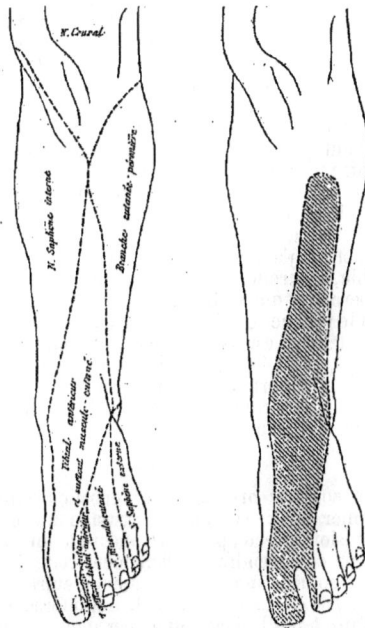

Fig . 2. — Distribution des nerfs cutanés de la face antérieure de la jambe.

aller plus loin et dire que la lésion a siégé surtout sur la partie supérieure de la bandelette que forme le sciatique poplité externe, à ce niveau. — Voilà deux mois et demi que ces muscles sont paralysés. Or, on peut voir des paralysies à la suite de traumatismes des nerfs se terminer promptement; mais ici, il n'en a pas été ainsi et l'exploration électrique nous a montré que les muscles ont souffert dans leur nutrition, ce qui nous permet de conclure que le nerf a subi une détérioration matérielle, une dégénérescence au-dessous du point lésé. Appelez cela une névrite, si vous voulez, ou de tout autre nom, mais la lésion existe. — Eh bien ! cette lésion, comment s'est-elle produite ? Oh ! ici, on peut faire des hypothèses nombreuses. On sait que le nerf péronier, pour le désigner par un seul mot, comme le font les Allemands, peut subir l'impression du froid et qu'il y a des lésions du nerf poplité externe *à frigore*.

Mais ce n'est pas de cela qu'il s'agit. Dans l'espèce, nous savons qu'il existe un traumatisme. Nous n'avons donc à choisir qu'entre des traumatismes. — Eh bien ! il y a un certain nombre de fractures du péroné possibles au niveau du col ; d'abord l'arrachement. C'est le tendon de biceps qui, agissant sur la tête du péroné, produit la fracture de l'os au niveau du col et l'arrachement de la tête. Ces sortes de fractures doivent être assez graves, en raison de l'écartement considérable qui existe entre les deux fragments, une fois qu'elles se sont produites. Je crois qu'il n'y a pas eu beaucoup d'autopsies où on ait constaté des fractures de cette sorte. Ce serait une grosse affaire, car elles devraient durer bien longtemps, et notre malade s'est relevé au bout de vingt et un jours. D'un autre côté, on ne sait rien de bien particulier au sujet de la fracture supposée au niveau du col. On dit qu'il y a une petite saillie de l'os. J'avoue que je ne l'aperçois pas bien clairement, de telle sorte que, s'il y a eu fracture, j'aimerais mieux croire que c'est une fracture par choc direct. C'est possible, naturellement, en raison des rapports qui existent entre le nerf péronier et le péroné ; quand il y a une fracture au niveau du col, il est presque impossible que le nerf ne soit pas contusionné. — Mais y a-t-il eu une fracture ? Je n'en sais rien, le nerf est assez superficiel pour que, dans un accident comme celui dont il s'agit, il ait été contusionné sans que la fracture ait eu lieu. C'est une question qui nous importe peu, en tous cas, au point de vue du diagnostic ; s'il y a eu fracture, il y a eu contusion ; et c'est la contusion qui est l'élément principal, au point de vue de ce malade.

Vous voyez que nous sommes arrivés au diagnostic : contusion, modification profonde du nerf péronier au niveau de son passage au col du péroné ; lésion peut-être due à la contusion directe, peut-être encore à un arrachement du nerf. S'il n'y avait pas cela, on comprendrait difficilement cette douleur vive apparaissant comme premier phénomène morbide et ressentie entre les deux premiers orteils. En somme, la paralysie des extenseurs est le fait intéressant, d'autant plus que nous avons souvent affaire à des lésions analogues dans des maladies qui ne sont pas locales. Vous savez, par exemple, que la chute des pieds est un des caractères de la paralysie alcoolique et peut se présenter aussi dans la paralysie saturnine ; mais la dernière de ces paralysies toxiques agit surtout sur les membres inférieurs.

Mais il y a une très grande différence entre les cas dont je parle et celui dont il s'agit ici. Dans le cas présent, vous avez une affection unilatérale, tandis que dans les autres cas, elle est symétrique ; il peut cependant se présenter des exceptions de telle sorte qu'on aurait à se demander, en présence d'une affection comme celle-ci, si elle n'est pas alcoolique ou saturnine ? Le diagnostic deviendra évident lorsqu'aux troubles de la motilité, lorsqu'aux antécédents viendront se joindre des troubles de la sensibilité analogues à ceux que nous avons relatés.

Je vous engage, à ce propos, à étudier l'histoire du nerf péronier, histoire qui

n'est pas très connue. J'ai, à propos de ce cas, fait des recherches dans les écri-
vains spéciaux ; j'ai trouvé quelques observations par ci par là, Mais vous n'avez
pas une histoire des maladies du nerf péronier comme vous avez une histoire du
nerf radial, et cependant, on pourrait dire que c'est un nerf analogue. Le nerf péronier n'a pas été, comme l'autre, l'objet d'une attention suivie, et il nous a fallu du
temps et de la patience pour trouver une description de paralysie consécutive
à une fracture, la première, datant de 1854, est due à M. Hergott (de Strasbourg),
puis suit une deuxième observation de Brand, auteur allemand. Dans l'anatomie
de Cruveilhier se trouve une petite note où l'on fait remarquer les rapports du
nerf péronier et du col du péroné, rapports expliquant la possibilité, dans les fractures du péroné, d'une paralysie du nerf péronier. Vous voyez que la chose est
tout à fait subordonnée à la chirurgie, bien qu'il soit possible de trouver un côté
médical dans la question. Mais il suffit que vous ayez dans l'esprit l'anatomie de ce
nerf, la connaissance de ses rapports avec le péroné et sa distribution dans les
muscles. (*S'adressant au malade*) : Vous vous faites électriser, n'est-ce pas ?

Le malade : Oui, Monsieur, trois fois par semaine.

M. CHARCOT : C'est la seule chose qu'il y ait à faire. Nous pouvons espérer ramener votre jambe à l'état normal ou peu s'en faut, mais ce sera long indubitablement.
Cela équivaut à une paralysie grave du nerf facial. Vous savez que dans la paralysie du nerf facial, nous distinguons les paralysies bénignes, moyennes et graves,
et que les paralysies graves durent longtemps.

Il y aura lieu d'appliquer au malade la faradisation ou la galvanisation, peut-être
l'électrisation statique. M. Vigouroux s'en occupe et j'espère qu'il y aura bientôt
de l'amélioration dans sa situation.

2ᵉ ET 3ᵉ MALADES.

(Une femme de 30 ans, et une petite fille de 9 ans).

M. CHARCOT : Nous avons à étudier maintenant un cas qui se rapporte à
cet épisode que je vous ai signalé dans une de nos dernières séances, à propos d'un
cas de chorée vulgaire. Je vous disais : la chorée de Sydenham, ce n'est rien au
point de vue du pronostic de l'affection. On n'a pas d'inquiétude, si ce n'est de la
voir récidiver et aussi parce qu'il y a connexité entre la chorée et le rhumatisme.
Mais ce n'est pas une affection grave qui puisse amener un résultat fatal. Cependant,
ai-je ajouté, il n'en est pas toujours ainsi. Quand vous voyez la chorée survenir chez
une femme enceinte, cette chorée, sachez-le bien, pourra être une maladie grave.

M. CHARCOT : Quel âge avez-vous ?

Le mari de la malade : 30 ans.

M. Charcot : C'est une anomalie de premier ordre, c'en est déjà une de voir la chorée se développer à quinze ans. Il est à craindre qu'elle ne prenne un caractère sérieux. Vous remarquez que cette malade ne marche pas et qu'elle peut à peine parler. Depuis quand a-t-elle la chorée ?

Le mari : Depuis trois mois.

M. Charcot : Elle ne peut dormir, elle se remue toute la nuit ?

Le mari : Elle rejette loin d'elle les draps, les couvertures, tout ce qui lui tombe sous la main.

M. Charcot : Ainsi, elle est encore plus agitée la nuit que le jour. Est-ce qu'elle a des plaies ?

Le mari : Plutôt des taches de rougeur que des plaies.

M. Charcot : Elle se cogne contre le lit ? Elle se mord la langue à chaque instant ? Elle est gênée pour parler ?

Le mari : Elle a la langue percée par les morsures.

M. Charcot : Il paraît qu'elle a déjà eu la chorée. Quand cela ?

Le mari : Lors de sa première couche elle a eu une attaque, et elle avait eu la danse de Saint Guy à 8 ou 9 ans.

M. Charcot : Je ne vois rien sur le torse qui puisse nous donner une indication utile. Elle a des écorchures aux bras et aux jambes. Il peut y avoir quelquefois sur les membres des choréiques des écorchures, des abcès, des phlegmons produits par des traumatismes ; il est extrêmement difficile de contenir ces malades quand ils s'agitent la nuit. Les grands choréiques ont constamment des mouvements intenses. Peut-elle marcher ?

Le mari : Elle ne peut marcher seule ; on la fait marcher.

M. Charcot. : Est-elle enceinte ?

Le mari : Les uns disent que oui, les autres disent non. Elle n'a pas ses règles depuis 7 mois.

M. Charcot (*s'adressant à la malade*) : Voulez-vous me dire un peu si vous vous rappelez avoir eu la danse de Saint-Guy à l'âge de 9 ans ?

La malade : A l'âge de 10 ou 11 ans, je ne sais plus au juste.

M. Charcot : Savez-vous combien de temps cela a duré ?

La malade : 3 mois.

M. Charcot : Vous ne l'avez eue qu'une fois ?

La malade : Oui, Monsieur.

M. Charcot : Avez-vous eu du rhumatisme articulaire ?

La malade : Non, Monsieur.

M. Charcot : A en juger par l'état dans lequel elle est et connaissant son âge, c'est un cas sérieux. Tirez donc un peu la langue.

(*La malade obéit*). Elle présente des traces de morsures.

Pouvez-vous vous tenir debout ?

(*S'adressant à l'interne*) : Donnez-lui la cuiller qui est là.

(*A la malade*) : Essayez de la porter à votre bouche ?

Regardez la manière dont elle prend la cuiller.

(*A la malade*) : Vous ne pouvez la mettre dans votre bouche ? Prenez-la de l'autre main. Essayez encore. Ça y est !

C'est à l'occasion de mouvements de ce genre que Sydenham disait que les choréïques s'y livraient comme pour faire rire. Cela la fait rire elle-même, par conséquent cela devrait faire rire les autres. Je ne veux pas la fatiguer, elle ne peut pas d'ailleurs nous donner de renseignements bien précis, elle doit entrer ici, par conséquent, ces renseignements, vous les aurez plus tard. Mais je n'étais pas fâché de vous montrer ce que c'est que la chorée intense chez les adultes, chorée qui n'est pas la véritable danse de Saint-Guy. — Faites sortir la malade.

J'ai attendu que la malade fut partie pour vous parler du pronostic. Dans les conditions où elle se trouve, on peut mourir de la chorée. Je ne dis pas que cela arrivera dans le cas qui nous occupe, mais cela peut arriver.

Eh bien ! à côté de ce cas sérieux, voici maintenant le cas d'une petite fille de 9 ans qui, à ce qui paraît, est aussi choréïque (*S'adressant à l'enfant*) : Lève-toi un peu, laisse tes mains tranquilles, laisse-les tombantes. Quel âge as-tu ?

La mère : Elle a 9 ans. (*La petite fille pleure.*)

M. CHARCOT : La femme est sujette aux larmes, disait je ne sais quel traité des racines grecques sur lequel j'ai pâli en mon temps, cette enfant n'est qu'une femme en puissance et déjà les larmes commencent pour elle. Il est vrai qu'elle est choréïque.

M. CHARCOT : Fait-elle beaucoup de grimaces ?

La mère : Elle fait la grimace du côté droit.

M. CHARCOT : A-t-elle de l'agitation dans les mains ?

La mère : Oui, Monsieur, elle laisse tout tomber.

M. CHARCOT : Quelquefois la chorée est si peu prononcée qu'il faut regarder un malade pendant un certain temps pour apercevoir les mouvements choréï-formes.

M. CHARCOT : Est-elle gênée pour parler ?

La mère : Il y a des moments où elle prononce tous les mots et d'autres où elle ne peut plus articuler.

M. CHARCOT : De quel côté l'affection a-t-elle débuté ?

La mère : Des deux côtés à la fois.

M. CHARCOT : Vous savez que la chorée commence souvent par un côté, tantôt par le droit, tantôt par le gauche. Cette malade ferait donc exception. Quand son mal l'a-t-il prise ?

La mère : Il y a trois semaines. Il y a eu du bruit dans la maison. Elle a eu une grande frayeur et à la suite une forte fièvre. Elle avait eu auparavant la fièvre typhoïde.

M. CHARCOT : Qu'est-il arrivé depuis ?

La mère : Elle était assez bien portante mais très délicate. C'est une enfant qui a peur de tout, qu'effraient des choses auxquelles d'autres enfants n'auraient pas fait attention. C'est ce qui lui est arrivé ce jour-là.

M. CHARCOT : Qui vous dit qu'elle y ait fait attention ? Mais qu'était-ce que ce bruit ?

La mère : C'étaient des gens qui se disputaient.

M. CHARCOT : Combien de temps après cette peur a-t-elle commencé à faire aller ses bras et ses jambes.

La mère : Trois ou quatre jours après. Je m'étais aperçue qu'elle était très maladroite des mains.

M. CHARCOT: A-t-elle eu des douleurs dans les jointures, s'est-elle plainte d'une façon quelconque ? A-t-elle eu d'autres fièvres que la fièvre typhoïde ?

La mère : Non, monsieur.

M. CHARCOT: Avez-vous eu, vous, la danse de Saint-Guy ?

La mère : Jamais, monsieur.

M. CHARCOT: Et du rhumatisme articulaire, des douleurs dans les jointures, une fièvre quelconque ?

La mère : Rien de tout cela.

M. CHARCOT: Et votre mari ?

La mère : Non plus.

M. CHARCOT: Etes-vous bien sûre qu'il n'ait jamais eu de rhumatisme articulaire ?

La mère : Il avait 24 ans quand nous nous sommes mariés ; s'il en a eu auparavant, il ne m'en a jamais parlé.

M. CHARCOT: Et la danse de Saint-Guy?

La mère : Non plus.

M. CHARCOT: Connaissez-vous sa famille ?

La mère : Je suis venue de la campagne pour me marier, cependant, je connaissais sa famille.

M. CHARCOT: Vous n'avez pas su quelles maladies avaient eu ses parents ?

La mère : Non, monsieur.

M. CHARCOT: N'en parlons plus, nous ne sommes pas sur la voie des relations de famille. Quant à la malade, elle guérira toute seule.

4ᵉ MALADE (Une jeune femme de 24 ans).

M. CHARCOT: (*S'adressant à la malade*) : Quel âge avez-vous ?

La malade : 24 ans.

M. CHARCOT; Depuis quand avez-vous de la difficulté à marcher ?

La malade : Depuis l'âge de 16 ans.

M. CHARCOT: Est-ce que vous tombiez souvent, quand vous étiez petite ?

La malade : Je ne sais pas... Oui, je tombais souvent.

M. CHARCOT: Maintenant vous pouvez à peine marcher. Essayez donc, levez-vous et faites deux pas dans la salle. (La malade, pour se mettre debout, s'appuie fortement de la main gauche sur la cuisse gauche.)

M. CHARCOT: Voyez ce qu'elle fait avec sa main gauche. C'est déjà un renseignement. Maintenant montrez-nous un peu vos jambes. Elle a des mollets énormes. Il s'agit de savoir ce que c'est que ces mollets qui ne lui servent à rien. Voyez un

peu ses pieds. (*A l'interne*): faites lui étendre puis relever un peu son pied droit.
A la malade : Est-ce que cela vous fait mal ?
La malade : Non.
M. CHARCOT : Relevez puis essayez d'étendre le pied, afin de juger de l'action du mollet. (La malade ne peut pas étendre le pied).

Voilà donc des mollets qui ne fonctionnent pas, et cependant ils sont énormes, ils sont durs, ils ont comme une consistance fibreuse, ligneuse ; cela pourrait bien être une des formes de la *paralysie pseudo-hypertrophique* et c'est cela, en effet. Voyons un peu les réflexes. En pareil cas, surtout quand la chose est un peu plus avancée, les réflexes sont absents. —A l'examen, on constate, en effet, l'absence des réflexes rotuliens.

(*A l'interne*) : Il n'y a pas de troubles de la sensibilité ?
L'interne : Non.
M. CHARCOT : Remarquez qu'elle a dit, à l'âge de 16 ans, j'ai commencé à marcher très mal, et qu'elle nous a donné ensuite cet autre renseignement que, quand elle était petite, elle tombait très souvent. Par conséquent, la maladie date de l'enfance.

Je parierais que ce n'est pas tout ; qu'il y a autre chose que cela. Est-ce que vous avez des frères ou des sœurs ?
La malade, montrant la personne qui l'accompagne : Je n'ai que cette sœur. Elle n'a pas d'affection semblable à la mienne.
M. CHARCOT ; Vous n'avez pas eu d'autres sœurs ni de frères qui fussent atteints de maladies analogues ?
La malade : Non.
M. CHARCOT : Et chez vos autres parents ?
La malade : Personne.
M. CHARCOT : De quel pays êtes-vous ?
La malade : De Perpignan.
M. CHARCOT : Est-ce que vous voulez être soignée ici ?
La malade : Oui.
M. CHARCOT : Elle a autre chose dans les épaules. C'est un cas curieux. Je vous ai déjà montré comment il se faisait en ce moment une révision des idées reçues jusqu'ici sur l'amyotrophie progressive et comment nous étions arrivés à cette conclusion que toutes les myopathies primitives, c'est-à-dire non spinales, dont on avait décrit cinq ou six formes, se confondaient en une seule, qu'il n'y avait qu'une sorte de myopathie primitive comportant des formes diverses et des combinaisons variées. Ainsi la paralysie pseudo-hypertrophique peut se trouver combinée avec une myopathie portant sur les muscles de l'épaule. Il paraît que c'est un cas de ce genre que nous avons devant nous.

Je crois me rappeler vous avoir montré l'autre jour, chez un sujet que je vous ai présenté, une paralysie des muscles de la face qui serait le caractère propre, d'après certains nosographes, de la forme dite héréditaire de Duchenne (de Boulogne.) Mais notre malade d'aujourd'hui paraît ne rien avoir à la face. Ainsi elle peut fermer les yeux complètement, souffler, siffler, etc...

Je vous rappelle que l'amyotrophie primitive ne s'accompagne pas de secousses fibrillaires, qui, au contraire, s'observent dans les amyotrophies spinales. Cette absence des secousses est facile à constater chez notre malade.

(*S'adressant à la malade*) : Levez votre bras en l'air.

Elle éprouve une certaine difficulté à lever le bras, l'omoplate se détache, formant une saillie.,. Veuillez-fléchir le bras ; les muscles sont presque inertes, les extenseurs valent un peu mieux que les fléchisseurs; de ce côté-là, il y a une assez grande résistance. Vous reconnaissez ici les caractères du type d'Erb, l'atrophie porte sur les muscles des bras et des épaules, sur l'ensemble de la ceinture scapulaire, les avant-bras et les mains sont au contraire respectés.

C'est donc un cas justifiant pleinement la théorie nosographique que j'ai mise en avant, à savoir qu'il n'y a qu'une seule myopathie primitive avec des variantes. D'après les autres théories, on admettrait que la malade est atteinte de paralysie pseudo-hypertrophique et d'une amyotrophie du type d'Erb. Je dis que l'hypertrophie apparente n'est en somme qu'un accident dans l'histoire de la paralysie pseudo-hypertrophique. Ce n'est pas un caractère essentiel de la maladie. La caractéristique de la maladie c'est l'impuissance du muscle. Ce muscle gros est aussi impuissant que s'il était grêle. En quoi diffère-t-il d'un muscle plus mince ? Par un peu plus ou un peu moins de graisse et de tissu cellulaire se substituant au tissu musculaire ; c'est pour cela que la dénomination de paralysie, que Duchenne de Boulogne met à côté de celle de pseudo-hypertrophie, me paraît préférable. La pseudo-hypertrophie, je le répète, n'est qu'un accident ; on peut rencontrer la paralysie pseudo-hypertrophique de Duchenne douée de tous ses caractères moins l'hypertrophie. Ce qui caractérise cette forme décrite par Duchenne de Boulogne, c'est que la maladie commence par les muscles des membres inférieurs et que c'est la marche et la station debout qui d'abord présentent des anomalies.

L'affection dont souffre cette malade est bien la paralysie pseudo-hypertrophique. Mais cela ne prouve pas que la maladie soit dans une catégorie tout à fait distincte de celles qui affectent la forme du type d'Erb dont du reste elle présente, d'autre part, les caractères.

Les deux types se combinent, et vous pourriez dire à la rigueur qu'elle a une paralysie pseudo-hypertrophique des muscles de l'avant-bras, car ces muscles ont un certain relief, bien que, physiologiquement, ils n'existent pas ; ils existent au point de vue de la forme, mais pour la plus grande partie ils sont formés de graisse.

C'est donc chose bien établie, et alors j'en reviens encore ici à mon précepte favori : ne multipliez pas les espèces sans nécessité. Vous n'en finiriez plus si les moindres variétés devaient être l'objet de classifications tout à fait puériles.

Il n'y a, pour ce genre d'affection, qu'une seule espèce nosographique, la myopathie primitive; vous la divisez en plusieurs variétés et vous avez dans l'esprit l'existence de toutes les combinaisons possibles chez le même sujet de variétés différentes. Et ces atrophies myopathiques peuvent être opposées aux atrophies spinales qui ont tenu si longtemps toute la place dans la nosographie. Le groupe des amyotrophies, dans lequel la moelle ne présente aucune lésion, est très distinct du groupe des atrophies spinales.

Les premières notions anatomo-pathologiques sur les amyotrophies primitives ont été données par Eulenbourg et par moi dans les études que nous avons faites relativement à la paralysie pseudo-hypertrophique de Duchenne de Boulogne — MM. Landouzy et Déjerine ont complété la démonstration à propos de l'atrophie musculaire héréditaire, décrite par le même auteur. — Il est bien établi que la moelle épinière est exempte, aussi bien que les nerfs périphériques, de toute lésion dans ces cas-là. La preuve n'est pas encore faite à propos du type d'Erb, mais sans doute elle ne tardera pas à se faire.

Il y a deux ans, nous avons eu l'occasion de faire ici l'autopsie d'un malade atteint de myopathie primitive et on n'a pas trouvé chez lui de lésion de la moelle ; la chose est donc bien prouvée : il faut, en face du groupe des atrophies spinales, admettre un groupe des amyotrophies primitives ; d'autre part, je ne comprendrais pas pourquoi les muscles ne seraient pas malades par eux-mêmes.

Ces atrophies ont pour caractère d'être presque toujours plus ou moins juvéniles; on peut sans doute en rencontrer chez les adultes, mais elles remontent presque toutes à l'âge de 15 ans environ, quand elles n'ont pas commencé avant.

Les paralysies hypertrophiques sont très communes chez les enfants : l'amyotrophie héréditaire de Duchenne de Boulogne avec les yeux qui ne peuvent se fermer, la bouche en museau, est une maladie de l'enfance aussi, cependant elle peut se développer plus ou moins tardivement. Il faut savoir que ce n'est pas un caractère absolu de la maladie que d'être une maladie de l'enfance, mais il ne faut pas oublier cependant qu'il en est ainsi le plus souvent, tandis que l'atrophie spinale est au contraire généralement une maladie de l'âge adulte.

Dans une prochaine séance, je vous montrerai un cas de sclérose latérale amyotrophique dont le diagnostic est bien facile à faire, vous verrez comment cette maladie diffère absolument de la myopathie primitive.

C'est une histoire curieuse que celle de ces amyotrophies découvertes par Duchenne de Boulogne. Comment se fait-il qu'on puisse découvrir une affection qui existe probablement depuis Hippocrate, et qu'un beau matin on s'aperçoive qu'il y a des gens qui ont des muscles atrophiés. C'est chose bien singulière. Il y a une étude psychologique particulière à faire sur la façon dont on voit en médecine. Pourquoi voit-on si tard, si mal, si difficilement ? Pourquoi faut-il répéter vingt fois la même chose pour que la chose découverte soit comprise, pourquoi la première mention d'un fait qu'on croit nouveau jette-t-elle toujours un froid ? C'est qu'il faut se mettre dans la tête quelque chose qui dérange les idées anciennes ; nous sommes tous plus ou moins atteints de misonéisme.

(La malade se retire.)

5ᵉ MALADE.

M. CHARCOT : J'ai vu cette dame il y a quelques jours, et je l'ai engagée à venir nous voir parce que l'affection dont elle est atteinte constitue un cas intéressant, très difficile à déterminer ou très facile, au contraire, selon le point de vue auquel on se place.

La malade se plaint d'avoir tout le côté gauche de la face insensible ou plutôt de ce que ce côté de la face est le siège d'une sorte d'anesthésie non douloureuse ; ce n'est pas douloureux, n'est-ce pas ?

La malade : Non, mais cela me tire et la moitié de la langue me brûle comme du feu.

M. Charcot : Et la face ?

La malade : Cela me tire comme si on me tirait la peau avec des pinces. L'autre jour j'ai eu un engourdissement avec des fourmillements dans l'œil, dans la narine et dans les gencives gauches.

M. Charcot : Elle perd ses dents du côté gauche de la bouche, et cela sans douleur, n'est-ce pas ?

La malade : Oui, Monsieur.

M. Charcot : Et ses dents sont très saines. Elle les cueille pour ainsi dire. En avez-vous conservé ?

La malade : Je n'en ai pas apporté.

M. Charcot : Veuillez nous en apporter, nous les mettrons dans notre musée.

Voilà une singulière aventure. Mais il y a autre chose. Elle a de temps en temps, dans l'épaule gauche, des douleurs d'une acuité extrême et qui ont un caractère spécial.

La malade : Ce sont des douleurs aiguës.

M. Charcot : Cela vous fait crier ?

La malade : Cela me tient jusque dans le bras. Parfois, ma main enfle.

M. Charcot : Et dans les jambes, vous n'avez rien ?

La malade : Rien du tout.

M. Charcot : Pas même de petites piqûres, de petits élancements ?

La malade : Si, la nuit.

M. Charcot : Dans quelle partie de la jambe ?

La malade : Dans le genou.

M. Charcot : De petits coups ?

La malade : Peu de chose.

M. Charcot : Cela vous empêche-t-il de dormir ?

La malade : Non.

M. Charcot : Pissez-vous bien ?

La malade : Très bien.

M. Charcot : Vous n'éprouvez pas de difficulté ?

La malade : Pas la moindre.

M. Charcot : Vous ne pissez pas quelquefois malgré vous ?

La malade : Non, monsieur.

M. Charcot : Vous vous demandez peut-être : mais que diable cherche-t-il ? Eh bien ! je ne cherche plus rien parce que j'ai mon diagnostic, mais il ne rentre pas à la vérité, tout à fait, dans les catégories vulgaires. Je vous dirai tout à l'heure ce qu'a cette malade. Naturellement on a examiné ses pupilles, elles présentent un caractère qui, dans l'espèce, est très intéressant : c'est le signe d'Argyll Robertson. Voyons ses réflexes... Les réflexes rotuliens sont absents. Eh bien ! voilà mon diagnostic si singulier qu'il puisse paraître à quelques-uns d'entre vous qui n'ont encore fait que de la nosographie et pas de clinique, il s'agit du tabès. La clinique est faite d'anomalies tandis que la nosographie c'est la description de phénomènes se produisant régulièrement. Ce qu'on recherche en clinique, c'est presque toujours les exceptions, ce qu'on trouve en nosographie c'est la règle, et il faut savoir, en tant que médecin, que le nosographe n'est pas toujours clinicien.

Eh bien ! je dis que cette femme est une tabétique. Elle ne présente, il est vrai, ni les mouvements d'incoordination, ni les douleurs fulgurantes dans les jambes. Mais elle présente certains phénomènes de la série tabétique, la chute des dents sans aucune espèce de gingivite, et une anesthésie particulière de la mâchoire, phénomène inscrit sur le tableau tabétique par Vallin, membre de l'Académie de Médecine, qui occupe dans la médecine militaire un poste élevé et qui, le premier, a décrit cette espèce de tabès de la bouche qui conduit à la chute des dents.

Les dents qui tombent, ce sont, chez la malade, les dents du côté gauche, du côté anesthésié, tandis que le plus souvent, dans les cas de tabès ordinaire, elles tombent des deux côtés. Voilà déjà un caractère. Il n'y a pas beaucoup de cas où vous puissiez observer cette chute des dents. Elle existe cependant fréquemment dans le diabète, mais nous avons eu soin de rechercher si la malade était diabétique et nous avons constaté qu'elle ne l'était pas.

Et maintenant, second caractère, car jamais je ne me fonde sur un caractère isolé pour conclure qu'un malade est tabétique. Le signe d'Argyll Robertson que je constate chez le sujet n'est pas un symptôme de première importance, mais c'est quelque chose, il ne se rencontre que dans deux maladies; quand je dis deux, j'ai tort d'être aussi absolu, car la clinique nous a conduits à le constater encore dans d'autres cas ; mais enfin, en général, il ne s'observe que dans le tabès et la paralysie générale progressive. Mais nous ne sommes pas à court de symptômes propres à édifier un diagnostic solide. D'abord des douleurs fulgurantes dans l'épaule, puis l'absence de réflexes rotuliens et peut-être de légères douleurs fulgurantes dans la jambe. Maintenant si je l'ai interrogée sur l'état de sa vessie, c'est que c'est là en effet une chose qu'il faut étudier quand on recherche le tabès, dans lequel la paralysie vésicale joue un rôle très important. (*S'adressant à la malade*) : La nuit, êtes-vous quelquefois réveillée par des suffocations ?

La malade : Oui, Monsieur.

M. CHARCOT : Le spasme laryngé est un symptôme tabétique qu'il ne serait pas surprenant de rencontrer dans les cas qui, au lieu de commencer par les jambes, commencent par la tête, dans le tabès à début céphalique. Ce cas me rappelle qu'il y a de cela 17 ans, un oculiste anglais distingué, qui professait à Manchester, M. Windsor, m'envoya un malade avec l'idée que je pourrais ou que je ne pourrais pas faire de diagnostic. Ce malade présentait des symptômes céphaliques comme la personne qui est devant nous. J'en avais assez pour établir que, suivant moi, le sujet était tabétique. Il s'en retourna en Angleterre et mon diagnostic fut accueilli, par les médecins de Manchester, d'une façon presque unanime par cette exclamation : c'est un peu fort ! M'étant rendu à Manchester, il y a deux ou trois ans, on me dit : vous savez, votre fameux malade, sur lequel nous différions d'opinion, il a été pris des jambes, il est tabétique. Le diagnostic n'était plus difficile à faire du tout, seulement je l'avais fait 15 ans auparavant en indiquant que le malade aurait un jour un tabès répondant à la description nosographique. La nosographie est assurément une fort belle chose, c'est une espèce de syntaxe de grammaire dans laquelle vous indiquez tous les cas réguliers et les principales anomalies, mais le clinicien doit s'appliquer à regarder, si, dans les cas qui sont soumis à son observation, il n'existe pas quelque chose de spécial. Il faut savoir donner leur importance aux choses qu'on néglige d'ordinaire. Les douleurs fulgurantes ont leur importance, mais l'absence des réflexes est aussi quelque chose. Par conséquent, je fixe mon diagnostic de la façon que je vous ai indiqué tout à l'heure.

Maintenant, il y aurait un certain intérêt à remonter dans la famille, à savoir si la malade a été syphilitique. Mais vous savez qu'au point de vue du diagnostic et du traitement, la chose est absolument indifférente. Il ne faut pas considérer la syphilis comme ayant une influence décisive sur le sort du tabétique. (*S'adressant à la malade*) : Est-ce que vous conservez le goût du côté gauche de la langue, là où vous avez une sensation de brûlure ?

La malade : Non, Monsieur.

M. Charcot : Vous savez qu'on a trouvé la lésion qui correspond à cette particularité du tabès. M. Demange (de Nancy) a montré que, dans les cas où il y a anesthésie de la face et de la langue, chute des dents, etc., il existe dans le bulbe une lésion des noyaux d'origine de la 5e paire.

Voilà, chez notre malade, d'un côté la 5e paire normale, de l'autre la 5e paire lésée. Ce serait très joli à voir sur le sujet, mais naturellement il ne tient pas à nous donner cette satisfaction anatomique.

6e ET 7e MALADE (Une femme de 52 ans et un homme de 35 ans).

M. Charcot : Ce sont d'anciens clients. Nous avons déjà vu cette malade le 8 novembre. Elle était atteinte de *vertige de Ménière* depuis deux ans, lorsqu'elle est venue alors nous consulter. Elle avait des vertiges par accès avec la crainte de tomber; il lui était impossible de se tenir debout et de marcher. Quand elle est entrée dans cette salle, on la soutenait d'un côté, et de l'autre elle s'appuyait sur une canne. Chez elle, elle avait pris le parti de rester assise ou couchée et de ne plus se lever du tout. C'est ce qui arrive dans les cas de vertige de Ménière intenses.

Il y a deux périodes dans cette affection, trois même, si vous voulez. D'abord, la période des accès. Le malade croit faire des culbutes, tombe par terre, a des vomissements, des bourdonnements d'oreilles. C'est le vertige que j'ai déjà décrit bien des fois.

Deuxième période : le vertige est permanent, le malade est constamment effrayé, il prend le parti de ne plus se lever. C'est dans cette situation que se trouvait la fameuse Agathe qui était dans cet hôpital, depuis 8 ou 10 ans, et qui m'attendait pour que je la remisse sur ses jambes. Elle m'attendait ou ne m'attendait pas, mais enfin, après l'avoir considérée comme atteinte d'une affection incompréhensible pendant deux ou trois ans, il m'est arrivé un jour de penser qu'elle était atteinte du vertige de Ménière poussé jusqu'à la dernière limite.

La malheureuse était connue de tous les internes de l'hôpital, c'était un objet de curiosité, car toutes les fois qu'on touchait à son lit, elle sautait en l'air. Elle éprouvait alors une sensation de culbute. Si je parle aujourd'hui de cette femme c'est parce que c'est sur elle que, pour la première fois, la médication qui convient à ce genre de vertige a été appliquée avec succès.

Je reviens à la malade qui est devant nous. Lorsqu'elle est entrée, elle nous apportait le diagnostic d'un auriste distingué, d'après lequel les symptômes étaient causés par une affection du labyrinthe. Je vous ai dit alors : quoi qu'il en soit, nous allons la traiter et j'espère vous la montrer un jour guérie. Et bien ! c'est précisément ce qui a eu lieu, l'affaire est faite; cette femme est entrée ici il y a six semaines, elle est en traitement depuis cette époque. La première semaine elle a pris 90 centigrammes de sulfate de quinine par jour et elle a continué. — Voici ce qui s'est produit :

Première semaine : exaspération de tous les symptômes, vertiges plus fréquents, crainte permanente de tomber, bruits d'oreilles épouvantables. Ce n'était pas encourageant, mais nous connaissions tous ces phénomènes, nous savions que c'était la période où le quinine lutte, dirais-je, avec la maladie, si je voulais représenter la réalité des choses par des métaphores.

Puis commence une seconde période qui s'étend jusqu'à ce jour : les vertiges par accès sont complètement supprimés et les vertiges continus sont très atténués. La voilà guérie ou pour le moins marchant sans canne et sans avoir besoin d'être conduite par personne.

(*S'adressant à la malade*) : Levez-vous.

Elle est un peu sourde par exemple.

Allez, tournez un peu autour de la salle.

Vous voyez qu'elle marche comme vous et moi.

La malade : Seulement aujourd'hui, j'ai la tête bien malade.

M. CHARCOT : Oui, mais avez-vous le vertige ?

La malade : Non.

M. CHARCOT : Elle tourne la tête sans ressentir cette espèce d'apeurement que vous lui avez vu l'autre jour. C'est fini maintenant. Nous ne lui rendrons pas l'ouïe, elle restera sourde, nous ne nous occupons que du vertige, et je suis d'autant plus heureux de ce succès qui a été facile que, quelquefois, il est très difficile à obtenir. En général, on a une amélioration au bout d'un mois, de deux mois; 90 centigrammes de sulfate de quinine par jour, cela se supporte mieux qu'on ne le croit généralement.

Je faisais tout à l'heure cette remarque que, quand on a avancé quelque chose, il ne faut pas craindre de le répéter deux mille ou trois mille fois, il me semble que j'ai répété assez souvent que le sulfate de quinine était le remède du vertige de Ménière.

Eh bien ! cette femme est arrivée ici avec une jolie petite ordonnance prescrivant du bromure de potassium, des purgatifs, de l'électricité, l'application de mouches de Milan, etc., etc. Je vous déclare qu'elle aurait pu continuer à exécuter de point en point ces prescriptions pendant deux ou trois ans peut-être, sans aucune espèce d'amélioration dans son état ; au contraire, en prenant des doses suffisantes de sulfate de quinine, suivant une méthode qui n'a rien de mystérieux, il était facile de la guérir.

On a bien voulu nous laisser l'honneur de le faire, je l'accepte. Je continuerai de traiter les vertiges de Ménière par le sulfate de quinine, et je vous engage, le cas échéant, à l'employer. J'ai réussi presque toujours et je ne connais pas d'exception à la règle. Cependant, je dois vous dire qu'il y a quelquefois des rechûtes.

Ainsi, mon second témoin, dans cette séance, l'homme que voici, nous a beaucoup occupé dans la clinique de l'an passé et j'ai fait autrefois, à son propos, le même exposé que je viens de vous faire à propos de cette femme.

Il était, lui aussi, atteint d'un vertige de Ménière assez intense. Il était marchand des quatre saisons ; il roulait à travers les rues une petite voiture contenant des légumes. Il nous racontait que lui et sa voiture, quand il était en proie au vertige, lui semblaient faire constamment des culbutes et qu'il était confiné à la maison, n'osant plus mettre un pied devant l'autre. Nous l'avons traité par le sulfate de quinine et je vous l'ai montré guéri.

Il paraît qu'il a eu une petite rechûte.

(*S'adressant au malade*) : Que vous est-il arrivé ?

Le malade : Par moment, il me semble que je vais tomber.

M Charcot : Avez-vous eu la sensation du vomissement ?

Le malade : Pas beaucoup.

M. Charcot : Les bruits d'oreilles sont-ils revenus dans ces derniers temps ?

Le malade : Ils reviennent en ce moment.

M. Charcot : Dans l'oreille gauche ?

Le malade : Oui, monsieur. — C'est peu de chose, cependant, en ce moment ; ils sont plus forts que ce matin.

M. Charcot : Avez-vous recommencé à prendre du sulfate de quinine ?

Le malade : J'en reprends depuis quinze jours.

M. Charcot : Ce qu'il y a, en effet, de mieux à faire, c'est de revenir à cette médication.

Les cas où les vertiges n'ont lieu que par accès sont plus faciles à guérir que les vertiges continus. Dans les cas de vertiges continus, il est nécessaire de faire durer le traitement plus longtemps.

Il faut avoir vu des malades atteints de ces vertiges continus pour se rendre compte de la gravité de cette affection. Quand ce sont des individus chez qui les facultés d'imagination sont très prononcées, ils vous racontent des histoires de l'autre monde. L'un dit qu'on le pend par les pieds, l'autre par la peau du cou, celui-ci qu'on le précipite par une trappe ; un peintre se sentait enlevé la tête en bas par un ballon qui était entraîné dans l'atmosphère.

Le vertige permanent est une affection tout à fait sérieuse et qui peut durer longtemps, tandis qu'on en a fini au bout de deux ou trois mois avec le vertige ordinaire.

En général, je fais prendre des doses régulières de sulfate de quinine aux malades pendant une quinzaine de jours; au bout de quinze jours, je prescris un temps d'arrêt et je recommence ensuite le traitement. Il peut durer ainsi quatre ou cinq mois, mais qu'est-ce que quatre ou cinq mois pour arriver à la guérison d'un mal épouvantable qui donne la sensation du mal de mer sur le pavé des villes, qui condamne à ne plus pouvoir sortir de chez eux de pauvres gens pour qui la vie de travail incessant est une nécessité ?

Cet homme a eu une petite rechûte. Nous allons le traiter de nouveau par le sulfate de quinine et continuer ce traitement quelque temps pour être assurés d'achever sa guérison.

SIXIÈME LEÇON

OBJET :

1° Syndrôme Migraine ophtalmique dans la Paralysie générale progressive.

2° Tabès ataxique avec développement rapide de l'impuissance motrice des membres inférieurs.

DEUX MALADES SONT INTRODUITES DANS LA SALLE DU COURS.

M. CHARCOT désignant l'une de ces malades : — Cette malade est depuis quelque temps dans le service, je vais vous en parler aujourd'hui, parce que la consultation n'est pas très chargée et qu'elle ne nous a pas fourni de cas intéressants.—Elle est âgée de 27 ans. (*S'adressant à la malade*) : Qu'est-ce que vous faites ?

La malade : Je suis... dans le.... commerce.

M. CHARCOT : Dans quel commerce ?

La malade : Dans le commerce de la volaille.

M. CHARCOT : A quelle heure vous levez-vous ?

La malade ; A... 7 heures.

M. CHARCOT : Et vous travaillez toute la journée ?

La malade : Oui, Monsieur.

M. CHARCOT *s'adressant à ses auditeurs*: Je ne sais si vous faites bien attention. Je la fais parler exprès pour qu'elle vous donne la sensation spéciale qu'on éprouve lorsqu'on entend parler une malade atteinte de l'affection dont elle souffre. C'est une sorte d'embarras de la parole, spécial, et qui paraît tout à fait caractéristique lorsque les oreilles y sont un peu habitués. La fatigue l'accentue et le rend plus sensible ; aussi lorsque vous serez hésitants au point de vue du diagnostic, dans

---

(1) Les leçons ont été interrompues du 20 Décembre au 10 Janvier par les vacances du nouvel an.

des cas de ce genre un peu difficiles, c'est un conseil que je vous donne de fatiguer un peu le malade parce qu'alors cet embarras de la parole ne tarde pas à se manifester. C'est un procédé qu'on peut employer surtout dans les consultations un peu pressées. (*S'adressant à la malade*) : Vous êtes mariée ?

La malade : Oui, Monsieur.

M. CHARCOT : Vous avez des enfants ?

La malade : Deux.

M. CHARCOT (*aux auditeurs*) : Remarquez cette parole titubante, scandée par petits morceaux. (*A la malade*) : Vous avez eu des fausses couches ?

La malade : Cinq.

M. CHARCOT : Quand la dernière a-t-elle eu lieu ?

La malade : Il y a deux ans.

M. CHARCOT : Quand avez-vous commencé à vous apercevoir que vous étiez malade ?

La malade : Il y a à peu près deux ans.

M. CHARCOT : Est-ce que vous écrivez encore bien ?

La malade : Non, monsieur.

M. CHARCOT : Qu'est-ce qui vous empêchait d'écrire ?

La malade : Mes mains... remuaient et sautaient...

M. CHARCOT ; Et vous oubliez des mots ?

La malade : Je ne sais pas bien écrire.

M. CHARCOT : Prononcez donc le mot : artillerie.

La malade : Ar-tille-rrie.

M. CHARCOT : Elle prononce le mot artillerie comme s'il contenait trois r. Ce sont des nuances, mais quand l'oreille y est faite, elle ne s'y trompe pas, et il n'est pas tout à fait inutile de savoir les distinguer, l'embarras de la parole diffère, en effet, suivant qu'il est associé à telle ou telle affection. Ainsi, cette seconde malade que j'ai fait venir en même temps a également un embarras de la parole, écoutez-la parler (1). Comment t'appelles-tu ?

La malade : Héloïse Roussel. (Hé-lo-ise Rous-sel)

M. CHARCOT : Elle parle avec un certain nasonnement qui ne vous a pas échappé, mais il ne faudrait pas en tenir compte ; faites attention seulement à la scansion des mots qui me paraît être le grand caractère de l'embarras de la parole dans la sclérose en plaques.

Le cas de la première est peut-être un cas de paralysie générale progressive. Mais ce n'est pas seulement le fait de l'embarras de la parole qui peut permettre de faire un diagnostic de ce genre. Il y a bien d'autres choses que nous verrons quand nous étudierons le cas. Lorsqu'elle parle, si vous fixez les yeux avec attention sur ses lèvres, vous verrez qu'elles sont agitées d'un petit mouvement fibrillaire. Ces petits mouvements fibrillaires sont très intéressants à noter. (*S'adressant à la malade*) : Tirez la langue.

La malade : Elle saute.

(1) Malade du service atteinte de Sclérose en plaques.

M. Charcot : Elle vous dit elle-même le phénomène qui se produit. Je lui dis de tirer la langue, mais sa langue est constamment agitée par des mouvements involontaires; elle saute, comme elle dit, et elle ne peut l'allonger hors de la bouche. Recommencez.

(La malade essaie vainement de projeter sa langue en avant).

Vous voyez, la trépidation de la langue est très marquée chez elle, de là la difficulté qu'elle éprouve pour s'en servir. Nous allons essayer maintenant de la faire écrire. Naturellement, l'étude de l'écriture n'a d'intérêt que lorsqu'on sait quelle était l'écriture du sujet avant sa maladie. Eh bien ! avant d'être malade, elle n'écrivait pas trop mal. Quel jour êtes-vous née ?

La malade : Je suis née le 13 janvier.

M. Charcot (*aux auditeurs*) : Vous pouvez faire, en l'écoutant bien, une très bonne étude de l'embarras de la parole spécial, sur lequel je veux appeler votre attention; la chose n'est pas encore très accentuée chez elle, mais assez cependant pour qu'on puisse la reconnaître.

La difficulté d'écrire est en général un phénomène très complexe. Il y a d'abord un peu de tremblement des mains.

(*A la malade*) : Mettez votre plume de côté, mettez votre main comme cela, écartez les doigts.

Vous la voyez d'abord étendre la main par une sorte de mouvement de reptation ; une fois qu'elle a réussi à la mettre dans la position que je lui ai indiquée et qu'elle veut, comme je le lui demande, écarter les doigts, vous voyez que la main manifeste un tremblement sensible qui est aussi un des caractères de la maladie. (*S'adressant à la malade*) : Levez l'autre main.

Vous voyez : elle a de la peine à la maintenir dans un certain équilibre. Mais ce n'est pas seulement le tremblement qui l'empêche d'écrire ; il faut tenir compte de l'influence de causes qu'on peut appeler psychiques : oubli des mots, fautes d'orthographe qu'on ne commettait pas auparavant. En même temps que vous faites écrire et précisément parce que vous faites écrire, vous pouvez tenter une épreuve en ce qui concerne l'état de la mémoire. Il est très fréquent de voir un malade ne pas pouvoir dire la date de sa naissance, l'année où il est né.

Cependant, chacun doit savoir quelle année, quel mois et même quel jour du mois il est né — car ce sont là des renseignements qu'on peut être appelé à donner à chaque instant : Eh bien ! les malades auxquels je fais allusion perdent souvent de très bonne heure le souvenir de ces choses. Celle-ci nous a dit : je suis née le 13 janvier, mais le 13 janvier de quelle année ? (*S'adressant à la malade*) : En quelle année êtes vous née ? (*La malade ne répond pas*).

M. Charcot : Au lieu d'écrire janvier, elle a écrit javier. Elle se rappelle seulement qu'elle est née le 13. Enfin de quelle année ? (*Pas de réponse*).

Voilà la caractéristique d'une amnésie assez prononcée. Elle a oublié l'année où elle est née. (*A la malade*) : Vous avez 27 ans, calculez. (*Pas de réponse*).

Voilà une grosse lacune. Ainsi, à mesure que vous avancez, vous pénétrez plus avant dans le diagnostic. Vous avez rencontré d'abord un certain embarras de la parole qui, si votre oreille est bien exercée, vous donnera déjà quelques renseignements; vous trouvez en second lieu du tremblement des lèvres, puis le tremblement des mains, l'écriture difficile, des fautes d'orthographe, l'omission de certaines syllabes, des mots qui manquent, de grandes lacunes dans la mémoire.

Il n'est pas difficile de faire un diagnostic de ce genre lorsqu'on en a un peu l'habitude, et si nous voulions étudier la mémoire de notre malade d'une autre façon, nous y reconnaîtrions facilement d'autres lacunes plus profondes, bien qu'en général, le sujet ait conservé l'apparence de la lucidité d'esprit, la mémoire de certaines choses et surtout des faits anciens, car la mémoire des choses nouvelles a disparu en grande partie.

Un mot sur l'hérédité de cette malade qui est assez intéressante. Nous trouvons dans ses antécédents une tante épileptique, un père alcoolique, un oncle mort d'une affection cérébrale, etc., etc.

Vous avez compris qu'il s'agit ici d'un cas de méningo-encéphalite diffuse, paralysie générale progressive — vous devez vous efforcer d'apprendre à reconnaître cette maladie sous tous les aspects où elle peut se présenter, car ce n'est pas là une maladie rare.

Nous n'ignorons pas que la paralysie générale n'entraîne pas toujours avec elle, comme on l'avait cru autrefois, des idées de grandeur marquant une véritable aliénation mentale, ces cas-là forment un groupe particulier qui est observé particulièrement par nos confrères de la psychiatrie; mais fort souvent, le plus souvent peut-être cette mégalomanie fait défaut et c'est auprès du neuropathologiste que se rend d'abord le malade. Il y a là surtout, au début de la maladie, des nuances que notre éminent collègue M. Falret a parfaitement mises en relief, il y a longtemps déjà. Tout en maintenant, très judicieusement à mon avis, l'unité foncière de la paralysie générale progressive, l'auteur insiste sur les différences remarquables qu'elle présente au point de vue clinique dans ses premiers commencements suivant les sujets. Chez les uns, c'est la mégalomanie dont nous parlions tout à l'heure qui ouvre la scène ; il est possible qu'alors pendant assez longtemps encore le tremblement des lèvres et de la langue, l'embarras de la parole qui sont si importants pour le diagnostic, soient absents ou ne soient pas encore bien caractérisés. Chez d'autres, c'est toujours M. Falret qui parle, la maladie est inaugurée par l'invasion d'idées sombres et de préoccupations hypochondriaques ; c'est là un mode de début assez fréquent. Il n'est pas rare de voir des sujets, se plaindre par exemple de souffrir de la langue; ils se rendent chez des médecins et des chirurgiens qu'ils consultent tour à tour avec insistance, s'imaginant qu'ils sont atteints d'un cancer lingual. On a beau leur assurer qu'il n'en est rien ; ils persistent dans leur conviction. Les signes ordinaires de la paralysie générale se manifestent par la suite ; je ne veux pas dire par là que tous les malades qui souffrent imaginairement de la langue, soient pour cela condamnés à la paralysie générale; mais je maintiens, et c'est une remarque qui a été déjà faite par d'autres auteurs, que le cancer imaginaire de la langue marque souvent le début de cette pénible affection. J'ai vu pour mon compte, plusieurs exemples du genre. Les malades viennent vous montrer leur langue tous les huit ou dix jours; vous cherchez vainement à les détromper ; pendant longtemps ils reviennent malgré tout à la charge.

Dans une troisième catégorie, viennent se ranger les cas où les troubles psychiques restent effacés, sur l'arrière plan à l'origine. — On n'observe plus la mégalomanie ou la béatitude niaise qui souvent la remplace. Le malade n'est pas sous le coup d'idées tristes; il n'est pas tourmenté par des préoccupations hypochondriques. Un certain degré d'amnésie sera peut-être seul constaté. Par contre, les troubles somatiques s'accusent rapidement et souvent au plus haut degré, de façon à contraster remarquablement avec l'ubiquité apparente des phénomènes psychiques. Ainsi, pour n'invoquer que des souvenirs récents, un homme fort distingué dans sa profession se présente devant moi de temps à autre avec un embarras très accentué et pour ainsi dire caractéristique de la parole ; cela dure depuis un an. Ce malade qui habite l'Espagne y exerce la profession d'ingénieur et occupe dans son pays une position élevée. Il n'a pas cessé cependant, m'assure-t-on, de s'acquitter très régulièrement de ses fonctions, on ne s'est aperçu de rien si ce n'est de la difficulté qu'il a à parler ; un certain degré de titubation dans la démarche, un peu de tremblement des mains complètent le tableau. Certainement, la paralysie générale est là déjà en pleine évolution ; cela n'est pas douteux, et cependant, je le répète, les troubles psychiques sont, jusqu'ici, à peine esquissés, relégués en tout cas sur l'arrière plan (1).

Remarquez le contraste frappant qui existe entre cette forme surtout somatique, paralytique et les formes précédentes où les troubles psychiques s'accusent et prédominent dès l'origine. Nous ne devons jamais cesser de nous exercer à dépister les aspects indéfiniment variés dans lesquels, sans changer de nom ou de nature, les affections du système nerveux peuvent se présenter à nous dans la clinique. Il y a là une source d'étude pour ainsi dire inépuisable. Il se passe ici d'ailleurs ce que je vous ai fait remarquer déjà bien des fois, à propos d'autres maladies du système nerveux, de l'ataxie locomotrice progressive par exemple ; s'il est vrai que l'évolution conforme au type créé par Duchenne de Boulogne est toujours chose fréquente, il est vrai également que les anomalies dans le mode de début sont peut-être plus communes encore et il est difficile, même au clinicien le plus exercé, de prévoir tous les cas possibles.

Un quatrième mode de début de cette paralysie générale, toujours suivant l'enseignement de M. Falret auquel je me conforme, est le mode congestif, comme on *apoplectiforme* l'a appelé. Le mot congestif n'a aucune espèce de valeur ; cela semble vouloir dire que les accidents qui se produisent sont déterminés par une certaine congestion plus ou moins rapide et survenant par accès, des vaisseaux encéphaliques. Le fait est qu'on ne sait pas exactement ce qui se passe en pareil cas, physiologiquement, et qu'au lieu d'hyperémie, il s'agit peut-être d'ischémie ; mais peu importe, pour le moment. Ce qu'il y a tout intérêt à connaître, c'est que, cliniquement, il se produit à l'origine, dans les cas auxquels je fais allusion, des attaques apoplectiformes suivies d'hémiplégie temporaire. Voilà à la suite d'une pareille attaque, ou à la suite seulement d'un étourdissement, une hémiplégie, le plus souvent une monoplégie brachiale, qui se développe. Cela dure deux ou trois jours, puis tout rentre dans l'ordre, en apparence du moins, et l'on se réjouit déjà de l'issue du mal. Mais

---

(1) Ce malade a succombé 4 ans après le début du mal présentant tous les caractères de la *démence paralytique*, comme on dit en Allemagne.

bientôt suivent un deuxième, puis un troisième accès, et avec l'embarras de la parole devenu permanent, les symptômes classiques s'accumulent.

Dans d'autres cas, plus fréquents peut-être que les précédents, ce n'est plus d'hémiplégie à répétition qu'il s'agit. Les attaques dites congestives se révèlent sous cette forme clinique que je baptisais l'autre jour d'*épilepsie sensitive*. C'est qu'en effet, il y a des analogies incontestables et souvent une relation étroite de concomitance entre ces accidents-là et l'épilepsie motrice partielle. Le malade ressent dans l'une des mains un engourdissement qui paraît remonter le long de l'avant-bras, puis du bras, gagne la moitié correspondante de la langue et des lèvres du même côté ; puis en général survient un embarras de la parole, d'abord transitoire comme l'accès lui-même, mais qui persiste enfin à l'état permanent.

Il peut arriver que l'accès commence par la face, où se fait d'abord sentir un engourdissement qui ensuite descend dans le bras, l'avant-bras, et parvient à la main. On retrouve, en somme, dans l'épilepsie sensitive, les mêmes modes de début facial, brachial et crural que nous avons reconnus à propos de l'épilepsie partielle motrice, car il peut se faire que, débutant par le pied, puis envahissant la jambe, la sensation d'engourdissement gagne la main, le bras, puis remonte à la face. Cela rappelle, je répète, les trois principales formes de l'épilepsie Jacksonnienne. Transportez-les dans le domaine de la sensibilité et vous retrouverez ce que j'appelle l'épilepsie sensitive.

Revenons à notre malade. Si nous remontons dans la série des événements qui l'ont amenée à l'état où elle se trouve, nous constatons qu'elle est malade depuis un an. Il y a un an qu'elle a commencé à donner les signes d'un caractère aigri, sans motif, se mettant à pleurer sans cause, ressentant des langueurs dans les membres, oubliant des choses importantes dans son commerce, alors qu'autrefois, elle veillait à ses affaires avec beaucoup d'activité. Mais la véritable manifestation officielle de la maladie qui se préparait déjà depuis quelque temps, c'est l'apparition de ces symptômes d'épilepsie sensitive que je viens de vous signaler avec insistance, à dessein. Elle a éprouvé, il y a six mois, à plusieurs reprises, un engourdissement dans la face qui descendait dans le bras et dans la jambe et en même temps, un embarras de la parole assez fort, d'abord transitoire, puis permanent, et qui parfois se montre tel que, par moments, elle ne peut plus parler du tout.

On peut au début, dans les conditions où notre malade d'aujourd'hui s'est trouvée placée, avec ses accès d'épilepsie sensitive, avec embarras de la parole, supposer si la malade a été syphilitique qu'il s'agit d'une pachyméningite gommeuse, alors qu'en réalité, c'est la méningite diffuse qui est en jeu. Vous administrez le mercure, l'iodure de potassium avec empressement, et comme les attaques congestives sont suivies de périodes de repos, vous êtes enchantés, le malade va mieux, il y a quinze jours qu'on lui fait des frictions mercurielles sous les aisselles, qu'on lui donne de l'iodure de potassium, il faut continuer. Je ne blâme pas cette manière de faire, car, en définitive, il peut arriver qu'effectivement, on ait affaire à des pachyméningites gommeuses qui reproduisent à peu près la symptomatologie que nous nous sommes attachés à décrire, mais n'oubliez pas que le diagnostic est parfois d'une difficulté extrême, et que la paralysie générale est chose malheureusement trop commune. Soyez donc prudents, réservez le pronostic. Seulement, il peut se faire aussi que la paralysie générale commence de cette façon et justement chez notre malade, les choses se sont passées comme je viens de le dire et le traitement anti-syphilitique a été appliqué dans toute sa rigueur, mais les résultats ont été nuls et aujourd'hui, il faut bien reconnaître que c'est bien la paralysie générale qui est en jeu.

Je tiens maintenant à relever chez notre malade la présence d'un symptôme qui se rattache en somme au syndrôme, épilepsie partielle sensitive. Il y a 15 jours, elle est venue se plaindre à nous que, de temps à autre, elle avait devant les yeux ce qu'elle appelle des flammèches et elle a représenté l'image de ces « flammèches » par un dessin grossier, mais suffisamment caractéristique. Quand cela lui arrive, elle ne voit plus que la moitié de la figure des gens qui se présentent devant elle. A cette sensation lumineuse, suivie d'hémiopie, succède un violent mal de tête sus-orbitaire et elle est obligée d'aller s'aliter.

Vous le voyez : Scotôme scintillant, hémiopie, douleurs de tête sus-orbitaires qui terminent la série. C'est bien là la description du syndrôme, migraine ophtalmique. Mais que vient-il faire ici, quel est son rôle, sa signification clinique ?

Si j'insiste dans le cas présent sur ce syndrôme : *Migraine ophtalmique*, ce n'est pas la migraine ophtalmique elle-même que j'ai en vue. Il y a la migraine ophtalmique entité morbide, et le syndrôme migraine ophtalmique : ce sont deux choses différentes. Il est clair que les accidents de la migraine ophtalmique vraie, essentielle si vous voulez, ont à la surface de l'écorce une localisation quelconque, dans le domaine de la sylvienne. Eh bien, si cela est, et il n'est pas douteux que cela soit, vous devez comprendre que, localisées dans les mêmes régions, les lésions méningo-encéphaliques qui forment le substratum anatomique de la paralysie générale, devront reproduire le même syndrôme. Mais, en réalité, en pareille circonstance, ce n'est plus de migraine ophtalmique qu'il s'agit.

La migraine ophtalmique est, dans la règle, une affection relativement bénigne ; mais vous n'ignorez pas que, sans sortir du cadre, certains « accompagnants » comme j'ai proposé de les appeler, peuvent assombrir la situation : Tels sont les engourdissements des extrémités, de la face, l'aphasie transitoire, etc., dont je vous ai parlé déjà. Mais le plus souvent, en pareil cas, l'emploi prolongé du bromure de potassium à dose suffisamment élevée, d'après mon expérience du moins, pourra atténuer ces accidents, en éloigner le retour, les faire disparaître.

Ce n'est pas ainsi que se passeraient les choses s'il s'agissait, non de la migraine, mais de son Sosie, je veux parler du syndrôme, migraine ophthalmique subordonnée, cette fois, aux lésions de la méningo-encéphalite diffuse. Alors, c'est bien évident : quelques grammes de bromure de potassium ne suffisent pas à conjurer les graves événements que prépare l'avenir.

J'ai raconté, il y a 3 ou 4 ans, dans le troisième volume de mes leçons, l'histoire d'un homme fort distingué, d'un professeur d'histoire dans une faculté étrangère, chez lequel nous avons vu la paralysie générale commencer dans ces conditions. C'est à la page 72 (1), et après tout, comme il s'agit d'un cas qui est cliniquement du plus grand intérêt, on peut bien le relire. Cela est intitulé *Migraine oph-*

---

1 *Leçons sur les maladies du système nerveux.* Œuvres complètes, T. III, p. 72 s. q.

thalmique et paralysie générale progressive. Je rappelle les diverses manières d'entrer dans la paralysie générale que mon collègue Falret a si bien décrites. Je décris en quelques mots le scotôme scintillant et le syndrôme de la migraine ophthalmique et j'arrive enfin à mon malade dont je reproduis l'histoire résumée :

« M. L..., professeur d'histoire, venu en France pour étudier le droit, est âgé de
« 35 ans; il offre actuellement les phénomènes suivants: embarras spécial de la
« parole, qui est presque inintelligible, tremblement fibrillaire de la langue, trem-
« blement spécial des mains, ensemble de phénomènes intellectuels et moraux
« qu'on peut grouper sous la rubrique: *démence paralytique.*

« Rien de plus classique, je le répète, que ce cas, aujourd'hui que l'on sait qu'il
« existe une forme de paralysie générale où le délire ambitieux ne figure pas, dési-
« gnée sous le nom de forme paralytique, ou de paralysie générale sans aliéna-
« tion........... »

C'est bien cela, c'est la paralysie générale des neuro-pathologistes, distinguée de la paralysie générale des aliénistes. Mais ce qui est intéressant, c'est l'histoire du début de la maladie faite par la jeune femme du malade :

« Depuis deux ans, il est irritable, méticuleux, cependant, au mois de juillet der-
« nier, il a pu passer avec succès un examen de droit devant la Faculté de Paris.
« Les premiers troubles qui ont frappé l'attention remontent au mois de septembre
« 1881. Il a eu alors une première attaque, accès de migraine ophthalmique, sco-
« tôme scintillant et affaiblissement de la vue du côté droit, accompagnés d'em-
« barras de la parole, de parésie et d'engourdissement du membre supérieur droit.
« Il est resté troublé pendant huit jours, puis tout est rentré dans l'ordre. »

Vous dites : C'est une migraine ophthalmique, oui, mais *latet anguis in herbâ.* Jamais un clinicien ne peut dormir tranquille, il est entouré d'embûches de tous les côtés, c'est le plus triste métier qu'on puisse faire quand on veut l'exercer consciencieusement. On est toujours en défiance de soi-même. Heureux ceux qui croient tout savoir et n'avoir plus besoin d'apprendre ! Il paraît qu'il y en a qui sont ainsi faits ; je les en félicite.

Je reprends : « Huit jours plus tard, il a eu une deuxième attaque sans perte de
« connaissance, avec embarras de la parole. L'intelligence reste obtuse pendant 24
« heures ; il paraît se remettre complètement en apparence ; mais il est nerveux,
« irrité : il peut se remettre au travail, cependant. Au mois de février 1882, il a
« une troisième attaque avec les mêmes symptômes de migraine ; mais, en outre,
« il a cette fois des secousses convulsives à caractère épileptiforme, avec perte de
« connaissance. Cela a duré deux heures, ce qui semble indiquer qu'il a eu une
« série d'attaques qui ont présenté cette particularité que les secousses prédomi-
« naient à droite. A la suite de cette attaque, l'embarras de la parole a persisté. »

Car cela peut aller jusque là. Cette attaque congestive peut être le début de la paralysie générale. Mais l'attaque congestive, cela peut être aussi de l'épilepsie partielle motrice et de l'épilepsie sensitive, et je vous disais l'autre jour que cela pouvait bien tenir à la syphilis ; certaines épilepsies partielles et la syphilis vont très bien ensemble. La monoplégie motrice transitoire et la syphilis, la monoplégie sensitive et la syphilis s'associent parfaitement. Mais quand vous êtes dans ces données, si vous vous y êtes placés légitimement, vous avez un traitement à ordonner, et alors il faut que vous sachiez que, quelquefois, quoique le malade ait eu la syphilis, il est atteint de paralysie générale et que le traitement n'y pourra rien ; il faut en faire son deuil.

J'insiste ici sur cette épilepsie partielle sensitivo-sensorielle; le sens de la vue est affecté, compliqué d'épilepsie partielle motrice. Vous ne devez pas oublier que cette dernière doit figurer parmi les accidents dits congestifs qui inaugurent quelquefois l'avènement de la paralysie générale progressive.

N'oubliez pas que tous ces accidents-là, je me répète à dessein, épilepsie partielle et sensitive séparées ou combinées, accès de monoplégie transitoire, tout cela, dis-je, se rencontre également dans le cas de la syphilis cérébrale. Il y a donc là un diagnostic à faire et ce diagnostic est, je vous assure, hérissé de difficultés de tout genre. N'oubliez pas qu'on peut avoir eu la syphilis et devenir paralytique général et lorsque c'est bien de cette affection-là qu'il s'agit, le traitement antisyphilitique n'y pourra rien, absolument rien. Il faut en faire son deuil.

Hier, chez moi, un monsieur, employé dans une grande administration de l'Etat, est venu me trouver. Il s'est plaint d'avoir, depuis quelque temps, des accès d'engourdissements avec un peu d'embarras de la parole ; il n'a rien dans les pupilles et il écrit encore assez correctement. Il a eu la syphilis il y a 20 ans. Vous savez que les accidents cérébraux de la syphilis attendent, en effet, quelquefois 10, 15 ou 20 ans pour se produire. Le malade est bien dans ces données-là. Le médecin qui me l'a amené a émis l'avis que les accidents relevaient de la syphilis. Je lui dis : oui, je le veux bien, je veux bien entrer dans votre idée, mais gardez-vous à carreau, n'allez pas déclarer à la famille que nous sommes maîtres de la situation, que nous allons à coup sûr guérir le malade. Il pourrait bien se faire que nous assistions au début d'une paralysie générale. Tenez-vous sur vos gardes. Faites part à la famille de l'ambiguïté de la situation. Je crois que j'ai agi sagement dans la circonstance et que j'ai donné, au confrère un bon conseil (1).

Je reviens à ma lecture :

« Huit jours plus tard, il a eu une quatrième attaque du même genre avec recru-
« descence de l'embarras de la parole et faiblesse du bras droit. Enfin, le 5 mai
« il a une cinquième attaque, avec parésie du bras droit, suivie le lendemain d'une
« parésie du membre inférieur droit. Pendant les cinq ou six jours qui ont suivi,
« il ne pouvait dire autre chose que « à cause que ». Le bras droit est resté para-
« lysé pendant un mois. C'est surtout à partir de ce moment que le niveau intel-
« lectuel baisse ; il est devenu très enfant ; il est docile, mais très mobile, pleurant
« et riant avec une grande facilité. Il ne peut presque pas écrire de lui-même, mais
« il copie cependant une page, d'une écriture tremblée. La mémoire est aussi affai-
« blie que le jugement et la volonté. Il éprouve de temps en temps le scotôme scin-
« tillant. Vous le voyez s'avancer avec une démarche titubante ; ses mains trem-
« blent, sa langue tremble aussi ; sa parole est à peu près inintelligible ; sa physio-
« nomie est caractéristique, le regard éteint, les paupières tombantes, etc. Sa pu-
« pille droite est plus dilatée que la gauche ; elle n'agit que faiblement par l'exci-
« tation lumineuse, mais par la convergence. »

(1) L'avenir a montré qu'il s'agissait de paralysie générale.

C'est là le signe d'Argyll Robertson que vous savez être l'un des caractères de l'ataxie locomotrice et en même temps de la paralysie générale, et je saisis l'occasion de relever que notre malade d'aujourd'hui, présente, elle aussi, cette modification de la réaction de la pupille qui vient donner, s'il est possible, plus de consistance encore à notre diagnostic.

Quelque temps après que j'eus observé le cas dont je viens de vous lire la description, M. Parinaud en faisait connaître un autre du même genre (1).

En résumé, il importe de ne pas oublier que le syndrôme migraine ophtalmique peut se présenter dans les commencements de la paralysie générale, ou dans son cours à titre de comparse. Cela est d'autant plus intéressant à connaître pour le praticien que la migraine ophtalmique primitive essentielle est relativement bénigne. Ne perdez pas de vue cependant qu'il ne faut pas toujours s'y fier. Vous connaissez les méfaits de la migraine ophtalmique accompagnée, et vous savez que l'hémiopie, l'aphasie qui s'y rattachent peuvent, dans certaines circonstances, s'établir à l'état permanent. L'affection, à l'origine purement dynamique, est devenue dans ces cas lésion organique plus ou moins irréparable.

Puisque je me suis arrêté sur l'article syndrôme migraine ophtalmique, je relèverais qu'on peut la rencontrer subordonnée à une affection moins dramatique que ne l'est la paralysie générale progressive.

Vous avez sous les yeux un dessin colorié du scotôme scintillant représenté d'après nature par un jeune homme de 20 ans qui est venu nous consulter il y a quelques mois ; son observation a été recueillie par M Babinski qui se propose de faire paraître, dans les *Archives de neurologie*, un travail sur le syndrôme migraine ophtalmique hystérique. Le jeune homme est venu nous trouver se plaignant d'éprouver assez souvent des migraines atroces, dans lesquelles l'élément douleur présentait une intensité extrême. Le scotôme scintillant, dont vous trouvez les divers aspects représentés sur ce dessin, précédait constamment l'accès : peu après, il sentait venir un fourmillement dans la main droite, et enfin lorsque la céphalée était portée à son haut degré, survenaient dans cette même main droite des mouvements convulsifs toniques, puis cloniques, qui bientôt se généralisaient et nous avaient fait croire tout d'abord à l'existence de l'épilepsie partielle, mais en y regardant de plus près nous avons facilement reconnu que l'hystérie était là un jeu. Il existait en effet sur l'article syndrôme droite, et un rétrécissement concentrique du champ visuel du côté droit. Des pleurs, des sanglots terminaient souvent la scène. La céphalée jouait donc, dans les attaques, le rôle qu'y jouent les points hystérogènes et les convulsions n'étaient autres que des spasmes hystériques sous forme d'épilepsie partielle. J'ai rencontré plusieurs autres cas où le syndrôme migraine ophtalmique a fait partie de l'attaque hystérique.

Il faut bien distinguer ces cas où le syndrôme en question fait en quelque sorte partie intégrante de l'affectation dans laquelle il apparaît, de ceux où la migraine conservant toute son autonomie nosographique entre seulement en association avec d'autres états morbides.

Voici un exemple du dernier genre : Il s'agit de la petite fille d'un des profes-

(1) *Archives de la neurologie*, t. V, p. 57.

seurs les plus éminents qu'ait comptés l'Ecole Française, dans la seconde partie du siècle. Ce professeur, soit dit en passant, ne croyait guère à l'hystérie; il voulait le plus souvent n'y voir que simulation. Hélas! Sa fille lui donnait bientôt un démenti, elle a présenté pendant longtemps les accidents les plus variés de la grande névrose. Sa petite fille est la malade que j'ai examinée avec un de nos collègues et dont je veux, en deux mots, vous conter aujourd'hui l'histoire pathologique. Depuis longtemps, cette dame souffrait d'accès de migraine fort douloureux et pendant lesquels elle était souvent prise, avec engourdissement de la main droite, d'aphasie transitoire. La description du scotôme scintillant, avec le dessin de fortification à la Vauban était parfaite, celle de l'hémiopie transitoire ne laissait rien à désirer, mais elle souffrait en plus, depuis quelques années, dans les membres inférieurs, de douleurs paroxystiques, parfois d'une intensité extrême et présentant tous les caractères des douleurs fulgurantes classiques de l'ataxie locomotrice progressive. D'ailleurs, les réflexes rotuliens faisaient absolument défaut et lorsque les yeux étaient clos, il y avait de l'incertitude dans sa marche. J'ajouterai que l'examen des pupilles fit reconnaître l'existence très évidente du signe d'Argyll Robertson; pour se rendre compte de ce concours singulier de symptômes, on avait imaginé l'existence de je ne sais quelle névrose complexe jusqu'à présent indécrite. A mon avis, pour débrouiller le chaos, il y avait lieu d'admettre la présence de deux éléments parfaitement distincts, mais associés chez un même sujet. D'abord la migraine ophtalmique, maladie autonome, relevait chez Madame X. de l'hérédité arthritique. Son grand'père avait été asthmatique. En second lieu, l'ataxie locomotrice relevait de l'hérédité nerveuse. — La mère avait été hystérique. — Dans ce cas, la migraine ophtalmique accompagnée pouvait être modifiée par l'emploi continu et suffisamment prolongé du bromure de potassium à doses suffisamment élevées. Pour ce qui est de l'élément ataxie locomotrice progressive, le pronostic en était naturellement bien différent, car c'est une affection qui ne dément pas son qualificatif et dans laquelle la thérapeutique reste le plus souvent bien impuissante.

Une autre association fréquente de la migraine ophtalmique, c'est la goutte, la goutte articulaire tophacée, cette combinaison ne sera pas faite pour vous surprendre si, vous considérez que goutte et migraine, appartiennent l'une et l'autre à la même famille nosologique, la famille arthritique.

Je me suis laissé entraîner bien loin du sujet qui a été le point de départ de la présente dissertation. Mais je n'aurai pas à le regretter, si je suis parvenu à fixer dans votre esprit un certain nombre de faits importants, appartenant à la clinique vulgaire et qui ne sont pas encore, si je ne me trompe, connus comme ils le méritent.

3° MALADE (Homme de 30 ans.)

M. CHARCOT : Quel âge avez-vous ?
Le malade : 30 ans.
M. CHARCOT : Que faites-vous ?
Le malade : Je suis tailleur.
M. CHARCOT : Etes-vous marié ?
Le malade : Ma femme est morte.
M. CHARCOT : Et de quand date votre maladie ?
Le malade : Il y a 13 mois que je suis comme cela.
M. CHARCOT : Et avant ?
Le malade ; J'avais eu des douleurs.
M. CHARCOT : Quel genre de douleurs ?
Le malade : Des douleurs rapides.
M. CHARCOT : Donnez-nous une description de ces douleurs rapides.
Le malade : Cela passait tout le long des jambes et me durait au moins 24 heu-
res. Ma peau devenait très sensible. Quand j'appuyais fort ma jambe, cela ne me
faisait pas mal, cela me faisait même du bien, et je me servais de ce moyen pour
arrêter un peu la douleur. Cependant, la peau était très sensible.
M. CHARCOT : Dans ce temps-là, vous marchiez encore, vous travailliez ?
Le malade : Oui.
M. CHARCOT : Est-ce que, auparavant, vous n'avez pas eu dans les yeux quelque
chose d'extraordinaire, vous n'avez pas vu double, vous n'avez pas eu la paupière
tombante ?
Le malade : Non, Monsieur :
M. CHARCOT : Vous avez, dites-vous, 30 ans et vous êtes malade depuis un an ?
Racontez-moi comment s'est produit cette espèce de paralysie.
Le malade : J'ai commencé à avoir les jambes lourdes, je ne pouvais pas les déta-
cher de terre, c'était comme si on m'avait attaché des poids aux pieds ; cette
sensation a gagné de plus en plus le haut de la jambe et les articulations.
M. CHARCOT : Combien y a-t-il de temps qu'il vous est devenu impossible de marcher ?
Le malade : Il y a trois mois.
M. CHARCOT : Pour pisser, éprouvez-vous des difficultés ?
Le malade : Oui, je pisse difficilement.
M. CHARCOT : Depuis longtemps ?
Le malade : Depuis le commencement de ma maladie.
M. CHARCOT : Dans le temps même où vous n'aviez que des douleurs ?

Remarquez avec quelle rapidité s'est développée cette période paraplégique. Je
lui donne le nom de paraplégie, parce qu'en effet le malade est incapable de se tenir
debout et à peine capable de mouvoir ses membres inférieurs. C'est un fait anormal dans l'espèce ; il s'est produit ici, en quelques mois, un état qui ne se manifeste
le plus souvent qu'au bout de plusieurs années. Dans l'ataxie locomotrice, c'est

d'elle qu'il s'agit ; on peut souffrir de douleurs fulgurantes pendant 3, 4, 10, 15 ans avant que ne paraisse l'incoordination motrice, et l'impuissance paraplégie ne se montre en général que lorsque cette dernière a persisté pendant plusieurs années. Ici, au contraire, les douleurs fulgurantes occupent seules la scène pendant quelques mois à peine ; l'incoordination dure trois mois seulement et aujourd'hui, nous en sommes arrivés déjà à la dernière période marquée par l'impuissance presque absolue.

Les cas de ce genre ne sont pas tout à fait rares en clinique et il est important de savoir si, en réalité, dans ces cas-là, le pronostic est aussi grave qu'on pourrait le croire au premier abord. Eh bien, d'après mon expérience du moins, lorsque dans l'ataxie locomotrice l'impuissance motrice se montre ainsi prématurément, s'établissant d'une façon rapide, on peut, à peu près toujours, s'attendre à voir survenir une période de réparation plus ou moins accentuée, ce qui n'est pas le cas lorsque la paraplégie s'est établie suivant la règle commune, lentement et progressivement.

Le cas le plus frappant de ce genre que j'aie jamais rencontré est celui d'un ancien militaire, âgé d'une cinquantaine d'années, que j'ai été invité à voir il y a quelques années avec l'un de nos confrères de la ville. Cet homme vigoureux, parfaitement constitué et qui jusque là n'avait jamais été sérieusement malade, se sentit pris un beau jour, en revenant d'une promenade qu'il avait faite au Palais-Royal, d'un sentiment de faiblesse remarquable dans ses membres inférieurs qui se dérobaient sous lui à chaque instant. De retour chez lui, il fut obligé de prendre le lit, l'impuissance motrice étant devenue bientôt complète, absolue, c'est dans cet état que je le vis quelques jours après ce début, pour ainsi dire subit. Les membres inférieurs étaient complètement flasques, inertes, incapables de tout mouvement. Les réflexes rotuliens et les cutanés faisaient absolument défaut.

Je pensai à l'ataxie locomotrice et je fis des recherches dans ce sens. J'appris que, depuis 10 ans, le malade avait de petites douleurs dans les jambes, comme des élancements ; mais qu'il n'en avait pas tenu compte, pensant que c'étaient des rhumatismes ; d'ailleurs, jamais cela ne l'empêchait de marcher. Il avait aussi de temps en temps quelques douleurs dans la verge et quelques difficultés d'uriner.

Il est clair que mon malade militaire était un ataxique chez lequel la période des douleurs fulgurantes avait tout-à-coup cédé la place à la période paraplégique dans laquelle les membres sont incapables de toute espèce de mouvements. Naturellement, je ne portai pas de pronostic ce jour-là, parce que je n'en savais pas assez pour le faire en pleine connaissance de cause, et que je ne pouvais dire alors ce que je vais vous dire à propos de notre malade d'aujourd'hui, dont le cas ressemble un peu à celui de mon militaire.

En raison même de la rapidité avec laquelle la maladie s'est développée, mon pronostic d'aujourd'hui, c'est la probabilité d'une restauration, je ne dis pas d'un rétablissement complet de l'état normal. Vous comprenez que, quand on est entré dans l'ataxie, on n'en sort jamais tout à fait, mais il y a une grande différence entre marcher sans canne, marcher avec une canne et être condamné à rester au lit.

Mon militaire, au bout de 3 ou 4 mois, a commencé à pouvoir remuer ses membres, il a continué à avoir des douleurs fulgurantes et des troubles vésicaux ;

mais il a retrouvé la faculté de la marche et il l'a conservée, à ma connaissance pendant plusieurs années.

Je n'en puis dire plus long sur son compte, car je l'ai perdu de vue.

J'ai rencontré, depuis, plusieurs cas où les choses se sont passées de la même façon.

— Entre autre, tout récemment encore, en Espagne, chez un avocat qui demeure à Saint-Sébastien. C'est toujours la même histoire : douleurs fulgurantes pendant plusieurs mois ou années, et tout à coup, un beau jour, plus de jambes. J'ai fait mon diagnostic et mon pronostic en me fondant sur l'expérience acquise ; de fait, ce malade commence à marcher.

Malheureusement, vous l'avez compris, on ne peut espérer, dans les cas de ce genre, voir se rétablir une marche tout à fait normale ; c'est seulement d'une restauration relative qu'il peut être question.

(*S'adressant au malade*) : Qu'est-ce que vous pouvez faire de vos jambes ?

Le malade : Pas grand chose, vous voyez, je puis à peine les mouvoir.

M. Charcot : Quand vous êtes couché, est-ce que vous savez où elles sont dans votre lit ?

Le malade : Non.

M. Charcot Est-ce que vous les sentez quand vous ne les regardez pas ?

Le malade : Pas beaucoup.

M. Charcot : Et vos mains ?

Le malade : Elles sont aussi un peu prises.

M. Charcot : Est-ce que vous avez encore des douleurs ?

Le malade : Oui, mais rarement.

M. Charcot : Avez-vous comme un corset à la base de la poitrine ?

Le malade : J'ai toujours souffert dans les reins.

M. Charcot : Vous êtes tailleur, où demeurez-vous ?

Le malade : Rue Boissy d'Anglas. Je suis chez mon beau-frère.

M. Charcot : Votre logement est-il humide ?

Le malade : Nous demeurons au cinquième. C'est toujours un peu humide.

M. Charcot : (*s'adressant au chef de clinique*) : Avez-vous examiné ses pupilles ?

Le chef de clinique : Elles sont inégales et peu sensibles à la lumière

M. Charcot (*au malade*) : Avez-vous bien connu votre famille ?

Le malade : Oui, Monsieur, je connais bien ma famille.

M. Charcot : De quel pays êtes-vous ?

Le malade : Je suis Polonais, originaire de Galicie.

M. Charcot : Est-ce que vous n'avez pas entendu parler de personnes de votre famille ayant eu des maladies nerveuses ?

Le malade : Non. Je ne sais pas de quoi mon père est mort. Il avait eu une maladie de la jambe, on la lui a coupée.

M. Charcot : Vous ne vous rappelez pas qu'il y ait eu parmi vos parents des gens ayant eu des idées noires, dont la tête fût un peu dérangée.

Le malade : J'ai ma tante qui est devenue folle.

M. Charcot : Voici pourquoi je lui demande cela, c'est que, toutes les fois qu'on a affaire à des ataxiques précoces, et lui, à l'âge de 30 ans, est réduit à l'état où vous le voyez, on a des chances de trouver facilement la raison héréditaire de la

maladie. Cette assertion, je la fonde sur la connaissance d'un assez grand nombre
de cas qui m'ont paru fort significatifs.

Je crois que l'hérédité nerveuse joue un rôle important dans tous les cas d'ataxie ; mais l'hérédité est facile à établir en général dans les cas précoces, chez les
ataxiques qui sont pris des premiers symptômes, par exemple à l'âge de 20 à 25 ans.
Il semble que, chez eux, la concentration du mal étant plus grande, l'hérédité
soit plus imminente, tandis que dans les ataxies tardives, il est en général beaucoup
plus difficile de faire la preuve de l'hérédité nerveuse.

(*S'adressant au malade*) : Où sont vos parents ?

Le malade : Ils sont morts. J'ai encore deux frères et une sœur.

M. Charcot : Ils ne sont pas malades, ils n'ont pas d'attaques de nerfs ?

Le malade : Je n'en sais rien.

M. Charcot ; Nous ne pouvons rien savoir de sa famille, si ce n'est qu'une de
ses tantes est devenue folle.

Avant de tomber malade, vous n'étiez pas malheureux ?

Le malade : Je n'étais pas malheureux quand je travaillais.

M. Charcot : Vous gagniez votre vie ?

Le malade ; A peu près.

M. Charcot : Vous avez éprouvé un grand chagrin quand votre femme est morte ?

Le malade : Oui, Monsieur.

M. Charcot : Un homme est ataxique en puissance « *potentia sed non actu* » s'il ne
lui arrive rien d'extraordinaire, s'il n'éprouve pas de grand chagrin, s'il ne se
surmène pas, il restera ataxique en puissance et de cela, nous ne nous apercevons
pas pas plus que lui. Mais si par malheur cet homme est condamné à se surmener s'il éprouve un ébranlement moral comme celui qui résulte quelquefois de
la mort d'une femme aimée, alors la révélation se fait et voilà la cause occasionnelle. La cause originelle, c'est la modification spéciale des centres nerveux que
vous apportez avec vous en naissant. La cause occasionnelle ne fait que jouer
le rôle provocateur, mais ce n'est pas elle qui a créé l'ataxie locomotrice. Elle
aurait pu, cette même cause, si le malade avait eu en puissance, une autre maladie
héréditaire, en provoquer tout aussi bien l'apparition.

Les causes morales ne sont pas les seules qu'on puisse invoquer en pareil cas ;
les causes physiques sont, elles aussi, fort efficaces. Ainsi on a vu plusieurs fois une
chute, un accident de chemin de fer provoquer chez les prédisposés l'apparition
du tabès. Dans le même wagon se trouvent deux individus également soumis à
l'ébranlement : l'un qui est prédisposé à la goutte est pris quelques jours après d'un
accès de goutte, l'autre qui est prédisposé à l'ataxie ressent au bout de quelques
semaines des douleurs fulgurantes dans les jambes. La cause occasionnelle
produit des résultats différents, selon qu'il y a prédisposition différente chez les
sujets. Vous savez ce que je pense de l'influence de la syphilis sur le développement de l'ataxie locomotrice ; elle jouerait tout simplement, elle aussi, le rôle
d'agent provocateur.

Eh bien, nous allons essayer de mettre ce brave homme sur ses pieds. Je crois
qu'on pourra le tirer de la situation ou tout au moins l'amender ; notre grand
cheval de bataille, en pareille circonstance, c'est l'emploi souvent répété de petites
pointes de feu, sur toute l'étendue de la région spinale.

Je vous parlais tout à l'heure de ce militaire atteint tout à coup d'impuissance motrice, après une période de douleurs fulgurantes qui avait duré plusieurs années. Je pourrais vous citer encore le cas suivant que j'ai observé pendant longtemps avec mon élève et ami, M. le Dr Gombault, aujourd'hui médecin des hôpitaux. Il s'agit d'un malade atteint de douleurs atroces, de caractère fulgurant, qui se sont succédées pendant une quinzaine de jours sans aucune espèce de répit, nuit et jour sans relâche. A la fin de cette terrible quinzaine, paraplégie à début pour ainsi dire subit devenue complète à peine au bout de quelques heures et en même temps paralysie vésicale exigeant le cathétérisme. A la suite des applications de pointes de feu, retour progressif des mouvements dans les membres inférieurs. La station et la marche étaient redevenues possibles au bout du mois. Mais la démarche est devenue désormais celle d'un ataxique, les douleurs fulgurantes persistent à un moindre degré qu'autrefois ; le signe de Romberg est naturellement très accentué ; la vessie est restée paresseuse. Les réflexes rotuliens ont fait défaut dès l'origine.

Les cas de tabès avec développement, pour ainsi dire subit, de l'impuissance motrice des membres inférieurs et dans lesquels par conséquent, la maladie va sans transition de la première période aux périodes extrêmes, ne me semblent pas tout à fait rares, mais je ne saurais dire dans quelles circonstances particulières ils se produisent.

Policlinique du Mardi 17 Janvier 1888.

SEPTIÈME LEÇON

OBJET :

1º Paralysie hystéro-traumatique, à la suite d'un soufflet donné avec le revers de la main.

2º Hystérie à grandes attaques.

3º De la maladie des tics (diagnostic avec la chorée rhythmée),

4º Paralysie faciale.

La malade que vous avez sous les yeux est venue nous consulter pour un accident singulier dont l'interprétation ne sera pas très difficile aujourd'hui ; il serait resté certainement incompréhensible pour nous, si nous n'étions pas initiés désormais à la connaissance des paralysies hystéro-traumatiques par nos études récentes.

Il y a environ un an, elle a donné une claque à son garçon âgé de 7 ans. Ce n'est pas une chose rare dans un certain monde que ce mode de persuasion ou de réprimande ; mais ce qui est rare c'est que cette correction soit pour celui qui l'inflige l'occasion du développement d'une certaine paralysie de la main dont nous pouvons reconnaître aujourd'hui encore tous les caractères, bien qu'avec le temps, — il y a un an que la claque à été donnée — ils se soient un peu atténués. Il s'agit d'une claque donnée d'un revers de main. Il y a, permettez-moi d'entrer dans le détail, à distinguer deux espèces de giffles, au moins. D'abord, le soufflet donné avec la paume de la main, en se plaçant en face de la joue qu'on veut atteindre, cela s'appelle, en termes vulgaires, la giroflée à 5 branches; la seconde espèce, c'est le soufflet donné avec le revers de la main.

Vous direz peut-être : quel terrible soufflet cette femme a-t-elle pu donner à son enfant, pour qu'il en soit résulté pour elle une paralysie de la main, qui persiste depuis un an ? L'enfant est donc tombé par terre, ce soufflet était donc énorme ? Pas du tout, il paraît que le coup n'était pas très violent. Le gamin n'a pas crié plus qu'on ne crie pour un soufflet bien appliqué, et le mari, qui était présent, s'est trouvé fort étonné d'en voir le résultat, non sur l'enfant, mais sur la mère. C'est elle qui a le plus souffert. Presque immédiatement, elle a ressenti quelque chose de spécial dans la main, et une difficulté du mouvement d'extension.

Voilà une aventure en apparence bien insignifiante et qui, cependant, pour un médecin attentif, doit donner lieu à toutes sortes de considérations.

Ce n'est pas la première fois que l'on voit se produire des accidents du même genre, à la suite de traumatismes absolument légers, et tout à l'heure je vous en citerai quelques exemples.

Voilà donc un accident traumatique léger et ne présentant, en réalité, aucun caractère de gravité. Il n'en est pas moins à prendre en considération, puisqu'il en résulte une gêne fonctionnelle du mouvement des parties affectées, durant depuis 12 mois. Comment les choses se sont-elles passées ?

Je ferai remarquer, d'abord, que cette paralysie affecte surtout le mouvement du côté de l'extension.

(A la malade) : Redressez votre main.

Comme vous le voyez, elle redresse la main ; mais si vous tâchez de la fléchir, elle n'offre de ce côté aucune espèce de résistance, vous pouvez facilement le voir. Du côté de la flexion, il y a, au contraire, une certaine résistance. La paralysie a été autrefois beaucoup plus prononcée ; Il n'en reste plus que des vestiges à la vérité fort significatifs.

Il existe, en outre, des troubles moteurs des troubles de la sensibilité qui sont très particuliers et très intéressants à étudier.

Si vous considérez le mode de distribution de l'insensibilité, quand ce sont les rameaux nerveux qui sont affectés, vous reconnaissez que l'anesthésie est disposée par zones ou plaques, à contours plus ou moins irréguliers, répondant au mode de distribution de ces nerfs.

Il y a quelques jours, à l'occasion d'un malade atteint d'une lésion du sciatique poplité externe, je vous ai montré une de ces plaques d'anesthésie.

Les anesthésies résultant de la lésion du nerf radial, ou du cubital, ont aussi leur distribution cutanée spéciale, capable de faire reconnaître leur origine. Par conséquent, si la lésion portait sur ces nerfs vous auriez des distributions de ce genre. Il n'en est rien. L'anesthésie ne répond pas chez notre malade, à une distribution de nerfs ; elle occupe la main tout entière, et une partie du poignet, se terminant du côté de l'avant-bras par une ligne circulaire perpendiculaire à ce grand axe du membre et qui s'appelle quelquefois ligne d'amputation. Elle figure un gant remontant jusqu'au dessus du poignet. Il y a eu en même temps anesthésie cutanée et anesthésie profonde avec perte plus ou moins complète du sens musculaire ; quand on déplace successivement les doigts du sujet, elle ne sait dire quel est celui qui a été déplacé, non plus que la direction qu'on lui a imprimé. (*Fig.* 3 et 4).

Ceux d'entre vous qui sont au courant de nos nouvelles études, ont parfaitement compris, par les détails qui précèdent, de quoi il s'agit chez notre malade. L'anesthésie et la paralysie motrice, marquée par une diminution très notable de la force dynamométrique, ne sauraient être rattachés ici à une lésion des nerfs périphériques ; cela est bien entendu. On ne saurait invoquer non plus soit une lésion spinale (1), soit une lésion bulbaire, soit même une lésion des masses centrales hémisphériques, couches optiques ou corps striés. Il faut remonter jusqu'à l'écorce pour trouver l'origine d'une semblable disposition des symptômes. Mais

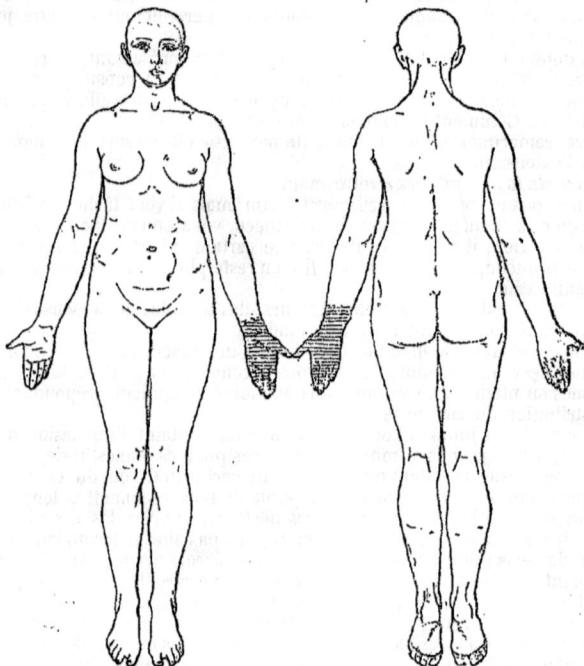

Fig. 3 et 4.

ce n'est guère que dans l'hystérie qu'elle s'observe d'une façon aussi régulière et aussi nette. Les lésions corticales organiques réalisent rarement au même degré

(1) On sait aujourd'hui que, de même que dans l'hystérie, la distribution de l'anesthésie par zones géométriques, par segments de membres, peut se rencontrer dans la syringomyélie qui est une maladie essentiellement spinale. Seulement dans cette dernière il n'y a pas perte du sens musculaire, chose habituelle au contraire dans l'hystérie. De plus, la dissociation, dite syringomyélique des troubles de la sensibilité se rencontre assez rarement chez les hystériques

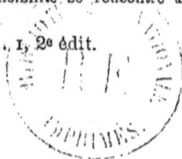

ce concours de la paralysie motrice et de l'anesthésie cutanée et profonde disposées par segments géométriques. Ainsi cela n'est guère douteux, ce n'est pas d'une
lésion organique corticale grossière, hémorragie, ramollissement, etc., qu'il s'agit
ici, mais bien d'une lésion corticale purement dynamique et cette lésion est de celles
qui, j'en suis convaincu, pourront être reproduites artificiellement, expérimentalement, chez les sujets placés dans les conditions de ce que j'appelle le grand hypnotisme.

Dans ces conditions du grand hypnotisme, donnez au sujet, mis en expérience,
l'ordre d'appliquer un soufflet sur un corps dur quelconque que vous lui aurez
dit, par exemple, être la figure d'une personne détestée. Le soufflet sera donné
et je crois pouvoir avancer que la main qui l'aura appliqué sera, de ce fait, paré-
siée ou paralysée, suivant l'intensité de l'acte et présentera justement tous les
caractères spéciaux du genre de paralysie que nous observons chez notre malade
d'aujourd'hui. J'espère pouvoir vous rendre témoins des résultats de cette expérience clinique un de ces jours prochains.

Il y avait donc analogie entre l'état d'une femme plongée dans l'état de grand
hypnotisme, et celui d'une femme hystérique mise en colère. Oui. L'analogie existe,
elle est étroite même et c'est du côté de modifications de l'état mental qu'il faut
la chercher.

Dans les deux cas, la suggestibilité est portée à un très haut degré et là est
véritablement le nœud de la situation, c'est ce que je vais chercher à établir.

Je vous rappellerai en deux mots quels sont les caractères de l'état mental dans
le somnambulisme artificiel : absence de spontanéité, toute idée introduite dans
l'esprit du sujet, par l'expérimentateur soit à l'aide de la parole, soit d'une autre
manière, y est reçue et s'y installe à la manière d'un corps étranger, sans subir
de critique sérieuse de la part du moi qui reste en quelque sorte plus ou moins
profondément endormi. Or, les idées imposées dans ces conditions-là, privées
du contrôle de cet agrégat d'idées qu'on appelle le moi, peuvent, au gré de celui
qui les a fait naître, acquérir une intensité extrême, une puissance presque sans
limites, comme cela a lieu d'ailleurs souvent dans nos rêves. Vous savez que
comme l'enseignent Spencer, Bain, Ribot, dans les conditions psychologiques
normales, l'idée du mouvement d'un membre, c'est déjà le mouvement de ce
membre en voie de s'accomplir; ainsi nous pensons fortement au mouvement d'extension d'une main, et nous esquissons, par ce fait, automatiquement, le mouvement
en question de cette main ; si l'idée est poussée au plus haut degré d'intensité, le
mouvement s'exécutera réellement, à fortiori, dans l'état de somnambulisme où
les puissances d'arrêt sont annihilées. Cette réalisation de l'idée suggérée se
produira dans les conditions les plus favorables et, s'il en est ainsi, vous comprendrez aisément comment chez la somnambule l'idée de l'impuissance motrice d'un
membre déterminera réellement la paralysie de ce membre. La connaissance de
ces paralysies dites psychiques, chez les sujets placés en état de somnambulisme,
est devenue d'ailleurs chose vulgaire. Et l'on sait en particulier qu'il est possible
d'obtenir qu'elles persistent telles après le réveil, pendant un temps plus ou
moins long.

Je vous demanderai maintenant de me concéder immédiatement la réalité de cette analogie que je disais exister tout à l'heure entre l'état psychique de la somnambule et celui qui se développe chez une hystérique, sous l'influence d'une vive émotion et en particulier de la colère. Elle sera mise dans un instant dans tout son jour, par les développements qui vont suivre. Il ne me restera plus alors qu'à faire comprendre comment le choc que reçoit la main qui applique un soufflet aboutira, dans les conditions supposées, à la production d'une paralysie de la main et comment cette paralysie se montrera douée des caractères particuliers que vous savez.

Vous connaissez sans doute ce qu'on appelle en chirurgie le phénomène du *choc local*, bien étudié par Groningen. Si, comme l'a relevé M. Billroth, on vient accidentellement à se cogner la main contre un corps dur, il en résultera à peu près successivement un certain degré de paralysie motrice de cette main, accompagnée d'une légère anesthésie et la durée de la paralysie produite de cette façon, ainsi que son intensité, varieront, toutes choses égales d'ailleurs, suivant les sujets. Ainsi chez un individu robuste, chez un manouvrier, par exemple, pour un choc d'intensité donnée, la parésie sera à peine esquissée et très peu durable, tandis que chez un névropathe, chez une hystérique, j'en ai fait plusieurs fois l'expérience, elle se montrera pour la même intensité de choc beaucoup plus prononcée et beaucoup plus durable. Supposons qu'il s'agisse maintenant, non plus de sujets sains, ou d'hystériques, dans les conditions ordinaires de la veille, mais bien soit de sujets somnambulisés ou d'hystériques placés sous le coup des conditions mentales particulières que développe la colère ; en pareil cas, non seulement les phénomènes de paralysie déterminés par le choc local se montreront plus accentués, mais, en outre, ils ne pourront pas manquer de faire naître dans l'esprit du sujet hypnotisé ou ému, en raison même de l'état mental spécial où ils se trouvent, en conséquence de l'affaiblissement du moi, l'idée exagérée, amplifiée, poussée à l'extrème d'impuissance motrice et d'insensibilité des parties soumises au choc. C'est ainsi que chez de pareils sujets la paralysie qui, autrement, si le moi fût resté présent et actif, serait à peine accusée et se montrerait transitoire, pourra acquérir un haut degré de développement, s'installer définitivement, et persister après que l'esprit aura récupéré les conditions d'équilibre normal.

C'est donc un phénomène d'auto-suggestion, opérant suivant le mécanisme que je viens d'indiquer, qui préside, suivant moi, dans les conditions que j'ai spécifiées, au développement des paralysies hystéro-traumatiques et vous remarquerez que mon hypothèse explique pourquoi, dans ces faits d'hystéro-traumatisme par choc local, c'est sur les régions mêmes où le choc a porté que s'installent la paralysie motrice et l'anesthésie concomitante ; elle explique aussi pourquoi ces paralysies ne se développent pas, en général, immédiatement après l'accident, mais seulement quelques heures, quelques jours après, à la suite d'une sorte d'élaboration mentale que j'ai désignée quelquefois du nom de méditation.

Telle est l'interprétation physiologique ou mieux psychologique — dans l'espèce en somme c'est tout un — que je propose pour faire comprendre l'évolution des faits d'hystéro-traumatisme avec détermination locale. J'y tiens assez, parce que je crois qu'elle approche la vérité d'assez près. Mais je vous engage à la prendre pour ce qu'elle vous paraît être et à considérer seulement, pour le moment, que, en dehors de toute explication, les phénomènes de l'hystéro-traumatisme par choc local se présentent bien réellement, l'observation purement empirique le démontre, dans des circonstances que nous avons relevées, et qu'elles se montrent douées partiellement des caractères cliniques que nous avons mis en relief.

Mais il est possible encore que, même la question étant ramenée dans les limites de l'observation pure, quelques-uns d'entre vous fassent encore des réserves. La malade est-elle vraiment hystérique, comme vous l'affirmez ? Les caractères de la paralysie ne paraissent peut-être pas suffisants pour entraîner, sans plus, la conviction dans les esprits. Eh bien, je ne crois pas qu'il nous soit bien difficile de prouver que la malade est une hystérique et que tout est hystérique chez elle. Ce n'est pas qu'elle présente d'autres stigmates que ceux que nous avons relevés en étudiant la paralysie de la main ; il n'y a pas d'hémianesthésie sensitive sensorielle, pas de rétrécissement du champ visuel en particulier. Par contre, nous constatons la présence d'une ovarie gauche des plus manifestes et aussi l'existence d'attaques fréquentes, présentes et passées, d'hystérie vulgaire ; c'est bien quelque chose et il y a quelques jours, sous l'influence de l'émotion causée par nos interrogations, elle nous a donné le spectacle d'une de ces attaques avec serrement de la gorge, battements dans les tempes, bourdonnements dans les oreilles, suivis de quelques secousses spasmodiques dans les membres. Nous en apprendrons peut-être encore un peu plus long sur ce sujet, si nous interrogeons maintenant la malade dans une certaine direction.

Cette femme est native de Nîmes. Elle a 34 ans, elle a eu 3 enfants. C'est l'aîné qui a reçu la claque. (*S'adressant à la malade*) : Où sont les autres enfants ?

La malade : Ils sont morts.

M. CHARCOT : Elle est violente dans son ménage. On prétend qu'on a dû éloigner d'elle son enfant, parce qu'elle le maltraitait, il recevait trop de gifles.

La malade : Ce n'est pas pour cela. C'est parce qu'il était constamment malade.

M. CHARCOT : En tout cas, il est resté un peu plus à l'abri de ce genre de traumatisme tant qu'il est demeuré éloigné de la maison paternelle. Est-ce que vous l'avez avec vous maintenant ?

La malade : Oui, Monsieur.

M. CHARCOT : Elle est extrêmement vive, inflammable ; vous savez que les méridionaux de sa catégorie ont la réputation assez souvent méritée de n'être pas patients. Il importe de remarquer ,d'ailleurs, que dans sa famille il y a des antécédents pathologiques qui méritent bien d'être mis en ligne de compte dans l'appréciation de sa condition ; il ne faut peut-être pas trop lui en vouloir de se montrer fréquemment un peu trop vive et emportée. Vous serez peut-être forcés, à la suite de l'enquête à laquelle nous allons nous livrer, de reconnaître une fois de plus, qu'en matière de pathologie nerveuse, il n'y a pas de génération spontanée et que rien ne vient de rien, il y a ses antécédents pathologiques ; il ne faut pas trop lui en vouloir. L'hérédité est intéressante, car elle nous ramène toujours au même principe; elle nous prouve que l'hystérie ne vient pas seule, comme un champignon. Voici les renseignements recueillis :

Père âgé de 64 ans : Douleurs articulaires et gravelle.

Mère : Morte d'une maladie du cœur, avait eu des douleurs articulaires. Voilà pour l'arthritisme.

Voici maintenant le côté neuro-pathologique. Le grand-père du côté maternel était épileptique.

Telle est l'hérédité connue et avouée de la malade; comme vous pouvez en juger, elle a son importance. Maintenant, dès son enfance, elle a manifesté les tendances spéciales qui sont aujourd'hui si fortement accusées. Réglée à 13 ans, elle a été bien portante jusqu'à l'âge de 18 ans, époque à laquelle elle a eu un premier accident. Elle demeurait aux environs de Nîmes. Une machine agricole passait dans son village; tout-à-coup, le mécanicien donne un coup de sifflet aigu auquel elle ne s'attendait pas, et la voilà qui tombe dans une attaque de sommeil, à la suite de laquelle elle en a éprouvé une série d'autres, pendant une période de deux années. On la réveillait seulement pour manger. Vous savez que ces attaques sont tout simplement des attaques d'hystérie transformées. Ainsi : hérédité, attaques de sommeil, attaques d'hystérie proprement dites avec ovarie, voilà le passé. Puis, un beau jour, à la suite d'une giffle donnée dans un accès de colère, une paralysie d'un genre spécial.

Tout cela est suffisamment caractéristique; rien d'embarrassant pour le diagnostic, il ne s'agit plus que d'instituer les règles d'un traitement approprié.

Je regrette que notre malade ne veuille pas consentir à entrer dans nos salles et qu'elle tienne absolument à suivre son traitement chez elle. En contact avec son mari et ses enfants, obligée de veiller aux choses de l'intérieur, elle se trouvera, entre nous, dans des conditions bien défavorables à la réussite du traitement prescrit. En pareille circonstance, c'est l' « Isolement » qu'il faut parmi les agents de la médecine placer sur le premier plan. Toutes les autres prescriptions font merveille lorsque l'Isolement a pu être obtenu; en dehors de lui, les résultats sont inconstants, précaires.

Je sais bien qu'on ne peut pas dire que le séjour dans l'hospice puisse être considéré comme représentant l'Isolement en règle, tel qu'on peut l'obtenir dans certaines maisons de santé de la ville. Il serait bien désirable que l'administration pût un jour fonder des sortes d'institutions où l'Isolement pour les hystériques et les malades du même genre qu'on ne peut pas compter parmi les aliénés proprement dits, pût être convenablement pratiqué. Mais, pour le moment, puisqu'il n'existe rien de semblable et vous comprenez que la réalisation d'un tel plan soit difficile, l'admission à la Salpêtrière serait désirable. Sans doute, la malade y serait en promiscuité avec d'autres névropathes, cela est inévitable; mais, pour le moins, elle pourrait être soumise à une discipline, et obligée en particulier de suivre régulièrement le traitement prescrit. De plus, ce qui est fort à considérer, elle serait tenue éloignée de son mari, de ses enfants, elle n'aurait plus l'obligation immédiate de travailler pour pourvoir à la subsistance de tous, et elle trouverait de ce côté les conditions d'un repos mental relatif. L'hydrothérapie, l'électrisation statique, la suggestion hypnotique, si elle est applicable, l'emploi des toniques, le temps, car il faut du temps, ferait le reste; et s'il est impossible d'espérer une guérison complète dans un cas où la maladie a poussé dans l'organisme d'aussi profondes racines, on peut, au moins, compter sur un amendement sérieux.

Je ne saurais trop redire, après l'avoir fait maintes fois déjà, dans diverses circonstances, depuis une vingtaine d'années, l'importance capitale de l'Isolement, dans le traitement de l'hystérie. En ville, c'est une doctrine qui commence à être acceptée, non-seulement par nos confrères, mais encore par les familles. On commence à comprendre, de part et d'autre, sans se rendre toujours bien compte de la raison des succès obtenus par cette méthode, l'heureuse influence, en pareil cas, de la séquestration déguisée, l'établissement hydrothérapique n'est pas une maison « fermée »

La nécessité d'une application régulière et méthodique de l'hydrothérapie sert de prétexte. Une personne laïque ou une religieuse habituée au maniement de ce genre de malades, sachant bien ce qu'il convient de dire et de faire auprès d'eux, est attachée à leur personne et tient lieu de la famille ; le médecin résident est là, agissant à chaque instant sur l'esprit des sujets, par voie de persuasion et de suggestion, comme vous voudrez et je puis vous affirmer que, dans ces conditions-là, toutes les difficultés à peu près insurmontables qui, lorsque les malades résidaient chez eux, faisaient obstacle au succès du traitement, s'applanissent comme par enchantement. J'ai la conviction même, que le seul isolement sans autre adjuvant, suffirait, dans bien des cas à mener les choses à bien. Je ne veux pas médire cependant des agents thérapeutiques qui, dans certaines circonstances données, peuvent rendre de signalés services.

N'allez pas croire toutefois, messieurs, après ce que je viens dire il n'y a qu'un instant, que, dans la pratique de la ville. l'internement des hystériques soit toujours chose facile à obtenir. Vous devez vous attendre toujours à rencontrer une forte opposition de la part de la mère, lorsqu'il s'agit d'une jeune fille, cas fort fréquent, et cela se comprend, du reste. Il est du devoir d'une mère de ne jamais abandonner sa fille, vous dira-t-on. Si je me sépare d'elle, qui ne m'a jamais quittée, que voulez-vous qu'elle devienne, elle mourra de chagrin, etc., etc. Je crois qu'il convient de répondre, Messieurs, que la médecine des littérateurs et des romanciers n'est pas tout-à-fait la vraie médecine; que le premier devoir d'une mère est de savoir, quand cela est nécessaire, sacrifier le côté sentimental pour le bien de sa fille. Celle-ci, d'ailleurs, pourrez-vous ajouter, est une malade qui ne peut pas et ne sent pas comme dans les conditions normales : elle ne souffrira pas de la séparation que vous redoutez si fort, autant que vous le pensez. Hélas ! c'est triste à dire, mais j'en ai fait l'expérience maintes et maintes fois ; une fois l'isolement constitué, la jeune hystérique privée de sa mère, pleure en moyenne de une demi-heure à une heure, deux heures au maximum. Il y en a même qui ne pleurent pas du tout (1).

---

(1) Le 20 janvier 1888, j'ai fait venir dans mon cabinet sans en rien dire à personne une jeune malade atteinte de grande hystérie et hypnotisable. Il s'agit dans ce cas de l'hypnotisme à trois périodes distinctes, tel que je l'ai décrit; le sujet présente de plus à l'état permanent soit dans l'état de veille, soit artificiellement endormie une hémianesthésie sensitivo-sensorielle, droite, très accentuée.

Le malade étant placée dans la période somnambulique et préparée par conséquent à accepter les suggestions les plus variées je lui présente mon poing en lui faisant croire qu'elle est

2° Malade (Femme de 22 ans).

M. Charcot, (*S'adressant à la malade*) qui se présente accompagnée de sa mère : Quel âge avez-vous ?

La malade : 22 ans.

M. Charcot : Vous avez des attaques depuis quand ?

La malade : Depuis le 24 décembre.

M. Charcot : Y a-t-il eu une cause que vous puissiez invoquer ? ·

La mère de la malade : Nous n'en connaissons pas.

M. Charcot : Votre fille a-t-elle été contrariée ?

La mère : Non, monsieur, mais elle se contrarie facilement, elle s'énerve à tous propos depuis quelque temps.

M. Charcot : A-t-elle fait une maladie aiguë, récemment ?

La mère : Non, monsieur.

M. Charcot : Quel est son état ?

La mère : Elle est blanchisseuse, elle repasse.

M. Charcot : Elle travaille beaucoup ?

La mère : Oui, monsieur, depuis plusieurs mois.

M. Charcot : Messieurs, c'est je puis dire que, grâce à une petite note que j'ai entre les mains, et qui m'a été remise par mon chef de clinique, que la malade présente aux deux mains, surtout à la droite, un certain degré de parésie et en même temps, une anesthésie cutanée, disposée comme chez la malade que nous avons étudiée tout à l'heure. Il serait possible que l'action de « repasser » à l'aide d'un « fer » lourd,

---

en présence d'une figure affreuse et menaçante, se moquant d'elle et qu'elle la devait souffleter de la main gauche. Aussitôt le soufflet est administré avec le dos de la main gauche, mais pas très fort ; sans grande émotion, sans grande colère. Cependant je constate immédiatement que les doigts et le poignet de cette main sont paralysés ; la main tombante ne peut être mise en extension sur les parties paralysées. Il existe une anesthésie qui occupe toute la main, face dorsale et face palmaire, le poignet et enfin le tiers inférieur de l'avant-bras. Au niveau de ce point, l'anesthésie cesse brusquement d'exister, limitée qu'elle est par une ligne circulaire déterminant un plan perpendiculaire à l'axe du membre. L'anesthésie n'est pas seulement superficielle, cutanée, elle s'étend aux parties profondes. Les notions du sens musculaire font absolument défaut, dans les parties paralysées et anesthésiques.

Nous trouvons donc là une reproduction pour ainsi dire minutieusement exacte, de la paralysie produite chez la femme qui nous a occupée dans la leçon du 7 et chez laquelle cette paralysie s'était développée immédiatement, à la suite d'un soufflet donné à son enfant dans un mouvement de colère (p. 95)

Chez une autre malade, également grande hystérique et grande hypnotique mais hémianesthésique gauche, j'ai fait le même jour à la même expérience. Le résultat a été absolument comparable Seulement le soufflet donné à la face grimaçante imaginaire avait été administré de la main droite et avec une grande violence ; l'avant-bras et l'épaule avaient été mis en jeu, aussi la paralysie hystéro-traumatique était-elle chez cette seconde malade beaucoup plus étendue ; elle occupait non seulement la main et le poignet, mais encore le coude et l'épaule. L'anesthésie remontait de l'extrémité du membre vers la racine, embrassant l'épaule tout entière et se terminant brusquement du côté des parties restées sensibles, par une ligne circulaire Perte absolue du sens musculaire, dans les régions paralysées et anesthésiées.

La production artificielle de ces paralysies hystéro-traumatiques, dans les conditions que j'ai expressément indiquées, se fait, pour ainsi dire à coup sûr ; je l'ai obtenue sur cinq sujets différents. En pareil cas, il n'y a pas « transfert » de la sensibilité.

tantôt d'une main, tantôt de l'autre, pendant une bonne partie du jour, chez un sujet hystérique, ait pu jouer le rôle d'une cause traumatique, et provoquer la paralysie hystéro-traumatique par le mécanisme que j'indiquais tout à l'heure à propos de la gifle. Ici les caractères de la paralysie hystéro-traumatique sont moins accentuées, moins classiques que dans le cas précédent, par ce fait que l'obnubilation du sens musculaire fait défaut. Je sais qu'avant le développement de cette paralysie des extrémités, une attaque de nerfs s'était produite.

A La mère : Quand a eu lieu l'attaque ?

La mère : Le 24 décembre.

M. CHARCOT : On me dit qu'il n'y a pas d'hémianesthésie sensitivo-sensorielle, pas de rétrécissement du champ visuel, mais les attaques sont assez fréquentes et caractéristiques.

(S'adressant à la malade) : Pouvez-vous dire ce que vous ressentez au moment où les attaques vont survenir ?

La malade : Je sens comme des douleurs électriques dans les membres qui se retournent et voilà tout.

(S'adressant à la mère de la malade) : Vous avez assisté à plusieurs de ces attaques, pourriez-vous me dire exactement ce qui se passe alors ?

La mère : Elle commence par se jeter à terre, elle se roule, elle mord, elle déchire tout ce qui lui tombe sous la main, elle crie : son regard devient fixe, puis elle se lève, vous suit et se jette sur vous.

M. CHARCOT : Voilà qui n'est pas mal dit ; et nous pouvons reconnaître là les caractères de la grande attaque conforme à notre description : 1° d'abord c'est la période des grands mouvements ; puis, 2° celle des attitudes passionnelles. Elle se roule, se déchire, puis tout à coup elle fixe ses regards sur un point : évidemment une vision se présente à elle et les mouvements qu'elle exécute en ce moment-là, sont en quelque sorte subordonnés à l'hallucination.

La mère : Par instants, elle a l'air heureuse, elle rit, puis elle a l'air de voir quelque chose qui l'épouvante.

M. CHARCOT : Ainsi tour à tour les visions gaies, puis les visions tristes, c'est en quelque sorte la règle. — Parle-t-elle ?

La mère : Oui, elle parle d'une chose, puis d'une autre ; quelquefois elle m'appelle, ou bien elle dit qu'elle voit un homme à barbe.

M. CHARCOT : Un homme ?

La mère : Oui, quelquefois un homme, mais quelquefois une femme. L'homme qu'elle voit est laid, affreux !

M. CHARCOT : Il y a peut-être là-dessous une histoire qu'il est inutile d'approfondir en ce moment. Nous en savons assez pour déclarer qu'ici ce n'est pas d'épilepsie qu'il s'agit, mais bien d'hystérie sous la forme de grande hystérie ou hystéro-épilepsie à crises mixtes.

A La mère : Au moment où elle tombe, avant qu'elle se morde et se roule, n'est-elle pas d'abord raide pendant un instant, puis agitée d'un tremblement ?

La mère : Oui, souvent, mais pas toujours.

M. CHARCOT : Ainsi la série est complète, 1° période épileptoïde ; 2° période des grands mouvements ; 3° période des hallucinations avec attitudes passionnelles. Cela répond exactement à la description de ce que nous appelons « la grande attaque ». — Ainsi voilà la grande attaque classique observée avec ses trois périodes caractéristiques, chez une malade qui n'a jamais fréquenté l'hôpital et qui jamais n'a été spectatrice d'une grande attaque hystérique. Ceci est dit surtout à l'adresse de quelques critiques qui sont venues prétendre que la grande attaque ne serait pas dans la nature. Elle était un produit de l'art qui ne se montrerait jamais en dehors de la Salpêtrière; « hystérie de culture » a-t-on dit très pittoresquement du reste. Il s'agirait là en somme de phénomènes explicables par l'imitation réciproque, par la « suggestion » en un mot. Suggestion à travers les âges, dès lors, car on retrouve la propre description de la grande attaque dans la relation des épidémies démoniaques, de celles des « camps meetings » d'Amérique, des « revivals » d'Irlande : suggestion à distance à travers les continents et les mers, car cette même description se retrouve, non seulement dans les provinces les plus excentriques de la France, mais encore en Russie, en Allemagne, en Amérique, etc. — On se serait épargné la déconvenue d'un jugement porté à la légère, si l'on eût pris la peine de compulser dans le bel ouvrage de M. Richer le long chapitre consacré à l'histoire de la grande attaque considérée dans l'histoire et dans les diverses régions où elle a été observée de nos jours.

Il y a là près de 200 pages de documents de bon aloi auxquels nous renvoyons les sceptiques.

La vérité est que la grande attaque dont j'ai formulé les caractères, est bel et bien un type morbide naturel; ce n'est pas une création artificielle; elle appartient à tous les âges, à toutes les races, à tous les pays. — J'ajouterais que, sans la connaissance approfondie du type, on ne saura jamais bien comprendre ce qu'est l'hystérie dont une bonne partie de l'histoire est faite des transformations qu'il peut subir. J'aurais bien des fois l'occasion de vous le rappeler par la suite.

3° MALADE (Garçon de 17 ans).

Il est accompagné d'un ami. Il s'agite convulsivement sur la chaise où il est placé.

M. CHARCOT : Quel âge as-tu? — 17 ans. — Que fais-tu? — Cultivateur. — Où demeures-tu? — En Normandie. (*S'adressant à la personne qui accompagne le malade*) : Vous n'êtes pas son père? — Non, Monsieur.

M. CHARCOT : Depuis quand a-t-il cela? *Réponse* : Depuis 2 ans. A 15 ans il a eu peur d'un chien et c'est à la suite de cette peur qu'il a commencé à avoir de temps en temps les secousses que vous voyez.

M. CHARCOT : Savez-vous si elles ont été plus ou moins fortes qu'elles ne le sont maintenant?

Réponse : Elles sont à peu près pareilles depuis deux ans.

M. CHARCOT : Il a commencé d'abord à faire aller les yeux?

Le malade : Les épaules.

M. CHARCOT : Puis les yeux, peu importe. Vous voyez en quoi cela consiste. Il élève, puis abaisse brusquement les épaules, comme sous l'action d'un choc électrique, puis il cligne des yeux très rapidement. Ces secousses se font sans aucun rhythme, remarquez-le bien en ce moment, elles se succèdent avec une grande rapidité, puis les voilà qui s'atténuent. Le mouvement des épaules, comme le clignement, rappellent ce qui se produit physiologiquement lorsqu'on est surpris par un bruit intense, une détonation; voilà bien les caractères du tic convulsif. — *S'adressant au malade :* Ce n'est que depuis quelque temps que tu as commencé à faire ce que tu fais là?

Le malade : Depuis l'âge de quinze ans.

M. CHARCOT : Est-ce que tu prononces quelquefois des mots malgré toi?—Non, Monsieur. Cries-tu quelquefois malgré toi? — Non, Monsieur. — Ainsi pas de coprolalie, pas d'echolalie; pas même de bruit involontaire non formulé.

L'absence de rhythme distingue ces mouvements ou mieux ces secousses de ceux qui distinguent la chorée rhythmée, affection hystérique au premier chef et beaucoup plus facilement curable, que ne l'est le tic spasmodique; vous ne confondrez pas les tics spasmodiques avec les gesticulations incoordonnées de la chorée vulgaire, chorée de Sydenham. C'est une toute autre affaire; mouvements lents, asymétriques d'ailleurs.

Ces diagnostics sont, vous le comprenez aisément, fort importants à faire, car ces affections que je viens d'indiquer du doigt et que l'on désigne trop souvent sous le nom de chorée, sont foncièrement différentes les unes des autres. La chorée rhythmée est, je le répète, assez facilement curable, la chorée de Sydenham en général mieux encore. Tandis que le tic convulsif, qui marque d'ordinaire un état de dégénération habituellement de provenance vésanique, s'attache souvent à toute la vie.

Le cas actuel est remarquable par son intensité. Vous le voyez par moments, le corps tout entier s'agite de secousses brusques, comme électriques, presque incessantes.

Recherchons un peu si nous trouverons quelque chose d'important à signaler dans les antécédents de famille.

M. CHARCOT (*s'adressant à la personne qui accompagne le malade*) : Vous l'avez chez vous depuis quelque temps?

Réponse : Non, Monsieur, depuis hier seulement, c'est un médecin du pays qui l'a amené?

M. CHARCOT (*au malade*) : Tu es Normand, de quelle partie de la Normandie es-tu?

Le malade : Du côté de Granville.

M. CHARCOT : Je ne sais pas pourquoi les tiqueux sont souvent des bords de la mer. La plupart de ceux que j'ai vus venaient du Havre, de Rochefort, de Dunkerque ou de pays maritimes. (*S'adressant à la personne qui accompagne le malade*) : Est-ce que vous connaissez son père?

Réponse : Oui, Monsieur, il a été très longtemps en Amérique cultiver la terre.

M. CHARCOT : Est-ce qu'il s'était marié là-bas?

Réponse : Non, il s'est marié à son retour.

M. CHARCOT : Est-ce que sa mère n'était pas un peu originale, un peu bizarre?

Réponse : Elle était très vive.

M. CHARCOT : Comment se fait-il qu'il soit allé en Amérique cultiver la terre?

Réponse : Pour gagner un peu d'argent.
M. Charcot : Est-ce qu'il était irascible?
Réponse ; Je ne sais pas.
M. Charcot : Connaissez-vous la famille du père?
Le malade : Mon père avait une sœur.
M. Charcot : Que faisait-elle ?
Le malade : Elle cultivait la terre.
M. Charcot : Ton père est-il bien portant?
Le malade : Mon père est mort.
M. Charcot : A-t-il eu la tête dérangée?
Le malade : Non, Monsieur.
M. Charcot : Et ta mère ?
Le malade : Elle s'est toujours bien portée.
M. Charcot : Elle n'a pas eu de maladie noire ?
Le malade : Non.
M. Charcot : Avait-elle des frères, des sœurs ?
Le malade : Non, Monsieur, elle était fille unique.
M. Charcot : As-tu connu son père?
Le malade : Il est mort très jeune. Je n'étais pas au monde.
M. Charcot : De quoi est-il mort?
Le malade : De la poitrine.
M. Charcot : Avait-il des frères, des sœurs ?
Le malade : Il avait une sœur atteinte de crises de nerfs.
M. Charcot : Elle tombait du haut mal ?
Le malade : Elle tombait sans connaissance.
M. Charcot : Est-ce qu'elle est morte?
Le malade : Oui, d'une paralysie.
M. Charcot : A-t-elle eu la tête dérangée ?
Le malade: Non, Monsieur.
M. Charcot : Et du côté de ton père, y a-t-il eu des gens qui avaient la tête dérangée ?
Le malade : Une sœur de mon père est morte paralysée. Elle avait le moral attaqué.
M. Charcot : Ainsi, nous trouvons dans les antécédents une tante ayant eu le moral attaqué, une grand' tante ayant eu des attaques de nerfs. Etait-ce de l'épilepsie ou de l'hystérie?
Le malade : Les attaques de nerfs étaient venues après la fièvre typhoïde.
M. Charcot : As-tu des frères, des sœurs?
Le malade : J'ai une sœur vivante. J'ai eu un frère qui est mort.
M. Charcot : De quoi est-il mort?
Le malade : D'une fièvre cérébrale.
M. Charcot : A quel âge?
Le malade : A huit ans.
M. Charcot : Combien de temps ça a-t-il duré?
Le malade : 17 jours.
M. Charcot : Et ta sœur, où est-elle?

Le malade : Elle a 5 ans. Elle est chez nous.

M. Charcot : Elle n'est pas malade ?

Le malade : Non, Monsieur.

M. Charcot : Eh bien ! tu assures que ta maladie s'est déclarée à la suite de la peur que tu as eue d'un chien, en es-tu bien sûr ?

Le malade : J'en suis très sûr.

M. Charcot : Qu'est-ce qu'il t'a fait ?

Le malade : Il m'a coursé.

M. Charcot : Et après, qu'est-il arrivé ?

Le malade : Le soir et pendant toute la nuit, j'ai été pris d'un tremblement qui m'a empêché de dormir.

M. Charcot : Et depuis ce temps, as-tu bien dormi ?

Le malade : Tout en dormant, je criais, je me relevais. Je croyais qu'on m'appelait par mon nom, je me levais sans savoir ce que je faisais, puis j'allais me recoucher.

M. Charcot : Combien de temps après l'accident as-tu commencé à descendre ainsi de ton lit ?

Le malade : Immédiatement après, le jour même.

M. Charcot : Tu avais des cauchemars ?

Le malade : Quelquefois je rêvais que je tombais dans un trou. J'avais toutes espèces de rêves. C'était comme cela toutes les nuits.

M. Charcot : Cela s'est-il passé ?

Le malade : Non, cela ne s'est jamais passé.

M. Charcot : Est-ce que tu n'as jamais été à l'école ?

Le malade : Pardon. J'ai fait mes études.

M. Charcot : Qu'appelles-tu tes études ?

Le malade : Je suis resté en pension jusqu'à 15 ans.

M. Charcot : Quand tu étais à l'école, avais-tu des tics ?

Le malade : Oui. Monsieur.

M. Charcot : As-tu été soigné pour tes tics ?

Le malade : On m'a fait prendre des potions, du bromure, on m'a donné des douches.

M. Charcot : Ce n'est pas à Granville même que tu demeures ?

Le malade : C'est dans la campagne, à 2 ou trois kilomètres de distance.

M. Charcot : Est-ce sur le bord de la mer ?

Le malade : C'est sur le bord de la route, à 3 kilomètres de la mer.

M. Charcot : Comment le médecin de Granville a-t-il appelé ta maladie ?

Le malade : La chorée.

M. Charcot : Il me semble vraiment que ce mot de chorée doive résoudre toutes les questions. Je vous-demande en quoi l'affection que vous avez sous les yeux ressemble à la chorée de Sydenham ? Pour la faire rentrer dans la catégorie des chorées, il faudrait, à côté de la chorée de Sydenham, à côté de la chorée rhythmée que nous avons déjà, créer la chorée tiqueuse. Le malade va entrer dans nos salles. Là nous rechercherons si, comme cela est vraisemblable, il existe chez lui quelque stigmate de dégénération mentale: obsessions, doutes, tics d'idée, etc. En ce moment, il est trop agité pour que cette recherche soit possible.

4° MALADE (Homme de 33 ans.)

M. CHARCOT : Quel âge avez-vous ?

Le malade : 33 ans.

M. CHARCOT : Nous voilà en face d'une paralysie faciale périphérique.

(*Au malade*) : Fermez les yeux. Vous voyez qu'il ne peut fermer que très incomplètement l'œil droit. Parlez un peu. Dites-moi où vous demeurez ? (*Le malade donne son adresse en parlant d'une façon assez indistincte*).

Quand il parle, la commissure labiale gauche se relève, des plis se font sur la face du côté gauche, tandis que le côté droit reste immobile. Il ne peut pas fermer complétement l'œil droit, tandis que l'orbiculaire gauche fonctionne parfaitement.

(*Au malade*) : Tirez la langue. Vous voyez que quand il tire la langue, l'ouverture du côté droit est bien plus grande que celle du côté gauche.

(*Au malade*) : Froncez le front maintenant. Quand il fronce le front, il y a trois plis du côté gauche et il n'y en a pas de l'autre côté, je le répète, il y a là tous les caractères de la paralysie faciale périphérique.

(*Au malade*) : Depuis quand avez-vous cela ?

Le malade : Depuis vendredi.

M. CHARCOT : Vous l'aviez en vous réveillant ?

Le malade : Oui.

M. CHARCOT : Avez-vous souffert auparavant ?

Le malade : J'ai eu très mal à la tête.

M. CHARCOT : Quand cela, la veille ?

Le malade : 4 ou 5 jours avant, la douleur siégeait surtout au front et à la joue.

M. CHARCOT : A quel moment vous êtes-vous aperçu que vous étiez paralysé ?

Le malade : Le matin.

M. CHARCOT : Vous rappelez-vous avoir été dans un courant d'air ?

Le malade : Je ne sais pas.

M. CHARCOT : Les malades de ce genre invoquent souvent, vous le savez, l'action d'un courant d'air, alors même que celui-ci n'a pas existé. Notre client est plus sincère « il ne sait pas ». Est-ce que vous connaissez bien votre famille ?

Le malade : Mon père est mort d'un accident.

M. CHARCOT : Quel accident ?

Le malade : Il s'est noyé.

M. CHARCOT : L'a-t-il fait exprès ?

Le malade : Je ne puis vous le dire. Il est tombé dans la rivière. On n'a pas su si c'était par accident ou s'il y avait eu suicide.

M. CHARCOT : Il n'était pas ivrogne ?

Le malade : Non, il y avait un an qu'il était malade.

M. CHARCOT : Est-ce qu'il s'est jeté par dessus un pont ?

Le malade : Non, on l'a trouvé dans très peu d'eau.

M. CHARCOT : Avait-il la tête solide ?

Le malade : Il avait quelquefois des excitations du cerveau.

M. CHARCOT : Il avait des excitations du cerveau ! *Sapienti sat.* Vous savez qu'une révolution sérieuse s'est faite récemment dans l'histoire de la paralysie faciale périphérique sous l'influence des importants travaux de M. Neumann, puis, à part les cas où la paralysie est déterminée par la présence d'une plaque gommeuse meningée, d'une carie du rocher, d'une otite, on admet fort généralement que la maladie de Ch. Bell, est une affection toute locale, déterminée le plus souvent par l'action locale du froid, par un courant d'air. M. Neumann a fait voir que c'est là, bien des fois au moins, une étiologie de fantaisie que l'action du froid ne représente en tout cas souvent qu'une cause provocatrice, et que; dans bien des circonstances, l'étude des antécédents de famille fait reconnaître chez les sujets atteints de cette sorte de paralysie, la preuve d'une hérédité nerveuse similaire ou dissimilaire.

Cette découverte de M. Neumann doit nécessairement modifier notre point de vue, et l'histoire de la paralysie faciale périphérique gagne par là de l'intérêt. Autrefois, étant constaté le fait de la paralysie, et par l'examen électrique, suivant les données d'Erb, son degré, son pronostic, tout était dit. Aujourd'hui, c'est autre chose. Et l'existence d'une paralysie faciale périphérique, présente ou passée, chez un sujet, peut constituer un stigmate d'une toute autre signification.

J'ai observé plusieurs cas qui viennent singulièrement plaider en faveur des propositions émises par M. Neumann comme conclusions de ses travaux.

J'ai connu en particulier une famille Israélite — vous savez que les familles Israélites nous fournissent les plus beaux sujets d'études relatives à l'hérédité nerveuse et arthritique = j'ai connu, dis-je, une telle famille dont l'histoire pathologique peut être résumée dans le tableau suivant.

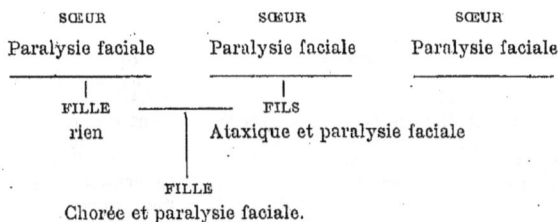

SŒUR	SŒUR	SŒUR
Paralysie faciale	Paralysie faciale	Paralysie faciale

FILLE ——— FILS
rien   Ataxique et paralysie faciale

FILLE
Chorée et paralysie faciale.

Trois sœurs ont été atteintes de paralysie faciale périphérique qu'elles ont attribuée, naturellement, toutes les trois à un courant d'air.

La sœur aînée marie sa fille au fils de la 2e sœur, celui-ci devient ataxique et présente à une certaine époque une paralysie faciale qui a guéri. Une fille issue de ce mariage, vers l'âge de 14 ans, à la suite de scarlatine, a été prise de chorée d'abord, puis un peu plus tard de paralysie faciale.

Autre cas du même genre observé encore chez les Israélites. — Nous avons, il n'y a pas longtemps, observé ici à la consultation, deux frères et une sœur qui tous avaient été atteints à diverses époques de paralysie faciale périphérique. Chez les deux frères, elle s'était développée à peu près en même temps, voilà des faits qui n'ont pas besoin de commentaires.

Vous avez vu, pour en revenir à notre malade, comment chez lui l'hérédité dissimilaire peut être invoquée dans l'étiologie.

Recherchons maintenant si chez lui également il n'y aurait pas à reconnaître en outre, à titre de cause occasionnelle, l'action d'un agent dont l'intervention n'est généralement pas en pareil cas mise en ligne de compte, mais dont Charles-Bell lui-même cependant, puis Broaddent ont fourni des exemples frappants. Je veux parler des émotions, des causes morales.

M. Charcot *au malade* : Vous n'avez jamais été malade auparavant?

Le malade : Non.

M. Charcot : Quel est votre état ?

Le malade : Cocher.

M. Charcot : Vous n'avez jamais eu de rhumatisme articulaire, en d'autres termes, vous n'avez jamais souffert de douleur dans les membres ; jamais vos jointures n'ont été gonflées, douloureuses ?

Le malade : Non,

La femme du malade : Il n'y a que 4 mois qu'il est cocher.

M. Charcot : Que faisiez-vous auparavant ?

Le malade : J'étais employé au chemin de fer.

M. Charcot : Pourquoi avez-vous quitté votre place ?

La femme du malade : Il s'est emporté. Il a eu une discussion, il a perdu sa place, c'est un grand malheur pour nous.

M. Charcot : Que faisait-il au chemin de fer ?

La femme du malade : Il était employé au factage.

M. Charcot : Vous le voyez. On s'en tient vraiment trop souvent à la notion du courant d'air comme cause du mal. Il y a souvent bien d'autres choses à considérer. L'étude des circonstances antérieures, de l'hérédité nerveuse n'est pas à dédaigner, et il est clair que maintes fois, la paralysie faciale périphérique peut être rattachée à la famille névropathologique, dont elle représente alors un membre important.

N'oubliez pas que notre malade a des antécédents de famille très significatifs, un suicide, et que dans ces derniers temps, peu avant le développement de la paralysie faciale, il a éprouvé une émotion morale fort pénible, puisque privé de sa place à la suite d'une discussion, il a dû exercer une profession nouvelle pour pourvoir aux besoins de sa famille.

La femme du malade : Nous avons une petite fille. Il fait maintenant un métier qui ne lui plaît guère.

M. Charcot : Quoiqu'il en soit des conditions étiologiques, il convient maintenant de s'occuper du traitement. Le malade sera dirigé sur le service électrothérapeutique, on s'occupera d'abord de l'électro-diagnostic ou si mieux vous voulez de l'électro-pronostic. On déterminera en d'autres termes, d'après la nature des réactions, si le cas appartient soit à la forme bénigne, soit à la forme moyenne, soit à la forme grave. Après quoi, le traitement sera dirigé suivant les renseignements ainsi obtenus.

Policlinique du Mardi 31 Janvier 1888.

HUITIÈME LEÇON

OBJET :

1° Mal comitial. Automatisme ambulatoire.
2° Maladie de Parkinson (Paralysie agitante).

M. Charcot : Vous avez là un malade que quelques-uns de vous connaissent déjà, car il est venu ici une première fois, il y a trois mois. Je vais le laisser parler, il vous racontera son histoire qui est fort intéressante. (*S'adressant au malade*) : Quel âge avez vous?

Le malade : 37 ans.

M. Charcot : Racontez-nous votre première aventure.

Le malade : Le 15 mai 1887, je pars le matin, ayant un peu mal à la tête, de la rue Amelot.

M. Charcot : Qu'est-ce que vous faites?

Le malade : Je suis garçon livreur.

M. Charcot : C'est-à-dire que vous allez porter chez les clients les marchandises de votre maison de commerce.

Le malade : Oui, Monsieur. Je suis parti de la rue Amelot à 8 heures du matin pour aller avenue de Villiers. J'ai pris l'omnibus de la Madeleine.

M. Charcot : Vous vous rappelez très bien cela?

Le malade : Oui, je me rappelle très bien être descendu en face du n° 178 de l'avenue de Villiers, j'ai même remarqué que notre client avait fait mettre son adresse sur la maison. Mais je ne suis pas monté chez lui.

M. Charcot : Remarquez bien cela, c'est le début des accès qui vont se produire successivement et l'occasion se présente rarement d'avoir à observer des phéno-mènes aussi singuliers que ceux en présence desquels vous allez vous trouver. Le voilà donc ayant trouvé le numéro de la maison où il a affaire et à partir de cette époque l'oubli complet, la nuit commence pour lui. C'est lui-même qui va nous dire quand et où il s'est retrouvé.

Le malade : Après cela, je me rappelle vaguement être passé près du Mont-Valérien.

M. CHARCOT : Où il n'avait pas du tout l'intention d'aller.

Le malade : Je crois aussi être passé sur le pont de St-Cloud, avoir traversé la Seine.

M. CHARCOT : Il croit, mais son souvenir est vague. Cela est intéressant à noter ; en effet, on dit généralement, et avec raison, qu'un des caractères principaux de l'affection dont nous croyons que cet homme est atteint, est l'amnésie. Mais cette amnésie n'est pas toujours complète, il peut subsister des souvenirs vagues qui ressemblent à peu près à ceux qu'on peut avoir pendant le rêve et qui restent dans l'esprit au milieu de la nuit, souvenirs qui couvrent tous les autres phénomènes. Voilà notre malade passant sur un pont qu'il croit se rappeler être le pont de St-Cloud. Et depuis ?

Le malade : Et depuis, j'ai toujours marché, jusqu'à 10 heures du soir, heure à laquelle je retrouvai la conscience de moi-même, j'étais alors place de la Concorde.

M. CHARCOT : Ainsi, il s'est réveillé place de la Concorde au bout de 14 heures, et il avait probablement marché tout le temps. Voila un homme qui marche pendant 14 heures. En définitive, sa tenue a dû être correcte ; sinon il eût été arrêté par les agents de police. Il devait avoir les yeux ouverts, sans quoi, on auraittrouvé cela singulier, on l'aurait conduit chez le pharmacien. Donc il s'est comporté en apparence comme vous et moi nous nous serions comportés, mais il n'en était pas moins inconscient, et les seuls souvenirs qui lui soient restés de toute son aventure, c'est qu'il est passé près du Mont-Valérien et ensuite sur un pont qu'il croit être le pont de Saint-Cloud. (Encore est-il fort possible qu'il l'ait rêvé) ; enfin qu'il s'est retrouvé place de la Concorde à 10 heures du soir, après être parti de son magasin à 8 heures du matin ? — Il se retrouve là, très fatigué et ses souliers sont usés.

(*S'adressant au malade*) : Vous n'aviez pas déjeuné ?

Le malade : Je ne me le rappelle pas.

M. CHARCOT : Il a peut-être déjeuné sans le savoir.

Le malade : J'avais très peu d'argent et je ne l'ai pas dépensé.

M. CHARCOT : Lorsque vous êtes rentré à 10 heures du soir, vous n'aviez pas fait votre livraison.

Le malade : Je n'étais pas allé faire une livraison, j'étais allé chercher quelque chose chez le client.

M. CHARCOT : Enfin, vous êtes rentré sans avoir fait votre commission. Où êtes-vous allé après vous être retrouvé place de la Concorde ?

Le malade : Au lieu de prendre la voiture, j'ai marché tout le temps, et j'ai pris par les quais.

M. CHARCOT : Etiez-vous bien réveillé ?

Le malade : Parfaitement.

M. CHARCOT : Vous n'étiez pas sale ?

Le malade : J'étais couvert de poussière.

M. Charcot : Mais vous n'étiez pas tombé dans la rue, vous n'aviez pas vos vêtements déchirés?

Le malade : Du tout.

M. Charcot : Vous n'aviez pas uriné dans votre pantalon?

Le malade : Non, Monsieur.

M. Charcot : Voici pour la première fugue. Arrivons maintenant à la seconde. Mais notez bien qu'à partir du 15 mars jusqu'en juillet, son état est resté tout à fait normal. Le lendemain du jour de votre escapade, vous repreniez votre travail, n'est-ce pas?

Le malade : Non, j'étais très fatigué, j'ai repris mon travail le surlendemain seulement.

M. Charcot : Enfin, le surlendemain, tout est rentré dans l'ordre; il a repris son travail jusqu'au 30 juillet. Que s'est-il passé ce jour-là?

Le malade : Je suis parti de la maison pour aller grande rue de Passy à 3 heures de l'après-midi. J'avais des candélabres à porter.

M. Charcot : Vous avez pris une voiture?

Le malade : L'omnibus. J'ai fait ma course chez le client, je lui ai parlé comme d'habitude. En descendant, un tramway passait; comme il passe toutes les dix minutes, je fis la réflexion que je pourrais le prendre en route et je m'en fus jusqu'au bas du Trocadéro. Là, la fantaisie me prit d'aller voir la tour Eiffel. Alors, je me rappelle très bien avoir vu les premières assises de fer posées, mais à partir de ce moment et après avoir constaté que la tour était posée sur ses fondements, je ne me rappelle plus rien.

M. Charcot : Qu'avez-vous fait?

Le malade : Je suis resté deux jours et deux nuits sans qu'il me reste aucun souvenir de ce que j'ai fait pendant ce temps.

M. Charcot : Où vous êtes-vous retrouvé?

Le malade : Dans la Seine.

M. Charcot : Alors, vous nagez, vous vous réveillez et gagnez le bord de la rivière. Y avait-il du monde?

Le malade : Il y avait des sergents de ville qui m'ont vu me jeter à l'eau et qui sont descendus sur la berge pour venir à mon secours.

M. Charcot : On veut le retirer de l'eau, mais il est nageur et gagne tout seul la berge.

Le malade : On m'a conduit dans un poste de secours, où on m'a donné des soins. Deux heures après, j'étais complètement remis.

M. Charcot : Où cela s'est-il passé?

Le malade : C'est du pont national, à Bercy, que je me suis jeté dans la Seine.

M. Charcot : A quelle heure?

Le malade : A 9 heures et demie du matin.

M. Charcot : Il est resté deux jours et deux nuits dans cet état d'oubli de lui-même. Et de ce qui s'est passé pendant ces quarante-huit heures, nous ne pouvons savoir que deux choses. C'est qu'après avoir contemplé la tour Eiffel au champ de Mars, il s'est retrouvé dans l'eau à Bercy. Vous ne vous êtes pas couché?

Le malade : Non, Monsieur, je n'avais pas assez d'argent, j'ai acheté du tabac et j'ai pris un billet de chemin de fer. D'après mon calcul, je devais avoir une vingtaine de sous.

M. Charcot : Ainsi, voilà un Monsieur qui se promène à côté de vous; êtes-vous bien sûr qu'il veille ou qu'il ne veille pas ? S'il y en avait beaucoup ainsi, ce ne serait pas rassurant. Il est entré dans une station de chemin de fer.

Le compagnon du malade : Son intention était d'aller à Bercy.

M. Charcot : Il a demandé au bureau un billet pour Bercy; il lui a fallu parler, déposer son argent au guichet, recevoir un billet, monter dans le train. Le voilà en chemin de fer. Il arrive sur le pont. Il avait pris place sur l'impériale, l'envie bizarre lui vient de sauter dans la rivière. Probablement il pique une tête.

Le malade : Non, j'ai sauté les pieds joints.

M. Charcot : Il a sauté comme on fait du haut de cet escalier que, dans les bains publics on appelle la girafe. Le voilà dans l'eau.

Le malade : C'est là que je me suis réveillé. J'ai été conduit au poste de secours; là un employé du chemin de fer s'est présenté, il m'avait vu sauter et il m'a fait payer un supplément, parce qu'au lieu d'aller à Bercy, j'étais allé au Pont National,

M. Charcot : Il se souvient d'avoir voulu aller à Bercy. C'est une idée fixe, comme le souvenir du pont de Saint-Cloud et du Mont-Valérien. Où avez-vous couché?

Le malade : Je ne me suis pas couché; j'ai continué à marcher.

M. Charcot : La nuit, qu'a-t-il pu faire ? Il avait des vêtements intacts, sans trace de désordre ?

L'ami du malade : Oui, Monsieur, il avait son tabac dans sa poche.

Le malade : Quand je me suis trouvé au poste de secours, ma montre était à l'heure.

M. Charcot : Ce qu'il y a de bizarre, c'est qu'il avait remonté sa montre. Du reste, je dois dire qu'il m'arrive parfois à moi-même quelque chose d'analogue. Quand je me mets au lit, j'ai l'habitude de remonter ma montre et très souvent, ne me souvenant pas de l'avoir fait, je la remonte une seconde fois. Lui, il a dû la remonter de même, d'une façon mécanique et inconsciente.

Le malade : Oui, elle était à l'heure.

M. Charcot : La première fois, son absence avait duré 14 heures. Cette fois, elle a duré 42 heures.

L'ami du malade : En rentrant, il était exactement tel que vous le voyez.

M. Charcot : Il n'a pas dit de choses extraordinaires ?

L'ami du malade : Du tout. Il a déclaré ne rien comprendre à ce qui lui était arrivé.

M. Charcot : Nous voici arrivé à la troisième escapade, il va nous la raconter.

Le malade : Le 23 août, je suis parti le matin de la maison pour faire mes courses, je les ai toutes faites, moins deux.

M. Charcot : Où était-ce?

Le malade : Dans le quartier du Marais. Je vais rue Oberkampf et là je rencontre un de mes amis qui avait besoin d'un ciseleur; j'en connaissais un qui était sans ouvrage, je dis à mon ami : J'ai votre affaire. Je vais chez le ciseleur qui demeure rue du Chemin-Vert, pour lui dire que je lui ai trouvé du travail. Il était environ 11 heures et demie. Je vais en effet avertir cet homme et puis j'oublie de revenir à la maison pour déjeuner à midi, et c'est à ce moment que commence ma troisième aventure.

M. CHARCOT : Quelle heure était-il ?

Le malade : Entre 11 heures et demie et midi.

M. CHARCOT : Quand vous êtes-vous retrouvé ?

Le malade : Je me rappelle d'une façon certaine être passé à Claye le surlendemain.

M. CHARCOT : Où est-ce, Claye ?

Le malade : Tout près de Meaux.

L'ami du malade : C'était le second jour, il y avait déjà un jour et une nuit passés.

M. CHARCOT : A quelle distance est-ce de Paris ?

Le malade : A environ 7 lieues.

M. CHARCOT : Ainsi, 36 heures après le commencement de son accès, il croit se trouver à Claye ?

Le malade : Quant à cela, je me le rappelle. Je suis entré chez un marchand de vin restaurateur, et je lui ai demandé un beefteack que je n'ai pas mangé, j'en suis sûr.

M. CHARCOT : Pourquoi ne l'avez-vous pas mangé ?

Le malade : Je n'en sais rien. Mais le souvenir de ce beefteack que je n'ai pas mangé m'est resté dans la mémoire.

M. CHARCOT : Avez-vous payé ?

Le malade : Oui, j'ai payé 1 fr. 15 c. Je ne me rappelle pas avoir bu de café ; cependant, j'ai trouvé du sucre dans mes poches.

M. CHARCOT : Et alors nouvelle absence ?

Le malade : Oui, on m'a réveillé à 5 heures du soir sous le pont d'Asnières.

M. CHARCOT : Il paraît qu'il a un goût particulier pour la Seine. Connaissez-vous ce pays de Claye ?

Le malade : Je n'y avais jamais été. Je me rappelle avoir lu sur un poteau kilométrique cette inscription : Claye, 14 kilomètres.

M. CHARCOT : Ainsi, après avoir été à un restaurant commander un beefteack, qu'il n'a pas mangé, commandé du café qu'il a probablement bu, et mis du sucre dans sa poche, le voilà qui se rend, par je ne sais quel chemin qu'il ne connaît pas, sur la berge de la Seine près du pont d'Asnières, où il dort tranquillement. A quelle heure ?

Le malade : A 5 heures.

L'ami du malade : Il ne sait pas s'il dormait.

M. CHARCOT : Il était assis, regardant la Seine. Il se trouvait là un pêcheur à la ligne qui, voyant cet homme à l'air un peu drôle et qui devait être très sale, puisqu'il marchait depuis deux jours et deux nuits, lui dit : Qu'est-ce que vous faites là ? — Je regarde. — Qu'est-ce que vous regardez ? — Eh bien ! je regarde la Seine.

Le malade : Là-dessus je lui dis : Quel jour sommes-nous ? Je lui demandai l'heure, parce que ma montre était arrêtée. Je le remerciai, je remontai sur le pont, je pris un tramway et je suis rentré chez moi.

M. CHARCOT : Est-ce que vous êtes marié ?

Le malade : Oui, Monsieur.

M. CHARCOT : Votre femme devait être inquiète ?

Le malade : Certainement.

M. CHARCOT : Vous avez des enfants ?

Le malade : Deux.

M. CHARCOT : Vous ne trouverez pas beaucoup d'histoires comme celle-là dans les livres. Il y a là un phénomène pathologique qui sort de l'ordinaire et qui vaut la peine d'une petite discussion. En dehors des trois accès que vous venez de nous raconter, ne s'en est-il pas produit un autre ?

Le malade : Oui, le 28 octobre, j'étais en voiture.

M. CHARCOT : Depuis que vous êtes en traitement ?

Le malade : Oui.

M. CHARCOT : Nous nous sommes demandé ce que cela signifiait, ce que c'était que ce singulier état d'inconscience, qui, tout d'un coup venait, pour quelques heures ou pour quelques jours, faire la nuit, dans la vie de cet homme. Nous nous sommes dit : si nous pouvions empêcher ce brave homme de se promener ainsi par les champs et par les villes sans profit pour lui, ce serait faire un acte utile.

J'ai pensé et j'essaierai de justifier cette opinion, que l'affection dont il est atteint est de nature épileptique ; c'est de l'automatisme à forme ambulatoire, suivant une expression que j'ai employée quelque part pour caractériser cette situation qui consiste à marcher automatiquement sans qu'aucun caractère extérieur révèle chez l'individu en marche cet automatisme.

Remarquez que nous connaissons très bien dans l'épilepsie, la folie post-épileptique. Un individu a un accès d'épilepsie et, sous l'influence de rêves épouvantables, il devient violent, il casse, il brise tout, et puis il se met à marcher, mais ce n'est pas tranquillement ; à la première incartade, la police s'empare de lui et il se retrouve au corps de garde. Ces épileptiques-là peuvent assassiner quelqu'un, se suicider, tandis que ce brave homme, s'il n'avait pas su nager, ne se serait probablement pas jeté à l'eau. Il n'y a pas dans son cas trace de surexcitation ni de violence. En général, la violence terrible des accès est un des caractères de la folie post-épileptique et il est évident que nous ne sommes pas ici dans ces conditions. Mais c'est probablement la même série de phénomènes sous un autre aspect.

Vous savez que dans les accès épileptiques, on distingue ce qu'on appelle le *grand mal* et le *petit mal*. Ce mot de petit mal semblerait indiquer une atténuation dans la gravité de l'affection et désigner un mal moins sérieux que le grand mal. Ce serait s'en faire une idée fausse. Le petit mal n'est le petit mal qu'en apparence, il ne l'est pas dans la réalité. Il a les mêmes conséquences que le grand mal et quelquefois, il est même plus grave, au point de vue du pronostic. En général, on le divise en deux parties, en deux degrés. L'individu qui en est atteint cause avec vous, il pâlit un peu, s'arrête, devient inconscient un instant,

S'il a quelque objet à la main, il peut le laisser tomber; au bout de quelque temps, il revient à lui et continue sa conversation tant bien que mal ; c'est ce que nous appelons l'absence. Après cela vient le vertige. On emploie cette expression, parce que ces malades ont à l'origine la sensation de quelque chose qui tourne autour d'eux ou qui les fait tourner eux-mêmes. Cela ne suffit que jusqu'à un certain point pour justifier ce mot de vertige. Il peut survenir quelques petits mouvements des lèvres, représentant les phénomènes convulsifs qui sont pour ainsi dire le caractère normal de l'accès épileptique. On se représente volontiers, quand on parle d'épilepsie, un individu qui a des convulsions dans les membres. Eh bien ! cette partie manque dans le vertige. On se sert à tort, dis-je, de ce mot de vertige pour caractériser l'état de certains individus qui perdent connaissance sans avoir la sensation vertigineuse, mais qui ont des petites secousses convulsives et chez qui, au bout d'un certain temps, la connaissance revient.

Eh bien ! ces petites attaques, il y a longtemps, je le répète qu'on a dit qu'à un certain point de vue, elles avaient un caractère aussi sérieux, sinon plus sérieux que les grandes, dans lesquelles on se mord la langue, on urine dans le lit. C'est au point de vue des phénomènes psychiques que les conséquences sont à peu près aussi sérieuses. En effet, on voit souvent à la suite de ce petit mal, les individus se dresser, se lever, faire quelques pas, prononcer des paroles singulières, toujours les mêmes pour chaque accès. J'en ai connu un qui répétait sans cesse : treize, quatorze, quinze, puis se mettait à marcher. Au bout d'un certain temps, d'une minute peut-être, tout était fini. Voilà le germe de l'accès ambulatoire. Prolongez par la pensée cet état et vous aurez l'idée de ce qui vient de vous être raconté, en supposant que mon diagnostic soit juste.

Vous rencontrerez la description des phénomènes de ce genre dans les auteurs tant que vous voudrez. On appelle cela l'automatisme et si vous voulez lire quelque chose d'intéressant sur ce sujet qui n'est peut-être pas suffisamment traité dans les auteurs qui ont écrit sur l'épilepsie, vous pouvez consulter un mémoire de M. H. Jackson, (de Londres), c'est-à-dire sur la question de ces accès automatiques ambulatoires qui ont ce caractère particulier de ne pas être accompagnés d'émotions, de colère ou de violence, et qui ont tant d'analogie avec les phénomènes du somnambulisme naturel qu'on peut se demander s'il est possible par la seule constatation des symptômes, la différence entre les deux cas : *somnambulisme naturel* et *somnambulisme comitial*.

Vous entendez souvent dire que des épileptiques, après leurs accès, commettent des actes scandaleux dans la rue. Il y en a qui se déshabillent. On cite notamment le cas de ce professeur de musique qui donnait des leçons dans une maison, à une jeune fille probablement, et qui, un beau jour, après sa leçon, se déshabille. Je n'ai pas besoin de vous dire qu'on le remercia. Il y a dans le mémoire de Jackson l'histoire d'un homme qui va au restaurant, y mange en se conduisant de la façon du monde la plus naturelle. Il paie, il rentre chez lui, il ne sait pas qu'il a été au restaurant, il n'a plus la sensation de la faim, mais il ne se rappelle plus du tout ce qu'il a fait. On cite ce cas comme un fait remarquable. Mais qu'est-ce que nous dirons alors de celui de cet homme qui est devant nous et qui reste deux jours dehors ? Les cas sont semblables avec cette différence que chez le malade de Jackson, l'inconscience ne dure que trois ou quatre heures, tandis que chez celui-ci, elle dure deux ou trois jours entiers et qu'il garde, pendant toute la durée de l'accès, un caractère de tranquillité qui l'a empêché d'ailleurs de tomber entre les mains de la police.

Donc, j'ai pensé que ce cas était un cas d'automatisme comitial. Mais me direz-vous peut-être : êtes-vous bien sûr que ce soit cela, est-ce que ce ne serait pas un cas particulier de somnambulisme ? Je me suis placé au point de vue comitial surtout, je l'avoue, par une raison que vous comprendrez. C'est que si c'est comitial, nous avons quelque chose à faire.

Il nous a été adressé par mon honoré collègue M. Delasiauve, qui dirigeait autrefois ici le service des épileptiques. Il venait d'avoir son troisième accès; immédiatement nous l'avons traité, nous lui avons prescrit les bromures combinés à doses élevées.

La proportion de bromure a été : pour la première semaine de 4 grammes, pour la seconde, de 5, pour la troisième, de 6, pour la quatrième, de 7 grammes par jour. De même pour le mois qui suivit. Puis il a eu un quatrième petit accès. Mais nous ne sommes plus dans les conditions que je vous signalais tout-à-l'heure. Votre quatrième accès, comment s'est-il produit ?

Le malade : Un matin, j'ai eu mal à la tête.

M. Charcot : Il n'a pas d'autre prodrôme que le mal de tête; il se rappelle que toutes les fois qu'il a eu une de ses absences, il a eu mal à la tête. Dans quelle partie de la tête ?

Le malade : Là, dans la tempe.

M. Charcot : De quel côté ?

Le malade : Du côté gauche.

M. Charcot : Vous n'avez jamais eu dans l'œil une lumière particulière, vous n'avez pas eu de troubles de la vision, pas d'engourdissements dans les mains, dans la langue ?

Le malade : Non, Monsieur.

M. Charcot : Il avait eu une assez grande tournée à faire, il a commencé par la rue de Billancourt.

Le malade : Déjà, rue de Billancourt, dans la voiture, je m'endormais; le cocher, qui était à côté de moi m'a poussé pour me réveiller.

M. Charcot : Vous dormiez ?

Le malade : Je sommeillais.

M. Charcot : Dans quel mois était-ce ?

Le malade : Le 17 octobre. Enfin, je fais mes deux premières courses : rue de Billancourt et boulevard de Clichy. Je vais ensuite avenue de Villiers. Là j'avais une suspension à prendre. Je décroche ma suspension et je la mets dans ma voiture, sans savoir comment.

M. Charcot : Voilà encore qu'il devient inconscient. Il suit cependant son idée; il descend l'objet dans la voiture pour l'emporter, mais il ne se rappelle pas l'avoir fait. L'amnésie a commencé.

Le malade : De là, je vais chez mon patron et je lui parle. La patronne me regarde et dit : il a l'air tout drôle aujourd'hui.

M. Charcot : Il avait les yeux ouverts. Vous savez que dans Macbeth, il y a une observation très profonde sur le somnambulisme. Le médecin qui est là voyant lady Macbeth se lever et commencer ses actes somnambuliques, s'adresse aux autres personnages en scène et, les supposant plus éclairés qu'ils ne le sont, s'écrie : Voyez, ses yeux sont ouverts ! C'est justement la grosse question de savoir si on a les yeux ouverts ou fermés dans le somnambulisme. Oui, notre homme avait les yeux ouverts. D'abord, cela résulte des paroles de sa patronne, et puis cela ne saurait être contesté, il est allé prendre son billet de chemin de fer, se promener à travers les rues, toujours les yeux ouverts. Voyez-vous un individu se promenant les yeux fermés à travers les rues; il est évident que l'attention des passants serait immédiatement éveillée; il n'irait pas loin sans qu'un homme de police s'en aperçut. Donc il avait les yeux ouverts.

Le malade : Nous avons été ensuite faubourg Saint-Honoré. J'ai dit au cocher qui était à côté de moi : Je suis fatigué J'avais une soif ardente. Quand je suis arrivé chez moi, j'ai bu de l'eau pour apaiser ma soif. Après, je me suis senti brisé comme si on m'avait donné une volée de coups de bâton.

M. CHARCOT : Combien de temps cela a-t-il duré?

Le malade : Environ 3 heures.

M. CHARCOT : Vous voyez, l'accès a été beaucoup plus court.

Le malade : Si j'avais été à pied, peut-être aurais-je encore marché long-temps.

M. CHARCOT : Je ferai remarquer qu'il avait déjà pris du bromure de potassium à des doses élevées, et il est probable que le médicament agissait déjà. Depuis, il n'a plus eu d'accès. Cela dure depuis trois ou quatre mois et il n'avait jamais eu de période de repos aussi longue.

Le malade : Non, Monsieur.

M. CHARCOT : On dit généralement que dans les cas de délire épileptique avec violence, les malades ont perdu au réveil, absolument tout souvenir de ce qu'ils ont fait pendant l'accès. Et effectivement, c'est la règle. Mais on peut citer des exemples du contraire. Parmi les individus qui m'ont consulté, il en est un qui, dans un accès de ce genre, avait tout cassé dans sa maison. Sa femme et tout le monde s'étaient enfuis. Après avoir tout mis en pièces, il s'en fut à travers champs et disparut. Quelque temps après, il est fort étonné de se trouver dans la campagne ; il rentre chez lui, ne conservant aucun souvenir de ce qui s'était passé. Le voilà qui pénètre dans sa cuisine, tout y était brisé. Alors, me dit-il, il m'est venu à l'idée que j'avais rêvé avoir tout cassé dans ma maison, et en effet, j'en ai acquis la conviction, parce que tout le monde m'a dit, que c'était moi qui était l'auteur de tout ce dégât.

Voyez-vous ce réveil du souvenir en présence des résultats de l'acte accompli. C'est évidemment un phénomène du même ordre que celui du souvenir que le malade qui est devant vous a gardé de ce beefteack qu'il a commandé et qu'il n'a pas mangé. Tout cela reste dans la pensée à l'état de rêve, mais sans avoir la précision du souvenir des actes accomplis pendant la veille.

Je reviens sur la ressemblance frappante entre l'accès ambulatoire de notre homme et ce que l'on raconte du somnambulisme dit naturel. Je ne voudrais pas me faire passer pour avoir sur le somnambulisme naturel des connaissances pro-fondes et personne, je crois ne peut se vanter d'en avoir. Un des derniers auteurs qui ait écrit sur ce sujet des pages dignes d'être lues, c'est M. Tuke, et il avoue lui-même que nous n'en sommes encore, en ce qui concerne les phénomènes du somnambulisme naturel, qu'à la période des informations. Il a imaginé de dresser une espèce de questionnaire sur cette question dont tout le monde parle, bien que fort peu de gens aient pu assister à la production de ces phénomènes.

D'abord, le somnambulisme naturel, comme on l'appelle par opposition au somnambulisme artificiel produit par l'hypnotisme, est une maladie de certaines années de l'enfance et de la première jeunesse; on ne la voit guère se manifester chez les adultes et dans l'âge mûr. Et puis, c'est la nuit qu'ont lieu les accès somnambuliques, et ce n'est pas la nuit que d'ordinaire on s'applique à l'observation des malades; de sorte que c'est souvent en définitive par des racontars de parents qu'on connaît le somnambulisme et on n'en sait pas assez pour en déterminer les principaux caractères.

Tout-à-l'heure, je vous citais un passage de Shakespeare qui s'est montré souvent un observateur profond dans les choses de la psysiologie et de la médecine comme en bien d'autres questions; il a donné la même définition du somnambulisme naturel que Joseph Franck; cette rencontre du poëte et du médecin est au moins curieuse.

Shakespeare dit dans Macbeth, pour définir l'état de lady Macbeth : A great perturbation in nature ! to receive at once the benefit of sleep, and do the effects of watching. » « Quelle grande perturbation dans la nature ! Avoir la jouisance du sommeil et exécuter en même temps les actions de la veille ! »

Que dit de son côté Joseph Franck, le médecin, quand il veut définir le somnambulisme naturel : « Le somnambulisme est une perturbation de la nature dans laquelle le sujet a toutes les apparences du sommeil et exécute toutes les actions qu'on exécute dans la veille. » Quelle différence y a-t-il entre les paroles du poëte et celles du médecin nosographe qui est venu bien longtemps après lui ?

Pour moi, si je voulais définir l'état mental de notre malade, je ferais comme le poëte et le médecin, je dirais : C'est un individu qui paraît dormir, mais qui se conduit comme vous et moi nous nous conduisons dans la veille. Il a sans doute de singulières idées ; il lui prend quelquefois la fantaisie de se jeter dans la Seine, mais il n'en paraît pas moins agir raisonnablement et cependant il dort ; sa conscience dort, et quand il revient à la vie normale, il ne se rappelle pas ce qui s'est passé pendant son sommeil.

Un des caractères du somnambulisme naturel serait d'être nocturne. En général, les accès se manifestent presque toujours à la même heure : à minuit ou à une heure du matin. C'est ainsi qu'on voit parfois des enfants se lever la nuit, se promener dans leur chambre, accomplir des actes de l'état de veille, écrire leurs devoirs. Je n'ai jamais entendu parler de somnambules de jour, et si j'en entendais parler, ma première pensée serait qu'il s'agit de cas de somnambulisme pathologique.

Nous avons ici une malade que vous connaissez et qui a présenté dans ces derniers temps des accès offrant les caractères assignés au somnambulisme naturel. En ce sens particulièrement que les promenades automatiques ont lieu la nuit. Mais il pourrait bien se faire, je ne saurais le décider absolument, que ces accès fussent tout simplement de nature hystérique ou épileptique, c'est-à-dire jouant le rôle d'équivalents de l'attaque ou de l'accès, c'est une hystéro-épileptique. Cette malade se lève d'ordinaire à deux heures du matin. Le cas était pour moi intéressant à étudier, parce que, bien que nous ayons ici un service de 200 épileptiques, je n'avais jamais entendu parler de somnambulisme naturel dans la maison et il y a 28 ou 30 ans que j'y suis.

Les élèves de service résolurent de passer les nuits pour surveiller la malade. Ils la virent se lever et ils la suivirent dans ses pérégrinations ; ils l'ont vue ensuite se recoucher. Ils ont fait des observations d'autant plus intéressantes que nous sommes, je le répète, très à court de constatations précises sur ce genre de phénomènes. Ils l'ont vue descendre de son lit, sauter par la fenêtre du rez-de-chaussée dans la cour avec une agilité singulière, traîner une brouette qui se trouvait là, chercher à sortir par la porte de service, et comme elle était fermée, monter sur le mur et se mettre à courir sur la crête.

Une autre nuit, on avait laissé volontairement la porte ouverte ; elle pénètre dans le jardin, elle y cueille des tiges desséchées dont elle fait un bouquet que, dans son imagination, elle se figure emporter, rentre dans le service et va se recoucher dans son lit les yeux ouverts.

Le médecin dit dans la scène de noctambulisme de Macbeth ; « ses yeux sont ouverts ». C'est une observation très intéressante de la part d'un écrivain qui n'est pas un médecin ; on dirait qu'il veut donner aux nosographes de son temps une leçon de pathologie. Le voilà qui met la main sur un caractère peut être fort important du somnambulisme naturel après en avoir donné une définition semblable à celle de Franck.

« Les yeux sont-ils ouverts » telle est une des premières phrases du questionnaire dressé par M. H. Tucke, pour guider les observateurs qui voudraient contribuer à éclairer l'histoire du somnambulisme dit naturel.

Voici quelques autres remarques faites sur la malade dont il s'agit pendant les accès par les élèves du service :

Cette femme, lorsque pendant la veille elle est artificiellement placée en somnambulisme ce qui est on ne peut plus facile à obtenir chez elle, est prise sous l'influence des manœuvres bien connues, des contractures spéciales qui caractérisent cette phase dans le grand hypnotisme, contractures somnambuliques du grand hypnostisme. Chose remarquable, ces contractures ne peuvent pas être provoquées dans les accès de somnambulisme spontané.

Autre remarque : notre noctambule, et l'on dit qu'il en est ainsi de tous les sujets atteints de somnambulisme prétendu naturel, est évidemment pendant les accès en puissance d'un rêve, elle a une idée qui la pousse, un dessein qu'elle s'efforce d'accomplir, et dans l'exécution de son plan, elle a la faculté singulière de négliger absolument tout ce qui n'est pas dans son programme et d'en faire, littéralement abstraction. Si, entre autres, pendant qu'elle est en marche, on se place devant elle pour lui faire obstacle, elle passe à droite ou à gauche, sans faire attention à la personne qui lui barre le chemin.

Cette personne n'étant pas dans son rêve, elle ne la voit pas ; ou mieux elle ne la voit que comme un obstacle vulgaire dont elle a hâte de se détourner pour continuer son chemin.

Il y a là, Messieurs, à relever un phénomène psychologique bien singulier, bien remarquable; du reste, il n'est pas tout à fait propre au somnambulisme, on le rencontre souvent à l'état de veille, à la vérité sous forme rudimentaire. On raconte de Stuart Mill qu'il lui arrivait souvent, lorsqu'il était plongé dans ses méditations philosophiques, de marcher en plein jour automatiquement inconscient, dans une des grandes rues les plus populeuses de Londres sans heurter les passants ou les reverbères, sans se faire remarquer par personne. Et, dans les conditions physiologiques, pareille chose ne nous arrive-t-elle pas à chaque instant? Il n'est peut être pas un de nous qui n'ait plus d'une fois, gravi, sans s'en apercevoir, l'escalier de sa maison et qui ne soit parvenu à sa porte en pensant à tout autre chose qu'à l'ascension qu'il exécutait. Nous ne voyons guère en somme que ce que nous sommes préparés à voir, ce que nous voulons et avons appris à voir; nous faisons abstraction de tout ce qui ne fait pas partie de nos préjugés. Combien de générations de médecins ont passé sans la voir, sans la remarquer à côté de l'ataxie locomotrice progressive qui existait peut être cependant déjà au temps d'Hippocrate. Il a fallu attendre jusqu'à la description géniale de Duchenne de Boulogne, chef-d'œuvre d'observations ingénues et désintéressées, pour qu'elle devint évidente aux yeux de tous. Pendant bien des années, je me suis promené en aveugle dans mes salles, n'y voyant pas, parce que je ne savais pas la voir, l'hystérie des artisans qui y est cependant chose vulgaire. Il n'y a guère plus de six ans qu'à cet égard mon éducation s'est faite. Croyez-moi, observez sans parti pris, sans préjugé; voir ce qui n'a pas été vu, c'est en clinique chose rare et difficile.

Mais je ne veux pas me laisser entraîner dans les digressions. S'agit-il chez notre hystérique de somnambulisme naturel, ou bien d'accès nocturnes transformés, équivalents des attaques hystériques ou des accès comitiaux, car la malade est à la fois hystérique et épileptique, les deux affections coexistent chez elle sans se confondre (hystéro-épilepsie à crises séparées). J'incline à croire sans pouvoir établir mon opinion sur des fondements inébranlables que c'est l'hystérie qui est en jeu. Ce qui me semble la légitimer, c'est que plusieurs fois, à la suite de ses promenades nocturnes, on a vu la malade au moment où elle rentrait dans son lit, être prise d'une de ses attaques hystéro-épileptiques si fréquentes chez elle pendant le jour.

J'en reviens à notre homme. — Ce n'est pas un noctambule; il marche tout aussi bien le jour que la nuit : D'un autre côté, nous ne croyons pas que chez lui l'hystérie soit un jeu : Ainsi que nous nous en sommes assurés, les stigmates font défaut et je ne crois pas qu'il se soit jamais produit chez lui d'accidents hystériformes. Il ne nous reste guère qu'à invoquer le mal comitial et j'ai fait valoir quelques raisons, en particulier l'efficacité des bromures, qui me paraissent plaider assez fortement en faveur de ce diagnostic.

Je voudrais, avant que le malade se retire, compléter l'examen par quelques questions.

(Au malade) : Connaissez-vous bien votre famille ?

Le malade : J'ai connu mon grand-père, ma grand-mère et jamais je n'ai entendu dire qu'ils aient eu des maladies ressemblant à la mienne.

M. CHARCOT : Ce que je vous demande, c'est si vous savez qu'il y ait eu dans votre famille des nerveux quelconques, des gens ayant eu des convulsions ou encore des maladies noires ?

Le malade : Non Monsieur.

M. Charcot : Des femmes, des cousines germaines ?

Le malade : Non Monsieur.

M. Charcot : Je lui ai déjà fait subir un interrogatoire de ce genre, et comme celui-ci, il a été négatif. Maintenant, il est singulier de voir la névrose comitiale commencer si tard dans la vie. Quel âge avez-vous ?

Le malade : 35 ans.

M. Charcot : Par conséquent, il avait 34 ans à l'époque de son premier accès, Je sais bien qu'il y a un mal comitial tardif, c'est-à-dire qui ne vient pas à son heure habituelle, et sur lequel un élève du service à fait un travail intéressant. Lorsque vous étiez enfant vous n'avez jamais eu d'absences ?

Le malade : Je ne me le rappelle pas.

M. Charcot : On ne vous a pas dit que vous ayez eu des convulsions dans votre première enfance ?

Le malade : Non.

M. Charcot : Jamais de maladies nerveuses ?

Le malade : Non.

M. Charcot : Tout à l'heure, je vous parlais d'équivalents d'attaques convulsives soit comitiales soit hystériques, mais il est rare que chez les sujets qui présentent ces ''équivalents'' comme on les appelle, l'élément convulsif ne soit pas représenté soit avant ou après l'accès d'automatisme, soit à une époque quelconque de la vie. — Je connais un architecte qui vient me consulter assez souvent. Il a de fréquentes absences pendant lesquelles il fait du chemin sans en avoir conscience et sans appeler sur lui l'attention. Souvent il monte en omnibus pour se rendre dans un lieu donné où il a rendez-vous à une certaine heure, et sans s'en douter, il se laisse conduire jusqu'à l'extrémité de la ligne où il se retrouve comme sortant d'un rêve. Mais ce malade-là est sujet aux vertiges et aux attaques convulsives, et c'est à la suite de ces accidents là que surviennent habituellement les promenades automatiques. Il paraît que chez notre sujet, d'après les informations que nous avons prises, rien de cela n'existe.

(S'adressant au compagnon du malade) : Savez-vous s'il a eu des convulsions ou des absences autres que celles qu'il a décrites ?

Réponse : Jamais. Je me suis informé, j'ai été chez les clients qu'il avait visités, les jours, ou il avait été pris de ses accès, afin de me renseigner sur l'attitude qu'il avait eue ; il leur avait parlé exactement comme à l'ordinaire, sans manifester rien d'insolite. De même chez le ciseleur, chez lequel il s'est rendu pour lui offrir du travail, le jour où il est allé à Claye.

M. Charcot (au malade) : Il ne vous est jamais arrivé d'uriner dans votre lit ?

Le malade : Non monsieur.

M. Charcot : Jamais votre femme n'a été inquiétée par vos ronflements ?

Le malade : Je pense à mon travail, la nuit, je suis agité quelquefois. Mais jamais rien de semblable à ce que vous dites ne m'est arrivé.

M. Charcot : Jamais vous ne vous êtes réveillé avec la langue douloureuse comme si elle avait été mordue.

Le malade : Non, Monsieur.

En résumé Messieurs, vous le voyez, nous sommes en présence d'un cas insolite : Dans les annales de la science, vous en trouverez sans doute d'analogues, mais pas tout à fait semblables. Remarquez particulièrement la longue durée des accès, l'absence d'excitation du sujet pendant leur durée. Il n'a rien cassé, rien brisé, il n'a molesté personne ; jamais il n'a été arrêté par la police, si ce n'est le jour où il s'est jeté à l'eau. L'absence de l'élément convulsif, de morsure de la langue, etc., voilà des circonstances, dans l'espèce, bien dignes d'être relevées.

Au malade : Continuez la médication ; vous reviendrez dans un mois ou deux, notez bien par écrit pendant ce temps-là tout ce qui aura pu vous arriver (1).

2° MALADE (Homme de 52 ans.)

M. CHARCOT : Depuis quand êtes-vous malade ?
Le malade : Il y a à peu près 6 mois.
M. CHARCOT : Par où cela a-t-il commencé ?
Le malade : Par les mains.
M. CHARCOT : Que faites-vous ?
Le malade : Je suis maçon.
M. CHARCOT : Combien y a-t-il de temps que vous ne travaillez plus de votre état ?
Le malade : 5 mois.
M. CHARCOT : Que vous est-il arrivé d'extraordinaire ?
Le malade : Rien du tout, j'ai eu depuis un coup à la jambe.
M. CHARCOT : Mais déjà vous étiez malade, vous aviez déjà ce tremblement ? Vous n'avez jamais eu d'accidents, vous n'êtes pas tombé d'un échafaudage ?
Le malade : Je me rappelle être tombé dans mon enfance, mais il ne m'est jamais arrivé de tomber du haut d'un échafaudage.
M. CHARCOT : Avez-vous eu des chagrins ?
Le malade : J'ai eu le chagrin de perdre de grands enfants.
M. CHARCOT : Il y a longtemps ?
Le malade Après la guerre.
M. CHARCOT : Vous vous êtes mis à trembler sans aucune cause. Et vos pieds ne tremblent pas ? Il n'y a que les mains ?
M. CHARCOT : La paralysie agitante, Messieurs, ou maladie de Parkinson, c'est bien de cela qu'il s'agit chez notre malade, se compose en quelque sorte de deux éléments : 1° La rigidité, 2° le tremblement. — Ces deux éléments se montrent habi-

---

(1) Voir la suite de l'histoire de ce malade, dans le tome II, des *Leçons du mardi*, p. 303.

tuellement combinés ; mais il peut arriver que l'un d'eux prédomine remarquablement ou au contraire fasse défaut. Il y a donc des cas de maladie de Parkinson avec rigidité et sans tremblement et d'autres où le tremblement existe seul, sans accompagnement de rigidité. Chez le malade d'aujourd'hui, vous le voyez, le tremblement existe seul ou peu s'en faut, la rigidité ne se voit guère.

J'ai fait placer à côté de lui un malade du service qui représente la forme opposée. La rigidité est chez lui très prononcée, le tremblement nul ou à peu près nul. Regardez les deux sujets tour à tour ; ils sont pour ainsi dire aux antipodes de la même maladie. Le second a en quelque sorte ce qui manque au premier : rigidité des membres ; physiomonie caractéristique, à savoir : Immobilité du regard, maintien soudé, l'air d'un « bonhomme en bois ». Les muscles du front sont rigides et plissés, ce qui est la cause de cette élévation des sourcils qui écarquille ses yeux et qui fait qu'il vous regarde avec un air à la fois triste et étonné. Cette seule attitude, cette seule physionomie du malade suffisent à peu près pour permettre d'établir le diagnostic, la présence du tremblement n'est pas nécessaire. Autre différence, l'homme soudé est sujet à la propulsion, cela n'existe pas chez l'autre.

— Je le prie de marcher devant vous ; vous voyez, il procède la tête et le tronc inclinés en avant, avec une allure de plus en plus précipitée. Si je le poussais un peu, il irait peut-être donner de la tête contre le mur. Je le tire un peu en arrière par le pan de son habit, le voilà qui recule sans pouvoir s'arrêter de lui-même. Tout cela est bien caractéristique et vous pourriez faire votre diagnostic à distance, rien qu'en examinant le port et l'allure. Mais je le répète, ce cas si typique dans son genre, est cependant imparfait puisqu'il lui manque le tremblement qui au contraire est si prononcé chez notre malade. Le facies particulier sur lequel j'appelle votre attention, n'est pas sans être empreint d'un air d'hébétude qui fait croire quelquefois que les facultés mentales sont en déchet. Il n'en est rien cependant, messieurs, sachez le bien et dans la généralité des cas, les facultés intellectuelles restent chez les sujets atteints de maladie de Parkinson, jusqu'à la dernière extrémité, parfaitement intactes.

NEUVIÈME LEÇON

OBJET :

1° Lésion du nerf sciatique poplité externe. (Traitement de la paralysie des extenseurs par l'électrisation statique.)

2° Hystérie chez les jeunes garçons. Isolement de la 3ᵉ phase de l'attaque sous forme d'accès délirants ambulatoires.

3° Tic convulsif avec coprolalie.

M. Charcot : Vous avez déjà vu ce malade dans une précédente leçon (1.)

Il a fait une chute dans un fossé, en chassant, et il s'en est suivi pour lui une paralysie des extenseurs du pied. Vous vous rappelez que je vous ai fait remarquer qu'il marchait d'une façon particulière en steppant du pied malade, tandis que de l'autre, il frappait le sol d'une façon normale.

L'examen électrique nous a démontré que les extenseurs présentaient à un degré déjà prononcé, la réaction de dégénérescence. On peut donc dire qu'il existait là une lésion assez profonde des muscles innervés par le sciatique poplité externe et aussi du nerf lui-même qui, vraisemblablement, avait été, dans la chute, froissé, comprimé, contusionné au niveau de la tête du péroné.

Je vous ai fait remarquer chez notre homme, à côté des troubles du mouvement, des troubles notables de la sensibilité, consistant en une anesthésie sous forme de plaque, répondant à la distribution cutanée des branches sensitives du nerf poplité.

J'ai ajouté que le cas était particulièrement intéressant en ce sens que les con-

---

¹ Voir la leçon du 20 Décembre, p. 61.

tuellement combinés ; n
ment ou in contraire à f
avec rigidité et sans tre
accompagnement de m
tremblement existe seul

J'ai fait placer à côt
opposée. La rigidité est
ant Regardez les deux
de la même maladie. L
rigidité des membres ;
regard, maintien sondé
sont rigides et plissés,
écarquille ses yeux et
étonné. Cette seule att
près pour permettre d'é
nécessaire. Autre différ
pas chez l'autre.

— Je le prie de marc
inclinés en avant, avec
peu, il irait peut-être d
par le pan de son habit
Tout cela est bien car
rien qui ou examinant le
son genre, est cependan
contraire est si prononc
pelle votre attention, n'
croire quelquefois que l
dant, messieurs, sachez
tuelles restent chez les s
extrémité, parfaitement

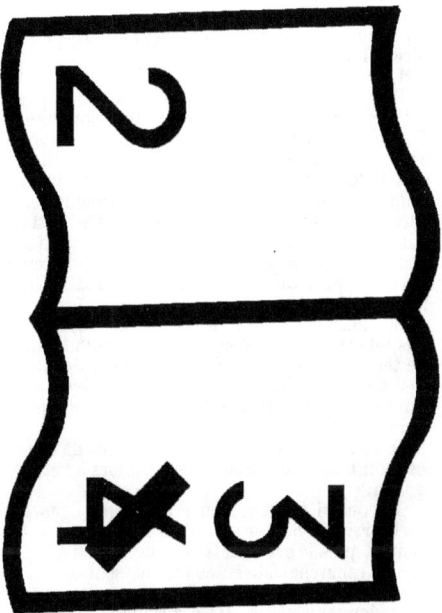

ÇON

3. (Traitement de la
n statique.)
nt de la 3e phase de
ulatoires.

écédente leçon (1.)
es suivi pour lui une
ue je vous ai fait remar-
t du pied malade, tandis

seurs présentaient à un
bu peut donc dire qu'il
par le sciatique prophilé
, avait été, dans la chute,
roné.
les troubles du mouve-
en une anesthésie sous
branches sensitives du

en ce sens que les cornaissances anatomiques relativement au trajet du nerf sciatique poplité externe et à sa distribution cutanée en tant que nerf de la sensibilité étant établies, il était facile d'établir le diagnosttic ; mais il s'agissait d'indiquer le pronostic. Je craignais je vous l'avoue, en raison des renseignements fournis par l'électro-diagnostic, que la paralysie ne s'éternisât. (*S'adressant au malade*) : Combien de temps cela a-t-il duré ?

Le malade : Deux mois. J'ai commencé à être traité le 18 décembre.

M. CHARCOT : Avant de venir nous voir, vous aviez déjà fait de l'électricité ; pendant combien de temps ?

Le malade : Pendant un mois ; j'électrisais moi-même la partie qui avait perdu la sensibilité.

M. CHARCOT: Il n'en était pas résulté grand'chose ; vous aviez recouvré en partie la sensibilité, mais le mouvement n'était pas revenu.

Vous comprenez que cette électrisation faite par le malade lui-même a dû être d'un bien faible secours. Depuis qu'il est venu nous consulter, le malade a été traité dans le service électro-thérapique de la Salpêtrière, par M. Vigouroux. C'est l'électrisation statique exclusivement qui a été mise en jeu. Déjà autrefois, à propos des amyotrophies de cause articulaire, j'ai relevé les effets curatifs, très particuliers du Franklinisme, supérieurs, c'est la doctrine de M. Vigouroux, à certains égards aux autres modes d'électrisation.

A mon avis, la guérison, pour ce malade, est venue très rapidement, je ne m'y attendais pas. Relevez donc votre pied. (Le malade exécute le mouvement qui lui est ordonné.)

M. CHARCOT : Quand nous l'avons vu, il y a quelques semaines, il ne pouvait pas relever le pied. Vous voyez le résultat qui a été obtenu dans le court espace de temps qui s'est passé depuis. Je craignais beaucoup, je l'avoue, en raison du peu de succès obtenu avec l'électricité dynamique, il est vrai, assez singulièrement appliquée, que cela ne s'éternisât. (*Au malade*) : Je voudrais bien que vous marchiez devant nous.

Je vous ai fait remarquer, la marche de steppeur qui se manifeste quand le pied est tombant. Le malade relève alors à l'excès la cuisse et exagère la flexion du genou.

Je vous ai fait remarquer aussi que dans la démarche de steppeur, lorsque le pied arrive à toucher le sol, il fait entendre deux bruits, d'abord le bruit de la pointe, puis le bruit du talon : tic, toc, tic, toc. A l'état normal, la chute du pied dans la marche fait entendre un seul bruit. C'est dans la paralysie alcoolique typique que la démarche de steppeur est surtout bien prononcée. Elle se fait sentir aux deux membres. On a dit que la paralysie alcoolique, en raison de la démarche anormale qu'elle produit, simulait l'ataxie. Cela n'est vrai que pour un nombre de cas restreint bien décrits par mon ami le Prof. Dreschfeld (de Manchester.) Mais dans la grande majorité des cas, c'est en pareil cas, le steppage qui est en jeu, et celui-ci ne rappelle que très grossièrement la démarche des ataxiques. Il n'y a vraiment pas à s'y tromper.

M. CHARCOT prie le malade de marcher. La démarche de steppeur a complètement disparu, les mouvements d'extension du pied sont d'ailleurs revenus à l'état normal.

2ᵉ Malade (14 ans, accompagné de son père,
de sa mère et de son médecin).

M. Charcot: Le cas de ce petit garçon est très intéressant. J'en ai rencontré souvent de semblables dans la clinique de la ville, mais plus rarement à l'hôpital. J'ai eu bien des fois l'idée de parler, dans mes leçons, de ce genre de crise et de vous dire ce que j'en pensais ; l'occasion ne s'en est pas présentée jusqu'ici faute d'un sujet approprié pouvant être placé sous vos yeux. Je remercie le médecin de cet enfant, notre confrère, d'avoir bien voulu nous l'amener. Il a pensé que le cas nous intéresserait et il ne s'est pas trompé. C'est un petit garçon de 14 ans, un peu grêle, mais qui, parait-il jusqu'ici, n'avait jamais été malade. Il paraît aussi, je dis il paraît, parce que c'est toujours difficile de le savoir exactement, qu'il n'y a pas de maladies nerveuses dans la famille. Admettons qu'il en soit ainsi. Ce petit malade est au collège ?

La mère : A Passy, il est interne.

M. Charcot : On dit qu'il est intelligent, mais qu'il n'est pas très travailleur ?

La mère : Non, il n'aime pas le travail. Cependant, il a obtenu une bourse.

M. Charcot : Cela prouve qu'il est intelligent. Mais enfin, il n'aime pas se donner de mal.

La mère : Il apprend tout ce qu'il veut, il joue du violon, du piano, il étudie l'allemand, l'espagnol, il apprend l'anglais.

M. Charcot: Mais sans étudier. Cela prouve qu'il n'a pas beaucoup de fixité dans l'esprit. Il est fils unique ?

Le père : Non. Nous avons eu trois enfants. Il était le deuxième, il est l'aîné maintenant.

M. Charcot : Il a été un peu gâté ?

La mère : Oui, très gâté.

M. Charcot *s'adressant au père* : Vous n'avez jamais été malade ?

Le père : Non.

La mère : Mon mari est nerveux.

M. Charcot : Qu'est-ce que ça veut dire, nerveux ?

La mère : Il se contrarie pour la moindre des choses, il n'aime pas les discussions.

M. Charcot : Il faudrait un peu de recueillement pour procéder à la recherche des antécédents héréditaires. Interroger le mari devant la femme c'est scabreux. Laissons de côté cette question-là. L'enfant est assez grand pour son âge vous le voyez ; un peu trop grand peut-être ; on dit qu'il a poussé rapidement. J'en viens maintenant à la maladie d'aujourd'hui.

Voici les renseignements que m'a transmis son médecin : il a eu la rougeole au mois de mai 1887 ; à la suite de cette rougeole, il a eu une bronchite qui s'est éternisée. Il a été malade pendant longtemps, il a eu de plus des palpitations. Après sa rougeole, il est resté trois semaines sans pouvoir manger ; on a été obligé de l'envoyer à la campagne à Montmorency. On lui a donné du fer ?

La mère : Oui, et de la valériane.

M. Charcot : Et il est rentré à Passy.

La mère : Oui, après une absence de trois semaines.

M. CHARCOT : Il s'est passé là 3 ou 4 mois pendant lesquels il a toujours été fatigué. Il est rentré la veille du jour de l'an. Alors le 15 janvier, étant au collège, il a été pris à 4 heures du matin d'une espèce de suffocation qui l'a forcé à se lever sur son lit. Il lui semblait qu'il était serré au cou. Il a mis tout le monde en émoi. Son état a appelé l'attention du veilleur dans le dortoir. Il se raidissait, il avait le cou serré et il était comme menacé de suffocation. Cet état s'est répété pendant plusieurs jours de suite et toujours la nuit.

L'enfant : Oui, à 5 heures du matin.

La mère : Il a eu 2 ou 3 de ces accès en 8 jours. Le médecin qui l'a soigné n'a pas été témoin de cette suffocation ; il ne s'en est même pas douté, on ne lui en avait pas parlé du reste. On ne faisait pas attention à ses serrements de cou.

Le père : Pas toi, c'est possible, mais moi, c'est ce qui me l'a fait retirer.

M. CHARCOT : Il y a deux opinions opposées.

La mère : Non, tu ne le savais pas. Le docteur, qui est, dit-on, le principal médecin de Passy ne s'en doutait même pas.

Le père : Il a eu des suffocations, le cou serré par accès trois fois de suite.

M. CHARCOT : Bien, c'est entendu. Il a eu 3 fois ces suffocations à Passy, alors, on l'a retiré du collège : maintenant il est chez vous. Alors la maladie se dessine. Voici ce qui se passe. Pendant huit jours, les suffocations se produisent trois fois par jour, une fois à une heure du matin, une fois à midi, une fois à 6 heures du soir, mais bientôt elles ne constituent plus à elles seules tout l'épisode, comme cela avait lieu auparavant. Divers phénomènes s'y surajoutent et la crise devient plus compliquée. Voici maintenant comment les choses se passent. C'est le fameux serrement de cou avec spasme respiratoire qui ouvre la scène ; alors les membres supérieurs, puis les inférieurs se raidissent, le corps se renversant en arrière, et de la sorte, l'enfant esquisse ce que, en pathologie hystérique, on appelle l'arc de cercle. — Cette disposition en arc de cercle a été constatée par les parents ?

La mère : Oui, Monsieur, plusieurs fois.

M. CHARCOT : Voici une estampe qui est la reproduction d'une fresque du Dominiquin à Grotta Ferrata près Rome. Elle représente St-Nil guérissant un jeune démoniaque. Ce démoniaque a été certainement peint d'après nature et je l'ai montré souvent aux auditeurs de ce cours (*Fig.* 7), comme représentant un bon type d'une des phases de l'attaque hystérique.

Seulement, je ferai remarquer que cette attitude, « les bras en l'air » donnée par le peintre ne se voit en général qu'un instant, au début de l'attaque. Quand celle-ci est en voie d'évolution et que l'attitude en arc de cercle se prolonge, les membres restent étendus, appliqués le long du tronc, les avant-bras en pronation forcée, les poignets fléchis. Pour le reste tout est exact sur la fresque du Dominiquin. L'enfant est sur la pointe des pieds et renverse le corps en arrière, de manière à lui faire former l'arc de cercle, et il n'y aurait, s'il était étendu à terre et non soutenu par un vieillard, son père peut-être, que la nuque et les orteils qui porteraient sur le sol.

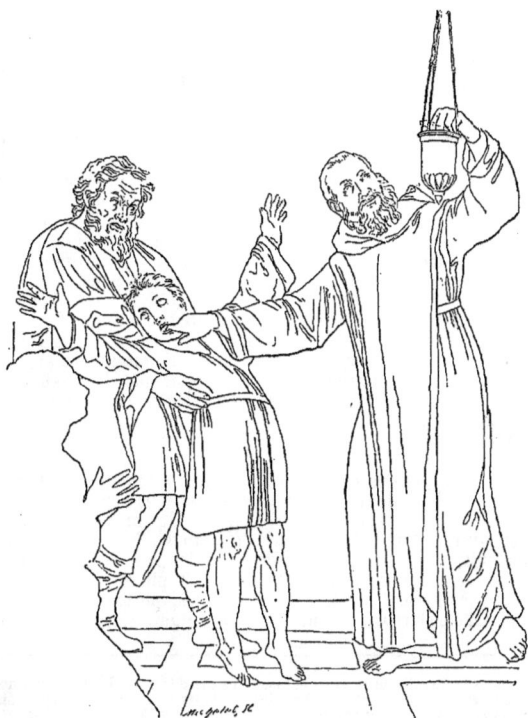

Fig. 7. — *Fresque du Dominiquin, à Grotta Ferrata.* — Saint-Nil guérissant un possédé avec l'huile d'une lampe allumée devant une image de la Vierge. (La copie est à l'Ecole des Beaux-Arts) — Cette figure est empruntée aux *« Démoniaques dans l'Art »* par Charcot et Richer.

Dans la grande attaque hystéro-épileptique régulière, typique, l'arc de cercle appartient à la 2ᵉ phase ou phase des grands mouvements ; celle-ci est précédée par une période épileptoïde plus ou moins bien dessinée ; ici donc, chez notre petit malade, il y a cet égard une anomalie, puisque c'est l'arc de cercle qui ouvre la scène et succède immédiatement à l'aura ; la phase épileptoïde faisant défaut, ou paraissant effacée. Il y en a encore une autre, c'est que, contrairement à la règle, l'arc de cercle n'est pas, ici, suivi par la phase dite des attitudes passionnelles : ou plus exactement, celle-ci existe, mais modifiée quelque peu dans sa forme, et prolongée de façon à être rendue presque méconnaissable, et c'est justement le fait particulièrement intéressant du cas présent.

On commence à parler sérieusement de l'hystérie chez les jeunes garçons (1) et, du reste, le niveau de nos connaissances relatives à la neuropathologie de l'enfance, s'est dans ces derniers temps élevé sur toute la ligne, grâce aux travaux de nos jeunes collègues. Mais chez nos maîtres, dans les ouvrages de ceux qui nous ont enseigné la pathologie de l'enfance, nous ne trouvons que bien peu de chose sur ce sujet là : l'hystérie pour eux, presque invariablement, c'est de la « simulation » qu'il suffisait d'apprendre à dépister et, à les entendre, une bonne correction devait le plus souvent ramener le calme et la santé. Entre nous, ils avaient des yeux et souvent des yeux excellents pour voir tout autre chose en pathologie, mais ils ne pouvaient pas et ne voulaient pas voir cette chose là. Aujourd'hui, je le répète, la situation est heureusement bien changée à cet égard. L'hystérie infantile est reconnue, chaque jour, pour ce qu'elle est dans la pratique vulgaire où elle n'est point rare je vous assure, aussi bien chez les garçons que chez les filles. Cependant, il reste encore dans ce domaine bien des particularités, bien des cas insuffisamment connus, et qui réclament la mise au point. Le fait qui se présente à nous en ce moment appartient justement à cette catégorie là et c'est pourquoi j'y insiste.

Je reviens sur ce que je vous disais tout à l'heure *des attitudes passionnelles*. Elles constituent une phase de la grande *attaque, typique* ; la 3ᵉ, qui suit celle des grands mouvements, dont l'arc de *cercle* est une des représentations les plus caractéristiques, ainsi : 1° période ou phase épileptoïde, 2° période ou phase des grands mouvements, 3° période ou phase des attitudes passionnelles, voilà la série classique. Je vous rappelle en quoi consiste cette 3ᵉ phase : Il s'agit là foncièrement de délire avec hallucinations surtout visuelles, qui tour à tour relatives à un sujet triste ou même terrifiant, tantôt à un sujet gai, se succèdent avec une

---

(1) Nous croyons utile de rappeler à cette occasion les cas d'hystérie infantile que nous avons publiés, soit dans le *Progrès médical*, soit dans les *Archives de Neurologie* et qui ont été reproduits dans nos *Comptes rendus du service des épileptiques et des enfants idiots et arriérés de Bicêtre*. Ils ont paru, le premier avec d'Olier (1881, t. I, p. 30) ; le second avec Dauge (t. II, p. 122) ; le troisième avec Bonnaire (t. III, p. 55) ; le quatrième avec Leflaive (t. IV, p. 164), le cinquième avec Bonnaire (t. V, p. 87). Dans le tome X, (*Compte rendu* de l'année 1889), nous avons publié avec Sollier l'histoire d'*Une famille d'hystériques* (p. 149). Enfin, le tome XI renferme deux autres observations avec Sollier). Ces renseignements pourront être utiles à ceux que tenterait la tâche d'une nouvelle monographie de l'*Hystérie chez l'homme*. (*Note de la 2ᵉ édition*) (B).

grande rapidité. L'attitude, les mouvements, les actes, souvent même les paroles se mettent en harmonie parfaite avec ces diverses hallucinations ; c'est ainsi que dans cette période, tantôt sous l'impression de visions terribles, les malades manifestent par leurs attitudes la plus grande épouvante, tandis que tantôt au contraire, sous l'impression de tableaux aimables ou érotiques, leur physionomie, leurs attitudes expriment le plaisir ou la volupté.

Il importe de savoir que ce type dont je rappelle les grands traits peut, dans la clinique, se modifier de diverses façons qu'il serait trop long pour le moment de passer toutes en revue et que c'est le plus souvent modifiés et fragmentés que les accès se présentent, les cas conformes au type parfait restant toujours rares. Pour le but que je me propose actuellement, je me bornerai à relever les variétés suivantes : La succession des représentations mentales tristes et gaies, que je signalais tout à l'heure, n'est point chose nécessaire ; le délire hallucinatoire de la 3e phase peut être pendant toute sa durée triste, violent, gai et parfois aussi au point de vue émotif presque indifférent ; l'évolution de cette 3e phase est en général très rapide, quelques minutes à peine, mais il peut arriver qu'elle se prolonge pendant une demi-heure, une heure, plusieurs heures, plus encore, sans interruption. Son apparition est précédée dans les cas de parfait développement par la succession des deux premières périodes de l'attaque ; convulsions épileptoïdes, grands mouvements, se montrant plus ou moins bien dessinés ; dans d'autres cas, l'une des deux périodes, la 1re ou la seconde, peut manquer et il peut arriver enfin qu'elles manquent toutes les deux, la phase des attitudes passionnelles se montrant isolée, en ce sens qu'elle débute d'emblée, sans prodrômes ou avec des prodrômes qui ne sautent pas aux yeux et qu'il faut savoir chercher pour apprendre à les mettre en relief.

Ce dernier cas est évidemment d'une appréciation plus difficile que les autres, parce que la véritable nature du mal y est tout d'abord moins évidente. En réalité, lorsque, comme dans notre cas actuel, l'accès de manie avec hallucination est précédé à peu près invariablement par la production d'un arc de cercle bien caractérisé, le diagnostic est relativement chose aisée. Il n'en est pas tout à fait de même, vous le comprenez, lorsque le délire éclate en quelque sorte, inopinément, sans avoir été précédé de convulsions, chez un sujet qui jamais autrefois n'a éprouvé ou qui n'éprouve pas actuellement, dans l'intervalle des crises, d'accidents spasmodiques : un changement brusque des allures et de la physionomie. La fixité du regard ou le strabisme convergent, un changement de la voix, un petit sanglot, sont souvent les seuls phénomènes qui se manifestent au moment où le délire éclate, et il convient d'ajouter, pour mieux montrer encore les difficultés qu'on peut rencontrer dans l'interprétation des cas de ce genre, que, le plus souvent peut-être, les stigmates permanents y font défaut : pas d'hémianesthésie, pas de rétrécissement du champ visuel, pas de points hystérogènes, etc. Les accès maniaques occupent alors isolément la scène, sans accompagnement, à titre de représentants monosymptomatiques de la maladie.

Voilà, Messieurs, des faits qui vraiment ne sont pas très rares ; j'en ai observé dans ces derniers temps une demi douzaine dont trois, par une singulière coïncidence étaient relatifs à de jeunes seigneurs napolitains parfaitement élevés et de bonnes manières.

Tout d'un coup, l'on voyait chez eux la physionomie changer, un petit sanglot se produire et les voilà qui bientôt se mettaient à frapper à droite et à gauche les personnes présentes, proférant des invectives grossières, des mots orduriers appris on ne sait où. Cela durait un quart d'heure, vingt minutes, parfois jusqu'à une heure et tout rentrait dans l'ordre. Au sortir de l'attaque, absence complète du souvenir ou souvenir très vague de ce qui s'était passé. Ces accès se reproduisaient tous les 3 ou 4 jours et ils duraient depuis 4 ou 5 mois en moyenne à l'époque où les enfants m'ont été amenés. Il a été très facile d'y couper court par l'application des moyens que je vous dirai tout à l'heure.

La scène est d'autrefois un peu différente. Le petit malade chante, vocifère, déclame; il se comporte comme un véritable acrobate, saute sur les meubles, se livre aux exercices gymnastiques les plus extravagants; il transforme, suivant les suggestions de son délire, les objets et les gens qu'il rencontre, ceux-ci en corps inanimés, ceux-là en être vivants : par moment, toujours inconscient, il rentre en rapport, tranquillement avec les personnes de l'entourage, exécute des actes compliqués, en apparence fort raisonnables, et l'on a quelque peine à distinguer en ces moments-là s'il dort ou s'il veille. On n'en finirait pas si l'on voulait même esquisser légèrement toutes les transformations que peut subir dans ces circonstances la troisième phase de l'attaque et je crois, du reste, en avoir dit assez pour vous mettre à même de tirer profit convenablement de la présence du malade.

Il est encore un point cependant que je veux toucher avant d'en revenir à lui. Il s'agit du traitement approprié aux faits de ce genre. C'est le cas, ou jamais, de vous présenter l'hystérie comme une maladie aux trois quarts psychique et qu'il faut apprendre à traiter psychiquement. C'est l'isolement, l'isolement au premier chef qu'il faut prescrire tout d'abord. C'est dans ces cas d'hystérie infantile mâle surtout que les résultats de l'application de la méthode sont vraiment merveilleux. — Donc séparez les enfants de leurs mères; tant qu'ils sont en contact permanent avec leur mère, il n'y a rien à espérer. La présence du père serait à peu près aussi nuisible que celle de la mère. Le mieux est de les supprimer tous les deux, — A Paris, l'installation peut se faire aussi parfaite que possible dans l'un quelconque de nos grands établissements hydrothérapiques. Les enfants sont placés sous la direction et la surveillance du médecin résident, parfaitement habitué au maniement de ce genre de malades. Il leur faut une main ferme et quelquefois sévère; mais il est inutile de les brusquer. Ainsi plus de parents, plus d'assistants inexpérimentés et parfois admirateurs. Bien qu'à proprement parler, la simulation ne soit pas en cause et qu'il ne s'agisse tout au plus, dans certains cas, que d'exagération, il y a certainement, l'expérience le démontre, une influence particulière du public sur le nombre et l'intensité des accès. Je ne veux pas dire que le public admirateur ou trop sympathique étant supprimé, la maladie va disparaître du jour au lendemain ; non, les choses ne vont pas aussi vite. Mais sous l'influence de la vie quasi-monastique de l'établissement, où les enfants ne sont en contact qu'avec des personnes au courant de la situation et qui regardent sans s'émouvoir, les accès s'atténueront vite et disparaîtront bientôt; c'est, si j'en juge d'après ce que j'ai vu constamment, surtout s'il s'agit de jeunes garçons, une

affaire de deux ou trois mois. Les applications hydrothérapiques contribuent effi-
cacement au succès.

Je vais terminer l'examen de cet enfant par quelques nouvelles interrogations.
Au médecin : Voulez-vous, mon cher confrère, nous dire ce que vous avez vu de
vos propres yeux ?
Le médecin : Tantôt son délire vient sans être précédé de convulsions, d'autrefois,
comme je vous l'ai dit, à la suite de l'arc de cercle. Ce matin même, après un peu
d'étouffement, il est entré dans son délire. Il a eu des hallucinations, parlant de
manège, de chevaux et, quand il m'a vu, il est sorti de son lit en disant: « Tiens voilà
Auguste ». Auguste est le nom du garçon de manège où il va prendre des leçons
d'équitation. Bientôt il s'est élancé sur moi, paraissant me prendre pour un cheval.
M. Charcot : Comment avez-vous pu l'amener ici ?
Le médecin : Il y a des moments où il est très agité, où il saute, gambade joyeu-
sement, ou croit au contraire qu'on attente à sa vie et veut se défendre ; mais
il en est d'autres où il se calme, on peut alors jusqu'à un certain point entrer en
communication avec lui. Nous avons profité d'un de ces moments-là, ayant entendu dire qu'il devait venir ici ce matin, il a voulu chercher la voiture lui-même
et l'a amenée. Il a fait tout cela comme un automate, car, de retour à la maison, il
s'est réveillé ne se rappelant rien de ce qu'il avait fait, et disant « comment suis-je
là ? »
M. Charcot : Il est curieux de voir le rêve se modifier ainsi suivant les circonstances extérieures.
Le père : Par moments, il répond quand on lui parle, et souvent les personnes
qui ne connaissent pas son état ne se doutent pas qu'il dort.
La mère : Dans ces moments là, on ne sait pas s'il dort ou s'il veille.
M. Charcot : Et lorsque la chose est finie, il y a une lacune dans sa vie ?

Une remarque en passant. Je vous ai dit maintes fois que les crises hystériques se
réglaient quelquefois comme se règlent souvent les crises épileptiques. Je veux
dire par là qu'elles se produisent avec une sorte de régularité, à de certaines heures. Il est très ordinaire de voir les crises hystériques se régler de 6 à 7 heures du
soir. Plus rarement dans l'après-midi, après le déjeuner. Au contraire, ainsi que
je vous l'ai dit un jour, à propos d'une petite épileptique qu'on avait amenée ici
les crises épileptiques se règlent en général à des heures de nuit, à 2, 3 et 4 heures
du matin, ou bien le matin au réveil. Il en est ainsi en général, mais en ce qui
concerne l'hystérie, il y a des exceptions.
On pourrait presque dire quand on voit un accès se produire la nuit ou le matin
au réveil : c'est probablement de l'épilepsie et inversement, s'il se règle le soir
vers 6 ou 7 heures c'est de l'hystérie. Mais il ne faudrait pas trop s'y fier. Ce petit
bonhomme a plusieurs crises par jour, une le matin au réveil, la seconde à midi,
la troisième à six heures du soir. Seule la crise du soir et celle aussi de l'après-
midi sont pour ainsi dire à leur place.
Voilà le récit qui m'a été donné par écrit d'une première journée dans laquelle
on a assisté à la période délirante. Cela se passait le 31 janvier.

Premier accès ambulatoire. Il avait eu auparavant plusieurs accès composés de ces suffocations dont je vous ai parlé, puis de l'arc de cercle. L'accès finissait là. C'était jusque-là un hystérique vulgaire. L'intérêt commence pour nous le jour où, à la suite de cet arc de cercle et des étouffements, on a vu survenir toute la série des démonstrations délirantes.

« Le 31 janvier, à six heures du soir, il était dans son lit. »

Remarquez l'heure. Pourquoi était-il dans son lit à cette heure là ?

Le médecin : Parce qu'il avait encore un peu de bronchite.

M. CHARCOT : Il est pris subitement de mouvements spasmodiques, et le voilà qui, tout à coup, entre dans un état nouveau et dit : il faut que j'aille faire du gymnase chez Madame... C'est sans doute une dame qui tient un gymnase pour enfants ?

La mère : Pas précisément, c'est une dame de mes amies qui a un hôtel particulier et qui y a fait installer un très beau gymnase pour son fils.

M. CHARCOT : Il se met dans la tête d'aller au gymnase chez cette dame ; le voilà qui se lève et marche dans la chambre en disant : nous y voilà. Il croit être arrivé là où il voulait aller, et s'adressant à la dame de la maison, qu'il croit voir, il lui dit : Madame, permettez-moi de faire un peu de gymnastique. Il se croit au gymnase et veut grimper à la corde, il en cherche une et saisit par hasard le bras du médecin auquel il se suspend. Le médecin lui dit : ce n'est pas une corde. Si, répond-il, c'est bien une corde et je ne veux pas qu'on me la chipe ; un peu plus tard, il veut emporter le portique en le plaçant sur son dos et c'est sa mère qu'il prend à bras le corps, faisant mine de la soulever. C'est bien à 6 heures que tout cela s'est passé ?

Le père : A 6 heures et les jours suivants, à la même heure, il a fait comme une répétition de ce qu'il avait déjà fait une fois.

M. CHARCOT : Après que la crise est passée, il ne se rappelle plus ce qu'il a fait. Dans une autre circonstance, il se met à table, il boit de l'eau et se figure qu'il boit du vin. Un autre jour, il prend son violon, il en joue ; il a une lampe allumée, il se figure qu'elle n'est pas allumée ; il l'éteint, la rallume sans paraître savoir si il y a ou non de la lumière. Remarquez que les attaques délirantes cessent tout à coup sans accompagnement de phénomènes spasmodiques.

Vous retrouvez dans l'hystérie à peu près toutes les grandes formes de l'épilepsie. Il y a des vertiges hystériques, mais il y a aussi des délires post-hystériques. Mais vous voyez, sans qu'il soit nécessaire d'y insister, qu'avec un peu d'attention, vous parviendrez en général facilement à établir le diagnostic, ce qui est fort important, car le pronostic s'en suit et il est bien différent, vous le savez, dans nos deux cas. Quand il est bien établi dans un cas donné, que l'attaque délirante est bien de nature hystérique, vous pouvez rassurer la famille et affirmer que le malade guérira avec l'aide des moyens préconisés tout à l'heure dans un court espace de temps. Sans doute il guérirait également un jour ou l'autre, même en restant dans la famille. Mais alors vous ne devez répondre de rien ; la maladie pourra s'éterniser et évoluer devant vous, sans que vous y puissiez rien en faire.

M. CHARCOT *aux parents* : Vous avez entendu ce qui a été dit devant vous.

Voilà un enfant qui devrait être isolé dans les conditions que j'ai indiquées. Je vous affirme que le résultat est certain et qu'il sera bientôt obtenu.

A l'enfant : Eh bien mon garçon, il faut en finir avec toutes ces histoires là. Persuadez à votre maman de vous laisser aller dans un des établissements dont nous avons parlé, vous n'y serez pas plus mal qu'au collège.

La mère : Il a perdu presque une année avec sa maladie.

M. Charcot : Si vous suivez nos conseils, peut-être qu'à Pâques il pourra retourner au collège et reprendre ses études. Si au contraire vous laissez aller les choses comme elles veulent, l'année sera perdue tout entière sans compter que les attaques peuvent s'aggraver, et cela n'en finira plus. Vous vous exposeriez à bien des désagréments (1).

3ᵉ Malade (homme de 21 ans).

M. Charcot ; Quel âge avez-vous ?
Le malade : 21 ans.
M. Charcot : Que faites-vous ?
Le malade : Je suis employé à la Compagnie de Lyon.
M. Charcot : Depuis quand êtes-vous malade ?
Le malade : Depuis l'âge de sept ou huit ans.
M. Charcot : Qu'est-ce que vous avez ?
Le malade : Des mouvements des bras, de l'épaule, des jambes.
M. Charcot : Oui, nous voyons, des secousses brusques, comme électriques. Cela n'a jamais été plus fort ?
Le malade : Si, quelquefois c'est plus fort.
M. Charcot : Dans quelles circonstances est-ce plus fort, est-ce quand vous êtes contrarié ?
Le malade : Oui, Monsieur, et quand il m'arrive de beaucoup travailler.
M. Charcot : Poussez-vous des cris quelquefois ?
Le malade : Oui, Monsieur.
M. Charcot : Vous reconnaissez de suite, pour avoir vu plusieurs fois déjà cette année des cas semblables, qu'il s'agit ici de *tics convulsifs*.
Il ne vous arrive pas quelquefois, au lieu de crier, de proférer un mot grossier ?
Le malade : Si, il m'arrive de dire : Nom de Dieu !
M. Charcot : Sans aucune raison, malgré vous ; c'est là un exemple de ce que M. Gilles de la Tourette a ingénieusement appelé la *Coprolalie*. Celle-ci est un accompagnement fréquent des grands tics.

---

(1) Voy. Blocq, *Le délire hystérique dans les somnambulismes* (*Gaz. hebdom.*, 1890) et Georges Guinon, *Du somnambulisme hystérique* (*Progrès médical*, 1891) ; — Bourneville et Regnard, *Iconographie photographique de la Salpêtrière*, tomes I, II, III (1876-1880).

En présence de ces faits, il est vraisemblable que l'interrogation nous permettra de constater chez le sujet l'existence de certains phénomènes psychiques, et aussi dans l'histoire de la famille, des marques neuropathiques plus ou moins accentuées. Avez-vous des manies ?

Le malade : Oui.

M. Charcot : Le soir, quand vous rentrez chez vous, est-ce que vous avez des habitudes spéciales ? Vous dites que vous avez des manies. Vous arrive-t-il de faire certaines choses sans aucune raison, est-ce que vous comptez quelquefois 3, 5, 7 quand vous ouvrez une porte. Le soir est-ce que vous ne regardez pas sous votre lit trois ou quatre fois ?

Le malade : Oui, Monsieur, je fais tout cela.

M. Charcot : Vous ne vous assurez pas trois ou quatre fois si la porte est fermée au verrou ?

Le malade : Parfaitement, c'est bien cela.

M. Charcot : Vous ne vous lavez pas les mains 36 fois par jour ?

Le malade : Non.

M. Charcot : Cela fait partie d'une autre série, la *Misophobie*, laquelle d'ailleurs, elle aussi, rentre dans la catégorie de la neuropathie du doute. A propos de *Misophobie*, j'ai vu ces jours-ci un cas bien remarquable dans l'espèce et bien triste à la fois. Il s'agit d'un pauvre vétérinaire de province qui, à plusieurs reprises dans sa jeunesse et son enfance, a présenté les stigmates de la maladie du doute et du toucher. Depuis quelques mois, il lui est devenu impossible de donner la main nue à personne et constamment il porte des gants ; mais ce qui est plus grave, c'est que c'est surtout les animaux qu'il ne peut toucher, même muni de ses gants. Il craint la contagion et ne rêve que contagion, rage, bacilles et microbes. De fait, il a été forcé d'abandonner sa profession jusque là lucrative. Pourra-t-il jamais la reprendre ? — Ce malade n'est point tiqueux. — N'allez pas croire que le tic soit un accompagnement nécessaire des idées obsédantes, c'est seulement un accompagnement fréquent. On peut voir les tics sans dessous mental apparent. Cela est rare cependant lorsque, comme dans notre cas, il s'agit d'un tic très accentué, d'un grand tic. (*S'adressant à la personne qui accompagne le malade*) : Vous êtes son frère ?

Réponse : Oui, Monsieur.

M. Charcot : Avez-vous d'autres frères, des sœurs ? ont-ils été, sont-ils malades des nerfs, de la tête ?

Réponse : J'ai des sœurs, elles n'ont jamais été malades ; elles n'ont jamais eu d'attaques de nerfs.

M. Charcot : Vous avez connu votre père ?

Réponse : Il est vivant. Il a eu des rhumatismes, je ne lui connais pas de maladies nerveuses. De même pour ma mère, elle est vivante elle aussi, elle n'a pas eu de maladies de nerfs.

M. Charcot : Connaissez-vous la famille de votre père ? Avez-vous des oncles ?

Réponse : J'ai trois oncles et deux tantes, du côté de mon père.

M. Charcot : Ils n'ont pas de maladies nerveuses ?

Réponse : Ils sont très nerveux. Mais je n'ai pas entendu dire qu'ils eussent d'affections particulières.

M. Charcot : Y en a-t-il qui soient originaux, bizarres ?

Réponse : Il y en a un qui n'est pas faible d'esprit, mais qui est très original. Il ne fait rien comme tout le monde et s'habille d'une façon particulière, de manière à se faire remarquer.

M. Charcot : Il n'a pas de profession ?

Réponse : Il est fabricant de bijoux.

M. Charcot : Est-il marié ?

Réponse : Oui, il a trois petits enfants.

M. Charcot : Il n'a pas de maladies ?

Réponse : Jusqu'à présent, non.

M. Charcot : Est-ce que vous connaissez vos tantes maternelles ? N'ont-elles pas quelque chose ?

Réponse : Elles sont très impressionnables, mais elles n'ont pas de maladies, que je sache.

M. Charcot : Pas d'attaques ?

Réponse : Non.

M. Charcot : Et votre grand-père, votre grand-mère, avez-vous entendu dire qu'ils eussent quelque chose de dérangé ?

Réponse : Non, j'ai entendu dire qu'ils étaient très nerveux, très faciles à surexciter.

M. Charcot : Avez-vous des cousins germains ?

Réponse : Oui.

M. Charcot : Et il n'y a pas de malades parmi eux ?

Réponse : Non.

M. Charcot : Tout cela est peu important, si ce n'est le cas de cet original qui ne s'habille pas comme tout le monde. Quel âge a-t-il ? .

Réponse : 45 ans.

M. Charcot : Est-ce qu'il a fait des sottises à votre point de vue ?

Réponse : A mon point de vue : oui.

M. Charcot : Nous ne pouvons guère aller plus loin dans la voie des interrogations. Je pensais trouver mieux ou plus mal, comme vous voudrez. C'est sans doute du côté de l'oncle original qu'il faudrait pousser la recherche des antécédents héréditaires. Vous n'avez vous-même jamais été malade ?

Réponse : J'ai eu moi-même, étant jeune, les mêmes tics que mon frère, seulement ils ont été bien moins prononcés. Ma sœur en a eu également.

M. Charcot : Deux frères et une sœur tous les trois affligés de tics. Il est rare que lorsqu'il y a un tiqueux dans une famille, le cas reste isolé ; mais chez les uns, il s'agit de forme bénigne, tandis que chez un autre, le mal pourra se présenter sous une forme grave.

En ce moment notre malade fait des efforts pour se retenir, mais malgré lui, on le voit s'agiter. *Au frère* : Vous l'avez entendu crier quelquefois et dire des gros mots ?

Le frère : Oui quelquefois ; mais quand cela lui prend, il se rend au jardin et là il ne se gêne pas.

M. Charcot : Oui, il se débarrasse alors, en toute liberté de son stock de paroles grossières. Cela peut se rattacher à des excès de travail.

Le frère du malade : Il est dans un bureau où il travaille sept heures par jour.

M. Charcot : Ce qu'il y a de mieux pour lui, c'est de faire de l'hydrothérapie. A quelle heure faut-il qu'il soit à son bureau ?

Le frère du malade : Il peut demander une permission.

M. Charcot : On pourra calmer cela momentanément. Reste à savoir si on parviendra à l'extirper tout à fait. Cela me paraît fort difficile.

Le malade est prié de se retirer.

M. Charcot : Dans ce moment, le malade est sous le coup d'une exacerbation de son mal depuis quelques semaines. Il est possible que celle-ci soit la conséquence d'un excès de travail de bureau ; avec le repos, l'emploi de l'hydrothérapie et de la gymnastique, on pourra obtenir du calme, mais je doute qu'il guérisse jamais dans l'acception rigoureuse du mot. Toute sa vie, il restera plus ou moins exposé aux atteintes de son mal.

DIXIÈME · LEÇON

OBJET :

1° Sclérose latérale amyotrophique. — Paralysie labio-glosso-laryngée.

2° Astasie et Abasie, puis toux hystérique par accès réglés.

Un malade se présente conduit par son fils.

M. CHARCOT (*S'adressant au fils du malade*) : Quel âge a votre père ?

Le fils : 57 ans. (Le malade porte un mouchoir à sa bouche).

M. CHARCOT : Il a toujours ainsi son mouchoir à sa bouche et il bave ; remarquez ce détail.

Le fils : L'eau lui vient constamment à la bouche, surtout en mangeant.

M. CHARCOT : Combien de temps met-il à ses repas ?

Le fils : Plus d'une heure. Il a du reste, bon appétit.

M. CHARCOT : Qu'est-ce qu'il mange ? Des aliments coupés en petits morceaux, ou seulement des liquides ?

Le fils : On lui découpe la viande en morceaux très menus, parce qu'il ne peut pas mâcher facilement les aliments.

M. CHARCOT : Que lui arrive-t-il quand il boit ?

Le fils : Il avale de travers.

M. CHARCOT : Quelquefois, il rend les liquides par le nez ?

Le fils : Non, monsieur.

M. CHARCOT : Comment est-il arrivé à cet état : est-ce peu à peu ou tout à coup ?

Le fils : Peu à peu.

M. CHARCOT : Qu'entendez-vous par ces mots : peu à peu ?

Le fils : Il a commencé à parler difficilement.

M. CHARCOT : Combien y a-t-il de temps?

Le fils : Environ 14 mois. Cela a été de plus mal en plus mal jusqu'au moment où il a été absolument incapable de parler.

M. CHARCOT : Quand cela lui est-il arrivé pour la première fois d'être gêné pour parler ?

Le fils : Au mois de décembre 1886.

M. CHARCOT : Il a conservé la mémoire ?

Le fils : Oui, monsieur.

M. CHARCOT : Il peut écrire ?

CHARCOT. *Leçons du Mardi*, t. I, 2e édit.   19

Le fils : Il écrit très bien.

M. Charcot : Veuillez lui passer du papier et priez-le qu'il nous écrive quelque chose. Vous savez que je fais tout mon possible pour vous habituer à bien regarder les malades et bien vous habituer à tout observer chez eux, même les choses qui quelquefois paraissant indifférentes peuvent avoir un grand intérêt. Voilà un malade qui ne parle pas et qui écrit. Eh bien ! à moins que ce ne soit un sourd-muet de naissance, et il faut écarter cette supposition, c'est là un phénomène qui ne se présente pas très fréquemment. En présence de cette conservation de la faculté d'écrire avec l'impossibilité à peu près absolue de parler, on pourrait avoir l'idée de l'aphasie, de l'aphasie motrice par lésion organique, par la lésion de la troisième circonvolution ou aphasie de Broca, mais il est très rare, tout à fait exceptionnel, de voir un véritable aphasique de ce genre écrire facilement. Il y a, il est vrai, une espèce d'aphasie avec perte totale de l'articulation des mots dont le caractère est que le malade écrit avec une grande volubilité, avec précipitation, avec une facilité plus grande peut-être qu'à l'état normal, mais c'est une aphasie d'un genre spécial, c'est l'aphasie, ou comme on dit encore, le mutisme hystérique. Quand on a un peu l'habitude de la fréquentation des malades de ce genre, on reconnaît aisément de quoi il s'agit. Nous en savons déjà assez dans ce qui se présente à nous pour affirmer que nous ne sommes pas en présence de l'aphasie organique, non plus que de l'aphasie hystérique. Nous avons vu que le malade bave et garde son mouchoir constamment à la bouche, nous savons qu'il met beaucoup de temps à prendre ses repas, nous savons que sa maladie date de deux ans, qu'elle a marché progressivement et s'est aggravée de plus en plus. Eh bien ! cela est très suffisant pour que nous éliminions ces deux hypothèses qui auraient pu se présenter à notre esprit. Évidemment, nous nous trouvons en face d'une paralysie bulbaire. Vous savez que dans nos leçons du vendredi, nous avons étudié les questions relatives à ce syndrôme paralysie bulbaire, nous vous l'avons fait connaître entre autre dans ses rapports avec la sclérose latérale amyotrophique. Le cas qui se présente à nous nous fournit l'occasion d'utiliser cliniquement ces études. Nous allons chercher à vous montrer surtout par quelles voies il faudra procéder pour arriver à établir le diagnostic et le pronostic. On m'a dit que cette maladie lui était survenue à la suite d'une émotion.

Le fils : Oui, Monsieur.

M. Charcot : Lisons d'abord ce que le malade vient d'écrire. : « Je suis âgé de 55 ans et je demeure rue d'Aligre. » L'écriture est tout à fait correcte. Nous allons lui demander de nous faire une petite narration sur cette émotion morale qu'il prétend être la cause de sa maladie. Nous parlons souvent ici d'émotions morales ; c'est un élément étiologique fort répandu parmi les névropathes. Seulement, il ne faut pas en abuser. Vous ne devez pas oublier que les malades font souvent des théories et que celles-ci naturellement ne sont pas toujours fondées sur une juste interprétation des faits. Je vous ai fait remarquer souvent en présence de cas d'épilepsie, le travail instinctif qui se fait dans l'esprit des membres de la famille, pour chercher à établir que jamais cas pareil ne s'était présenté parmi eux de mémoire d'homme, que la maladie par conséquent doit relever ou relève même très certainement d'une cause accidentelle, d'une « peur » par exemple qui, le plus ordinairement, n'a peut-être jamais existé. L'homme, je vous l'ai fait remarquer maintes fois, n'aime pas la fatalité. Chacun fait son possible pour en écarter l'idée ; c'est dans la famille, parmi les solidaires comme une conspiration du silence ; ou encore, on vous sert pour répondre à vos interrogations une légende fondée sur des mensonges quelquefois involontaires. Il y a eu un chien enragé dans le pays, l'enfant en a eu peur. Et vous verrez quelquefois l'enfant lui-même répéter l'histoire et la croire vraie pour l'avoir tant de fois entendu raconter et racontée lui-même. Le médecin, dont le devoir est d'approfondir les choses et de les voir telles quelles sont, ne doit pas être la dupe de ces racontars. La recherche de l'hérédité nerveuse est une tâche des plus difficiles à mener à bien ; elle exige beaucoup de tact, de finesse et de patience. Souvent il convient de n'aller pas trop de l'avant et de chercher à se renseigner par des moyens détournés. Nous allons chercher à nous renseigner sur cette émotion morale qu'avait éprouvée notre malade. Quelle est sa profession ?

Le fils : Il était employé de bureau.

M. Charcot : Combien y a-t-il de temps qu'il a cessé son service ?

Le fils : Il y a deux ans qu'il ne travaille plus. La force lui a fait défaut.

M. Charcot ; Quand il a dû renoncer au travail, il avait déjà une certaine difficulté à prononcer les mots ?

Le fils : Il parlait comme un homme qui aurait bu.

M. Charcot : Nous ne sommes plus à la période où on peut analyser les symptômes, rechercher si ce sont les labiales, les palatines ou les linguales qui sont particulièrement attaquées. Cette analyse qui a été poussée aussi loin que possible par Duchenne de Boulogne ne peut se faire que dans les débuts du mal.

Nous pourrons relever les symptômes cliniques qui existent entre l'*alalie* qui se présente à nous chez ce malade et ce qu'on appelle l'*aphasie*. Il est rare que l'aphasique moteur, celui qui a perdu le souvenir de ce qu'il faut faire pour articuler les mots, ou en d'autres termes, l'image motrice d'articulation du mot, n'émette pas cependant encore plus ou moins quelques mots qui constituent tout son vocabulaire. Il se présentera devant vous en disant : monsieur, madame, bonjour, d'une façon correcte, mais à toutes les questions que vous lui adresserez, il répondra uniformément : « monsieur, madame, bonjour. » Tout le reste du vocabulaire lui fait défaut ; ou bien encore, il sera capable de prononcer quelques jurons : S. N. de D. ! ! Il en est, mais ceux-ci appartiennent à la catégorie des paraphasiques qui, avec le plus grand sang-froid du monde, et aussi avec la plus grande volubilité, vous débitent un singulier jargon, des mots qui n'existent dans aucune langue, et qui n'ont pour nous par conséquent aucune signification, c'est dire que dans l'aphasie comme dans la paraphasie, les mots qui sont conservés dans le vocabulaire du malade, sont articulés sans difficulté ; ainsi « bonjour, monsieur, madame ou encore le juron S. N. de D ! sont prononcés très distinctement. La langue, les lèvres, le voile du palais, etc., fonctionnent également pour tous les mouvements vulgaires, non relatifs à l'articulation des mots perdus d'une façon normale chez notre malade ; tous les genres de mouvements de ces parties sont uniformément affaiblis, aussi bien ceux qui concernent l'articulation que les autres. Pour mieux dire, ces mouvements ne sont plus qu'esquissés ; ils sont tellement affaiblis que la parole ne peut être émise avec assez de force pour parvenir à votre oreille. Cependant, l'image motrice du mot pour le vocabulaire tout entier subsiste chez notre malade, et l'appareil de coordination des mots est inctact. Mais il ne saurait être mis en jeu utilement par suite des désordres graves survenus dans l'appareil d'émission.

(*Au malade*) : Veuillez me dire, je vous prie, si vous pouvez encore vous occuper dans la journée à faire quelque chose ? Le malade fait un signe négatif.

M. Charcot : Qu'est-ce que vous faites ?

Le fils du malade : Il lit.

M. Charcot : Remarquez comme sa voix est nasonnante.

A l'interne : Voulez-vous lui pincer le nez ?

Dans ces cas, le voile du palais est absolument tombant, et par conséquent, la moitié du son est émise par le nez. (*Au malade*) : Veuillez essayer de dire où vous demeurez ? Le malade fait entendre des sons indistincts.

M. Charcot : Les mots sont là « en puissance ». Ils sont pensés et il y a un commencement d'exécution dans le mécanisme intérieur (3e circonvolution frontale gauche), resté intact, mais je le répète, l'appareil d'émission (noyaux, nerfs et muscles bulbaires) est gravement compromis pour ne pas dire plus. Je vais vous lire ce que le malade a écrit très distinctement.

« En octobre 1886, j'ai perdu un petit neveu que j'affectionnais. J'ai prié sa « mère de me l'amener, le croyant encore vivant, j'ai ressenti un serrement dans « l'estomac, cela n'a rien été. Plus tard, ma parole s'est viciée. »

M. Charcot : Combien de temps après ?

Le fils du malade : Un mois peut-être.

M. Charcot : Il n'y a vraisemblablement là qu'une coïncidence. Dans l'espèce, une émotion vive produisant son effet un mois après seulement, c'est peu vraisemblable. Entre nous soit dit , je ne vois pas très bien la relation qui pourrait exister entre une vive émotion et la maladie ici présente. C'est surtout dans les cas de maladies nerveuses, sans lésions organiques appréciables, que l'influence étiologique des grandes émotions peut être légitimement invoquée avec ou sans traumatismes, mais dans les conditions du traumatisme, nous avons bien souvent, dans ces derniers temps, vu naître des états neuropathiques qui se rapportent le plus souvent à l'hystérie ; la chorée, la paralysie agitante peuvent naître aussi dans ces conditions-là. Nous connaissons des paralysies par terreur, par émotions, paralysies psychiques, qui, elles aussi, appartiennent généralement à l'hystérie, mais ici, chez notre malade, c'est au premier chef d'une lésion organique qu'il s'agit. J'ai vu cependant un chef de gare, épouvanté par la menace d'un accident de train, perdre connaissance tout à coup et présenter à son réveil tous les signes d'une paralysie bulbaire ; mais ici, c'est de la paralysie bulbaire symptômatique de la formation d'un foyer hémorragique dans certaines régions du bulbe qu'il s'est agi ; quelques vaisseaux, préalablement profondément altérés, se seront rompus tout à coup sous l'influence de trouble circulatoire déterminé par le choc nerveux. Mais ici, chez notre malade, les conditions sont tout autres. La maladie s'est développée lentement, progressivement, conformément à l'admirable description de Duchenne de Boulogne, c'est bien cette affection qui est en jeu chez notre sujet ; mais on y distingue plusieurs formes ; quelle est celle dont il s'agit ? C'est ce que nous allons rechercher maintenant.

(Reprenant la lecture des quelques mots écrits par le malade) : « Cela n'a rien

« été. Plus tard, ma parole s'est viciée peu à peu ; je ne pouvais plus rien dire, je
« parlais à peine de la gorge ; aujourd'hui, je dis bien ou assez bien toutes les
« lettres de l'alphabet, mais la conversation m'est impossible. » (*Au malade*) :
Veuillez donc prononcer quelques lettres : p, b, d. (Le malade profère des sons
inintelligibles.)

Sur ces entrefaites, le malade se met à rire.

Veuillez remarquer, messieurs, puisque l'occasion se présente, ce qui se passe
ici. Vous le voyez, les lèvres s'écartent à l'excès et le rire s'immobilise en quelque
sorte ; le rire persiste, alors que l'envie de rire est depuis longtemps partie, cela
n'en finit plus.

Remarquez aussi en passant, ce froncement des muscles du menton qui paraît
creusé de petites fossettes, sur lesquels se dessinent de petites secousses fibrillaires. Cet aspect est bien dans la situation.

Puis, autre chose en passant. Veuillez crier, un peu plus haut mon ami. (Le
malade s'efforce de crier).

M. CHARCOT : Proférer un son élevé en criant est devenu chose impossible ; quels
que soient ses efforts, il ne fait qu'émettre un bruit rauque, monotone, toujours le
même, il n'y a pas moyen d'en tirer autre chose. Vous comprenez par là que le
mot *laryngé* est parfaitement placé dans la définition de Duchenne de Boulogne :
Paralysie glosso-labio-laryngée, il faudrait ajouter *palato*.

Veuillez siffler un peu.

(Le malade essaie de siffler et y arrive, mais faiblement.

M. CHARCOT : Tirez la langue.

(Le malade ne peut sortir la langue hors de la bouche.)

Vous voyez, reposant sur le plan inférieur de la bouche, une grosse langue,
molle, comme tuméfiée, cela fait l'effet, passez-moi la comparaison, d'une limace
sur laquelle se dessineraient des mouvements fibrillaires.

Nous ne trouvons pas dans ce cas, ce qui se voit chez beaucoup du même genre,
un sillonnement de la surface de la langue y dessinant pour ainsi dire des circonvolutions.

(M. Charcot prie le malade d'entr'ouvrir la bouche. Il place à plat sur les dents
de la mâchoire inférieure, en l'appuyant fortement la lame d'un couteau à papier
qu'il tient de la main gauche ; de la main droite il porte un marteau de Skoda, à
l'aide duquel il frappe sur le couteau à papier.) *S'adressant aux auditeurs* : Je
procède à la recherche des réflexes massétériens. Vous voyez qu'à chaque coup que
je frappe sur le couteau à papier, la mâchoire inférieure se redresse vivement par
une secousse brusque. Cela veut dire que le réflexe que nous explorons est
très accentué.

Tirons-nous de là quelque indication intéressante ? oui, très certainement.

Jusqu'ici restant sous la réserve, nous nous sommes bornés à dire : paralysie
labio-glosso-laryngée, mais ce terme ne représente pas une unité ; c'est seulement
un syndrome, et il y a plusieurs catégories à distinguer. Actuellement munis du
renseignement fourni par l'exploration du réflexe massétérien, nous pourrons aller
plus loin et déclarer que, suivant toute vraisemblance, la paralysie bulbaire progressive se rattache chez le malade à la sclérose latérale amyotrophique.

Je dis « suivant toute vraisemblance » et ne suis pas plus affirmatif, parce qu'il pourrait se faire que des lésions en foyer occupant dans les hémisphères de chaque côté certaines localisations, de façon à intercepter le cours des faisceaux cortico-bulbaires (cortico-labiaux, cortico-laryngés, cortico-glossiques, etc.) produisissent cette même exagération des réflexes massétériens, en même temps que le syndrôme glosso-labio : cela réaliserait ce que l'on appelle « *la paralysie pseudo-bulbaire* » ; seulement, celle-ci procède dans son évolution par chocs, par attaques appoplectiformes, tandis que dans le cas que nous considérons, la marche, ainsi qu'on l'a vu, est essentiellement lente et progressive.

Il s'agirait donc là d'une sclérose latérale amyotrophique qui, au lieu de débuter par les membres supérieurs et les membres inférieurs, comme c'est plutôt la règle, pour n'envahir le bulbe qu'au dernier terme, aurait envahi celui-ci primitivement. C'est là sans doute le diagnostic qui va trouver sa justification dans le reste de l'examen.

Au premier abord, les membres ne paraissent guère intéressés dans la question ; le malade se tient debout, marche, se sert de ses membres supérieurs, écrit, etc., etc. Mais il faut y regarder de beaucoup plus près, car un examen méthodique des membres, fait dans une certaine direction, conformément à l'hypothèse admise, peut nous dévoiler d'importants symptômes qui tout d'abord ne sautent pas aux yeux.

Nous allons recueillir, sans doute la preuve que, en outre de la lésion des faisceaux cortico-bulbaires, avec participation des noyaux ganglionnaires du bulbe auxquels ils aboutissent, il y a, chez notre sujet, lésion des faisceaux cortico-brachiaux, cortico-cruraux, avec atrophie concomitante plus ou moins avancée des cellules correspondantes des cornes antérieures de substance grise.

Je n'insiste pas pour le moment sur ces détails que je suppose connus de vous par l'étude que nous en avons faite dans nos leçons du vendredi.

On pourrait dire que dans les membres, la parésie et l'exagération des réflexes tendineux, si nous les y observons, devront être rattachés à la lésion des faisceaux latéraux, tandis que l'amyotrophie et les secousses fibrillaires annonceraient la participation des cellules des cornes antérieures.

M. CHARCOT : Auriez-vous la complaisance de dévêtir le malade. Peut-il se déshabiller lui-même ?

Le fils du malade : Non monsieur, il ne le peut pas. Les mouvements des épaules sont trop faibles.

M. CHARCOT : Cependant, il peut se servir de ses mains pour porter des aliments à sa bouche et nous avons vu qu'il peut écrire. Il faut procéder maintenant que le malade est déshabillé à l'examen du tronc et des membres supérieurs. Nous pourrons trouver dans cet examen des faits importants à relever.

Vous voyez que la poitrine, le dos, les membres supérieurs dans tous leurs segments, sont très notablement amaigris, bien que le malade se nourrisse en somme fort bien, remarquez les cicatrices de pointes de feu qui sont accumulées sur le trajet de la région spinale. Cela rend vraisemblable que déjà, ailleurs, le diagnostic que nous nous proposons a été fait. Les mains, par suite surtout de l'atrophie qu'ont subies les éminences thénar et hypothénar, présentent, lorsqu'on les examine de profil, la déformation dite « pattes de singes » cela est plus prononcé au membre gauche qu'à droite. Partout sur le dos, la poitrine, les bras, les avant-bras, etc., vous voyez se dessiner des secousses fibrillaires très accentuées. A l'aide du marteau de Skoda, je frappe sur les tendons fléchisseurs au niveau du poignet placé en supination que je maintiens soulevé avec ma main gauche, un coup « mort », la main se fléchit brusquement. Les réflexes du poignet sont donc exagérés ; vous savez que dans l'état normal ils sont à peine marqués. Même résultat par l'exploration du tendon du triceps brachial au dessus de l'olécrâne ; à chaque coup de marteau porté sur ce tendon, l'avant-bras s'étend brusquement. De ce côté donc, notre diagnostic se trouve confirmé.

Vous pouvez revêtir le malade. — Nous allons examiner les membres inférieurs. Mais auparavant, je vous ferai remarquer que notre sujet est un peu gêné dans la marche, ses pieds se détachent difficilement du sol, et « frottent » un peu, à chaque pas, le parquet. Il existe donc d'après cela un certain degré de paralysie spasmodique. Maintenant que les membres inférieurs sont mis à nu, voici ce que nous constatons. Les muscles des cuisses sont amaigris on y voit des secousses fibrillaires très nettes, la même chose existe aux mollets. Réflexes rotuliens très exagérés. Trépidations épileptoïdes très accentuées par redressement de la pointe du pied des deux côtés.

Il ne me reste plus qu'à examiner l'état de la sensibilité : Le malade m'assure-t-on n'a, jamais éprouvé soit dans les membres, soit ailleurs des douleurs ou des fourmillements. L'exploration de la sensibilité cutanée ne fournit comme vous voyez, que des résultats négatifs. On s'est assuré déjà par quelques questions qu'il n'existe aucun trouble vésical.

L'examen est désormais terminé : nous voilà parvenus à un diagnostic précis. *Sclérose latérale amyotrophique, début bulbaire.* Le diagnostic en pareil cas, entraîne avec lui, remarquez le bien, un caractère de certitude, et on peut le dire de précision absolue, montrant ainsi jusqu'à quel point, dans quelques régions de son domaine, la pathologie nerveuse est devenue maîtresse d'elle-même. Je ne pense pas qu'ailleurs en médecine, dans la pathologie cardiaque ou pulmonaire, on puisse arriver à une plus grande précision. Il est vrai que, au point de vue du diagnostic, comme au point de vue de l'anatomie et de la physiologie, le chapitre « *sclérose latérale amyotrophique* » est un des plus complets qui existent en pathologie nerveuse organique.

Avant que le malade se retire, nous devons examiner l'état du pouls et de la respiration ; de ce côté, nous ne constatons aucune anomalie. Le pouls en particulier n'est point accéléré, comme il l'est quelquefois en pareille circonstance. Cela est important à relever à propos du pronostic et des traitements dont nous avons à nous occuper maintenant.

Au malade : Mon ami, vous pouvez vous retirer maintenant, on va vous dire dans un instant ce que vous aurez à faire pour sortir de là. (Le malade se retire).

M. CHARCOT : Maintenant, Messieurs, que le malade n'est plus là, nous pouvons et nous devons nous parler en toute franchise. Le *pronostic* est déplorable hélas ! c'est un homme perdu ; et certes, le terme fatal ne se fera pas bien longtemps attendre ; quelques mois, un an peut-être, tout au plus, oui la maladie dont il est atteint est implacable; quoiqu'on fasse, les phénomènes bulbaires s'accentueront de plus en plus, l'alimentation deviendra de plus en plus difficile; le pouls s'accélèrera au dernier terme, signe de fâcheux augure,et les troubles respiratoires se mettront de la partie; les pratiques d'électrisation les plus méthodiques, les révulsifs les plus énergiques, les remèdes les plus divers et dont l'emploi paraît le plus rationnel, seront impuissants à retarder la marche progressive du mal dont la mort « bulbaire » sera le dernier terme : c'est triste à dire, mais c'est comme cela : Pour le médecin, il ne s'agit pas de savoir si cela est triste, il s'agit de savoir si cela est vrai, que le malade vive dans l'illusion jusqu'au bout, c'est fort bien; cela est humain, cela doit être, mais le médecin, est-ce donc là son rôle? On a l'air de nous reprocher quelquefois nos persévérantes études sur les grandes maladies nerveuses jusqu'à présent le plus souvent incurables; à quoi cela sert-il? On irait presque jusqu'à dire que ce n'est point là de la médecine. La médecine *étant l'art de guérir*, vous voyez cela d'ici : mon ami, je suis médecin c'est vrai, mais malheureusement, je ne puis rien pour vous : vous appartenez à la catégorie des réprouvés dont nous ne nous occupons pas ! ! !

Allons, messieurs, notre devoir est autre : cherchons, malgré tout, cherchons toujours ; c'est encore le meilleur moyen de trouver et peut-être, grâce à nos efforts, le verdict de demain ne sera-t-il pas le verdict d'aujourd'hui ?

Il est déjà intéressant peut-être de pouvoir, par un diagnostic délicat, éliminer du cadre de la sclérose latérale amyotrophique, certaines paralysies bulbaires — je ne parle pas ici des pseudo-bulbaires, non plus que de celles qui relèvent d'une lésion au foyer — certaines paralysies bulbaires, dis-je, qui se rattachent à une lésion primitive des cellules nerveuses des noyaux moteurs du bulbe, sans participation des faisceaux pyramidaux. C'est que, dans celles-ci, qu'on a voulu bien arbitrairement dans ces derniers temps, rayer des cadres nosologiques, la terminaison fatale est moins rapide que lorsque la paralysie labio-glosso-laryngée est liée à la sclérose latérale amyotrophique. Une différence de quelques mois, de quelques années peut-être, n'est-ce pas déjà quelque chose ?

Mais il y a encore un autre point de vue à considérer en matière de pathologie nerveuse. Veuillez le remarquer, l'histoire des découvertes accomplies dans le cours des vingt dernières années, en fait foi. Lorsqu'un *type* morbide vient d'être créé ,il fait presque constamment son apparition dans la clinique sous la forme d'une maladie très compliquée symptomatiquement et dont le pronostic est des plus graves. Mais, avec le temps, le tableau change ; on apprend à connaître les formes frustes, atténuées, les formes relativement bénignes, et le mal semble devenir moins implacable.

Cela est arrivé pour l'ataxie locomotrice progressive: la géniale description de Duchenne de Boulogne a dû être remaniée, modifiée et sous l'influence des travaux de la Salpêtrière, l'importance de la période préataxique a été mise dans tout son jour; on s'est familiarisé avec les formes frustes, anomales,qu'on a étudiées dans leurs variétés infinies et la dénomination de *tabès*, d'accidents tabétiques s'est peu à peu substituée, pour désigner le mal, à celui d'*ataxie locomotrice* qui ne répond qu'à une période de l'affection et qui ne trouve pas d'ailleurs dans tous les cas son application littérale. Nous n'ignorons pas aujourd'hui qu'il est des tabétiques « sans le savoir » qui continuant de vaquer à leurs affaires, procèdent dans la vie jusqu'à un âge avancé et meurent sans être jamais devenus ataxiques. La même chose s'est produite dans le cours des dix dernières années pour ce qui concerne la sclérose en plaques. Les formes imparfaites, atténuées, frustes, l'emportent aujourd'hui, dans la clinique usuelle, sur les grands types qui ne forment plus que l'exception; le pronostic de la maladie s'est en même temps atténué et l'on cite quelques exemples de guérison. Pourquoi n'en serait-il pas de même de la sclérose latérale amyotrophique? Il faudra ici encore, sans doute, compter dans l'avenir sur les formes frustes, relativement bénignes et se montrant moins inaccesibles à l'action des moyens thérapeutiques. — Ainsi soit-il !

2º Malade (Enfant de 12 ans).

M. Charcot : Ce petit garçon, âgé de 12 ans, que vous avez sous les yeux, je vous l'ai présenté déjà il y a quelques semaines. Il présentait alors les caractères d'une affection singulière consistant en ceci : Couché ou assis, tous les mouvements des membres inférieurs, quant à la force et à la direction, étaient absolument normaux ; aussi dans ces conditions-là, pas de paralysie ou de parésie, pas d'incoordination motrice ; par contraste, debout il ne pouvait se tenir, sans s'affaisser à chaque instant, et il lui était tout à fait impossible d'exécuter la marche normale. Cependant il pouvait marcher à quatre pattes, sauter à pieds joints. Il lui eût été possible peut-être, on n'en a pas fait l'essai, de grimper à un arbre, et s'il sait nager, peut-être eût-il pu exécuter les mouvements de la nage. Ainsi, perte de la coordination des mouvements pour la station debout (astasie) et pour la marche normale (abasie), avec conservation des mouvements coordonnés pour le saut, la marche à quatre pattes, etc. Si à cette courte description vous reconnaissez l'affection que j'ai décrite il y a 7 ou 8 ans et qui a été l'objet d'un très intéressant travail de notre ancien interne M. Blocq. (*Archives de Neurologie 1888.*) — Vous savez que dans notre opinion, l'astasie et l'abasie sont communément de nature hystérique. Il en était certainement ainsi chez notre petit malade, la guérison soudaine du mal qui a eu lieu ces jours-ci, inopinément l'a bien montré. Chez lui comme c'est presque la règle, l'astasie existait à l'état de monosyndrôme, c'est-à-dire sans accompagnement de stigmates. Mais sa disparition a été suivie de l'entrée en scène d'autres symptômes qui contribuent à bien établir que c'est bien ici l'hystérie qui est en jeu.

Voici ce qui est arrivé, le jour même où l'astasie s'est effacée, le malade a été pris vers une heure de l'après-midi, d'une sensation d'étouffement suivie de toux sèche qui a duré peut-être une heure ; et depuis cette époque, cette sorte d'accès se reproduit à peu près tous les jours, à la même heure.

Ainsi il s'agit là en somme de crises hystériques anormales « *réglées.* » Remarquez cette régularité du retour des accès et aussi l'heure à laquelle ils se produisent. — Les accès comitiaux, eux aussi, peuvent *se régler*. Mais quand cela arrive c'est dans la nuit de minuit à 2 heures du matin le plus souvent, ou encore au moment du réveil que les accès se produisent. Les crises réglées de l'hystérie se montrent au contraire dans l'après-midi, le plus souvent dans la soirée, vers 6 ou 7 heures. Il y a là un caractère important dont on peut tirer parti, vous le comprenez, pour le diagnostic dans les cas douteux. Les accidents nerveux paroxystiques chez notre petit malade se montrent conformes à la loi.

La toux hystérique, sous forme d'accès réglés, est chose plutôt rare. Il est plus habituel de la voir se présenter sous forme d'accès sans fin qui peuvent s'étendre à une bonne partie du jour, et tourmentent ainsi les malades sans cesse et sans trêve pendant des périodes de plusieurs semaines, de plusieurs mois. Il ne faut pas oublier en pareil cas que la toux se présente habituellement à titre d'accident hystérique monosymptomatique, et que leur nature est alors parfois difficile à déterminer. Toussant du matin au soir, ces malades maigrissent et peuvent prendre les apparences de la phtisie pulmonaire; cela arrive d'autant mieux qu'il n'est pas rare dans ces circonstances là de voir des hémoptysies neuropathiques se combiner à la toux, une oreille un peu trop complaisante aura peut-être cru reconnaître dans l'auscultation des sommets du poumon les indices de quelque vice organique déjà constitué. La situation est dans ces cas fort embarrassante; et j'ai rencontré bien des sujets, chez lesquels il s'agissait manifestement d'hystérie et qui portaient sur les régions sus et sous-claviculaires les cicatrices indélébiles de cautères appliqués d'une main trop zélée.

Mais ce n'est pas de cela qu'il s'agit chez notre petit malade. Le voilà privé de stigmates, sous le coup d'accès réglés, marqués par des étouffements suivis de toux. — Comment cela finira-t-il ? probablement par des attaques d'hystérie franche et il est possible alors que les stigmates se produisent. Ce serait à désirer; l'hystérie franche à stigmates réguliers et à attaques convulsives normales est, à tout prendre, mieux accessible aux médications que l'hystérie monosymptomatique et il y a pour ainsi dire exclusion de l'une par l'autre. L'une disparaît quand l'autre entre en scène et inversement. On comprend par là l'indication fort logiquement préconisée par le professeur Pitres, de provoquer les accès hystériques, dans certains cas, quand cela est possible, par l'irritation des points hystérogènes. Cette méthode serait utilement applicable dans les cas où les accidents monosymptomatiques, tels que la toux, les contractures, menacent de s'éterniser. Il est vrai que, pour qu'on puisse provoquer une attaque, il faut que les conditions qui produisent celle-ci existent déjà « en puissance » et qu'il se soit formé, dans les lieux d'élection, des points ou plaques hystérogènes, ce qui n'est pas toujours le cas.

ONZIÈME LEÇON

OBJET :

Paralysie alcoolique.

(Une malade est introduite dans la salle du cours.)

M. Charcot : Je suis heureux d'avoir l'occasion de vous montrer un cas d'une affection qui n'est pas encore bien connue. Je le dois à mon collègue, M. Briand, médecin de l'asile de Villejuif, qui a bien voulu me prêter cette malade pour trois ou quatre jours. Il y avait longtemps que je cherchais une pareille occasion. Il s'agit d'une paraplégie alcoolique et il y a bien longtemps que je n'en avais vu.

La paraplégie alcoolique est une maladie qui s'est introduite nouvellement dans la nosologie. Les premières descriptions que j'en connaisse et qui m'ont instruit moi-même, appartiennent à M. Leudet (de Rouen), correspondant de l'Académie des sciences, et par dessus tout à M. Lancereaux.

M. Leudet a démontré qu'il s'agissait-là d'une lésion des nerfs périphériques et non de la moelle et que c'était une paralysie douloureuse. M. Lancereaux a fait voir qu'elle affectait surtout les extenseurs des membres et en particulier les membres inférieurs, et il en fait un tableau qui équivaut au tableau de Duchenne de Boulogne sur l'ataxie locomotrice.

Vous savez qu'il y a dans une description bien faite une puissance de propagation remarquable. A un moment donné, la lumière est telle qu'elle frappe les esprits les moins préparés ; ce qui était jusque-là resté dans le néant commence à vivre et c'est une grande chose, une très grande chose en pathologie que la description d'une espèce morbide jusque-là inconnue. Les travaux de MM. Lancereaux et Leudet auxquels je fais allusion datent de 1868, je crois, le mémoire définitif de M. Lancereaux est de 1881 (Article *Alcoolisme* du *Dict.* de Dechambre). Néanmoins, il ne faudrait pas croire que ces Messieurs n'aient pas eu de précurseurs ; il n'y a rien de nouveau sous le soleil, comme on dit, seulement, il y a une très grande différence entre arriver en temps opportun ou venir trop tôt en éclaireur. C'est ce qui s'est fait en 1822 pour Jackson, un médecin américain. Il a donné une très belle description de la paralysie alcoolique. Je ne dis pas qu'il aurait mieux fait de se taire, car ce serait commettre une grande injustice. Mais les temps n'étaient pas préparés et ce qu'il a dit, quoique excellent, est hélas resté dans l'oubli.

J'en dirai autant de Magnus Huss qui a parlé lui aussi de la paralysie alcoolique et qui a eu le grand tort de ne pas la décrire minutieusement. Il dit d'un sujet qu'il est alcoolique, qu'il a de la paraplégie et c'est tout, sans donner de caractères cliniques suffisants.

On est toujours, comme clinicien, forcé de procéder par soi-même quand il s'agit de paraplégie alcoolique. Jamais le malade et rarement les assistants ne vous éclairent ; bien au contraire, on s'obstine à vous cacher l'origine du mal, si importante à connaître dans l'espèce ; il faut que vous la deviniez vous-même ; vous n'y êtes jamais aidé. Je n'ai jamais vu un alcoolique atteint de paralysie dire : oui, je suis un ivrogne, et cela est surtout vrai quand il s'agit des femmes. Et voilà justement ce qui est intéressant, c'est que c'est surtout chez les femmes que vous voyez se produire la paralysie alcoolique. Sur 14 individus atteints de paralysie alcoolique, il y a 12 femmes. Pourquoi ? Prédisposition, dit-on, et voilà tout.

Eh bien ! le cas que vous avez sous les yeux est un cas assez net de paralysie alcoolique. Ce n'est cependant pas un très gros cas, un cas typique. Il y manque quelque chose; mais il y en a assez pour faire le diagnostic. J'aurais mieux aimé avoir un très gros cas à vous montrer tout d'abord, pour procéder d'après la méthode des types, mais les types, on n'en trouve pas toujours. Il faut prendre ce que l'on a. Ce que vous avez devant les yeux est suffisamment accentué pour permettre de vous montrer que c'est bien de paralysie alcoolique qu'il s'agit ; cependant, cela ne crève pas les yeux.

La paralysie alcoolique est généralement une paraplégie occupant surtout les membres inférieurs. Les membres supérieurs ne sont pas cependant en général tout à fait dégagés ; ils sont affectés aussi, quoique moins fortement. Cependant, la paraplégie, en tant qu'elle affecte les mouvements, offre cette particularité intéressante, qu'elle affecte surtout les extenseurs. Ici, comme il s'agit des membres inférieurs, ce sont les muscles qui exécutent la flexion dorsale ; le pied ne peut pas se relever ; il est tombant et en même temps, dans les cas très prononcés, il est flasque. Il ne s'agit pas du tout de contracture; mais d'une chute du pied. C'est un pied bot paralytique. Il faut en effet distinguer le pied bot qui résulte de la contracture musculaire ou spasmodique, du pied bot qui résulte de ce que les muscles extenseurs sont atrophiés et paralysés. C'est pour ainsi dire le pendant de ce que vous voyez dans la paralysie saturnine, avec cette différence que dans la paralysie saturnine, en règle, ce sont les extenseurs des extrémités supérieurs qui sont atteints et les mains qui sont tombantes. Sans doute, les pieds sont affectés quelquefois, mais beaucoup moins que les mains. Les Anglais ont une expression pour désigner la chute de la main dans la paralysie saturnine et dans toutes les autres affections où on peut la rencontrer, *wrist drop* quand il s'agit des mains, *foot drop* quand il s'agit des pieds. Le foot-drop est alcoolique, le wrist-drop est saturnin. Il y a là un premier caractère bien intéressant.

Chez cette femme, je vais vous le montrer tout à l'heure, le pied tombant n'est pas extrêmement prononcé. Cependant, il l'a été à un moment donné. Mais aujourd'hui, pour reconnaître qu'elle a cette paralysie des extenseurs du pied, il faut la chercher.

Vous ne vous attendez pas à ce que tous les saturnins auxquels vous pouvez avoir affaire se présentent à vous avec une main qui tombe, comme celle de cet homme, ici présent, qui sert à établir un contraste vis-à-vis de notre malade alcoolique. Il faudra vous assurer de l'état des extenseurs des pieds, chez notre femme, par quelques expérimentations, dire à la malade de relever son pied en même temps que vous ferez effort pour l'empêcher de le relever. S'il lui est impossible de le faire, c'est que le foot-drop est en puissance, Il en est de même quand il s'agit du wrist-drop de la paralysie saturnine, quand celle-ci n'est pas portée au plus haut terme.

Il y a des cas légers dans la paralysie alcoolique comme dans la paralysie saturnine et si vous dites à un malade dont le pied est abaissé de le relever et qu'un effort de votre part l'empêche facilement de le faire, cela vous conduit au diagnostic de ce cas léger. Il est assez curieux que ce soit en France que la paralysie alcoolique ait été découverte, car notre pays est loin d'être celui où l'alcoolisme est le plus répandu. Sous ce rapport, les Anglais, les Américains et les Allemands nous dépassent de beaucoup. Il est vrai que Jackson en Amérique a été, comme je l'ai dit, le précurseur de Leudet et de Lancereaux. Nous trouvons aussi en Angleterre des travaux importants sur la paralysie alcoolique (Wilks-Lock, Clarke). Ces Messieurs nous montrent qu'il y a, en Angleterre, des paralysies alcooliques qui se produisent, même chez les personnes de la haute société, chez les ladies. Le retard qu'ont mis les Allemands à constater cette maladie est également assez bizarre, car nos voisins boivent ferme et ont pour le schnapps un goût particulièrement accentué. Eh bien ! en somme, je le répète, tous les travaux venus de ce côté sont postérieurs à ceux de MM. Lancereaux et Leudet.

Mais je continue ma description ; je dis paralysie douloureuse et douloureuse de toutes façons.

Paralysie douloureuse, cela veut dire d'abord douleur à la pression ; c'est très remarquable. Il n'y a pas beaucoup de paralysies dans lesquelles les membres, muscles, troncs nerveux et tendons soient douloureux à la pression.

Je vous déclare que la première fois que j'ai vu une paralysie alcoolique pour mon propre compte, après avoir lu la description de Lancereaux, j'ai été fort surpris quand j'ai vu que la paraplégie était douloureuse. En effet, je voyais dans son lit une dame, c'était une Française. En France, bien que ce soit plus commun en Angleterre et en Amérique, des dames boivent. Celle-là, c'était très curieux, buvait toute la journée avec son mari. C'était sa seule occupation ; ils buvaient ensemble du curaçao, du vermouth et par dessus tout cela de la bière pour se rafraîchir. Le mari s'en tirait avec des pituites et une trogne rouge qui était pour lui, comme un certificat d'ivrognerie. Mais la femme, elle, et cela est intéressant au point de vue de la pathologie générale, avait pris la chose à sa manière. L'alcool ne produit pas les mêmes effets chez tous les individus qui en abusent. Je vous ai dit, tout à l'heure, que la paralysie était bien plus fréquente chez les femmes que les hommes. Chez les hommes, vous voyez le délirium tremens, les coliques, les pituites, les laryngites, la cirrhose du foie, qui n'épargne pas la femme non plus, du reste, les différents accidents nerveux de l'acoolisme chronique, mais la paraplégie n'est pas très commune, tandis que j'ai vu une vingtaine de paraplégies féminines.

Ainsi voilà deux individus, l'homme et la femme, qui boivent tous les deux de compagnie les mêmes substances, à peu près en même quantité: l'un prend la paralysie alcoolique, l'autre prend autre chose.

Cette femme était dans son lit et se présentait à moi avec des pieds tombants. Il y avait bien d'autres petites choses qui m'avaient mis sur la voie du diagnostic, mais entre toutes, il y avait celle-là : je lui pressai un peu fort sur les mollets; elle poussa une exclamation, je pressai les tendons, même résultat ; les jointures, au contraire, n'étaient pas douloureuses, mais les muscles, les tendons, je le répète, étaient douloureux à une pression même légère. Eh bien ! c'est là un phénomène très important ; supposons, en effet, qu'il s'agisse de faire un diagnostic sur un cas de paralysie alcoolique, ce n'est pas toujours chose facile. Vous savez que chez les gens atteints d'ataxie locomotrice, il n'y a pas du tout de douleur à la pression, excepté dans des cas où il y a hyperesthésie cutanée transitoire liée aux accès fulgurants ; de même, dans les paralysies hystériques, il n'y a pas de douleur à la pression des muscles, des nerfs, des tendons, mais quelquefois, par contre, une hyperesthésie exquise de la peau.

Ici il ne s'agit pas de cela, vous prenez une partie du muscle, ou bien un tendon, le tendon d'Achille, par exemple, et vous trouvez qu'ils sont douloureux; ce sont là des caractères importants. Ainsi, paraplégie douloureuse à la pression, mais douloureuse aussi spontanément, et surtout la nuit. Que sont donc ces douleurs de la nuit? Il semble qu'elle ait le pied sur des charbons ardents, dit-elle. Elle ressent une brûlure lancinante, fourmillante et qui s'exaspère, il n'y a pas moyen de dormir. La douleur a son siège dans les pieds surtout, mais aussi dans les jambes et elle est beaucoup plus prononcée aux extrémités. Si elle s'apaise un peu avec le jour, elle recommence avec la nuit. Mais il n'y a pas que cela, il y a des douleurs qui surviennent comme des éclairs, des douleurs fulgurantes qui rappellent, jusqu'à rendre la confusion possible, celles de l'ataxie locomotrice.

La malade qui est devant vous, — je l'ai examinée hier, afin de préparer un peu cette leçon et de pouvoir tirer tout le parti possible des phénomènes qu'elle présente, — avait de temps en temps, dans les talons, d'épouvantables douleurs fulgurantes. Ces douleurs à caractère brusque, fulgurant, se produisent, ainsi que vous le savez, dans deux circonstances principales, chez les diabétiques, qui ont souvent aussi une sorte de paralysie douloureuse, et dans l'ataxie locomotrice; on les voit donc aussi dans l'alcoolisme. Et cela peut-être d'autant plus intéressant qu'il y a bien d'autres points de contact entre le syndrôme ataxique et le syndrôme alcoolique et qu'il y a là une question de diagnostic qui peut être assez délicate et qui paraît avoir trompé quelques auteurs. Je vous le dirai dans quelques instants.

Donc, douleurs fulgurantes ; et puisque nous en sommes à la sensibilité, je dois vous dire que ce n'est pas tout. La paralysie alcoolique est douloureuse, spontanément douloureuse par la pression. Je dois ajouter qu'elle s'accompagne d'autres troubles de la sensibilité, le retard des impressions sensitives par exemple. Bien que dans les membres supérieurs, vous ayez ce que vous avez dans les membres inférieurs à un moindre degré, c'est là la différence de l'alcoolisme avec le saturnisme qui lui ressemble sous plus d'un rapport; le saturnisme présente cette particularité qu'il n'est pas douloureux ; ce sont les poignets surtout qui sont pris, et quelquefois, mais beaucoup plus rarement les pieds. Il y a encore cette autre particularité que vous avez dans la paralysie alcoolique des anesthésies qui occupent surtout les membres inférieurs. C'est toujours du côté des pieds qu'il faut chercher ; les cuisses sont moins prises que les pieds; c'est à la périphérie, vers les extrémités, que le mal semble particulièrement se cantonner.

Eh bien ! anesthésie à la piqûre, anesthésie au froid, retard de la sensibilité, c'est-à-dire que lorsque vous piquez un membre, il vous arrive de compter un certain nombre de secondes avant que l'individu soumis à l'examen disc : Je sens. Quelquefois, il y a anesthésie complète. Voici de grands signes. La douleur à la pression se compose de plusieurs éléments : douleur des parties profondes, douleur des parties superficielles. Il y a, en effet, dans l'alcoolisme quelquefois aussi hypéresthésie cutanée. Voilà déjà beaucoup de caractères. Il y en a d'autres.

D'abord, un grand caractère qu'il faut mettre en avant parce qu'immédiatement, il appelle votre attention et qu'il crée une difficulté pour le diagnostic: c'est que chez le paralytique alcoolique, en outre des troubles de la sensibilité déjà signalés, il y a absence des réflexes rotuliens ; ainsi vous constatez ce fait chez notre malade.

Mais alors, direz-vous, les paralytiques alcooliques, avec leurs douleurs fulgurantes, leur démarche plus ou moins incoordonnée, ce sont donc des ataxiques ? Certainement, les paralytiques alcooliques et les ataxiques se ressemblent un peu et nous allons, chemin faisant, rencontrer d'autres difficultés. Mais je vous ferai remarquer de suite que la chute du pied des alcooliques (foot drop) ne se voit pas chez les ataxiques, sauf dans des cas exceptionnels. Donc, s'il y a des analogies, il y a des différences capitales, vous les reconnaîtrez tout à l'heure. Ces difficultés, d'ailleurs, à tout prendre, n'en sont pas pour les gens habitués à ce genre de diagnostic, pour les experts.

Je continue. Il y a encore bien d'autres caractères : la paralysie alcoolique est une paralysie atrophique ; il y a des troubles de la nutrition : les muscles s'atrophient, en particulier les muscles des jambes, et parmi ceux-ci les péroniers principalement. Cette atrophie produit des diminutions dans les formes des membres, diminutions que vous apercevez au bout d'un mois ou deux. C'est une atrophie avec modifications électriques, réaction de dégénérescence, phénomènes très importants pour le diagnostic, parce que vous ne les trouvez pas dans l'ataxie locomotrice progressive, de même que vous n'y trouvez pas la douleur à la pression, tout en y trouvant l'absence des réflexes, alors qu'il y a certains troubles de la sensibilité commune aux deux espèces.

Il est commun de rencontrer d'autres troubles trophiques qui ne se présentent pas chez notre malade car, en définitive, je ne puis faire l'éloge de cette malade au point de vue de la caractéristique du type. Il lui manque pas mal de choses, et je suis forcé de les remplacer par l'imagination pour vous figurer le type.

Quand vous placez votre main sur les membres inférieurs des malades atteints de paralysie alcoolique, vous constatez de la chaleur. La peau est chaude, et la coloration des téguments est d'un rouge violacé, quelquefois, ils sont lisses et luisants, il existe une sorte d'œdème périmalléolaire. Tout cela est caractéristique de la paralysie alcoolique et ne se voit pas dans l'ataxie.

Les troubles vaso-moteurs s'accusent et les pieds deviennent très rouges, quand les jambes sont restées pendantes et telle est peut-être la marque de fabrique la plus caractéristique. Il se produit avec une grande facilité dans la paralysie alcoolique des rétractions tendineuses dont je vous ai déjà parlé en maintes circonstances. Il n'y a pas de forme de la paralysie où vous ne puissiez trouver la

— 160 —

rétraction tendineuse à titre de complication. N'allez pas prendre cela pour une contracture spasmodique, c'est le résultat d'un trouble trophique. A supposer que le malade guérisse, ce qui arrive dans la forme alcoolique, il faudra absolument couper le tendon, redresser le pied. Il y a deux ans, je vous ai montré deux femmes atteintes de paralysie alcoolique suivie de rétraction tendineuse; elles ont été opérées par mon collègue Terrillon et parfaitement guéries.

Eh bien ! si vous avez bien cela dans la tête, avec les accessoires que je vais tâcher d'y mettre, avec une espèce de mise en scène que j'ai toujours trouvée dans la paralysie alcoolique, je crois que vous pourrez la reconnaître vous-mêmes partout où elle se présentera.

Il y a près d'un an, je fus appelé rue de Charenton par un de mes confrères qui me dit: venez donc, j'ai un cas de paralysie hystérique intéressant à vous montrer, J'y allai: C'était dans un petit appartement au premier étage. Une dame était là couchée. Elle avait les pieds en crochet, les jambes étaient colorées, tuméfiées, lisses et douloureuses au toucher ; je la pinçai, elle ne le sentait guère ; je tapai sur les tendons rotuliens, les réflexes étaient absents ; les jambes étaient atrophiées, les extenseurs des mains affectées, moins que ceux des pieds cependant. J'avais déjà mon idée, je dirigeai mon interrogatoire dans un certain sens et c'est ici que j'appelle particulièrement votre attention. Il y a à peu près toujours quelque chose de mental dans la paralysie alcoolique; je m'aperçus qu'il y avait dans l'esprit de la malade un certain désordre, de la confusion, de l'amnésie. Une conviction s'était formée en moi; je m'étais dit : il est excellent, mon confrère, avec sa paralysie hystérique; c'est un cas de paralysie alcoolique qu'on m'offre. Alors, tout bas je lui fis part discrètement de mon idée: Est-ce que cette dame ne boit pas un peu? Non ! non ! me répondit-il. C'est singulier, pensai-je. Je demande à la dame avec la forme la plus polie: Est-ce que, quelquefois, vous ne prenez pas des grogs, des liqueurs de telle ou telle espèce sans en prendre beaucoup? Je savais à l'avance que jamais une femme n'avoue rien de semblable, je voulais faire de nouveau l'expérience. Elle me répondit: Mais non ! je ne sais ce que voulez dire. Je n'en avais pas moins mon idée. Je demande si elle n'avait pas des crises de nerfs. Le médecin me dit : Oui, quelquefois; elle casse tout, brise tout; je vous ai dit, vous le savez bien, qu'elle est hystérique. Nous laissons la malade et nous entrons dans la salle de consultation, dans une espèce d'antichambre ; j'y remarque — il faut toujours que les médecins aient les yeux bien ouverts et profitent de tout ce qu'ils voient dans l'intérêt de leurs malades. J'y vois, dis-je, une photographie qui me semblait contenir une révélation ; cela représentant une boutique où tous les employés de la maison étaient représentés sur le seuil de la porte. Il y avait écrit sur l'enseigne ; Maison X, Amer Picon, liqueurs fines. Je frappai sur l'épaule du confrère et lui dis: Qu'est-ce ce que c'est que cela? Il me dit. Mais c'est la photographie de la boutique que tient notre malade. Elle vend donc de l'Amer Picon, des liqueurs fines ? Sans doute, dans la boutique, qui est en bas, au-dessous de sa demeure. Vous ne l'avez donc pas vue en montant ? Non, lui répondis-je, vous ne m'aviez prévenu de rien ; je croyais être chez une rentière et non chez une personne tenant un débit d'Amer-Picon et autres. Alors je fis venir la bonne et je lui dis: Votre maîtresse travaille? Oh ! elle ne peut plus travailler maintenant, auparavant elle était à la boutique tous les jours. — Alors, est-ce qu'elle buvait ? La bonne levant les bras au ciel : Oh ! elle ne faisait que cela, quand elle avait trop bu, elle avait des espèces de crises de nerfs dans lesquelles elle cassait tout, brisait tout et s'endormait ensuite profondément. Je dis au médecin : les paralysies hystériques ne sont pas faites ainsi. Il s'agit d'une paralysie alcoolique, instruisons-nous les uns les autres, cher confrère.

Maintenant lisez la description de Lancereaux, lisez même, si vous le voulez, la description que j'ai donnée à une époque où la paralysie alcoolique n'était pas encore vulgarisée comme elle l'est aujourd'hui, et vous en saurez autant que moi.

Tenez, le cas de ce monsieur et de cette dame qui s'enivraient de compagnie, vous imaginez-vous, par hasard, que j'en aie pénétré la nature grâce aux renseignements donnés par le mari ou par la femme ! Pas du tout. Il reconnaissait, lui, qu'il buvait de temps en temps du curaçao, du doux ; il consentait à avouer cela, mais quant à sa femme, elle ne buvait jamais ; il a fallu qu'une bonne que j'interrogeai et à qui je promis de ne rien révéler, se décidât à m'informer que mari et femme ne faisaient que boire toute la journée.

Nous avons eu dans le service une femme dont le mari et la fille nous avaient raconté qu'elle avait toujours dans son armoire une petite bouteille d'eau-de-vie qu'elle cultivait avec amour et vidait souvent. Matin et soir, ils constataient à son insu la quantité de liquide contenue dans la bouteille et se rendaient compte ainsi de ce qui en avait disparu. C'est cette fois, l'eau-de-vie qui l'avait conduite à la paralysie alcoolique. Nous l'interrogions de temps en temps par curiosité pour voir si elle finirait par confesser la vérité, elle nous répondait toujours avec le plus beau sang-froid du monde : Je ne suis pas une femme de cette sorte ! Cependant, voilà ce que disent votre fille, votre mari. Mon mari et ma fille disent ce qu'ils veulent, cela n'est pas vrai. Jamais vous n'arriverez à obtenir un aveu ; vous ne pouvez reconnaître la paralysie alcoolique qu'à ses caractères cliniques et c'est pour cela qu'il faut les connaître en expert. Il en est de même de cette maladie que du morphinisme. Vous allez dans une maison, il s'y trouve une malade qui a demandé à vous consulter. Pendant quelque temps, vous entendez réciter des choses auxquelles vous ne comprenez rien tant que vous n'en avez pas la clé. Si vous ne savez pas que les femmes mentent pour la morphine comme pour l'acool (et les hommes aussi fort souvent) vous êtes perdu, égaré du moins. Lorsque aux caractères cliniques, vous reconnaissez la nature du mal et que vous dites à la malade vous êtes morphinomane, où est votre seringue de morphine, montrez donc vos jambes, elle rougit et elle dit : je prends de la morphine pour mes douleurs ; c'est la morphine qui les crée.

Il en est de l'alcoolisme comme du morphinisme. Vous trouvez l'ennemi partout, l'ennemi, c'est-à-dire le mensonge. C'est comme dans les maladies où l'hérédité est en jeu ; ne comptez pas sur les révélations, faites votre petit travail, soigneusement, doucement, et n'en dites pas trop, car si vous êtes trop curieux, on vous mettra un écran devant les yeux.

Je vais vous raconter maintenant l'histoire de la malade ici présente. Je vous ai dit que c'étaient surtout les femmes qui étaient sujettes à la paralysie alcoolique. D'où cela peut-il venir ? Dire que le sexe prédispose, ce n'est qu'énoncer un fait, mais il est bon de faire remarquer que souvent, il y a lieu d'invoquer les prédispositions nerveuses, l'hérédité nerveuse.

Eh bien ! cette malade, en dehors de son alcoolisme est une névropathe, son alcoolisme n'a commencé qu'à un certain âge, mais déjà elle avait donné des preuves de prédispositions névropathiques. Elle est aujourd'hui âgée de 33 ans. Sa profession consistait à offrir des échantillons de fleurs artificielles dans les maisons de commission. Elle portait une grande boîte pleine de ces échantillons et allait ainsi de maison en maison, faisant la place selon l'expression commerciale.

Comment est-elle entrée dans le service de M. Briand, à Villejuif, c'est-à-dire dans un asile d'aliénés ? Elle y est venue avec un certificat ainsi conçu, qui lui a été donné à Beaujon « Aliénation mentale... Par ses cris, par ses paroles incohérentes, elle trouble le repos des malades. »

Elle était entrée dans le service de mon collègue X... au mois de janvier comme atteinte de paralysie. Mais cette paralysie n'était pas une paralysie comme les autres. C'était une paralysie alcoolique. Or l'alcoolisme comporte certaines particularités nocturnes dont je vous ai déjà dit un mot, qui peuvent être le point de départ de désordres dans une salle de malades ordinaires.

Le paralytique alcoolique, en outre qu'il souffre surtout la nuit dans les membres paralysés, a souvent des hallucinations ; il voit des animaux, il s'agite, va d'un lit à un autre ; alors il n'y a pas moyen, dans l'hôpital ordinaire, de garder ce malade, on s'en débarrasse pour assurer le repos des autres. Mais ce n'est pas d'aliénation mentale, dans l'acception du mot stricte, ce n'est pas d'aliénation ordinaire qu'il est atteint. Et voilà comment notre malade est entrée à l'asile où elle est encore.

Vous savez que le délire alcoolique a des caractères spéciaux, et j'ai vu bien des fois Lasègue avec cette finesse de diagnostic qui lui était spéciale, constater le délire alcoolique dans des circonstances bien difficiles à pénétrer, à mon avis, en tenant compte des caractères du délire.

Quand, à propos du délire alcoolique, on se borne à vous parler du délirium tremens, on est un peu trop sommaire, le délire des alcooliques n'est pas là tout entier. Il mérite une étude plus profonde. Il ressemble beaucoup au délire hystérique. Il présente, comme lui, des hallucinations effrayantes et comme lui des hallucinations agréables. Prenons la description du délire survenu chez cette femme la nuit dernière.

C'était donc pendant la nuit, elle dormait ou croyait dormir, en fait, elle rêvait. Elle se promenait avec ses enfants et son mari dans une forêt ; là elle a rencontré une énorme bête qui ne ressemblait à aucun animal connu, comme elle le dit. (C'était peut-être un xiphondon, un ichtyosaure ou quelque autre bête d'un autre âge du globe). En tous cas, c'était une très grosse bête, plus grosse qu'un bœuf ; elle avait le poil roux. « Voyez-vous, dit-elle, des formes, des couleurs et un corps à peu près comme celui d'un cochon » : Drôle d'animal. Elle l'avait tuée, cette bête. Puis est survenu un roi ; que vient faire ici ce roi ? Je comprendrais sa présence s'il s'agissait d'une chasse à courre, plaisir des grands ! Quoi qu'il en soit, il veut s'approprier la bête qu'elle a tuée, elle veut s'y opposer ; néanmoins, le roi, en vrai roi qu'il est, s'en empare, c'est toujours comme cela que les choses se passent.

On avait enveloppé son mari dans la peau de la bête, alors elle a tenté de fuir avec lui et ses enfants, et à ce moment, elle a eu des hallucinations de l'ouïe.

Les hallucinations de l'ouïe sont très rares dans les rêves, comme dans le délire alcoolique. Vous n'entendez pas souvent parler dans les rêves. Vous pourrez entendre des susurrements, de petits murmures, mais rarement des voix distinctes. Les hallucinations dans les rêves sont surtout visuelles. Elle aurait eu des hallucinations de l'ouïe, elle aurait entendu très nettement la fille du roi lui dire : Si tu bouges, je t'étrangle.

Voici le récit tel qu'il est. Voilà comment notre malade passait ses nuits à l'hôpital Beaujon et voilà ce qui fit, qu'on l'a, avec raison, placée dans un asile spécial approprié aux malades agités, sans qu'elle fût pour cela précisément une aliénée.

Elle est encore ainsi aujourd'hui. Elle a, comme alors, des fourmillements dans les pieds qui lui reviennent constamment dans la nuit ; elle cherche à s'endormir et alors surviennent ces hallucinations, ces rêves plus ou moins effrayants et toute cette série de phénomènes qui font qu'elle passe les nuits à ne pas dormir.

Voilà l'état mental que vous rencontrez en dehors des symptômes somatiques. Par conséquent, en cas de paralysie alcoolique, examinez aussi le côté psychique.

Je reviens à l'histoire de la malade. Je vous disais tout-à-l'heure que c'était une femme de 33 ans, et qu'elle était fleuriste. Ce qui m'a fait dire qu'elle était prédisposée à des accidents nerveux, c'est que son père est mort alcoolique, en 1873. Les alcooliques ne sont pas toujours ce qu'un vain peuple pense. L'alcoolisme est quelquefois un vice en quelque sorte constitutionnel, une tare héréditaire. J'ai vu venir hier chez moi un officier appartenant à une famille très distinguée et dont la mère est dans un asile. Cet officier venait avec un de ses amis me demander : Que faut-il faire pour me débarrasser de tendances alcooliques auxquelles je suis en but. Je donnerais tout pour les faire passer. Je connaissais ses antécédents ; c'était un *vésanique*, ce serait peut-être le cas de dire, travestissant le mot de Voltaire : « c'est bien pis ». Ce n'était pas un ivrogne ; il n'a aucun plaisir à boire ; il y est entraîné par une sorte de fatalité, comme les gens qui ont la manie du suicide, sont entraînés à s'étrangler, etc., etc ! On ne sait que dire, la fatalité est là. L'alcoolisme n'est souvent que cela. Donc, le père de cette femme était alcoolique. (*S'adressant à la malade*). Où est-il mort ?

La malade : A Argenteuil. D'une fluxion de poitrine.

M. Charcot : Est-ce qu'il avait la tête dérangée ?

La malade : Il l'a eue pendant 8 jours.

M. Charcot : Il était souvent gris ?

La malade : Presque jamais.

M. Charcot : A-t-il cassé tout dans la maison.

La malade : Non.

M. Charcot : C'était peut-être un ivrogne simple ?

Sa mère est morte à 22 ans, elle était très nerveuse. Une de ses tantes maternelles, est épileptique et hémiplégique. Un cousin germain du côté maternel a eu des attaques pendant 18 mois. Elle a eu, à l'âge de 6 ans, une maladie pendant laquelle elle a tremblé continuellement pendant six semaines, Cela pourrait bien être la chorée, la danse de St-Guy.

La malade : Je ne sais pas.

M. CHARCOT : Autre chose, à l'âge de 19 ans, elle a voulu se jeter par la fenêtre, elle ne se rappelle plus à la suite de quelle circonstance. A cette époque, elle avait des attaques qui ont fini par disparaître, elle se débattait : elle ne se mordait pas la langue. C'était peut-être de l'hystérie.

A partir de cette époque, nous la voyons entrer, en qualité d'infirmière à la Salpêtrière, dans le service de M. Voisin, d'abord, puis à la Maternité.

C'est la première période de sa vie. La voilà qui se marie en 1878. Elle a 2 enfants qui sont bien portants à ce qu'il paraît. Son mari, malheureusement, se met facilement en colère, et quand il est surexcité, il casse tout. Il n'est pas ivrogne ?

La malade : Non.

M. CHARCOT : Voilà le commencement de ses malheurs. C'est alors qu'elle se fait courtière en fleurs, qu'elle va portant sa boîte de quartier en quartier. C'est un métier assez dur. On se fatigue, on n'a pas très bien mangé peut-être avant de quitter le logis ; on a besoin d'excitants pour se soutenir. Ce n'est pas convenable d'entrer chez un marchand de vins avec sa boîte, dans un café encore moins. Eh bien ! il y a des industriels chez lesquels on peut entrer sans se faire remarquer et où l'on trouve à se réconforter sans trop dépenser. Ce sont les charbonniers, ou mieux certains marchands de bois et charbons. J'ai remarqué qu'en général, les charbonniers élèvent volontiers des poules, des lapins, des oiseaux, qu'ils font ainsi quantité de métiers qui ne sont pas le leur, sans compter qu'ils sont quelquefois porteurs d'eau. Mais voilà le comble, c'est que derrière leurs fagots, ils ont quelquefois des bouteilles de vulnéraire, par exemple qu'ils vendent en détail à ces pauvres femmes qui viennent s'asseoir chez eux, parce qu'il n'y a rien de compromettant à entrer chez des charbonniers. Elles mettent leur boîte dans un coin de l'officine et elles boivent des petits verres. C'est par cette voie que notre malade est entrée dans l'alcoolisme. C'est je crois surtout un charbonnier du faubourg St-Denis, charbonnier que je voudrais bien voir sévèrement puni, qu'elle fréquentait. C'est ainsi qu'elle a commencé. Une fois l'habitude prise, il n'y eût plus moyen de s'arrêter. Elle est restée 2 ou 3 ans alcoolique discrète, sans avoir de crises, jusqu'au moment où elle a eu une grande attaque. C'est alors qu'elle est entrée à l'hôpital Beaujon pour sa paralysie et enfin à l'asile pour son délire. Je vous préviens que bien des choses que je vous ai dites n'existent pas chez elle ; elle ne présente pas le cas complet. Mais tout fruste qu'il soit, nous en avons assez pour faire notre diagnostic d'une façon précise. Sa situation s'est un peu améliorée, je crois, dans ces derniers jours. Dans la plupart des cas de paralysie alcoolique, quand la maladie n'est pas trop invétérée, la guérison a lieu. Mon impression, sous ce rapport, est généralement favorable. Tous les malades que j'ai vus et que j'ai pu suivre et traiter ont guéri. Il suffit de les mettre en surveillance, je les fais, en général, quand ce sont des personnes du monde, placer dans des établissements hydrothérapiques, où ils sont enfermés et ne peuvent boire ; et je crois que cela seul suffit d'ordinaire pour qu'ils guérissent, sans qu'il y ait grand'chose à faire comme thérapeutique. Assurément, il ne faut pas dédaigner l'intervention de la thérapeutique, mais la première chose à faire, c'est d'isoler le malade. La guérison est une affaire de 3 ou 4 mois.

Voilà ce qui est arrivé à un malheureux dont je parle dans mes leçons de 1884 et qui, maintenant, est mort, il s'est tué pour en finir; il s'est brûlé la cervelle. Je l'avais guéri 3 fois de sa paralysie. C'était un sportsman, c'est-à-dire un Monsieur qui fréquentait les courses, un homme de cheval.

Le plus grand plaisir de ces Messieurs, qui appartiennent actuellement aux classes les plus élevées de la Société, c'est trop souvent, hélas! de s'en aller dans un bar américain ou autre, et de s'y conduire comme de vrais cochers. Là, sur le comptoir, on prend des petits verres les uns sur les autres, on montre qu'on est fort, tellement fort qu'on attrappe des paralysies alcooliques. C'est ce qui était arrivé à ce pauvre B... La première fois que je l'ai vu, il avait les pieds tombants, une démarche dont je ne peux pas vous donner de spécimen aujourd'hui parce que cette femme ne l'a pas, c'est la fameuse démarche des steppeurs, steppers, comme je l'appelle, et qui ressemble un peu, mais seulement de loin, à la démarche des ataxiques. Eh bien! Voilà comment marchait ce M. B...

Quand vous voyez un malade qui marche ainsi, qui a des douleurs fulgurantes, que vous tapez sur ses tendons rotuliens, et qu'il n'y a pas de réaction, n'allez pas dire sans plus de recherches: c'est un ataxique; regardez-y de plus près et vous serez détrompés.

Dans la paralysie alcoolique, il n'y a pas de lésion de la moelle. Il n'y a pas d'ataxie, de tabès vrai sans lésion des faisceaux postérieurs. La paralysie alcoolique n'est donc pas le tabès; c'est un pseudo-tabès, si vous voulez; mais n'allez pas prendre, sur de fausses apparences, comme on l'a fait plusieurs fois, un paraplégique alcoolique pour un tabétique. — Foncièrement, ces deux états n'ont rien de commun.

Ceci dit en passant, je reviens à M. B... Le voilà donc qui, au bout de 2 ou 3 mois, recommence à marcher d'une façon complètement régulière; ses pieds ne tombent plus. Mais le voilà qui recommence sa vie de sportsman, il retourne au bar, se remet à trinquer avec ses cochers, il retombe. Je lui dis, c'est la seconde fois, n'allez pas jusqu'à la troisième. Enfin, je le remets encore sur pied, seulement il y avait quelque chose du côté du foie, l'estomac était *délabré*, la nutrition se faisait mal, enfin la paralysie était guérie malgré l'atrophie des muscles. Tout cela dure un an. La troisième fois, la situation devient un peu plus grave, il s'est produit des rétractions tendineuses, il a fallu faire intervenir le chirurgien. Le foie était encore plus malade cette fois.

Remarquez que ce malheureux B... appartenait à une classe privilégiée, qu'il était très riche et marié à une femme charmante à tous égards. Enfin il est sorti de la maison de santé une troisième fois. Je lui dis: faites en sorte de ne pas recommencer, car je ne sais pas si, à l'avenir, je serai de force à vous en tirer encore. Je lui parlai de sa femme, de sa famille, etc., etc., il me fit de belles promesses. J'ai appris depuis qu'il s'était tiré un coup de revolver, il a bien fait, en somme.

Les sportsmen qui ont la mauvaise habitude de boire dans les bars, font quelquefois du sport nautique. On s'embarque sur un yacht; on emporte avec soi des barriques de toute espèce et, en vrai loup de mer, on boit tout ce qu'il est possible de boire pour passer le temps et quand on a fait ainsi un voyage d'agrément dans

— 166 —

lequel on a parcouru toutes les rives de la Méditerranée, on rentre en France avec une paralysie alcoolique. Quand j'ai vu la personne à qui je fais allusion, je lui ai dit : Vous en avez pour trois mois et vous serez guéri.

Là encore, la maladie n'avait pas été reconnue dans sa nature et cependant le collègue qui m'avait conduit auprès du malade était un homme très exercé, très éclairé, il me dit très franchement : je ne connais pas cela. Je lui répondis : « Il n'y a pas très longtemps, 10 ans peut-être que je le connais : c'est une paralysie alcoolique. Voyez cette perte de sensibilité, ces pieds tombants et flasques, ces réactions électriques qui sont déjà extrêmement modifiées, ces réflexes rotuliens absents, etc., etc. Je vous assure que c'est cela et ce n'est pas seulement pour le plaisir de faire de la science et de la nosographie avec vous, mais c'est que cela intéresse le malade, à qui nous pouvons affirmer qu'il sera guéri dans trois ou quatre mois, s'il veut être sage et ne plus boire et s'il nous écoute, nous n'avons pas grand chose à faire pour le remettre sur pieds. Entre nous soit dit, la thérapeutique est de peu de secours en cas pareil ; cependant, nous pourrons lui donner un peu d'opium parce que les nuits sont mauvaises, nous ferons bien aussi de le soumettre à un traitement par l'électricité dans six semaines, nous lui gagnerons peut-être ainsi un mois ; et puis il fera de l'hydrothérapie. Le malade a suivi ce traitement et au bout de 3 mois et demi il était sur ses jambes. Lui, heureusement, n'avait pas eu de rétraction tendineuse, ce qui était arrivé à ce malheureux B... à qui il avait fallu faire une section des tendons.

Mais il y a, paraît-il, je n'en ai pas encore rencontré de telles, des paralysies alcooliques qui marchent avec une rapidité exceptionnelle, et qui prennent la forme de paralysies ascendantes. Mon ami, le docteur Broadbent (de Londres), a cité de ces cas dans un mémoire très intéressant où il considère les maladies alcooliques sous un jour à mon avis un peu sombre; il n'a rencontré probablement que des cas très graves. Moi, j'ai été plus heureux que cela, car je ne considère pas du tout le suicide de B... comme un phénomène dépendant de la maladie, mais comme un phénomène à côté. En tous cas, ce n'est pas une solution ordinaire. Il est bon de reconnaître ces cas non seulement parce qu'il est toujours utile de voir juste, mais parce que cela a une grande importance au point de vue du traitement. Voyez-vous mon collègue de la rue de Charenton croyant avoir à faire à une hystérique et laissant sa cliente continuer à vendre et à boire son amer Picon; évidemment elle ne se serait jamais guérie.

Maintenant, vous allez reconnaître chez notre malade quelques-uns des phénomènes que je vous signalais tout à l'heure.

(M. Charcot pique la malade qui ne ressent la douleur que quelques secondes après la piqûre.) (Il constate ensuite qu'elle a une hyperesthésie plantaire.) Vous voyez qu'un léger frôlement de la plante du pied produit la douleur. Chez B.., il n'y avait pas un muscle, pas un tendon qui ne fût douloureux au toucher, je le répète.

Vous pouvez constater l'absence de réflexes rotuliens, l'anesthésie sur le dos du pied et sur la jambe, la sensibilité normale à la cuisse. Ceci à gauche. De l'autre côté, à droite, c'est à peu près la même chose, cependant l'hyperesthésie est plus vive, la sensibilité au froid très vive. (La malade dont on met la jambe en contact avec de la glace s'écrie : Oh ! que c'est froid ! Oh ! que c'est froid, Monsieur !)

Il y a probablement un peu de rétraction des tendons fléchisseurs du genou. On sera peut être forcé d'intervenir chirurgicalement pour lui redresser tout-à-fait les genoux. Il y a là, sans doute, quelque production fibreuse de formation nouvelle ; l'atrophie musculaire est assez prononcée, la réaction de dégénérescence est légère surtout dans le domaine des extenseurs.

Les troubles de la sensibilité l'emportent, en somme, sur les troubles moteurs. Elle n'a pas de perte de la notion de position. Elle ne présente aucun trouble de la vessie ; je mentionne ce fait parce que j'ai toujours dans l'esprit les rapports apparents de la paralysie alcoolique avec l'ataxie locomotrice, mais dans la paralysie alcoolique il n'y a pas de troubles vésicaux tandis que vous savez combien ils sont fréquents dans l'ataxie locomotrice où ils sont presque la règle. Pas de douleur en ceinture non plus.

(A la malade): Parlez-moi de vos douleurs, qu'est-ce que vous ressentez ?

La malade : Ça me pique comme des épingles, et puis j'ai froid aux pieds.

M. CHARCOT: Avez-vous quelquefois des douleurs vives ?

La malade : Dans le talon. Il me semble qu'on me coupe le talon.

M. CHARCOT : Et dans les autres parties du corps ?

La malade : Non, c'est surtout dans les pieds.

M. CHARCOT : Qu'est-ce qui nous manque ? De l'empâtement, une coloration violacée, un peu d'œdème qui compléterait le tableau. Vous noterez aussi chez la malade l'absence de paralysie oculaire, du signe d'Argyll Robertson, en un mot de la plupart des symptômes céphaliques si fréquents chez les ataxiques. Au contraire, chez un alcoolique, vous pourriez rencontrer l'amaurose, avec scotôme central si caractéristique. Vous devez aussi considérer l'évolution, la marche qui n'est point celle de l'ataxie.

(S'adressant à la malade) : Venez ici, mettez les jambes à côté l'une de l'autre, fermez les yeux. (La malade oscille). Elle a le signe de Romberg.

Joignez à cela l'absence des réflexes rotuliens ; si vous êtes trop précipité dans votre diagnostic, vous direz : c'est une ataxique.

Voilà en définitive, je crois, ce qu'il y a de plus intéressant à faire ressortir dans le cas de cette malade. Mais, en passant, je crois devoir vous dire qu'il y a bien d'autres affections qui ressemblent un peu à cela et ne sont pas cela. Je vous citerai, entre autres, une affection exotique qui, tout récemment, m'a placé dans cet embarras de diagnostic. Il s'agissait d'un Monsieur de Porto-Rico souffrant d'une maladie dont il avait été atteint dans ce pays où il ne savait pas qu'elle existât ; c'est le béribéri. Il y a deux espèces de béribéri ; je veux parler du béribéri sec. Vous savez que la maladie existe au Japon où on l'appelle Kakki, au Brésil.

Il ne faut pas nous en désintéresser On en voit maintenant à Paris assez souvent surtout depuis le percement de l'isthme de Panama. J'ai vu plusieurs cas de cette provenance, et il peut vous arriver d'avoir à en faire le diagnostic. Eh bien ! le béribéri est calqué sur la paralysie alcoolique. Les mains sont tombantes, les pieds tombants, le malade a de l'atrophie musculaire des extenseurs, surtout des membres inférieurs, les muscles, quelquefois, sont douloureux, moins que dans l'acoolisme) ; il y a absence des réflexes rotuliens, signe de Romberg, démarche de stepper. Ce Monsieur de Porto-Rico arrive chez moi et me dit: je suis atteint d'ataxie locomotrice progressive. Je l'examinai, il était malade depuis trois mois, je lui dis : vous avez le béribéri. Mais Monsieur, il n'y en a pas dans mon pays. Le médecin qui était avec lui confirme son dire, on n'en n'a jamais parlé là-bas. Eh bien fis-je, il faudra dorénavant en parler. Vous n'êtes pas un ataxique et c'est chose assez avantageuse pour vous, puisqu'on ne guérit pas de l'ataxie, tandis qu'on peut guérir de la maladie que vous avez, et je crois que vous en guérirez, parce qu'elle n'est pas encore très avancée et qu'elle n'est pas très intense. Je l'ai fait électriser, je lui ai fait faire de l'hydrothérapie et il était guéri au bout de trois mois.

Il y a aussi des diabétiques qui ressemblent à cela : ils ont des douleurs fulgurantes, l'absence des réflexes, ainsi que l'a montré Bouchard, mais je n'ai jamais vu de paralysies en pareil cas portant particulièrement sur les extenseurs.

Je pourrais citer encore en parallèle toute la série des névrites périphériques. Je ferai remarquer, au sujet de ce genre de lésion, qu'on commence à en trouver partout ; dans l'alcoolisme, le béribéri, le diabète. Dans l'ataxie locomotrice, on trouve des névrites périphériques, on en trouve quand il y a des maux perforants, des gangrènes, des lésions trophiques de tout genre ; on en trouve dans le rhumatisme articulaire chronique, dans la goutte, dans la phthisie. On en trouve en somme un peu partout. Cela me donne à penser qu'il pourrait bien se faire que souvent cette lésion ne fût pas ce qu'on croit, c'est-à-dire la cause principale des affections où on les rencontre. Peut-être sont-ce fréquemment des lésions d'un ordre secondaire. De même qu'après la fièvre typhoïde, il y a comme une dégénérescence des muscles, il peut arriver que dans certains états pathologiques, cacachectiques ou autres, vous ayez des lésions de cette nature dans les nerfs qui n'aient pas l'importance syndromique qu'on leur attribue.

Dans l'ataxie locomotrice, par exemple ; ce n'est pas la cause des douleurs fulgurantes, car souvent on trouve l'ataxie locomotrice sans névrite périphérique, etc., etc.

Je crois qu'il faut faire attention à cette tendance moderne de mettre toujours en avant les névrites périphériques ; il y en a beaucoup trop ; elles ne peuvent pas servir aussi à expliquer les symptômes de toutes les affections où on les trouve. Il est impossible que des affections si différentes soient toutes commandées par une lésion organique toujours la même : rhumatisme articulaire chronique, goutte, paralysie ascendante aigüe ; trop de névrites périphériques. Mais je me réserve de m'expliquer là-dessus plus longuement quelque jour.

M. Charcot (revenant à la malade) : La démarche de cette femme n'est pas caractéristique. Il a fallu l'étudier avec soin pour avoir un diagnostic. C'est un cas, je le répète, fruste, mal développé, mais il faut bien s'attendre à en rencontrer comme ceux-là.

Je voulais vous dire un mot de ce jeune homme que j'ai placé ici en manière de repoussoir et qui est un saturnien.

Vous savez que la paralysie saturnine relève aussi d'une névrite périphérique, une névrite périphérique étrange, elle ne porte pas sur les nerfs de la sensibilité.

Il n'y a pas là de ces troubles de la sensibilité que vous connaissez. Ce sont surtout les muscles extenseurs qui sont atteints. Il y a des analogies très grandes, c'est très curieux de voir des maladies si semblables et si différentes.

Car on ne se trompe pas. Vous ne verrez jamais un alcoolique vous arriver comme cela avez les mains tombantes.

(*Au malade*) : Qu'est-ce que vous faites ?

Le malade : Je suis peintre en bâtiments.

M. CHARCOT : Avez-vous eu des coliques ?

Le malade : Oui, plus de 10 fois.

M. CHARCOT : Est-ce la première fois que vous avez des accidents ?

Le malade : Oui, Monsieur.

M. CHARCOT : Vous ne sentez rien dans les pieds ?

Le malade : Non.

(Le malade porte un liseré saturnin très caractérisé.)

DOUZIÈME LEÇON

OBJET :

1° Trois cas de chorée vulgaire et un cas de chorée rhythmée.
2° Deux cas de maladie de Friedreich.

(Quatre jeunes filles atteintes de chorée dont trois sont amenées par leurs parents et dont une appartient au service sont introduites dans la salle du cours).

M. CHARCOT : Je vous l'ai dit souvent, mieux vaut voir que lire. Lire est bon, mais voir est encore meilleur ; on peut apprendre beaucoup plus en un quart d'heure passé à voir des malades qu'en étudiant les descriptions des affections dont ils sont atteints dans les livres. Je parle des meilleurs, car, en définitive, nos exposés ne sont jamais qu'une pâle image de la réalité des choses.

Voilà quatre femmes : trois de ces malades sont atteintes de chorée vulgaire, la chorée de Sydenham, comme je l'appelle ; la quatrième, celle qui appartient au service vous offre un exemple de chorée rhythmée.

Bien des fois, j'ai critiqué devant vous ce mot de chorée qui est un mot presque sans valeur tant il s'applique à des affections différentes. Comparez les trois premières malades à la quatrième, vous voyez que chez les premières, les membres s'agitent sans trêve et sans cesse ; mais il n'y a rien de rhythmé dans ces mouvements. Les représentations graphiques, dans ces cas, ne fournissent aucune formule précise ; les tracés sont absolument irréguliers, sans logique, si je puis ainsi dire. Tandis que si vous considérez le mouvement dont, chez la quatrième malade, est agité le membre supérieur, c'est tout autre chose.

Vous constatez qu'il est toujours le même, c'est-à-dire qu'il se reproduit toujours identique un certain nombre de fois par seconde. Si, au lieu de ce mouvement monotone elle exécutait, comme cela arrive quelquefois, un mouvement rappelant un acte professionnel comme celui de frapper une enclume en cadence, on dirait qu'il s'agit de la forme malléatoire (*malleus* marteau).

Il pourrait se faire encore que la malade exécutât un mouvement comparable à ceux de la natation, de telle ou telle danse, et alors on dirait chorée natatoire, chorée saltatoire, etc. En somme, vous le voyez, le grand caractère de ce genre de chorée qui diffère du tout au tout de la chorée vulgaire, c'est la cadence, le rhythme, la régularité des actes en un mot, et une formule précise.

Vous vous rappelez sans doute que dans une précédente leçon, je vous ai présenté une autre jeune fille qui réalise, sous une forme remarquable le véritable type de la chorée saltatoire (1). La chorée vulgaire des enfants, des adolescents est, vous le savez, alliée de très près au rhumatisme articulaire, c'est un bel exemple à citer pour montrer qu'il y a des relations très intimes, très étroites entre la neuropathie et l'arthritisme. La chorée rhythmée, elle, est une manifestation hystérique ; c'est elle peut-être, et non la chorée vulgaire, je le fais remarquer en passant, qui mériterait de porter le nom de danse de St Guy. Peut-être serait-il opportun de vous signaler par un exemple le service que peut rendre dans la pratique la connaissance de la chorée rhythmée, affection considérée à tort comme très rare, et certainement encore très peu connue.

Il s'agit d'un cas où plusieurs médecins des plus distingués avaient été conduits à déclarer qu'une jeune fille de 14 ans était atteinte de méningite, et en danger de mort. Il ne s'agissait cependant, et l'avenir l'a montré, que d'hystérie ! Cela vous paraît singulier sans doute. Eh bien, j'entreprendrai un de ces jours la démonstration de cette thèse : il y a une pseudo-méningite hystérique. Cela est certain.

Donc, un jour, je reçus chez moi une famille véritablement éplorée. Tout le monde pleurait, le mari, la femme, etc. C'était en désespoir de cause qu'on s'adressait à moi. On croyait avoir épuisé les dernières ressources, et de fait, le verdict avait été prononcé, je le répète, par des médecins très éminents. On m'appelait, paraît-il, pour pouvoir dire qu'on avait fait tout ce qu'il était humainement possible de faire. J'avais prié mes confrères de la pédiatrie de se rendre en même temps que moi dans la maison. Je ne sais ce qui les en a empêchés, mais le fait est qu'ils ne sont pas venus. Avaient-ils dans l'idée qu'un médecin de la Salpêtrière (Vieillesse-Femmes) n'a pas grand'chose à dire quand il s'agit de maladies des enfants ? Je me rendis quand même à l'invitation qui m'était faite par la famille. J'y trouvai là un confrère très intelligent du reste et très éclairé qui me conta l'histoire.

J'entrai dans la chambre de l'enfant ; à peine m'eût-elle aperçu qu'elle se mit à exécuter à l'aide des mains, une série de mouvements rhythmés qui me parurent absolument caractéristiques. Ses mains se présentant tantôt par la paume, tantôt par le dos, frappaient avec une grande rapidité les genoux en cadence.

Oh ! dis-je, voilà une singulière méningite ; si cette enfant a eu une méningite, c'est peut-être hier, peut-être avant-hier, mais à coup sûr, aujourd'hui c'est l'hystérie qui est en jeu. J'adressai à l'enfant qui me paraissait, du reste, parfaitement éveillée, quelques questions : Souffrez-vous de la tête ? Oui, un peu, au cou et sur la tête. Alors je lui mis la main sur le sommet de la tête et j'exerçai un léger frôlement. Il y avait là une espèce de plaque très sensible qui me rappelait ce que nous savons des plaques hystérogènes. On m'avait dit que la jeune malade avait vu

(1) Voir la *Policlinique du Mardi* 24 Janvier 1888 (8ᵉ Leçon, p. 150).

double, qu'elle avait vomi, et ce sont probablement là des symptômes qui ont donné du poids au diagnostic porté; mais, en réalité, d'après ce que j'ai appris de la jeune malade elle-même, la diplopie n'a jamais été bien régulièrement constatée.

Mon siège était fait ; je rentrai dans la pièce où se tenaient les parents et je leur dis : Séchez vos larmes ; — ils me regardaient avec une sorte de stupéfaction ; — à moins que je ne sois absolument aveugle, je vous déclare que votre enfant n'est pas le moins du monde atteinte d'une méningite — en ce moment du moins — et, entre nous, je crois bien qu'elle ne l'a jamais été. Trois ou quatre jours après, l'enfant était sur pied ; il s'était agit d'un petit orage hystérique. Voilà à quoi sert la connaissance de l'hystérie et de la chorée rhythmée en particulier.

Pendant que je parle, les trois choréiques qui nous sont venues du dehors continuent toujours, vous l'avez remarqué, leur travail. Je vous ai tant parlé déjà cette année de la chorée vulgaire que je n'ai pas grand chose de nouveau à vous en dire. Chez une de nos trois malades, c'est la jambe droite et la main droite qui, seules, sont en action ; chez une autre, la plus jeune, c'est la jambe gauche et la main gauche. C'est là trois cas de chorée vulgaire. Quel âge a cette grande demoiselle ?

Une personne qui accompagne la jeune fille : 16 ans.

M. Charcot : Qu'est-ce que vous êtes pour elle ?

Réponse : Je suis son amie.

M. Charcot : Eh bien ! et sa mère ?

Réponse : Sa mère est morte. Elle a une belle-mère, mais elle ne peut pas demeurer avec elle.

M. Charcot : Vous voyez, parmi les origines de la chorée, il faut placer les belles-mères. Ici, la belle-mère peut être une des causes occasionnelles. Mais il faut considérer aussi peut-être, un autre élément causal, le rhumatisme articulaire.

Je ne connais pas nosographiquement la chorée rhumatismale, pas plus que je ne connais l'ataxie syphilitique. Il y a des ataxiques qui ont la syphilis, mais l'ataxie ne diffère en rien chez les syphilitiques de ce qu'elle est chez les autres. De même il n'y a pas de chorée qui, pour être associée au rhumatisme, en reçoive des caractères spéciaux. La seule particularité, c'est que la chorée est plus souvent associée au rhumatisme articulaire que ne le sont d'autres affections nerveuses, l'hystérie, l'épilepsie, par exemple. Dans le cas actuel, l'interrogatoire ne nous conduit pas à reconnaître l'existence du rhumatisme, soit chez la malade elle-même, soit chez ses parents.

La jeune malade et la personne qui l'accompagne, affirment que la chorée date de 6 mois. Le plus souvent, une attaque de chorée régulière dure environ trois mois, mais il peut y avoir des rechutes rapprochées, si bien que les attaques subintrantes figurent, si l'on n'y prend garde, un accès unique s'étendant sur une période de plusieurs mois, d'une année. J'ai pu constater dans cette catégorie jusqu'à sept attaques de chorée subintrantes.

Le cas de la jeune fille ici présente confirme la règle : on dit que la maladie, chez elle, date de six mois, mais nous savons qu'elle a eu, il y a trois mois, une rémission qui a fait croire qu'elle était guérie. Maintenant, une autre particularité à signaler chez la jeune malade en question, c'est la combinaison de symptômes hystériques avec les symptômes choréïques. Je vous ai dit bien souvent qu'en matière de nosographie, nous ne sommes pas Darwiniens. Nous croyons fermement à la fixité des espèces morbides, au moins dans le court espace de temps où s'étend notre observation.

Lorsque des symptômes anormaux se présentent dans l'évolution de la chorée, cela ne veut pas dire que la chorée se transforme, qu'une choréïque ait des accès hystériques, cela n'a rien d'extraordinaire, les choréïques sont souvent ovariennes, elles ont souvent de l'anesthésie. C'est tout simplement qu'elles sont atteintes de deux maladies simultanées. Il n'y a pas fusion, mélange de deux névroses, il s'agit purement d'une combinaison, d'une superposition. Pourquoi ne voulez-vous pas que deux espèces morbides se rencontrent en activité l'une auprès de l'autre ? Il est même étonnant que cela ne se voie pas plus souvent. C'est ainsi que dans les affections nerveuses, vous aurez à constater des cas complexes, comme, par exemple, la combinaison de la paralysie progressive avec l'ataxie locomotrice. Lorsqu'un individu atteint d'ataxie locomotrice devient paralytique, est-ce que vous croyez que c'est parce que la lésion spinale remonte dans l'encéphale et s'y étend ? Ce n'est pas comme cela que les choses se passent, du moins à mon avis.

Quand vous vous appliquez, comme je cherche à le faire, ici, à étudier non seulement les symptômes de la maladie, mais les antécédents du malade et son histoire de famille, vous comprenez très bien les combinaisons dont je parle, et en particulier celle de paralysie générale avec l'ataxie locomotrice. Vous voyez un frère atteint de paralysie générale et l'autre atteint d'ataxie locomotrice. Pourquoi ne voulez-vous pas que le même individu soit atteint de deux affections? C'est ainsi qu'il faut argumenter et j'en dirais autant de ces cas dont il est fort question dans ce moment-ci de diabète combiné avec l'ataxie locomotrice.

Voilà un individu qui est atteint d'ataxie locomotrice et qui est en même temps diabétique. Comment faut-il interpréter le cas ? De la façon suivante : Nous savons très bien que l'arbre arthritique et l'arbre neuropathologique ont pour ainsi dire une même végétation. Entre les produits de l'un et de l'autre de ces arbres, toutes les combinaisons sont possibles. Un diabétique peut être le père d'un ataxique ; un frère peut-être ataxique et l'autre diabétique. S'il en est ainsi, pourquoi ne voulez-vous pas que les deux affections se rencontrent chez un même sujet, comme vous voyez le rhumatisme articulaire se rencontrer avec la chorée, l'hystérie se rencontre avec la chorée. Il n'y a pas à chercher de mécanisme physiologique. Vous n'irez pas admettre que la combinaison de la glycosurie avec l'ataxie résulte ici de l'extension de la lésion scléreuse ataxique au plancher du quatrième ventricule ! La raison mécanique des choses est toujours à trouver, mais la raison pathologique, la voilà, du moins à mon avis ; Donc, la jeune fille ici présente est choréïque et hystérique à la fois. Elle présente une hémianesthésie du côté droit, une ovarie du même côté et d'autres stigmates qui révèlent l'hystérie et n'appartiennent pas à la chorée.

M. Charcot fait remarquer que la malade atteinte de chorée rhythmée présente aussi la toux hystérique et que la toux elle-même est rhythmée.

— 174 —

2e et 3e MALADES.

(2 malades, hommes), sont introduits, âgés l'un de 19 ans, l'autre de 18 et l'un et l'autre affectés de la *maladie de Friedreich*.)

M. CHARCOT (s'adressant à l'un deux) : Venez un peu vers moi, — marchez, retournez à votre place. (Le malade marche les jambes écartées en titubant, sa démarche rappelle à la fois celle des ataxiques et celles des sujets atteints de sclérose en plaques.) Quel âge avez-vous ?

Le malade (avec un certain embarras de parole) : 19 ans et demi.

M. CHARCOT : Vous voyez comment il marche. Vous savez qu'aujourd'hui, grâce aux travaux récents, l'étude de la démarche dans certaines maladies peut fournir des caractères différentiels importants. A coté de la démarche tabétique, il y a la démarche pseudo-tabétique la démarche cérébelleuse, etc. Il faut compter aussi sur les combinaisons : ainsi, chez le malade qui vient de marcher, vous avez à observer une combinaison de la démarche tabétique avec la démarche titubante cérébelleuse.

Le vrai tabétique, le tabétique simple lance ses jambes étendues, sans presque fléchir le genou, et il frappe le sol, lourdement, avec le talon. Il suit, du reste en progressant, sans grande déviation, la ligne de marche. Chez notre malade, nous retrouvons cela, mais, de plus, nous constatons que le malade titube comme un ivrogne et qu'il dépasse tantôt à droite, tantôt à gauche, la ligne de marche. Il s'agit donc là d'une combinaison et non d'une forme pure. Nous la désignerons sous le nom de tabético-cérébelleuse.

(*S'adressant au second malade*) : Marchez à votre tour, venez vers moi. (Le second malade marche absolument comme le premier.) C'est la même histoire, vous le voyez, combinaison de la démarche cérébelleuse et de la démarche tabétique. Quel âge avez-vous ?

Le malade (répondant avec le même embarras de la parole que son camarade) : 18 ans.

M. CHARCOT : Nous avons à signaler, tout d'abord, chez nos deux malades, en 1er lieu, la démarche, qui offre des caractères spéciaux et aussi l'embarras de la parole qui, dans l'espèce, est également très significatif. Vous remarquez que chez tous les deux, la parole est épaisse, lente, scandée, rappelant ce que nous connaissons dans l'histoire symptomatique de la sclérose en plaques. Efforçons-nous de pénétrer dans le diagnostic. S'agit-il de l'ataxie vulgaire ? Interrogeons les malades. Depuis quand êtes-vous sous le coup de la maladie ?

Le *1er malade* : Depuis l'âge de 14 ans 1|2.

Le *2e malade* : Depuis l'âge de 11 ans.

M. CHARCOT : Remarquez l'époque du début de l'affection chez les deux sujets. — Il y a, un tabès précoce, montrant ses premiers symptômes vers l'âge de 20 ans, 18 ans, 16 ans même. J'ai vu cela très nettement, mais cela est vraiment rare. Je ne pense pas que jamais l'ataxie locomotrice légitime se soit montrée avant cet âge. Chez nos deux jeunes malades, au contraire, l'affection a paru à 11 ans, à 14 ans et peut-être plus tôt. Nous sommes donc prévenus déjà que malgré l'apparence ataxique créée par l'existence de certains symptômes. il ne s'agit pas ici du tabès ordinaire, de la maladie Duchenne de Boulogne se présentant dans l'enfance. Je vous dirai, d'ailleurs, dans un instant, que le tabès, même lorsqu'il est précoce, junévile, se présente, avec tous les caractères du type, et se distingue absolument de la maladie infantile que nous avons à observer chez nos deux jeunes sujets.

A titre de symptômes différentiels, je relèverai déjà, que, dans l'ataxie vraie, il n'y pas à observer l'embarras spécial de la parole, que nous constatons chez nos deux malades. Sans doute on voit survenir l'embarras de la parole chez les ataxiques, quand la paralysie générale s'en mêle, mais ce n'est pas de cela très certainement qu'il s'agit ici. Je ferai ressortir dans un instant bien d'autres caractères distinctifs. Mais je veux revenir encore sur les traits de ressemblance. Non, nos deux malades ne sont pas de vrais ataxiques ; cependant, que de points de contact existent, en apparence, entre la maladie dont ils sont atteints, et l'ataxie vraie !

Examinons les choses de plus près. — Déjà j'ai parlé de la démarche, je n'y reviendrai pas. Je veux vous faire remarquer seulement que chez nos deux malades, les réflexes rotuliens sont absolument perdus. Je les fais maintenant, l'un et l'autre se tenir debout et tout à coup, je leur fais fermer les yeux. Aussitôt que les yeux sont clos, les malades oscillent et sont menacés de tomber à terre. Cela rappelle donc absolument ce qu'on voit dans l'ataxie locomotrice, à savoir, signe de Romberg et absence des réflexes rotuliens. Mais, malgré tant de traits de ressemblance, il y a des différences capitales que nous relèverons chemin faisant. (A l'un des malades) : Avez-vous eu des douleurs dans les jambes ?

Le malade : Oui, aux genoux.

M. CHARCOT : Sont-elles très-vives ? Viennent-elles subitement, par accès ?

Le malade : Oui, comme des éclairs,

M. CHARCOT : En voici un qui a des douleurs fulgurantes ; mais cela est vraiment exceptionnel. La règle est que, dans l'affection dont il s'agit, les douleurs fassent absolument défaut. (A l'autre malade) : Et vous, souffrez-vous ?

Le malade : Non, Monsieur, jamais je n'ai eu de douleurs.

M. CHARCOT: L'un a eu, dans les genoux, des douleurs qu'on pourrait considérer comme des douleurs fulgurantes, rappelant celles de l'ataxie locomotrice ; l'autre n'en a pas eu. Ce dernier est dans la règle. Les malades de ce genre ont donc une démarche qui rappelle jusqu'à un certain point, celle des tabétiques ; ils présentent, comme eux encore, le signe de Romberg. Mais, je le répète, à part quelques exceptions rarissimes, dont un de nos malades semble offrir un exemple, il n'y a pas de troubles de la sensibilité, et en particulier pas de douleurs fulgurantes.

J'ajouterai immédiatement que la vessie qui est si régulièrement affectée chez les ataxiques ne l'est point chez les sujets que nous avons en vue.

Veuillez remarquer, qu'il ne s'agit pas ici de deux cas isolés ; ces deux individus appartiennent à une même famille nosographique et l'intérêt de l'étude à laquelle nous nous livrons, c'est de les présenter l'un à l'autre avec les caractères qui déterminent l'espèce.

Ils sont absolument pareils l'un à l'autre ; or j'ajouterai qu'entre eux et les autres cas communs du même groupe, il n'y a pas de différence essentielle. Il s'agit certainement là d'un groupe nosographique concret, autonome, dont les deux cas que vous avez sous les yeux représentent la forme typique.

Les analogies entre ce groupe et l'ataxie sont grandes, sans doute symptomatiquement, il n'y a pas identité, tant s'en faut, et j'ajouterai qu'anatomiquement les différences sont vraiment radicales.

Je ne veux pas oublier de vous montrer que chez nos deux malades assis, la force des membres inférieurs est parfaitement conservée. Ils résistent l'un et l'autre parfaitement aux mouvements de flexion ou d'extension qu'on voudrait leur imprimer. Si donc les 2 malades ne peuvent se tenir debout et marcher, c'est encore comme dans l'ataxie lomocotrice, surtout par défaut de coordination des mouvements.

Examinons les membres supérieurs ; nous rencontrons aussi dans cet examen des phénomènes qui rappellent ce qu'on voit dans le tabès. La ressemblance est telle parfois qu'il semble que ce soit presque tenir une gageure que d'affirmer qu'il ne s'agit pas là de l'ataxie. Lorsqu'ils ont à saisir un objet délicat, on voit nos deux malades faire planer leurs mains au-dessus de l'objet, puis s'abattre tout à coup pour le saisir, rappelant ce que font les oiseaux de proie. Quand on leur dit de porter à la bouche un objet qu'ils ont saisi, ils le font assez facilement quand les yeux sont ouverts, mais quand on leur ferme et qu'on leur dit de reproduire le même mouvement, ils mettent à côté.

Tous leurs mouvements imitent donc ceux des ataxiques, et cependant nous pouvons, dans les mouvements des membres supérieurs, signaler quelques particularités qui n'appartiennent pas aux ataxiques. Vous voyez, en effet, que dans l'action de porter les objets à la bouche, les yeux étant ouverts ou fermés, il se produit des mouvements oscillaires rappelant le tremblement dit intentionnel, de la sclérose en plaques. En somme, il semble que, là aussi comme pour les symptômes céphaliques, il y ait une combinaison des symptômes de la sclérose multiloculaire avec ceux du tabès.

Revenons un instant sur l'examen des symptômes céphaliques qu'on peut observer chez nos deux malades.

J'ai déjà fait ressortir, dès le commencement, un des caractères céphaliques les plus importants, à savoir l'embarras de la parole qui ne se présente pas dans l'ataxie locomotrice progressive, tandis qu'il existe, au contraire, dans la sclérose en plaques. Ce phénomène est à peu près également marqué chez nos deux sujets : la lenteur de l'articulation, la scansion des mots, sont très nettement accusées.

Il y a encore à considérer, mais seulement chez un de nos deux sujets, un autre symptôme céphalique qui appartient, lui aussi, à l'histoire de la sclérose en plaques et reste absolument étranger à celle de l'ataxie, c'est le nystagmus. Vous voyez en effet chez l'un d'eux les yeux, dans le regard, osciller de gauche à droite et de droite à gauche ; ils n'ont pas de stabilité.

Vous savez comment, dans l'ataxie, l'examen des pupilles fournit habituellement l'important caractère connu sous le nom de signe d'Argyll Robertson : les pupilles sont insensibles à la lumière ; elles se contractent encore par l'accommodation, alors même qu'en état de myosis, elles sont extrêmement resserrées. Eh bien ! vous n'avez rien de cela dans la maladie dont il s'agit, chez nos deux jeunes malades ; c'est là encore un trait distinctif. J'ajouterai que le strabisme, la diplopie si vulgaire dans le tabès ne se voient pas dans l'affection dont il s'agit.

Je crois en avoir dit suffisamment pour justifier l'assertion que j'émettais tout à l'heure, c'est-à-dire que symptomatiquement, l'affection dont souffrent nos deux malades paraît être un mélange de certains symptômes de la sclérose en plaques et de certains symptômes de l'ataxie locomotrice. Je dis symptomatiquement : je tiens à faire ressortir, en effet, que dans mon opinion, il n'y a pas réellement combinaison de la sclérose en plaques, avec celles de l'ataxie locomotrice. J'ignore si une pareille combinaison a jamais été rencontrée, et je sais qu'au contraire, dans les cas de la maladie qui nous occupe, l'autopsie a montré des lésions dont je vous dirai un mot tout à l'heure et qui diffèrent à la fois de celles de l'ataxie et de celles de la sclérose en plaques. Ce mélange de symptômes de la sclérose multiloculaire et de symptômes de l'ataxie se voit bien dans la démarche. Celle-ci, je vous l'ai fait remarquer est chez nos malades à la fois tabétique et titubante. Eh bien ! la démarche titubante est, vous le savez, un apanage de la sclérose multiloculaire, mais voici la différence qu'il importe de signaler ici : dans la sclérose en plaques, la démarche est titubante à la fois et spasmodique ; si vous examinez les réflexes rotuliens, vous les trouvez exagérés, tandis que chez nos deux malades, les réflexes sont absents, absolument comme dans l'ataxie : analogie n'est pas identité, tant s'en faut, vous le voyez. J'en aurai fini avec l'examen de nos deux malades si je fais remarquer que chez l'un et l'autre, il y a une sorte d'instabilité choréiforme qui se manifeste alors même qu'ils sont au repos, à la fois dans la tête et dans les membres. Jamais, en somme, ils ne sont tranquilles ; ils remuent perpétuellement la tête, le tronc, les membres.

J'ajouterai que souvent ils se mettent à rire sans motif, sans pouvoir s'arrêter et qu'une certaine apparence d'hébétude, qui tient à une sorte de béance des lèvres, est un des traits de leur physionomie, rappelant ce que l'on voit dans la sclérose en plaques.

Voilà pour le côté descriptif. J'ai avancé que, malgré quelques apparences contraires, il ne s'agissait ici ni de l'ataxie ni de la sclérose en plaques, mais d'une maladie particulière originale, autonome. Cette maladie, nous nous proposerons de la désigner sous le nom de *maladie de Freidreich*, nom de l'auteur allemand, professeur éminent d'Heidelberg, mort il y a seulement quelques années, qui l'a le premier décrite vers 1862 et en a fait connaître à la fois les principaux traits cliniques, et le singulier caractère étiologique qui a déterminé la dénomination vicieuse d'ataxie héréditaire, parce qu'elle semble indiquer qu'il s'agirait de l'ataxie vraie ou créer une opposition en impliquant que l'ataxie vraie n'est point héréditaire.

Or, d'un côté, la maladie de Friedreich n'est point l'ataxie vulgaire et, d'un autre côté, il y a lieu d'admettre plus que jamais que l'ataxie vulgaire est bel et bien une maladie héréditaire au même titre que les autres membres de la famille neuropathologique. On pourrait ajouter, d'ailleurs que la maladie de Friedreich n'est pas, dans l'acception rigoureuse du mot, autant une maladie héréditaire qu'une maladie de famille, qu'une maladie d'une génération, ce qui n'est pas tout à fait la même chose. Le terme *maladie de Freidreich* me paraît encore supérieur à celui d'ataxie infantile, qu'on pourrait imaginer, mais qui laisserait subsister l'idée d'une communauté de nature entre l'affection qui nous occupe et l'ataxie vraie.

Il ne faut pas oublier, d'un autre côté, que l'ataxie précoce est presque une maladie infantile, puisqu'on peut la voir se développer à l'âge de 16 ans. Ainsi donc, *maladie de Friedreich*, telle est la rubrique sous laquelle nous désignerons désormais l'état pathologique dont il s'agit.

Je faisais remarquer tout à l'heure que les caractères étiologiques de la maladie de Friedreich étaient fort remarquables et l'avaient fait désigner par quelques auteurs du nom d'ataxie héréditaire, mais, comme je vous le disais, il n'y a qu'un instant, l'ataxie vraie, elle aussi, est une maladie héréditaire, je tiens à vous le rappeler, bien que je l'aie proclamé déjà bien des fois; et pour ce faire, il me suffira, je pense, de faire passer sous vos yeux quelques tableaux de famille. Il s'agit, bien entendu, en pareil cas, non pas d'hérédité homologue qui est fort rare, mais d'hérédité de transformation, qui, comme vous le savez est la règle.

Voici d'abord le tableau de famille relatif à un homme de 30 ans que j'ai eu longtemps dans mon service et chez lequel les premiers symptômes de l'ataxie locomotrice s'étaient produits dès l'âge de 20 ans. Il s'agit là d'un cas d'ataxie vulgaire précoce. L'hérédité, chez lui, comme cela a lieu en général dans les cas de ce genre, est très accentuée, au contraire ; lorsque l'ataxie apparaît à son heure, c'est à dire vers l'âge de 30 ou 35 ans, ou bien encore d'une façon tardive, l'hérédité est moins facile à établir, elle est moins prochaine, en quelque sorte. J'ajouterai que presque toujours, ces ataxies précoces sont remarquables par l'intensité, la gravité et la multiplicité des symptômes tabétiques. On pourrait dire qu'en pareil cas, la maladie produit tout ce qu'il est possible de produire. Cela existait justement chez le malade Trivier, dont voici la généalogie pathologique, le *pedigree*, comme disent les Anglais. L'ataxie était caractérisée chez lui par les symptômes suivants : douleurs fulgurantes, incoordination motrice, absence des réflexes rotuliens, parésie vésicale, pied tabétique, mal perforant, crises laryngées, etc. Vous voyez que le tableau est complet.

CAS DE TRIVIER : ATAXIE PRÉCOCE, début à l'âge de 20 ans.

1. PÈRE, attaques, mort à Ste-Anne Paralysie générale	2. MÈRE, atteinte de choléra	3. TANTE, rhumatisme articulaire aigu arthritis
TRIVIER, ataxie vulgaire	SŒUR, hystérie	FRÈRE, bien portant (Hérédité de transformation)

Vous voyez, l'élément arthritique si souvent combiné à l'élément neuropathique est représenté chez une tante maternelle du malade sous la forme du rhumatisme articulaire aigu. La logique des choses est frappante dans ce tableau. La fatalité héréditaire y est écrite en caractères parfaitement lisibles. Paralysie générale, ataxie locomotrice, hystérie, arthritis, voilà des éléments de pathologie que réunissent de puissantes affinités.

Je pourrais citer bien d'autres exemples de ce genre d'hérédité. Voici d'ailleurs un second tableau encore relatif à l'ataxie locomotrice progressive. Il s'agit de la famille d'un artiste de grand talent et justement célèbre, mais certainement fort original. Je dois les principaux détails de cette histoire à mon excellent collègue Siredey.

HISTOIRE COMMUNIQUÉE PAR M. SIREDEY.

PÈRE		MÈRE
Hémiplégique, aphasique	+	épileptique

1° FILS, peintre célèbre,	2° FILS	3° FILS, cérébral
Ataxie locomotrice progressive	Paralysie générale progressive	bizarre, incohérent.

Ces tableaux pour des raisons que je vous ai dites maintes fois, sont fort difficiles à obtenir souvent et comme ils sont éloquents, et comme ils montrent bien que le clinicien n'a entre ses mains qu'un épisode, s'il veut se borner à l'étude du malade lui-même et n'embrasse pas l'histoire de la famille entière !

Voici encore un tableau qui en dit bien long.

PÈRE	MÈRE
Paralytique général	rien

FILLE	FILS
Chorée à répétition	ataxique à 29 ans après syphilis

Encore la paralysie générale mêlée aux affaires de l'ataxie ; c'est presque banal. Quel est, dans ces cas, le rôle de la syphilis ? Evidemment celui d'un agent provocateur; une chûte, un traumatisme produiraient peut-être le même résultat chez le sujet prédisposé.

Actuellement, nous devons considérer l'élément héréditaire dans la maladie de Friedreich. Je vais également procéder par l'exposé de tableaux généalogiques. Ils vous montreront d'abord que l'ataxie de Friedreich est d'abord héréditaire (hérédité de transformation) au même titre que l'ataxie vulgaire, mais que de plus et surtout elle est une maladie de famille, ce qui n'est point vrai de l'ataxie de Duchenne de Boulogne. Car il est rare, au contraire, que l'ataxie se montre chez plusieurs enfants d'un même lit.

Entendons-nous bien sur ce que l'on entend par une maladie de famille, par opposition à la maladie héréditaire, ou pour le moins à côté d'elle. Portal, dans son mémoire bien connu, ne sépare pas très fermement ce qu'il appelle maladie de famille de la maladie héréditaire. Adams, son successeur, (*Hereditary properties of diseases*. London 1814) est plus explicite. Pour lui, les maladies de famille ou familiales sont celles qui frappent sans changer de forme, plusieurs enfants d'une même génération. Il est bien entendu que la maladie familiale peut être en même temps héréditaire, au même titre et de la même façon que l'ataxie locomotrice vulgaire, par exemple (hérédité de transformation ou hétérologie ; la maladie familiale est toujours homologue).

Le caractère familial, tel qu'il vient d'être exposé, n'appartient pas exclusivement à la maladie de Friedreich ; il se rencontre dans un certain nombre d'autres affections, par exemple, dans la maladie de Thomsen, dans la paralysie pseudo-hypertrophique et, à un moindre degré, dans plusieurs maladies encore.

Je vais placer sous vos yeux plusieurs tableaux généalogiques propres à mettre en relief le caractère à la fois héréditaire et familial de la maladie de Friedreich. Ils en diront plus que toutes les explications que je pourrais vous donner. En voici un d'abord et des plus remarquables que j'emprunte à M. Musso (de Turin).

G. MUSSO
Sulla malat. del Freidreich
Rivista clinica 1884

Absence des phénomènes de Romberg chez la plupart.
Persistance du réflexe rotulien chez un.

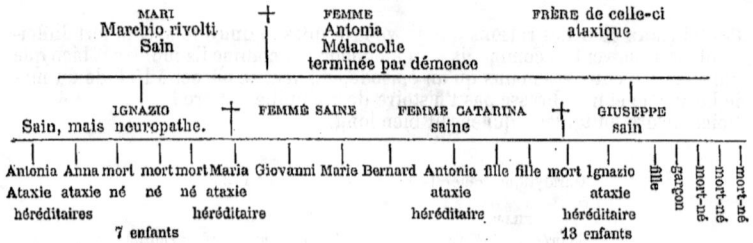

MARI Marchio rivolti Sain	+	FEMME Antonia Mélancolie terminée par démence		FRÈRE de celle-ci ataxique

IGNAZIO Sain, mais neuropathe.	+	FEMME SAINE	FEMME CATARINA saine	+	GIUSEPPE sain

Antonia Ataxie héréditaires	Anna ataxie	mort né	mort né	mort né	Maria ataxie	Giovanni	Marie	Bernard	Antonia ataxie héréditaire	fille	fille	mort	Ignazio ataxie héréditaire	fille	garçon	mort-né	mort-né	mort-né

7 enfants   13 enfants

Ainsi, aussi loin qu'on puisse remonter, on voit à l'origine une grand'mère atteinte de mélancolie terminée par démence et ayant un frère ataxique (Quel genre d'ataxie ?)

Le nombre des morts-nés à côté des cas de maladie de Friedreich est chose bien remarquable.

Je ne puis résister au désir de citer le cas rapporté par le docteur Gowers qui, lui aussi, est on ne peut plus instructif.

GOWERS. CLINICAL SOCIÈTY OF LONDON T. XIV, 1881.

MÈRE Chorée	+	PÈRE M. de Bright	ONCLE M. de Bright	ONCLE Aliéné

9 enfants

1. homme de 39 ans, ataxie +
2. fille morte à 10 ans,
3. homme 31 ans, sain
4. homme 33 ans, sain
5. fille   29 ans, ataxie +
6. homme 26 ans, ataxie +
7. homme 23 ans, sain
8. homme 22 ans, ataxie +
9. homme 19 ans, ataxie +

En voilà assez sur ce point et il me paraît inutile d'ailleurs d'entrer dans de plus longs développements. Je ferai remarquer seulement que ce caractère fami-lial, si accentué quelquefois de la maladie de Friedreich, n'est pas constant, uni-versel ; car justement, les 2 malades que vous avez sous les yeux, si typiques ce-

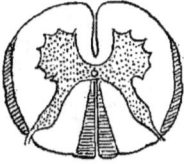

Fig 8. — Lésion des faisceaux cérébelleux dans un cas de com-pression spinale.

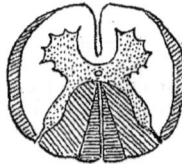

Fig. 9. — Lésion dans un cas de maladie de Friedreich (cas de M. Schulze).

pendant au point de vue symptomatique sont privés de ce caractère. Ils représen-tent de cas isolés, sporadiques, en quelque sorte.

Un mot maintenant sur le côté anatomo-pathologique. Ainsi que je vous l'ai

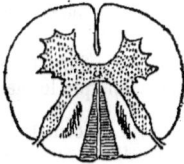

Fig. 10. — Ataxie vraie

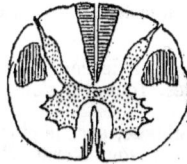

Fig. 11. — Sclérose laté-rale amyotrophique.

annoncé, la maladie de Friedreich, considérée anatomiquement n'est pas une combinaison de sclérose en plaques et de sclérose postérieure, c'est une maladie à part. Il suffira, pour vous le montrer, de dessiner sur le tableau quelques sché-mas qui vous permettront de comparer les lésions spinales observées dans la ma-ladie de Friedreich, avec celles qui s'en rapprochent le plus.

Vous voyez que ni anatomiquement, ni séméiologiquement, la maladie de Friedreich ne se confond avec aucune autre. C'est donc, ainsi que je vous l'ai dit dès l'origine, une maladie à part. Pas très fréquente encore, la maladie de Fried-reich ; mais ainsi que cela arrive dans la règle, elle semble se multiplier à mesure qu'on sait mieux la voir. Il y a quelques années encore, on comptait à peine une vingtaine de cas, aujourd'hui, il en existe, dans la science, pas moins d'une centaine.

Je tiens, en terminant, à appeler votre attention sur une des particularités de la maladie de Friedreich qui pourrait servir encore à la distinguer de la véritable ataxie.

Très habituellement dans celle-là, il se produit et souvent, presque dès l'origine, une déformation particulière des pieds qui constitue une sorte de pied bot paralytique d'un genre spécial. C'est quelquefois, ainsi que l'a fait remarquer M. Rutimeyer, un des premiers symptômes qui se dessinent.

Vous voyez comment, chez nos deux malades, lorsque le pied est ballant, non

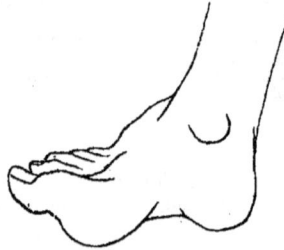

Fig. 12. — Pied droit de Aubry quand il s'élève. C'est la même chose pour le pied gauche.

appuyé sur le sol, le cou de pied est extrêmement arqué, le pied creux, les orteils relevés. Tout cela s'efface en grande partie lorsque le pied repose sur le sol.

Cela se distingue, avec la plus grande facilité de la déformation du pied tabétique, que nous avons décrite, M. Féré et moi, par cette circonstance que la déformation causée dans celle-ci par un écrasement des os du tarse consiste dans la production d'un pied plat, avec saillie considérable, au niveau du tarse, du bord interne du pied.

Le pied paraît élargi et les empreintes montrent que la plante porte partout. Vous remarquerez, en outre, chez presque tous les malades atteints de la maladie de Friedreich, une scoliose qui est justement fort prononcée chez le premier de nos deux sujets. (Les malades se retirent).

Un mot, maintenant que les malades ne sont plus présents, sur le pronostic. Tout ce que je puis dire, c'est qu'il est déplorable; que jamais la maladie ne s'arrête, elle va toujours en progressant. On peut durer dans ces conditions jusqu'à l'âge de 25 ou 30 ans, on finit par devenir impotent, grabataire, on finit par contracter quelque maladie accidentelle, le plus souvent une maladie de poitrine, et on meurt. On ne se reproduit pas, et vraisemblablement, il n'y pas lieu de s'en plaindre. Il est bien peu vraisemblable, en effet, que les sujets issus d'une telle génération se montreraient marqués au sceau d'un relèvement de la nature. Je ne sais pas s'il y a jamais eu des enfants provenant d'individus de cette catégorie. Cette maladie, à cet égard, est le pendant de la paralysie pseudo-hypertrophique, une maladie de famille comme celle-là, qui a le même caractère d'atteindre un certain nombre de membres d'une même génération. Eux aussi vivent jusqu'à 22, 23, 24, 25 ans, mais il meurent assez souvent directement de la maladie elle-même qui finit par atteindre les muscles sans lesquels les mouvements respiratoires ne peuvent s'opérer.

Policiclinique du Mardi 20 Mars 1888.

TREIZIÈME LEÇON

OBJET :

1° et 2° — Ataxie locomotrice. N° 1. Forme normale. N° 2. Forme anormale. Début par les crises laryngées tabétiques. Actuellement cornage permanent.

3° Vertige de Ménière consécutif à une lésion de l'oreille développée par le fait d'une explosion (*Accident de la rue François-Miron*).

4° Vertige de Ménière classique.

M. CHARCOT : Voici deux malades qui sont atteints d'affections qui portent une dénomination commune. Je ne connais l'un que d'après une description sommaire qui m'a été donnée de sa maladie par l'interne qui l'a vu ce matin pour la première fois. Il représente le type classique. L'autre, au contraire, que je connais depuis cinq ou six jours représente l'anomalie. En réalité, à un moment donné, ces deux malades auraient paru tout à fait différents l'un de l'autre et pour des observateurs inexpérimentés, ils pourraient paraître appartenir à deux classes parfaitement distinctes. Aujourd'hui, ils se rapprochent par les traits communs. Ce sont deux tabétiques ou, comme on disait autrefois, comme on dit encore aujourd'hui, deux ataxiques. C'est de l'ataxie locomotrice qu'il s'agit, en effet ; mais les troubles de la locomotion n'ont pas toujours existé chez ces malades, et vous savez même que dans la règle, les troubles de la locomotion ne se manifestent qu'à une époque relativement tardive de la maladie ; qu'il y a, en d'autres termes, toute une partie de l'histoire du tabès qu'on appelait autrefois prodromique et qu'on est convenu, avec raison d'appeler aujourd'hui préataxique. On peut donc être ataxique en puissance, sans qu'il y ait ataxie locomotrice, sans qu'il y ait incoordination des mouvements. C'est une notion qui a pénétré dans les esprits, depuis quelque temps et que j'ai cherché, pour ma part, à faire prévaloir autant que je l'ai pu, en proposant de substituer la vieille dénomination de tabès à celle trop précise d'ataxie locomotrice proposée par Duchenne de Boulogne. N'oubliez pas qu'on peut être tabétique depuis 15 et même 20 ans, sans être, pour cela ataxique. Il est des gens qui, après avoir vécu une longue vie, meurent tabétiques, n'ayant jamais dépassé la période préataxique, et n'ayant jamais présenté la moindre trace d'incoordination motrice.

Dans ces cas-là, comme nous l'avons reconnu plusieurs fois nécroscopiquement, la sclérose des faisceaux postérieurs se montre à l'autopsie, parfaitement accusée. Témoin, en particulier, cette auvergnate nommée Degoul citée dans nos premières leçons, qui a vécu à la Salpêtrière pendant plus de 30 ans et que, chaque année, dans mes leçons, je montrais comme un exemple remarquable de tabès, sans ataxie. Cette femme présentait une atrophie tabétique des nerfs optiques, des douleurs fulgurantes caractéristiques, une absence complète des réflexes rotuliens, des crises gastriques d'une intensité remarquable. Elle marchait cependant dans les cours de l'hospice d'un pas assez ferme, avec la réserve cependant et les précautions qu'y mettent les aveugles ; mais, je le répète, il n'existait chez elle aucune trace d'incoordination des membres inférieurs dans la marche. Cette femme est morte à 70 ans, pendant l'épidémie de pneumonie infectieuse qui a régné dans l'hospice l'an passé. J'ai perdu là un de mes plus beaux sujets et des plus intéressants.

À l'autopsie, nous avons reconnu l'existence d'une sclérose postérieure très bien caractérisée et qui a été décrite avec soin à la Société de Biologie par mon chef de clinique. M. Babinski, Le diagnostic que j'avais porté, il y a 20 ans, à l'égard de cette malade s'est donc trouvé confirmé nécroscopiquement de la façon la plus satisfaisante. On peut porter avec soi une sclérose des cordons postérieurs pendant 20 ans et plus, et cependant ne pas être ataxique si, par ce mot, on persiste à désigner l'incoordination motrice des membres inférieurs.

Je vous ferai remarquer, à propos de cette maladie que dans les dernières années, les symptômes de la maladie s'étaient notablement amendés. Les douleurs fulgurantes étaient moins fréquentes, moins vives. Les crises gastriques avaient disparu depuis plusieurs années ; seule, l'atrophie tabétique avait persisté telle quelle, suivant les lois d'une implacable fatalité.

Il existe des cas de tabès qui, en raison de leur évolution lente et du peu d'intensité des syptômes, méritent de constituer un groupe qui pourrait être caractérisé par la rubrique : Tabès bénin. Mais, de ce groupe est exclu absolument, quant à présent, le tabès dans lequel il y a atrophie des nerfs optiques ; dans l'état actuel de la science, on peut dire, si je ne me trompe, que celle-ci ne pardonne jamais.

Chez les malades que je vous présente, il ne s'agit pas de *Tabès bénin* ; la maladie est, chez eux, déclarée, fixée, parvenue à la période ataxique. Mais le point intéressant du rapprochement de ces deux malades, c'est que l'un d'eux représente le type vulgaire et l'autre comme je vous le disais, l'anomalie.

Il fut une époque, non encore éloignée, où vous n'auriez pas facilement reconnu et où peut être de plus exercés que vous, car je suppose que peut-être vous n'avez pas encore pénétré dans toutes les profondeurs de la neuropathologie, — n'auraient pas davantage reconnu la nature de l'affection chez l'un de ces deux malades, l'anormal, tandis que chez l'autre le diagnostic est des plus faciles. (*S'adressant au 1er malade*, qui représente le type normal) : Quel âge avez-vous ?

Le malade : 42 ans.

M. Charcot : Combien y a-t-il de temps que vous êtes malade ?

Le malade : La première attaque m'a pris il y a 11 ans.

M. Charcot : Qu'entendez-vous par première attaque ?

Le malade : J'ai ressenti, un beau jour, des douleurs lancinantes très vives dans les jambes et dans les bras. Elles sont revenues par accès de temps en temps ; cela durait toute la nuit et m'empêchait de dormir.

M. Charcot : Remarquez le bien, c'est un début solennel. Généralement les premières douleurs sont un peu perdues dans les nuages du souvenir ; on ne sait pas dire au juste à quelle époque elles se sont produites pour la première fois. Celui-ci, vous le voyez, est très explicite et représente un groupe chez ces malades. Le début de sa maladie est marqué, par une crise de douleurs fulgurantes, en quelque sorte solennelle, je le répète, et dont le souvenir ne s'efface point (*Au malade*); Et vous avez été ainsi pendant sept ou huit ans, à ressentir de temps à autre des douleurs qui vous partaient comme des éclairs dans les jambes, en vous laissant des intervalles de répit, où elles disparaissent complètement ?

Le malade : Quelquefois je restais huit jours, dix jours, sans rien ressentir.

M. Charcot : Et au bout de huit jours ?

Le malade : Elles me reprenaient principalement la nuit.

M. Charcot : C'est un caractère qui a été mis en relief dans la description de Duchenne de Boulogne, laquelle représente le type le plus accentué de la maladie. Dites-moi, si sur les points où se produisent les douleurs, la surface de la peau devient extrêmement sensible, de façon que le moindre frôlement soit là difficilement supporté.

Le malade : Non, et même, il y a des moments où, sur ces points, la sensibilité paraît obtuse ou éteinte.

M. Charcot : Vous voyez, il y a, en ces moments, des plaques d'anesthésie, au lieu de plaques d'hyperesthésie ; cela se voit quelquefois.

Le malade : J'ai aussi quelquefois de l'insensibilité dans les mains. Dans certains moments, je ne sens pas bien ce que je touche, de ces deux doigts-là surtout. (Il montre les deux derniers doigts de la main gauche.)

M. Charcot : Il n'est pas très rare, vous le savez, qu'il y ait symétriquement chez les tabétiques, anesthésie ou paresthésie, dans le domaine cubital. Chez notre malade, cette paresthésie cubitale existe d'un seul côté. Quelle était votre profession ?

Le malade : J'étais graveur. Je n'ai pas pu continuer. Alors je suis entré comme contre-maître chez un de mes patrons. J'allais et je venais, je surveillais le travail et je marchais, mais mes jambes ont refusé le service et depuis 4 ans, j'ai dû renoncer à ces fonctions.

M. Charcot : Depuis 4 ans, vous avez commencé à ne plus pouvoir marcher dans l'obscurité ?

Le malade : Dans l'obscurité, il m'est impossible de marcher ; si je ne me retiens pas à quelque chose, j'oscille un moment, puis je tombe à droite ou à gauche.

M. Charcot : Oui, c'est tout-à-fait dans les règles : 6 ou 8 jours de douleurs avec des intervalles de répit, pendant une dizaine d'années, puis l'incoordination motrice se produit, un beau jour, en entrant dans un lieu obscur, c'est là ce qu'on nomme le signe de Romberg et cela marque souvent le début de la période ataxique.

Le malade : Tout à l'heure, en entrant dans cette salle, je me suis trouvé dans cet état. Il faisait sombre. Je ne savais plus me tenir.

M. Charcot : Vous est-il arrivé de voir double ?

Le malade : Par moments, mais très rarement, toutefois.

M. Charcot : Vous n'avez jamais eu une sorte de toux ressemblant à une suffocation ?

Le malade : J'ai eu des suffocations qui me forçaient à tousser, sans expectoration.

M. Charcot : La nuit ou le jour ?

Le malade : La nuit surtout.

M. Charcot : Ce qu'il dit là se rapporte sans doute à un syndrôme qui, chez lui, est à l'état rudimentaire, tandis que chez le malade n° 2, il est très accentué. Et c'est justement le point sur lequel je désire maintenant appeler particulièrement votre attention.

A chaque instant, vous pouvez entendre notre second malade, qui va maintenant nous occuper, produire une sorte de toux rauque, intéressant à la fois l'expiration et l'inspiration indiquant maintenant une certaine gêne du côté des fonctions du larynx. C'est ce que je désignerai sous le nom de cornage. C'est le vestige d'une affection par laquelle la maladie a débuté chez lui et qui, pendant 3 ou 4 ans, a occupé, à elle seule, toute la scène morbide.

Ecoutez attentivement le malade, vous entendrez le cornage, et vous constaterez que ce bruit s'exagère lorsque je fais parler le malade, ou que je le fais marcher.

Pendant que le premier de nos malades était en proie à ses douleurs fulgurantes qui ont précédé, chez lui, la seconde période, celle de l'incoordination motrice, le second malade était engagé dans une autre direction. Lui aussi était un tabétique, mais un tabétique anormal. Chez lui, c'est le larynx qui était le siège des manifestations tabétiques. Il a été, je le répète, pendant 3 ou 4 ans, sous le coup de *crises laryngées tabétiques*; c'est ainsi qu'on les appelle, et ces crises ont représenté, seules, pendant cette période de temps, sans autre accompagnement, l'affection tabétique.

Je vous en préviens, afin que votre attention soit bien éveillée sur ce point. L'affection laryngée dont il s'agit ici est des plus intéressantes et peut-être des moins connues du tabès. Chez notre malade, à une certaine époque, le laryngisme tabétique a été extrêmement violent, puis, ainsi que cela arrive assez souvent, ces accidents se sont amendés. Il en reste seulement le cornage habituel que vous constatez aujourd'hui. Après cet amendement, un médecin peu expérimenté eût pu imprudemment chanter victoire ! Mais l'Expert sait que lorsque l'on est entré dans le tabès par une voie quelconque, on ne s'en dégage jamais complètement : c'est toute une iliade de maux qu'il faudra subir désormais; à un accident qui s'amende ou disparaît, un autre succède et ainsi de suite et je vous conterai tout à l'heure la série des phénomènes qui a conduit notre malade jusqu'à devenir un ataxique vulgaire comme l'est le premier malade que nous avons examiné. (*S'adressant au premier malade*) : Est-ce que vous avez été pris du côté de la vessie ?

Le malade : Pas gravement ; à un moment donné, j'ai eu quelquefois une petite difficulté à uriner, mais cela s'est facilement passé.

M. Charcot : La vessie n'a pas été gravement prise.

(*A l'interne*) : Veuillez examiner l'œil du malade.

L'interne (après avoir procédé à cet examen) : Il existe du myosis et le signe d'Argyll Robertson.

Il y a donc chez lui le signe de Robertson, c'est à dire que sa pupille ne se contracte pas sous l'influence de la lumière, ne se dilate pas sous l'influence de l'obscurité, tandis que par l'accommodation à une faible distance, on voit cette pupille déjà si petite, se contracter encore (*Au malade*) : Voulez-vous vous lever un peu et marcher, s'il vous plaît ?

La démarche est presque caractéristique et voyez-vous la différence qui existe entre le steppeur, dont nous avons parlé à propos de la paralysie alcoolique, et la démarche de l'ataxique.

Quand il a la démarche caractéristique, l'ataxique fléchit à peine les genoux, la jambe reste étendue, et dans le steppage, au contraire, la flexion du genou est exagérée, l'extrémité tombante du pied, puis le talon, touchent le sol successivement de manière à produire deux bruits très distincts, celui que fait la pointe d'abord puis celui que fait le talon. L'ataxique, au contraire, frappe du talon et ne fait entendre qu'un seul bruit. (*Au 1er malade*) : Levez-vous ; fermez les yeux. (Le malade oscille et cherche un point d'appui.)

Il a le signe de Romberg. Vous êtes comme si vous flottiez dans l'air ?

Le malade : Je me lève sur la pointe des pieds, je n'ai aucune stabilité ; lorsque je ne vois pas, je cherche un point d'appui pour me maintenir en équilibre.

M. Charcot : C'est une sensation extrêmement pénible. Il y a des malades qui sont au lit et qui éprouvent le malaise dont il s'agit d'une façon permanente, quand ils sont dans l'obscurité. Être au lit et ne pas avoir la sensation de reposer sur un corps résistant, ne pas sentir le contact du lit qui vous supporte, être, en quelque sorte dans l'air, flottant, si vous voulez, dans les nuages, comme on représente les Dieux de l'Olympe, c'est affreux à ce qu'il paraît. C'est chose à laquelle nous ne pouvons pas nous habituer, nous autres mortels. J'ai entendu dire à bien des ataxiques que cette situation est intolérable, c'est même pour quelques-uns un abominable supplice. J'en viens maintenant à notre second malade.

Quand ce pauvre homme est venu me consulter chez moi — c'est un boucher qui est âgé de 33 ans et qui habite la campagne — j'ai reconnu immédiatement qu'il était atteint de cornage tabétique, et je l'ai engagé à entrer à l'hôpital, parce que j'ai pensé que le cas vous intéresserait. L'incoordination motrice date, chez lui, de deux ans, elle est aujourd'hui très prononcée, les réflexes rotuliens font défaut. Mais son histoire tabétique date de beaucoup plus haut. Ainsi que je vous l'ai annoncé, chez lui, la période préataxique qui, a duré près de 4 ans, a été presque exclusivement occupée par les crises laryngées. Qu'entend-on précisément par cette dénomination : crises laryngées tabétiques. C'est là justement ce qu'il nous faut vous rappeler :

Ces crises laryngées qui font partie intégrante de la série des phénomènes tabétiques, ainsi que je l'ai relevé avec insistance dans mes leçons de 1878, n'étaient pas connues de Duchenne de Boulogne.

C'est à mon collègue et ami, M. Féréol, qu'est due la découverte, — et c'est une découverte fort importante — de ce syndrome. Elle date de 1868 (Société médicale des hôpitaux.) Son travail est fondé sur trois ou quatre observations typiques; et dans ce travail la relation qui rattache les symptômes laryngés à l'ataxie, a été relevée d'une façon très catégorique. Mais des observations multipliées pouvaient seules permettre de tracer de ces accidents une description quelque peu méthodique.

Cette description, je l'ai entreprise, en 1877 et 1878, dans mes leçons cliniques, alors qu'aux observations de Féréol avaient succédé celles de Martin, de Jean, et quelques autres que j'avais encore recueillies dans mon service à la Salpêtrière. Mes leçons d'alors n'ont été publiées qu'en partie dans le *Progrès Médical* (en 1879) mais on en trouve le reflet et la substance dans deux monographies importantes que je vous demande la permission de signaler à votre attention. La première est un mémoire du regretté Krishaber, publié dans les *Annales des maladies du larynx*, en novembre 1880 et intitulé : *Du spasme laryngé dans l'ataxie locomotrice*. L'autre, qui date de 1881, est l'œuvre du docteur Cherchewski (de Saint-Pétersbourg) ; c'est une excellente étude qui a été publiée dans la *Revue de Médecine* (*Contribution à l'étude des crises laryngées tabétiques*).

C'est un travail excellent contenant l'indication de toutes les observations connues à l'époque et de celles en particulier que j'avais fournies à l'auteur. Ce travail contient aussi les vues que j'avais émises dans mes leçons concernant l'histoire descriptive des crises laryngées tabétiques.

Il est curieux de voir que pendant longtemps, c'est en France seulement que les crises laryngées tabétiques ont été connues. C'est ainsi que, dans son excellent *Traité de neuropathologie*, M. le professeur Erb (d'Heidelberg) émet des doutes sur la connexité « qu'on dit exister entre les symptômes laryngés et le tabès ». De fait, en Allemagne, les premières études sur le sujet datent de 1881, et sont dues à M. Kahler ; il faut citer ensuite et recommander les travaux de M. Oppenheim de Berlin (1885) et celui de M. Weil, d'Heidelberg (1886). En Angleterre, je citerai parmi les auteurs qui se sont occupés de la question, M. Buzzard et M. Semon. Pour en finir avec ce court historique, je vous recommanderai de lire l'article excellent qu'a publié M. le professeur Fournier, dans son livre intitulé : *Leçons sur la période préataxique du tabès d'origine syphilitique*. Vous trouverez là une remarquable description des troubles laryngés tabétiques, et en particulier du *Tabès à début laryngé* (page 258, Paris 1885).

Je tiens à signaler que dans le travail de M. Weil, cité plus haut, il est mention d'une importante et très juste distinction faite entre les accidents aigus spasmodiques dits crises laryngées et les phénomènes laryngés chroniques permanents. Je reviendrai tout à l'heure sur cette distinction.

Souvent, à la suite d'une marche précipitée, après avoir parlé un peu longtemps ou ressenti le contact d'un corps froid, voilà qu'un malade se met à tousser d'une toux spéciale qui ressemble beaucoup à la toux de la coqueluche. Il fait entendre des respirations très brèves, se succédant rapidement et qui sont enfin suivies d'une inspiration prolongée, plus ou moins sifflante, comme dans la coqueluche, mais d'un timbre moins aigu, plutôt grave, se rapprochant plus ou moins du bruit de cornage que vous avez constaté chez notre malade.

Le patient est menacé de suffocation, et peut-être serez-vous vous-même impressionné par cette menace, lorsque la crise a pu durer 2, 3 ou 4 minutes, cesse tout à coup, au moment où se produit une expectoration peu abondante, presque insignifiante. Ces crises peuvent se produire au milieu de la nuit et deux ou trois fois par jour ; désormais, le malade est placé sous l'influence de ce que l'on pourrait appeler le *Laryngisme tabétique*.

Bientôt, vous aurez reconnu que ces crises plus ou moins fréquentes n'étaient pas la conséquence de la coqueluche, d'un anévrysme de l'aorte, d'une tumeur du médiastin comprimant et irritant les nerfs laryngés inférieurs, et vous ne tarderez pas à admettre, par exclusion, que les crises dont il s'agit sont de nature tabétique.

Il peut se faire, cependant, et c'est là un fait qu'on ne saurait trop proclamer, que les crises laryngées existent alors même qu'il n'y a pas de douleurs fulgurantes, que le signe d'Argyll-Robertson ne s'est pas encore produit, que les réflexes rotuliens persistent encore. Mais il faut reconnaître que ce cas d'isolement parfait des crises laryngées tabétiques est rare et que le plus souvent elles sont accompagnées de quelques autres symptômes tabétiques, qui viendront permettre d'affirmer, avec insistance, le diagnostic autrement peut-être toujours un peu flottant. Quoiqu'il en soit, c'est un fait sur lequel j'ai beaucoup insisté, et que la plupart des auteurs ont confirmé, que les crises laryngées figurent souvent comme l'un des premiers symptômes de la période préataxique, et qu'elles peuvent subsister, à peu près à l'état d'isolement pendant plusieurs années. C'est ce qui est arrivé à l'homme qui est en face de vous ; chez lui, cela a duré 3 ans. Vous voyez-vous, vous médecin, consulté par un malade qui a des crises laryngées comme celles-là, si vous ne savez pas qu'il peut s'agir de l'ataxie, et alors que cela peut durer 3, 4, 5, 6, 7 ans ?

Un malade de ce genre s'est présenté à nous en 1877, c'était alors un sujet bien curieux. C'était un brave homme qui se recommandait à nous comme ayant été le cocher de Magendie. Les crises laryngées ont existé chez lui pendant 7 ans, sans accompagnement d'aucun autre phénomène tabétique connu. Il est possible cependant que chez lui, en outre des phénomènes laryngés, on eût pu constater par une observation attentive l'existence du signe d'Argyll-Robertson ; de la disparition des réflexes rotuliens, etc., mais certainement il n'avait pas existé, chez lui, de diplopie, de chute de la paupière, de douleurs fulgurantes.

La description que j'ai donnée tout à l'heure de la crise laryngée, se rapporte aux cas légers ou si vous voulez, au 1er degré de l'affection.

La seconde forme ou le second degré se présente encore avec un caractère plus sérieux. Le malade suffoque, il a une véritable apnée ; le voilà qui devient violet, vous ne pouvez pas assister à ce spectacle sans effroi, vraiment, vous ne savez pas ce qui va arriver ; de fait, il peut se faire que le malade étourdi, presque inconscient, tombe à terre saisi de convulsions épileptiformes ; enfin la crise cesse ; mais elle peut se reproduire avec ce cortège de symptômes effrayants jusqu'à 5 ou 6 fois par jour. Jusqu'ici, vous en êtes quitte pour la peur : mais il ne faut pas ignorer que cela peut aller plus loin, c'est-à-dire jusqu'au bout : oui, il y a un 3e degré : *mors subitanea seu properata.* Il y a plusieurs exemples de ce genre, qui justifient amplement l'opération de la trachéotomie plusieurs fois pratiquée en pareille circonstance, en particulier chez un malade auquel nous donnions des soins, Krishaber et moi, et qui vit encore aujourd'hui, porteur de la canule dont il ne peut pas se défaire, bien qu'il y ait près de 10 ans que l'opération a été faite.

C'est que, chose remarquable, ses accès de laryngisme n'ont pas encore disparu, bien qu'ils se soient singulièrement espacés et atténués ; oui, ils existent toujours en germe si je puis ainsi dire, à l'état rudimentaire ; mais grâce à la canule, les accès avortent. Il n'y a plus de suffocation vraiment menaçante, plus de chute à terre surtout, plus de convulsions épileptiformes. La terminaison fatale subite n'est plus à redouter.

Vous pouvez rencontrer encore dans le laryngisme tabétique une autre forme d'accidents que j'ai décrite sous le nom de vertige laryngé, d'ictus laryngé ; mais c'est un point sur lequel je reviendrai tout à l'heure.

J'en viens maintenant à vous dire quelques mots de ce qu'on sait concernant l'*anatomie et la physiologie pathologiques* de l'affection. On sait, ainsi que M. Jean l'a montré le premier, qu'il y a dans ces cas une lésion des nerfs laryngés, une lésion bulbaire le plus souvent portant sur le noyau du pneumogastique et du spinal, et vous verrez dans un instant, le parti qu'on peut tirer de la connaissance de ces faits par l'interprétation des phénomènes pathologiques.

Il faut dire actuellement ce qu'apprend, pendant la vie, l'examen laryngoscopique pratiqué, soit pendant les crises, soit dans l'intervalle des crises. Pendant les crises, les deux lèvres de la glotte ainsi que nous l'avons, dans le temps, constaté avec Krishaber, sont étroitement appliquées l'une contre l'autre ; mais si vous examinez le même malade dans l'intervalle des crises, il peut se faire que la glotte fonctionne d'une façon tout à fait normale.

Dans l'étude d'une malade de mon service, faite avec le concours de Krishaber, en 1878, il nous est arrivé de voir plusieurs fois, qu'en touchant la muqueuse glottique très légèrement, bien entendu avec une pointe mousse, on provoquait une esquisse de la crise.

Il est donc clair que la membrane muqueuse laryngée était hyperesthésiée, particulièrement excitable, et il est probable que ce cas est habituel. Or, nous avons vu d'un autre côté que les nerfs sensitifs et moteurs de larynx, ainsi que leurs noyaux bulbaires, présentent à l'autopsie des lésions irritatives. Elles aussi, ces parties là, sont particulièrement irritables et les actions réflexes spasmodiques doivent s'y produire très facilement sous l'influence des moindres causes d'excitation portant sur la membrane muqueuse. On conçoit aussi qu'il puisse se produire parfois des décharges nerveuses spontanées. On comprend par là comment un courant d'air, le contact d'un corps froid, l'introduction d'une substance plus ou moins irritante, dans les voies aériennes, l'action de parler, de marcher vite, etc., provoquent si aisément les crises. On pourrait dire que la muqueuse du larynx représente en quelque sorte une plaque hystérogène, ou mieux spasmogène dont l'excitation détermine l'accès.

C'est probablement par un mécanisme analogue que se produisent les diverses crises viscérales de l'ataxie, je veux parler des crises vésicales et aussi des crises gastriques dont je vous entretiendrai probablement un de ces jours. Telle est la théorie que j'ai proposée dans le temps (1877). Elle me paraît encore en rapport avec les faits et je ne vois pas de raison d'en changer.

J'en viens à vous parler du vertige ou ictus laryngé qui ne nous intéresse qu'en tant qu'il peut se présenter au cours du laryngisme tabétique. J'ai donné la première description de ce syndrôme dans mes leçons de 1878. (Voir le *Progrès médical* de 1879).

Le vertige ou ictus laryngé n'appartient pas plus spécialement à l'histoire de l'ataxie locomotrice qu'à celle d'autres affections très diverses. Cependant vous devez savoir que le syndrôme en question peut se combiner au laryngisme tabétique et c'est pourquoi je vous en parle en ce moment.

Voici, en deux mots, en quoi consiste l'*ictus laryngé*.

Je me trouvais un jour, il y a bien longtemps de cela, auprès d'un vieux militaire, d'un ancien colonel sous le coup d'un accès de goutte articulaire normale et qui m'avait appelé dans l'espoir que je pourrais le soulager. Je l'entendais qui toussait de temps en temps. Tout à coup, après quelques petites secousses d'une toux sèche, le voilà qui tombe à terre comme une masse, dans la résolution. Je ne savais pas ce que cela voulait dire, et j'étais fort anxieux, fort inquiet, mais à peine avais-je eu le temps de prendre un parti, que voilà le malade qui revient à lui sans confusion, et se redresse avec mon aide. Il avait, ainsi qu'il me l'apprit, perdu un instant complètement connaissance. Il me dit en même temps que pareille crise lui était déjà plusieurs fois arrivée; qu'il y était habitué en quelque sorte, et que cela ne l'inquiétait pas beaucoup. J'avoue que je ne partageai pas absolument son indifférence. Ce n'est que plus tard que j'ai appris que le vertige laryngé se termine habituellement d'une façon favorable. Il ne faudrait pas trop s'y fier cependant.

Tel est sommairement l'ictus laryngé. Le malade, ce sera un asthmatique par exemple, éprouve au niveau du larynx un sentiment de brûlure qui représente, en quelque sorte l'aura, puis quelques petites secousses d'une toux sèche se produisent, et le voilà tout à coup qui tombe à terre, sans connaissance, le plus souvent dans la résolution, mais quelquefois avec des secousses épileptiformes : qui peuvent revêtir la forme partielle. L'accès, le plus souvent, est vite terminé. Le malade se relève souvent lui-même, et reprend immédiatement ses sens, sans période de confusion, contrairement à ce qui aurait lieu s'il s'agissait d'une forme comitiale; et c'est justement un caractère important au point de vue du diagnostic ; ces accès peuvent se répéter plusieurs fois par jour jusqu'à 15 ou 16 fois.

Eh bien, Messieurs, ce même ictus peut se produire chez les tabétiques atteints de laryngisme, c'est, en d'autres termes, l'une des formes que peut revêtir la crise laryngée tabétique et c'est pour cela que j'ai cru devoir appeler votre attention sur ce sujet.

Nous n'en avons pas fini encore avec le laryngisme tabétique. Les crises laryngées spasmodiques ne représentent pas, à elles seules, tout ce qui les concerne. Il y a à considérer encore, ainsi que je vous en ai prévenu, les *phénomènes laryngés permanents*, dont justement le malade que vous avez sous les yeux, présente actuellement un bel exemple. Autrefois, il a été pendant 3 ans sujet aux crises

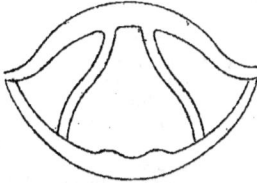

Fig. 13. — Elle représente la plus grande béance possible de la glotte chez un sujet normal dans une profonde inspiration (Krishaber).

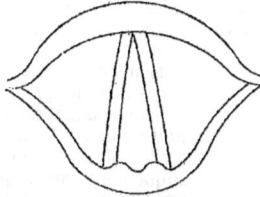

Fig. 14. — Elle représente la plus grande béance possible de la glotte chez un sujet ataxique avec cornage permanent dans une inspiration profonde. Paralysie symétrique des crico-arythénoïdiens postérieurs, chez la malade Lanerie, Salpêtrière 1878. Examen fait par Krishaber. Cette figure s'applique de tous points au cas que nous avons actuellement sous les yeux. Examen de M. Cartaz.

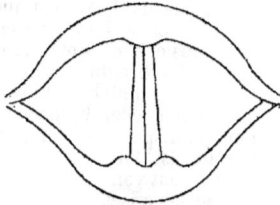

Fig. 15. — Elle représente l'occlusion spasmodique de la glotte chez un tabétique, au moment des crises laryngées (Krishaber) chez la malade Lanerie, qui présentait à la fois les crises et le cornage permanent.

laryngées spasmodiques, actuellement celles-ci ont disparu pour faire place aux accidents permanents qu'il nous faut actuellement mettre en lumière.

On peut caractériser en un mot ces accidents laryngés permanents, en disant qu'ils sont d'ordre paralytique. L'examen laryngoscopique, en effet, ainsi que nous l'avons reconnu dans le temps avec Krishaber et ainsi que nous l'avons constaté ces jours-ci, chez le malade présent, avec le concours de M. Cartaz, montre que le cornage permanent est la conséquence d'une parésie ou d'une paralysie plus ou moins prononcée des deux muscles crico-arythénoïdiens postérieurs, laquelle se traduit laryngoscopiquement, par une béance tout à fait insuffisante de la glotte au moment des plus profondes inspirations. Veuillez noter que pour que le cornage se produise, il faut absolument que les deux muscles crico-aryténoïdiens postérieurs soient symétriquement paralysés. Une paralysie unilatérale passerait le plus souvent inaperçue.

J'ai fait placer sous vos yeux les dessins faits dans le temps pour moi, par Krishaber (1878) et qui étaient destinés à illustrer l'histoire d'une malade nommée Lanérie, atteinte à la fois de crises laryngées et de laryngisme permanent tabétique, malade que j'ai bien souvent montrée dans mes cours (1877, 1878-1880.) L'examen fait récemment par M. Cartaz du malade que je vous présente aujourd'hui a fourni des résultats absolument conformes à ces données déjà anciennes.

Vous voyez, par ce qui précède, que chez les tabétiques il existe deux sortes d'accidents laryngés indépendants l'un de l'autre. Les accidents spasmodiques (crises laryngées) et les accidents permanents paralytiques. Mais il ne faut pas oublier qu'il peut se présenter des cas dans lesquels les deux ordres d'accidents coexistent simultanément. Et justement la malade Lanerie, à propos de laquelle j'ai fait mes leçons de 1878, présentait cette combinaison.

La paralysie des muscles crico-arythénoïdiens qui cause le cornage permanent chez les tabétiques répond, anatomiquement, ainsi que cela a été constaté plusieurs fois, à une atrophie de ces muscles, qui, à l'autopsie, les fait paraître jaunâtres, pâles et décolorés.

Je terminerai cet exposé sommaire par quelques mots relatifs à la *thérapeutique*.

Je vous ai déjà parlé de la laryngotomie qu'il serait prudent de pratiquer sans trop attendre dans les cas très menaçants. Il est bon que vous sachiez, d'un autre côté, qu'il n'est point rare de voir les crises laryngées tabétiques disparaître après avoir sévi même pendant longtemps et avec violence. Il n'en est pas de même, bien entendu, de la paralysie, c'est-à-dire du cornage permanent ; je ne sais pas si l'on peut s'en tirer, c'est peu vraisemblable. Mais pour ce qui est des crises spasmodiques, je le répète, je pourrais citer beaucoup de malades qui, après en avoir longtemps souffert, les ont vu disparaître complètement.

Il y a, vous le savez, des accidents tabétiques qui, à l'exemple des crises laryngées, peuvent disparaître. On peut voir, bien que cela soit rare, cesser les douleurs fulgurantes ; on peut voir les crises et la paralysie vésicale disparaître ; il en est de même des troubles moteurs de l'œil, des crises gastriques ; c'est beaucoup plus rare pour l'incoordination motrice, la perte des réflexes rotuliens. Mais on peut dire, par contre, que l'atrophie tabétique des nerfs optiques ne pardonne guère. En passant, je vous ferai remarquer que pour les crises laryngées, les malades ont trouvé instinctivement des moyens de soulagement. Ils portent habituellement avec eux du chloroforme ou de l'éther, qui pendant les crises, leur servent à faire des inspirations. Dans l'intervalle des accès, je recommande, comme dans l'ictus laryngé indépendant du tabès, les applications de pointes de feu sur la région laryngée, sur les côtés de la poitrine, enfin le bromure de potassium à haute dose.

Je vais actuellement terminer l'interrogatoire de notre malade. Il sera plus profitable après les préliminaires que je vous ai présentés. Il a trente-trois ans, je vous le rappelle, il est boucher. (*S'adressant au malade*) : A quel âge vous êtes vous marié ?

Le malade : A 24 ans.

M. CHARCOT : Vous n'aviez encore rien de tout cela ?

Le malade : Non.

M. CHARCOT : Il dit avoir contracté un chancre à l'âge de 18 ans ; nous n'avons pu établir si réellement il avait eu la syphilis, mais c'est vraisemblable : il s'est marié à 24 ans et il a un enfant qui se porte bien.

Le malade : Oui.

M. CHARCOT : A l'âge de 27 ans, tout à coup, le voilà pris de crises laryngées, de forme bénigne, d'abord, puis elles sont devenues plus graves, plus intenses, de temps en temps, il est tombé par terre comme étouffé, mais sans jamais perdre connaissance ; cela lui est arrivé plusieurs fois, de 12 a 15 fois par jour.

A cette époque-là, les crises laryngées ont paru régner seules ou tout au moins le silence est complet de la part de tous les autres organes. Il n'est pas impossible toutefois que le signe d'Argyll, en l'absence des réflexes, ait existé dans ce temps. Il vomissait quelquefois, à la suite de ses accès. Les choses ont duré ainsi près de trois ans, il a été soumis à cette époque à un traitement antisyphilitique qui paraît avoir été rigoureux. Quoiqu'il en soit, les crises laryngées ont fini, avec le temps par diminuer d'intensité et de fréquence. Avez-vous encore de ces crises d'étouffements ?

Le malade : Quelquefois.

M. CHARCOT : Quand en avez-vous eu une pour la dernière fois ?

Le malade : Il y a 5 ou 6 jours.

M. CHARCOT : Avant de venir à Paris ?

Le malade : Non, en y venant dans le train.

M. CHARCOT : Je vous ferai remarquer encore une fois le bruit de cornage qu'il fait entendre, surtout quand il marche et qu'il parle. Nous l'avons examiné hier laryngoscopiquement avec le concours de M. Cartaz. Le résultat de cet examen a été, vous le savez, la constatation d'une paralysie double des muscles crico-aryténoïdiens postérieurs. Les crises spasmodiques devenues rares, tendent donc, chez lui à faire place aux symptômes de paralysie permanente.

Vous voyez la différence entre ces deux malades que j'ai mis en parallèle : chez l'un, le premier, la maladie a commencé suivant la règle, par des douleurs fulgurantes ; chez l'autre le début s'est fait par des crises laryngées qui ont occupé la scène pendant 3 ans ; après les crises laryngées, c'est l'incoordination motrice et le signe de Romberg qui se sont produits ; aujourd'hui, vous le voyez, les réflexes sont absents, la démarche est caractéristique : la station les yeux fermés est impossible, mais il y a, chez ce malade, une anomalie remarquable : je veux parler de l'absence des douleurs fulgurantes. Le malade a affirmé maintes fois qu'il ne les avait jamais ressenties, même sous une forme atténuée. Il appartient donc à cette catégorie peu nombreuse d'ataxiques sans douleurs fulgurantes ; mais je crois qu'on peut dire que chez lui ces douleurs sont remplacées par quelque chose qui est, en quelque sorte, l'équivalent. J'ai remarqué depuis longtemps que les ataxiques qui n'ont pas de douleurs fulgurantes ont parfois des hyperesthésies cutanées survenant par accès. Ce n'est pas le cas chez notre homme, mais il a éprouvé en la place, un symptôme sur lequel M. le Professeur Pitres (de Bordeaux) a appelé l'attention : je veux parler d'un sentiment de courbature intense et profonde, de fatigue non motivée, accompagnée d'une faiblesse qui rend parfois la marche presque impossible. Cette faiblesse et ces courbatures, notre malade les a éprouvées depuis longtemps, il les ressentait déjà à l'époque des crises laryngées et la chose était d'autant plus marquée que notre malade, très vigoureux autrefois, ne pouvait qu'avec peine faire son métier, d'ailleurs, très fatigant, de boucher. En somme, autrefois crises laryngées, aujourd'hui incoordination motrice, signe de Romberg, cornage permanent, absence des réflexes rotuliens, etc., en voilà assez pour fixer le diagnostic.

Mais vous ne pouvez méconnaître, devant ces deux malades que j'ai mis en présence, l'intérêt du parallèle que j'ai voulu établir entre eux ; vous ne sauriez oublier qu'en matière d'ataxie ou de tabès, l'étude des types doit être complétée par l'étude des cas frustes, anormaux, qui, peut-être, sont plus nombreux que ceux qui répondent à la description classique.

La méthode de l'étude des types est fondamentale en nosographie. Duchenne de Boulogne la pratiquait instinctivement, bien d'autres l'ont pratiquée avant et après lui : elle est indispensable et seule efficace pour faire sortir du chaos des notions vagues une espèce morbide déterminée. L'histoire de la Médecine, qui représente une grande et une longue expérience, le démontre. Mais, le type une fois constitué, vient le tour de la seconde opération nosographique : il faut apprendre à décomposer le type, à le morceler. Il faut, en d'autres termes, apprendre à reconnaître les cas imparfaits, frustes, rudimentaires : alors la maladie créée par la méthode des types apparaît sous un jour nouveau. Le champ s'élargit ; elle prend plus de place dans la pratique et, pour le plus grand bien des malades eux-mêmes, le médecin s'efforce de la reconnaître alors même qu'elle en est à ses premiers rudiments.

C'en est assez pour aujourd'hui sur l'ataxie locomotrice, je passe à un autre sujet. Mais auparavant je crois utile de présenter dans un tableau les symptômes divers, aujourd'hui catégorisés, de l'ataxie ou mieux du tabès.

SYMPTOMES TABÉTIQUES

SPINAUX.
  S. Douleurs fulgurantes.
     Anesthésie, hypéresthésie en plaques.
     Perte de la notion de position des membres et signe de
       Romberg.
  M. Absence du réflexe rotulien.
     Incoordination motrice (*ataxie*)

CÉPHALIQUES
(bulbaires).
  S. Douleurs fulgurantes.
     Anesthésie. Hypéresthésie en plaques.
     Induration grise du ner. *optique*
                         auditif, bruits d'oreilles,
                —   —   *Vertige de Ménière.*
  M. Myosis spinal (*Signe d'Argyll Robertson, Vincent*)
     Parésie des muscles de l'œil.
     Diplopie, chûte de la paupière.

VISCÉRAUX.
  Symptômes vésicaux { Parésie.
                      { Hypéresthésie.
  Crises gastriques, intestinales, anales, vésicales.
  Crises néphrétiques.
  Crises laryngées (*Spasmes de la glotte*).

TROUBLES.
TROPHIQUES.
  Atrophies musculaires { spinales.
                        { bulbaires, langue.
  Lésions osseuses et articulaires { Fractures.
                                    { Arthropathies.
  Lésions cutanées (Zona)   { Dents.
  Mal perforant   { Ongles.

2ᵉ MALADE (Homme 46 ans).

M. CHARCOT : Je viens de recevoir une lettre de M. le Professeur Brouardel qui m'envoie un malade, lequel se déclare atteint de vertige et d'autres accidents céré-braux qui le mettent, assure-t-il, dans l'impossibilité de travailler pour vivre.

Ce malade est une des nombreuses victimes du fameux accident survenu il y a 4 ou 5 ans, rue François-Miron. Il s'est agi, je crois, d'une explosion de gaz d'éclai-rage dans un café. Plusieurs personnes qui passaient dans la rue au moment de l'accident ont été plus ou moins grièvement frappées.

Le brave homme qui se présente à nous est, du moins il l'affirme, effroyablement sourd. Nous communiquerons donc assez difficilement avec lui. Il nous remet un certificat de médecin, soigneusement encadré sous verre, et qui paraît destiné à constituer un document impérissable. — (M. Charcot lisant le certificat): C'est un certificat signé de M. le Professeur Richet; il a été donné à la clinique chirurgicale de l'Hôtel Dieu, il y a 6 ans. Il constate que le nommé X..., âgé de 40 ans, est atteint d'une perforation du tympan de l'oreille gauche et que cette perforation s'est produite en conséquence de l'explosion de la rue François-Miron.

Naturellement, le plaignant, notre malade, demande des dommages-intérêts; victime de l'accident, il a été depuis cette époque, à ce qu'il assure, dans l'impossibilité de gagner sa vie: les gens qui ont causé l'accident sont responsables.

(*S'adressant à son chef de clinique*): Veuillez je vous prie vous approcher du sujet et lui parler très fort dans l'oreille afin que nous puissions entendre de lui ce qu'il veut nous dire.

Le malade (avec volubilité): Je suis sourd, très sourd, depuis l'accident; j'ai des étourdissements, j'ai la vue faible, j'ai reçu 7 blessures dans l'explosion.

M. Charcot: En voilà beaucoup à la fois; je crains qu'il ne cherche à se faire valoir dans un but que vous comprenez aisément.

Le malade (toujours avec volubilité et presque sans reprendre haleine): Depuis 5 ans et demi, je ne travaille plus, j'ai deux enfants dans la misère.

M. Charcot: Il a deux enfants dans la misère; cela est intéressant sans doute; mais médicalement parlant, cela importe peu. Je crains, je le répète, qu'il ne soit disposé à en dire plus que de raison.

Le malade: Je n'ai pas de sommeil, j'ai des étourdissements qui, parfois, me font tomber dans la rue.

M. Charcot: Cela pourrait tenir à l'affection de l'oreille qui a été le résultat de l'accident. (*S'adressant au chef de clinique*): Tâchez d'obtenir de lui qu'il nous dise dans quelles circonstances se produisent ses étourdissements et qu'il les décrive.

Le chef de clinique (parlant haut dans l'oreille): Quand vos étourdissements vous prennent-ils, est-ce le jour ou la nuit?

Le malade: Aussi bien le jour que la nuit. Quand cela me prend, c'est comme si je recevais un coup de marteau sur la tête.

M. Charcot (*aux auditeurs*): Je vous ai déjà fait part de mes craintes; ce malade a évidemment une certaine tendance à amplifier, à multiplier les faits. Il a l'air de vouloir simuler, comme on dit. Mais peut-être, au milieu de ses exagération, y a-t-il une part de vérité: c'est ce qu'il nous faut chercher à déterminer, si nous voulons être équitables et agir en vrais médecins bien pénétrés du caractère de notre mission. Il ne suffit pas qu'un individu ait évidemment des tendances à exagérer ou à simuler pour le condamner du premier coup, sans appel; un jugement aussi sommaire serait véritablement injuste à la fois et grossier. Il faut pénétrer plus délicatement dans l'intimité des choses et ne pas oublier qu'un certain état mental, dont un des caractères est le besoin d'exagérer ou de tromper, est souvent la marque d'un état pathologique parfaitement réel. Nous voulons savoir si le vertige dont il se dit atteint se rapporte réellement à la description si caractéristique à la fois, si imprévue, et j'ajouterai si peu connue de beaucoup de médecins, du syndrôme: Vertige de Ménière.

Le malade: Cela me prend tout d'un coup, comme si on me donnait un coup de marteau, comme si on me fendait la tête avec une hachette. Cela me tient toujours au côté gauche et au sommet de la tête.

M. Charcot : Qu'est-ce qui vous tient ?

Le malade : Ce sont les chocs que j'ai reçus. J'ai eu les reins cassés.

M. Charcot : Jusqu'ici, voilà des réponses bien peu satisfaisantes ; elles sentent au plus haut point l'exagération ; elles ne se rapportent que de bien loin à la description qui doit nous servir d'étalon. Peut-être un jour y aura-t-il des cours de simulation où l'on apprendra aux gens à savoir éviter les exagérations flagrantes qui nuisent nécessairement à la cause devant l'expert digne de ce nom. Il y a, dit-on, déjà des écoles de mendiants.

Le malade (inopinément avec une sorte d'indignation) : Je ne suis pas un mendiant !

M. Charcot : Tiens, vous étiez tellement sourd tout à l'heure, voilà maintenant que vous m'entendez et cependant je ne parle pas très haut. (*Aux auditeurs*) : C'est exprès, vous le comprenez, que j'ai prononcé ce mot de mendiant ! c'est une ruse. Je me doutais que notre plaignant n'est pas aussi sourd qu'il le prétend.

(*Au malade*) : Je ne prétends pas que vous soyez un mendiant ; mais je tiens pour certain que vous exagérez ; cela nuit à votre cause. Racontez-moi tout simplement votre affaire : dites la vérité, seulement la vérité, n'amplifiez pas ; cela vaudra beaucoup mieux pour vous.

(*Aux auditeurs*) : Jusqu'ici, voilà de mauvaises réponses : est-ce une raison cependant, parce que le malade montre une tendance à exagérer, à tromper même peut-être, consciemment ou inconsciemment, pour le repousser, comme on le fait trop souvent, sans plus d'examen ? Non, Messieurs ; si vous ne voulez pas vous exposer à commettre à la fois erreur et injustice, il faut aller plus loin, et fort de vos connaissances neuropathologiques, il faut au milieu des contradictions apparentes, chercher à dégager la vérité.

Le malade : Quand je marche, il me prend des étourdissements comme si je recevais un coup de marteau sur la tête : mes genoux fléchissent, et je tombe par terre.

M. Charcot : De quel côté ?

Le malade : Du côté gauche.

M. Charcot : Remarquez que voilà une assez bonne réponse. Après ? Qu'est-ce qui arrive ? Perdez-vous connaissance ?

Le malade : Non, je suis resté ébaubi, mais jamais je n'ai perdu connaissance.

M. Charcot : Je prends bonne note de cette réponse. L'absence de perte de connaissance est, en effet, suivant moi, un des grands caractères du vertige de Ménière. Supposez qu'il m'ait dit : je perds connaissance, comme il eût dû le faire s'il avait voulu persister dans son système d'exagération, cela eut constitué à mes yeux une très fâcheuse réponse. Est-ce que vous vomissez après vous être relevé ?

Le malade : Non ! Quelquefois seulement, il me prend des maux de cœur ; mais je ne vomis pas après mes crises. Je deviens, à ce qu'on m'a dit, blanc comme du papier à lettres et je tremble.

M. Charcot : Combien de fois êtes-vous tombé dans la rue ?

Le malade : Cela m'est arrivé depuis 1882 à peu près 7 ou 8 fois par mois.

M. Charcot : Avez-vous des vertiges dans votre lit.

Le malade : Toutes les nuits j'ai des cauchemars et mes oreilles sifflent.

M. Charcot: Laquelle ?

Le malade : La droite, celle qui n'est pas blessée.

M. Charcot : Tout cela me paraît conforme à la réalité, évidemment, il nous donne là une description sincère qu'il lui serait impossible d'avoir inventée, elle se rapporte par tous les points essentiels à un syndrôme, que ne connaissent pas encore très généralement, du moins à ce qu'il me paraît, les médecins, même les plus instruits. (*Au malade* : Avez-vous perdu connaissance au moment de l'accident ?

Le malade : Je ne puis pas dire comment j'ai été atteint, je n'en sais rien, je ne me rappelle pas bien. Je sais que je suis entré le 12 mai à l'Hôtel-Dieu, et que j'en suis sorti le 12 août sans être guéri.

M. Charcot : Eh bien vous le voyez, au milieu d'exagérations probablement intéressées mais peut-être inconscientes, nous pouvons dégager un certain nombre de faits parfaitement réels. Les symptômes vertigineux décrits par le malade et qui le font, dit-il, tomber dans la rue, se rattachent légitimement à la description du vertige de Ménière et ils n'est guère douteux qu'ils soient la conséquence de l'affection de l'oreille qui s'est produite par le fait de l'explosion. C'est dans ce sens très vraisemblablement que nous concluerons après un examen un peu plus approfondi auquel nous nous livrerons au sortir de la leçon. J'ajouterai que les autres accidents nerveux, tels que l'insomnie, l'impossibilité d'appliquer son attention à quoi que ce soit, la confusion d'esprit, l'amnésie temporaire dont il se plaint, sont des phénomènes fréquemment observés en conséquence des chocs nerveux du genre de celui que ce brave homme a nécessairement éprouvé en conséquence de l'explosion de la rue François-Miron. (*Au malade*) : Votre procès n'est pas terminé, combien cela fait-il de temps que vous êtes en instance ?

Le malade : Cela fait 6 ans : il y a déjà une douzaine de ceux qui ont été blessés en même temps que moi qui sont morts.

M. Charcot (au malade) : Voyez-vous, dorénavant, si vous êtes en présence de médecins, ne faites pas de trop longs discours, n'en dites pas trop, ne dites que la pure et vraie vérité. Comme cela, vous aurez moins de chance de vous tromper. Les experts, je vous l'affirme, seront alors mieux disposés en votre faveur et ils étudieront, n'en doutez pas, votre cas avec soin.

4ᵉ Malade.

J'ai prié la personne âgée que vous avez devant les yeux (une dame de 60 ans) de venir à la leçon, parce qu'elle présente un exemple typique de vertige auriculaire. Son récit pourra être comparé à celui du sujet dont nous venons de nous occuper. Le hasard, vous le voyez, nous sert bien dans cette circonstance. (*A la malade*) : Depuis quand avez-vous vos vertiges ?

La malade : Depuis 14 ans. Je suis renversée souvent, et en me relevant j'ai des maux de cœur, quelquefois des vomissements.

M. Charcot : Perdez-vous connaissance en tombant ?

La malade : Non jamais : je suis un peu étourdie seulement.

M. Charcot : On ne perd pas connaissance dans le vertige de Ménière; on la perd dans le vertige comitial, on la perd également dans l'ictus laryngé, etc... C'est que les états pathologiques ont leur histoire naturelle, et par conséquent leurs caractères distinctifs. Cependant, dans le vertige de Ménière, la chûte est quelquefois brusque et violente. Le malade a quelquefois la sensation qu'on le prend par la peau du cou et qu'on le projette avec force en avant sur le sol. La chute est quelquefois si brusque, si inopinée que plusieurs, à ma connaissance, se sont cassé les dents en tombant. Néanmoins, je le répète, le malade, quoique ébaubi, reste parfaitement conscient; il est témoin de tout ce qui se passe. (*A la malade*) : Vous tombez quelquefois par terre, de quel côté ?

La malade : Du côté droit toujours.

M. Charcot : De quel côté avez-vous des sifflements dans les oreilles ?

La malade : Du côté droit surtout.

M. Charcot : Vos bruits d'oreilles sont-ils plus forts au moment où vous devez avoir vos vertiges ?

La malade : Ils augmentent en effet à ce moment là.

M. Charcot : Deviennent-ils plus aigus ? Comment sont-ils à l'état normal ?

La malade : Ce que j'entends ressemble au bruit d'un train en marche, mais il y a quelquefois des bruits de cloche.

M. Charcot : Oui, mais au moment où va venir le vertige ?

La malade : Je sens comme si on me tirait les nerfs de chaque côté de la nuque, et le bruit augmente.

M. Charcot : Le bruit devient-il plus aigu ?

La malade : Cela se rapproche du son du sifflet.

M. Charcot : C'est bien cela qui se produit le plus souvent. L'exagération du bruit d'oreilles, sa plus grande acuité, constituent comme une espèce d'aura qui précède l'impulsion. Mais il faut reconnaître cependant que dans certains cas, rares à la vérité, les vertiges surviennent sans avoir été précédés par des bruits d'oreilles. Vous voyez qu'en portant une montre au voisinage des oreilles, on constate que l'une d'elles, la droite, est à peu près complètement sourde. (*A la malade*) : Est-ce qu'il vous arrive quelquefois, pendant des journées entières, d'avoir une sorte de vertige perpétuel et de ne pouvoir pas marcher sans tituber ?

La malade : Oui, je suis obligée de me tenir aux meubles.

M. Charcot : Combien y a-t-il de temps que vous avez cela ?

La malade : Depuis le commencement de 1874.

M. Charcot : Vous l'aviez souvent ?

La malade : Cela ne me quitte plus maintenant.

M. Charcot : Mais vos accès ?

La malade : Cela venait tous les 3 ou 4 mois, mais j'avais la tête libre dans l'intervalle, aujourd'hui, je suis renversée moins souvent.

M. Charcot : Elle a perdu les grandes crises, les crises distinctes, mais elle paraît être affligée du vertige permanent. Quel traitement vous a-t-on fait subir ?

La malade : On m'a fait des fumigations dans les oreilles, on m'a traité l'estomac, on m'a donné du bromure, appliqué des vésicatoires, etc.., etc...

M. CHARCOT : En somme, la maladie paraît avoir été méconnue pendant 14 ans. Heureusement qu'on n'en meurt pas. Cependant ces caractères sont assez saisissants pour qu'elle soit facilement reconnue. Vous ne vous étonnerez pas après cela que j'aime à insister dans mes leçons sur une affection dont la connaissance mérite certainement d'être vulgarisée, et est encore vraiment trop peu répandue.

Comme d'habitude, nous allons traiter cette dame par l'emploi du sulfate de quinine, suivant la méthode que j'ai préconisée; elle va prendre le médicament pendant 15 jours à la dose de 60, 70 centigrammes par jour. Elle se reposera ensuite pendant 8 jours, après quoi elle viendra de nouveau nous consulter, j'espère qu'elle sera délivrée de son vertige après 4 ou 5 reprises de la médication; c'est du moins ainsi que les choses se passent habituellement.

QUATORZIÈME LEÇON

OBJET :

1° Démarche de steppeur et démarche tabétique. — 2 malades : un alcoolique et un ataxique.

2° Diagnostic de l'hémianesthésie capsulaire et de l'hémianesthésie hystérique, 3 malades : cas d'hémianesthésie capsulaire avec paralysie faciale ; — cas d'hémianesthésie hystérique avec spasme glosso-labié ; — un autre sujet hystérique avec spasme glosso-labié.

3° Nouveau cas de paralysie hystéro-traumatique ; — il y a eu transfert de la sensibilité ; — un autre cas semblable.

4° Attaques hystéro-épileptiques, puis agoraphobie ; sensations vertigineuses diverses chez un même sujet (homme).

1er et 2e MALADES (Un ataxique et un alcoolique.)

Je vous ai entretenus, dans mon avant-dernière leçon, de la *paralysie alcoolique* et je regrettais de ne pouvoir vous montrer cette démarche du steppeur (dans Littré : *Steppeur*, mot anglais : *Stepper*, signifiant cheval qui a de l'action) qu'il est fort utile de connaître et de savoir distinguer de la démarche de l'ataxie locomotrice à laquelle elle ressemble. Un de nos élèves s'est rappelé qu'il avait vu autrefois, dans le service, un malade qui présentait ce genre de démarche, et il l'a prié de se présenter aujourd'hui pour servir à la démonstration. Le voilà. A côté de lui nous avons placé un ataxique qui est venu à la consultation ce matin. Nous allons faire ressortir le contraste que leur démarche présente. Vous savez ce que c'est que la démarche du steppeur. J'ai essayé l'autre jour de vous en donner une idée, en l'imitant et en l'exagérant un peu. Le pied est tombant, il est impossible au malade de le redresser ; les fléchisseurs sont pris quelquefois aussi bien que les extenseurs. Et alors le pied est absolument ballant. Dans la progression, les genoux fléchissent à l'excès, et les cuisses s'élèvent plus que de raison. En retombant sur le sol, le pied frappe d'abord par son extrémité et ensuite avec le talon, de telle sorte que l'on entend très distinctement le bruit de ces deux chocs successifs. Vous constatez parfaitement chez notre malade les caractères de ce genre de démarche.

La démarche de notre ataxique contraste, vous le voyez, avec celle du steppeur. S'il y a des analogies, il y a aussi des différences. L'ataxique lance en avant son membre inférieur étendu, presque sans fléchir le genou, ou du moins il le fléchit très peu ; le pied retombe, frappant le sol du talon et produisant un bruit unique.

Vous savez que, chez les ataxiques, les réflexes sont absents et qu'ils le sont aussi chez les alcooliques, qu'il peut se faire qu'un alcoolique ait le signe de Romberg, c'est-à-dire qu'étant debout, lorsqu'il a les yeux fermés, il oscille, et que cela se rencontre aussi chez les ataxiques. Vous savez que l'alcoolique a des douleurs qui ressemblent quelquefois à s'y méprendre aux douleurs fulgurantes tabétiques. C'est là ce qu'il ne faut pas oublier, et c'est là ce qui rend souvent le diagnostic très difficile, plutôt que la démarche qui, comme vous venez de le reconnaître, est différente dans ces deux cas. Cependant les analogies ont paru telles qu'on a désigné sous le nom de pseudo-tabétiques les malades qui marchent comme des ataxiques et présentent, en outre, certains symptômes qui rappellent ceux qu'on rencontre dans l'ataxie, bien qu'en réalité, ils ne soient ni ataxiques ni tabétiques. Notre deuxième malade serait un vrai tabétique ataxique tandis que le premier que je vous ai montré, l'alcoolique, serait un pseudo-tabétique. Mais il n'a de tabétique que certaines apparences ; et vous savez, la lésion, dans ce cas, ne siège pas dans la moelle, elle paraît siéger dans les nerfs périphériques. Le véritable tabès, au contraire, est toujours central et met, dès l'origine, son empreinte sur les faisceaux postérieurs. En somme, s'il y a quelquefois des névrites périphériques dans le tabès, à titre d'accessoire, il n'y a pas de tabès périphérique.

3e, 4e et 5e MALADES.

Trois malades sont introduits dans la salle du cours, deux femmes et un homme.

M. CHARCOT : Le cas de cette femme qui est devant moi peut paraître un cas vulgaire. Au fond, c'est un cas fort intéressant, parce qu'il soulève une question difficile à résoudre. Cette femme m'a été adressée, il y a quelques jours, par mon collègue et ami, M. Debove. Voici son histoire en deux mots.

Elle est âgée de 47 ans, son père est mort d'une attaque d'apoplexie, en deux jours. Voilà pour ses antécédents de famille.

Quant à ses antécédents personnels, je n'ai rien à signaler. Elle a eu une vie exempte de toute espèce de maladies jusqu'au moment où, il y a 2 ans, elle a été atteinte de l'affection dont nous allons constater les vestiges, les reliquats.

En juin 1886, un soir, elle allait se coucher, lorsqu'elle s'est sentie la tête pesante ; elle s'est couchée et le lendemain matin, elle a été trouvée inconsciente, dans un état comateux qui a duré, paraît-il, 14 jours. Lorsqu'au bout de ce temps, elle s'est réveillée, elle était paralysée du côté droit, paralysée complètement, la paralysie portant à la fois sur le facial inférieur, sur le membre supérieur et sur le membre inférieur. Les vestiges de cette paralysie existent encore aujourd'hui. Elle s'est donc réveillée au bout de 14 jours, et elle ne se rappelle pas — car, après le réveil, elle est restée encore pendant plusieurs semaines plus ou moins complètement amnésique — si c'est le membre inférieur qui a commencé à se mouvoir où, au contraire, le membre supérieur, ce qui serait contraire à ce qui a lieu d'ordinaire. Elle ne peut pas dire non plus exactement l'époque où elle a commencé à marcher. Mais le fait est que depuis un an, elle est restée dans l'état où nous la voyons actuellement. En somme, aujourd'hui, on ne peut plus dire que ce soit une malade ; c'est plutôt une infirme. Il existe donc une hémiplégie portant sur la face, le membre supérieur et sur le membre inférieur droits, avec cette particularité que la paralysie de la face a persisté plus longtemps que d'ordinaire, car, le plus communément, elle s'efface avec le temps ; j'ajouterai que même — ce qui est une anomalie dans un cas d'hémiplégie capsulaire — la paralysie faciale est restée beaucoup plus accentuée que la paralysie des membres.

Vous me direz : Voilà un cas bien vulgaire. C'est une hémiplégie capsulaire vulgaire avec, sans doute quelques particularités, mais d'ordre secondaire. A quoi bon en parler ? Nous connaissons tout cela.

Permettez-moi cependant d'entrer dans quelques détails. Je crois qu'il s'agit ici d'une hémiplégie capsulaire et je vous rappellerai que la capsule interne peut être lésée dans sa partie antérieure, en avant du genou, ou dans sa partie postérieure. Si l'hémiplégie des membres est habituellement prédominante, c'est que le plus souvent ce sont les parties postérieures de la capsule qui sont atteintes. Dans les cas où la paralysie faciale persiste, et c'est un cas relativement rare, c'est que la partie antérieure de la capsule a été touchée. En effet, la partie du faisceau pyramidal qui concerne le facial inférieur (faisceau cortico-bulbaire) passe dans la capsule en avant du genou, tandis que les tractus cortico-brachial et cortico-crural de ce même faisceau pyramidal siègent en arrière du genou, le premier en avant, non loin du genou, le second en arrière du précédent. Cela est absolument démontré non seulement par l'anatomo-clinique, mais encore par l'expérimentation faite sur les animaux, en particulier sur le singe (Franck et Pitres, Horsley, expériences d'excitations). Vous comprendrez par là que dans l'hémiplégie capsulaire, il puisse y avoir quelquefois prédominance de la paralysie du facial, dans d'autres cas prédominance de la paralysie du membre inférieur ou du membre supérieur.

Bien qu'en général, tout cela soit pris en même temps, rarement, je le répète, la paralysie du facial persiste très longtemps dans l'hémiplégie capsulaire vulgaire, parce qu'en pareil cas, l'expérience le démontre, seule, la partie capsulaire postérieure est détruite par le foyer d'hémorrhagie ou de ramollissement, tandis que la partie antérieure, celle qui concerne les mouvements de la face, est seulement comprimée et non détruite.

A mon avis, chez notre femme, c'est bien d'une lésion capsulaire dont il s'agit, et cette lésion consiste en un foyer hémorrhagique, aujourd'hui remplacé par une cicatrice, mais ce foyer a dû porter à la fois sur les parties antérieures de la cap-

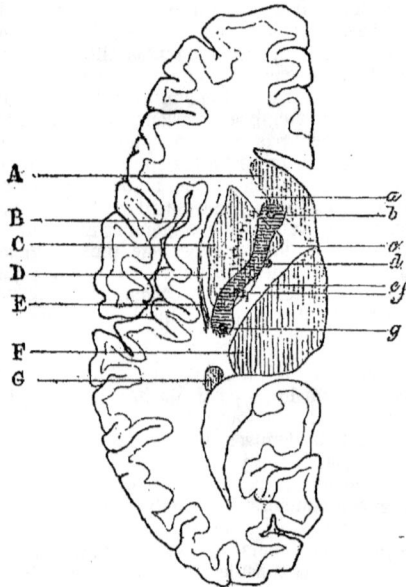

Fig. 16. — *Coupe dite de Flechsig.* — *Direction présumée du foyer.* — *A G*, Noyau caudé (corps strié). — *B*, Insula de Reil. — *C*, Noyau lenticulaire (corps strié). — *D*, Capsule externe ; — *E*, Avant-mur. — *F*, Couche optique, — *a*, Partie antérieure de la capsule interne — *b*, Faisceau cortico-labié. — *c*, Genou de la capsule interne. — *d*, Faisceau cortico-brachial. — *e*, Partie postérieure de la capsule interne. — *f*, Faisceau crural. — *g*, Carrefour sensitif.

sule dont les fibres ont été profondément lésées, et sur les parties postérieures de cette même capsule. Celles-ci ont été moins profondément atteintes, et il est remarquable de voir que, contrairement à la règle, c'est le membre inférieur qui se montre plus rapidement affecté que le supérieur. Cela peut s'expliquer en imaginant un foyer linéaire, courbe, dont une des extrémités coupe la capsule interne en avant du genou, tandis que l'autre extrémité porte sur la partie la plus postérieure, respectant en partie les fibres cortico-brachiales qui occupent une situation intermédiaire. (*Fig.* 16).

Un mot sur la paralysie du facial inférieur que nous avons sous les yeux. Il n'est pas toujours facile de la reconnaître quand elle n'est pas très prononcée. Est-il nécessaire de vous rappeler en passant que, seul, le domaine facial inférieur est affecté dans les paralysies causées par des foyers centraux, et que la non-participation de l'orbiculaire palpébral dans ces derniers établit un contraste avec les paralysies faciales périphériques puisque celles-ci sont totales et portent, en d'autres termes, aussi bien sur le facial supérieur que sur l'inférieur?

Le second malade que j'ai fait placer devant vous est atteint de *paralysie faciale périphérique*, dite *a frigole*; vous voyez qu'il lui est impossible de fermer l'œil du côté paralysé, tandis que notre hémiplégique droite par lésion capsulaire ferme complètement son œil droit. Je vous rappellerai cependant que certaines lésions bulbo-protubérantielles peuvent atteindre le nerf facial déjà pleinement constitué et déterminer une paralysie faciale totale, ressemblant à celle qui résultait de la lésion du nerf facial, à la sortie du canal de Fallope. Mais pareille chose ne se voit jamais dans les lésions capsulaires et dans les lésions situées au-dessus, du côté de l'écorce ou dans l'écorce même ; c'est la paralysie du facial inférieur qui seule se voit en pareil cas.

Eh bien, quand les paralysies du facial inférieur ne sont pas très prononcées, on ne les reconnaît pas toujours très facilement. Il faut quelquefois y regarder d'un peu près. Étudions à ce point de vue ce qui se voit chez notre malade.

Chez elle la paralysie faciale est à droite, et c'est du côté droit que siège l'hémiplégie. La commissure labiale est abaissée du côté droit, côté paralysé, elle est relevée au contraire du côté gauche non paralysé où, en même temps, le sillon naso-labial est plus accusé. Tout cela est dans la règle. J'ajouterai que, encore suivant la règle, les lèvres sont minces et la bouche linéaire du côté paralysé, tandis qu'elles sont relativement épaisses et que la bouche est légèrement entr'ouverte du côté opposé. Ce n'est pas dans ce cas qu'on peut discuter sur l'existence de la paralysie faciale, mais la déviation de la bouche est parfois moins prononcée, et l'on peut être amené à discuter sur l'existence, ou la non-existence de cette paralysie faciale. En pareil cas, surtout s'il s'agit d'un sujet d'un certain âge, considérez attentivement les rides. Vous voyez chez notre malade comment celles-ci, soit sur la lèvre inférieure, soit sur la supérieure, soit au menton, sont très nombreuses, très accentuées du côté non paralysé, c'est-à-dire à gauche, tandis que du côté droit, côté paralysé, la peau sur ces mêmes parties est absolument lisse. Par contre, sur la partie supérieure du visage, vous remarquez que les rides sont les mêmes des deux côtés.

Tous ces petits détails, quand il y a matière à discuter, sont d'une grande importance, et je vous assure qu'ils ne sont pas à négliger. Il y a encore un point sur lequel j'appelle votre attention.

On dit à la malade : Tirez la langue ; la langue tirée hors de la bouche est, suivant la règle, déviée du côté paralysé, c'est-à-dire, dans l'espèce du côté droit : cela est peu prononcé chez elle, mais cela est nettement appréciable cependant. Mais il y a des sujets, surtout dans les cas où l'hémiplégie est encore récente, où le phénomène est beaucoup plus accentué.

Je vous ferai remarquer que dans les cas d'hémiplégie où la langue est déviée, les deux moitiés se montrent égales, aussi larges l'une que l'autre ; l'axe de la langue reste linéaire, non coudé, non courbé vers le côté où la bouche est déviée, comme nous allons voir que cela existe dans certains cas qui simulent l'hémiplégie du facial inférieur avec déviation de la langue, et dans lesquels cependant il s'agit non pas de paralysie, mais bien d'une affection spasmodique ; c'est un point que je ferai ressortir tout à l'heure.

Le père de notre femme est mort d'hémorrhagie cérébrale ; elle-même a eu une hémorrhagie cérébrale, cela est on ne peut plus vraisemblable. Vous n'ignorez pas que l'hémorrhagie cérébrale est une maladie héréditaire.

Mais direz-vous encore, où est donc l'intérêt qui s'attache à votre cas ? Eh bien !

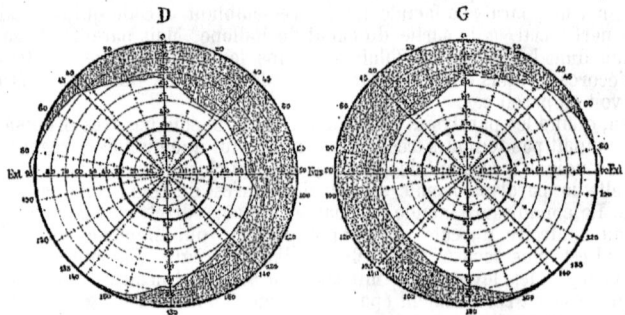

Fig. 17 et 18. — Champ visuel de Marie B..., 47 ans, ménagère. — Pas de lésions du fond de l'œil, pas de dyschromatopsie.

voilà où est la difficulté, voilà ce qui fait de ce cas vulgaire un cas d'étude pour le clinicien. C'est que notre malade est, du côté droit, absolument hémianesthésique, absolument comme sont hémianesthésiques les hystériques ; l'hémianesthésie, chez elle, est si prononcée qu'on peut enfoncer des épingles dans la partie paralysée de son corps sans qu'elle en souffre. Et non seulement cette hémianesthésie est relative au toucher, à la piqûre, au froid, mais elle porte aussi sur la sensibilité spéciale ; la moitié de la langue ne sent pas les substances amères, la narine droite ne sent pas les odeurs comme la gauche, l'oreille droite entend moins bien que l'oreille gauche. Enfin le champ visuel est rétréci des deux côtés comme cela se voit chez les hystériques (*Fig.* 17 et 18) et, suivant la règle, ce n'est pas de l'hémiopie qu'il s'agit.

J'ai peut-être examiné des milliers de fois le champ visuel des hystériques et je tiens à le proclamer une fois de plus, puisque l'occasion s'en présente ; c'est toujours l'amblyopie double plus prononcée du côté hémianesthésié ou unilatérale, *jamais l'hémiopie* que j'ai rencontrée ; j'aurai l'occasion un jour ou l'autre de faire ressortir l'importance de cette remarque.

Eh bien, voici la situation. Il n'est pas habituel de voir l'hémianesthésie, surtout une hémianesthésie aussi prononcée, se montrer dans l'hémiplégie capsulaire. Dans le temps, Briquet disait que, quand on rencontre une hémianesthésie très prononcée chez un sujet, il s'agit à peu près toujours d'une hystérique, et en effet, l'hémianesthésie totale est un fait vraiment rare dans l'hémiplégie organique, déterminée, par exemple, par un foyer hémorrhagique intéressant directement ou indirectement la capsule interne.

Il y a une certaine tendance, il me semble, parmi les membres de la jeune école, à rééditer l'opinion de Briquet. Il y eut un temps où l'on disait, en présence d'une hémianesthésie sensorielle et sensitive : c'est peut-être du saturnisme ou c'est de l'alcoolisme parce que l'on pensait que l'alcoolisme et le saturnisme peuvent produire une hémianesthésie qui ressemble à l'hémianesthésie hystérique. Aujourd'hui, une étude plus attentive a démontré que lorsque l'hémianesthésie apparaît chez un alcoolique et chez un saturnin, c'est que ces malades sont, en outre, hystériques. Ce départ étant fait, on se demandait encore si l'hémianesthésie ne se rattachait pas à une lésion capsulaire. Les observations de L. Turck et les miennes propres nous paraissent avoir démontré, en effet, que certaines lésions capsulaires peuvent produire une hémianesthésie tout-à-fait semblable à celle des hystériques.

Eh bien ! c'est là ce qu'on tend à contester aujourd'hui, on semble vouloir établir que l'hémianesthésie capsulaire n'existe point. De telle sorte que, conformément à l'opinion de Briquet, toutes les fois qu'on rencontre, en clinique, une hémianesthésie plus ou moins complète, celle-ci relève à peu près à coup sort pour ne pas dire plus, de l'hystérie et la révèle. Eh bien ! contre cette assertion je proteste ; l'hémianesthésie saturnine et alcoolique n'existent plus. L'hémianesthésie capsulaire subsiste toujours ; elle est assez rare dans son développement complet, cela est vrai, mais elle se voit quelquefois, et justement le cas que vous avez sous les yeux est un bel exemple du genre.

Je vous rappellerai les conditions anatomiques dans lesquelles, suivant L. Turck et suivant moi, l'hémianesthésie sensitive et sensorielle se produisent et se combinent à l'hémiplégie capsulaire. C'est quand la lésion porte sur la partie la plus postérieure de la capsule interne, en arrière de la région où passe la partie cortico-crurale du faisceau pyramidal, dans le lieu, enfin, que j'ai désigné sous le nom de carrefour sensitif. Cela, je l'ai dit il y a plus de 20 ans, complétant à quelques égards, la formule de Ludwig Turck (Voir la *fig.* 16, p. 206). Je l'ai répété bien des fois depuis, et je me crois autorisé à le répéter encore aujourd'hui. Et j'ajouterai que cette hémianesthésie capsulaire, quand elle est accentuée ne diffère en rien d'essentiel de l'hémianesthésie hystérique, et en particulier pour ce qui concerne le champ visuel, ce n'est pas l'hémiopie qu'on observe en pareil cas, c'est l'amblyopie croisée, unilatérale ou double, absolument comme s'il s'agissait de l'hystérie.

Ainsi, faisant abstraction de l'hémianesthésie saturnine et de l'hémianesthésie alcoolique qui n'ont plus guère d'existence autonome (bien qu'il y ait des anes-

thésies alcooliques et saturnines), vous voyez que dans la clinique, l'hémianesthésie capsulaire vient s'opposer à l'hémianesthésie hystérique et il y a là matière à
diagnostic.

En d'autres termes, en présence d'une parésie avec hémianesthésie sensitivo-
sensorielle, il y a lieu de se demander s'il s'agit d'hystérie ou au contraire d'une
lésion capsulaire.

Aux observations anatomo-cliniques déjà anciennes et pendant longtemps non
renouvelées sur lesquelles se fonde cette assertion, on peut aujourd'hui ajouter
plusieurs cas récemment communiqués par M. Ferrier à la Société de Médecine de
Londres. Dans ces cas au nombre de trois, si je ne me trompe, il s'agit d'hémianesthésie ressemblant, dit l'auteur, de tous points à celle qu'on observe chez les
hystériques, et à l'autopsie, cependant, on a trouvé des lésions occupant le carrefour sensitif à la partie postérieure de la capsule interne.

Tout récemment, dans les *Bulletins de la Société anatomique*, M. Déjerine a raconté l'histoire d'un malade qui, dans le cours d'une hémiplégie à début brusque,
avait présenté, du côté paralysé, une hémianesthésie sensorielle et sensitive rappelant celle qu'on voit communément chez les hystériques. L'autopsie a fait reconnaître, dans ce cas, l'existence d'un foyer hémorrhagique occupant la partie la
plus postérieure de la capsule interne. Il s'agissait, à la vérité, dans ce cas, d'un
foyer récemment formé, tandis que dans les cas relatés par M. Ferrier, la lésion
était de date ancienne.

En réalité, si l'hémianesthésie sensorielle et sensitive n'est pas observée plus
communément dans l'hémiplégie capsulaire, c'est que les foyers cérébraux d'hémorrhagie ou de ramollissement siègent très rarement sur les parties correspondant
au carrefour sensitif.

Un des principaux arguments que je tiens à faire valoir pour établir que notre
malade hémiplégique et hémianesthésique n'est pas hystérique, c'est que chez
elle, il existe, ainsi que j'ai eu le soin de le faire ressortir, du côté même de l'hémianesthésie et de l'hémiplégie motrice, une paralysie, bien et dûment établie
par l'observation clinique, du facial inférieur.

C'est que, Messieurs, aujourd'hui encore, comme je l'ai fait déjà autrefois, je
me crois préparé à soutenir cette thèse, que l'hémiplégie hystérique porte exclusivement sur les membres et qu'elle n'intéresse jamais, contrairement à ce qui a
lieu si fréquemment dans le cas d'hémiplégie organique, le domaine du facial
inférieur.

Voilà une proposition qui, sans doute, pourra paraître paradoxale, je ferai remarquer, cependant que je ne la soutiens pas isolément et que je puis invoquer à
son appui l'expérience de Todd, de Hasse, d'Althaus, de Weir Mitchel ; enfin je
puis bien invoquer aussi ma propre expérience, déjà longue en pareille matière.

L'affirmation appelle nécessairement la contradiction. Du moment où vous affirmez que dans l'hémiplégie hystérique il n'y a pas participation du facial inférieur,
vous voyez paraître nombre d'observations destinées à montrer que le facial inférieur, contrairement à votre affirmation, peut-être affecté dans l'hémiplégie hystérique. Nous allons voir ce que valent, quand on y regarde d'un peu près, ces observations contradictoires. Vous allez reconnaître, je le pense, que la paralysie faciale

des hémiplégiques organiques, avec déviation de la langue du côté paralysé, peut être, dans l'hystérie, imitée jusqu'à rendre la confusion facile, par une affection siégeant aussi dans le domaine du facial inférieur, produisant, elle aussi, la déviation de la langue et la déviation de la bouche, mais qui cependant n'est nullement paralytique. J'ai appelé l'attention sur cette espèce de *pseudo-paralysie faciale*, jusque-là, je crois, non remarquée, dans une leçon publiée dans la *Semaine Médicale*. le 2 février 1887, sous ce nom : *Spasme glosso-labié unilatéral des hystériques ; — diagnostic entre l'hémiplégie capsulaire et l'hémiplégie hystérique*. C'est en effet, dans ces cas-là, d'un spasme portant sur les muscles animés par le facial inférieur et sur la langue qu'il s'agit, et nullement d'une paralysie de ces mêmes parties.

J'ai fait placer à côté de notre malade hémianesthésique et hémiplégique avec participation du facial inférieur, un homme que nous allons examiner comparativement.

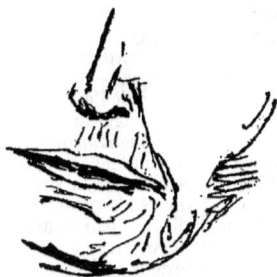

Fig. 19. — Fromond : Spasme glosso-labié gauche.

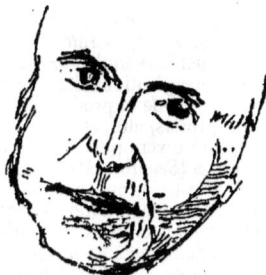

Fig. 20. — Hémianesthésie capsulaire avec paralysie faciale droite.

(D'après les croquis de M. Charcot).

Il résultera de cet examen un ensemble de faits qui, au premier abord, paraîtra devoir ruiner la proposition que je viens d'émettre. Ce malade, bien qu'appartenant au sexe masculin, est bel et bien un hystérique avéré. Je le connais depuis 7 ou 8 ans. Il porte des stigmates très accentués et ses attaques, dans lesquelles l'arc de cercle est toujours mentionné, appartiennent au type caractéristique aujourd'hui classique de l'*hysteria major*. Ce pauvre homme n'a jamais eu de chance. Il est né d'une mère morte aliénée à Ste. Anne. Il a eu tous les malheurs possibles. Il s'est trouvé mêlé aux affaires de la commune et il a été envoyé à la nouvelle Calédonie ; depuis lors, il a toujours mené une existence bien misérable. Malade, il a été à peu près toujours repoussé des hôpitaux comme simulateur. Il est vrai qu'il se contredit souvent dans ses récits et qu'il ment peut-être quelquefois. Mais il faut tenir compte d'un état mental encore insuffisamment étudié, fréquent surtout dans l'hystérie virile, et où l'amnésie temporaire tient une grande place. Il y a du vrai et du faux, sans doute, dans ce qu'il raconte ; mais c'est au médecin, ainsi que je vous le disais l'autre jour, à savoir démêler ce qui est véridique et à ne pas condamner du premier coup, sans examen plus approfondi. Du reste, il existe chez lui une foule de symptômes qu'on ne peut simuler, tels que l'anesthésie pharyngée, le rétrécissement du champ visuel, etc., etc., et toute la série d'accidents que seul, un expert, fort au courant de la science, parviendrait peut-être après de longues études, à mettre en série régulière.

A mesure que l'hystérie virile est mieux connue, le sort des malheureux qui en sont atteints tend à s'améliorer progressivement. On les écoute, on les examine, et l'on commet beaucoup plus rarement l'injustice cruelle de les renvoyer presque sans les entendre. Il en est, d'ailleurs, de l'hystérie, qui doit être considérée pour une bonne part comme une affection psychique, comme de la folie proprement dite et je répèterais volontiers, à propos de celle-là, ce que disait récemment M. P. Garnier, à propos de celle-ci : « la simulation de la folie, disait-il, n'est pas aussi « fréquente qu'on pourrait le croire, car cette feinte d'une maladie mentale consti- « tue un rôle écrasant, extrêmement difficile à soutenir... Quel que soit le genre « de folie auquel les simulateurs aient recours, il est facile de déceler la fraude en « raison des exagérations dans lesquelles tombent ceux-ci. — Tout, dans le dé- « lire simulé, détone et produit la systématique recherche de l'extravagance ; les « effets sont grossis, etc., etc. ; et c'est l'observation de l'exagération et du désac- « cord entre les divers phénomènes qui conduit le plus souvent au diagnostic de la « simulation. » (*Semaine Médicale*, 7 Mars 1888). Tout cela peut s'appliquer parfaitement à l'hystérie, oui, mais pour apprendre à démasquer la simulation, en pareil cas, il faut tout au moins avoir étudié la maladie réelle profondément, sérieusement, comme on le fait volontiers pour les maladies à substratum organique, et la bien connaître sous toutes les formes qu'elle peut revêtir.

Je me suis laissé entraîner à une digression. J'en reviens au brave homme qui est devant vous. J'ai eu l'occasion, autrefois d'assister à ses attaques, je le répète elles sont classiques. Actuellement, il a une hémianesthésie du côté gauche, avec rétrécissement du champ visuel et hémiparésie du même côté. L'hémiplégie motrice a été plus prononcée, elle s'est reproduite plusieurs fois.

Mais voici le point délicat ; ce malade que vous considérez comme hystérique et qui présente une hémianesthésie avec hémiparésie du côté gauche semble au premier abord avoir une hémiparésie du facial inférieur du côté gauche, et quand on ordonne au malade de tirer la langue, on voit que celle-ci est fortement déviée du côté gauche, c'est-à-dire du côté paralysé, comme cela a lieu dans les hémiplégies organiques. Paralysies du facial inférieur, direz-vous, chez un hystérique, et voilà tout votre échafaudage qui s'écroule.

Eh bien ! Ne vous prononcez pas sans autre examen, regardez-y de plus près. Veuillez remarquer ce qui suit : La langue tirée hors de la bouche est, cela est vrai, déviée du côté gauche, mais vous notez, en même temps, que l'axe lingual forme une courbe très accentuée dont la concavité regarde à gauche, de telle sorte que la langue, loin de rester rectiligne, comme cela a lieu dans la paralysie, forme un crochet. J'ajouterai que la moitié gauche de la langue paraît plus épaisse et moins large que ne l'est le côté droit. Tandis que, dans les cas de paralysie, les deux moitiés de la langue sont de même largeur ; ces diverses circonstances suffiraient pour établir qu'il s'agit, non pas d'une paralysie, mais d'un spasme ou mieux d'un hémispasme,

Cette première impression est confirmée par ce qu'on observe du côté des muscles de la partie inférieure de la face, à gauche, lorsqu'on dit au malade de contracter ces muscles : alors les rides sont de ce côté, au menton, à la lèvre supérieure comme à l'inférieure, sur les joues même, beaucoup plus accentuées qu'elles ne le sont du côté droit, contrairement à ce qui devrait exister s'il s'agissait d'une paralysie et non d'un hémispasme.

Eh bien ! Je dis que les auteurs qui ont affirmé l'existence d'une paralysie du facial inférieur dans l'hémiplégie hystérique, n'ont pas suffisamment tenu compte de cet hémispasme glosso-labié fréquent dans l'hémiplégie hystérique et qui n'a pas encore été rencontrée, que je sache, dans l'hémiplégie organique. Ainsi, tout récemment, un auteur hollandais citait un cas d'hystérie avec hémiplégie dans lequel, contrairement à mon assertion, une participation du facial inférieur aurait eu lieu. Eh bien ! Je vois par les détails du cas, que le malade soupçonné de paralysie faciale est dans l'impossibilité de tirer sa langue hors de sa bouche. Cela ne se voit pas dans l'hémiplégie organique vulgaire et cela permet de penser qu'il pourrait bien s'agir ici encore d'un hémispasme.

On me dira : Mais pourquoi ne voulez-vous pas que dans l'hémiplégie hystérique qui se rapproche si étroitement quelquefois des hémiplégies organiques, il n'y ait pas de paralysie du facial inférieur ? Eh bien ! Messieurs, c'est justement ici le cas de vous montrer l'état d'esprit d'un observateur dégagé de tous préjugés et qui accorde aux faits, quelque contraires qu'ils puissent paraître aux théories reçues, leur légitime prééminence. Sans doute, au premier abord, il peut paraître singulier qu'il en soit ainsi. Mais telle n'est pas la question. Il s'agit de savoir si cela est ou si cela n'est pas. Car, tant qu'on ne m'aura pas démontré que les prétendues paralysies faciales des hystériques ne sont pas des hémispasmes, je persisterai dans ma négation, prêt à me rendre toutefois pour le cas où la paralysie faciale dont, pour le moment, je conteste l'existence dans l'hystérie, deviendrait bien et dûment démontrée. Vous voyez par là comment, quant à présent, l'existence d'une hémiplégie bien constatée du facial inférieur peut contribuer au diagnostic quand on est conduit à rechercher s'il s'agit d'une hémiplégie organique capsulaire.

D'ailleurs, derrière cette apparente contradiction qui éloigne tant l'hémiplégie hystérique de l'hémiplégie organique, il y a peut-être une raison physiologique cachée. J'ai fait voir dans le temps que chez les hystériques hypnotisables où il est si facile de déterminer à volonté, par suggestion, toutes les formes de paralysie hystérique, on ne parvient pas à produire artificiellement l'hémiparalysie du facial inférieur, tandis qu'il est très facile au contraire d'obtenir l'hémispasme glosso-labié, en tout semblable à celui que nous observons chez nos malades.

L'hémispasme glosso-labié chez le brave homme que vous avez sous les yeux, est suffisamment accentué pour qu'on puisse le reconnaître pour ce qu'il est, mais il ne faut pas méconnaître qu'il ne répond pas, chez lui, au type du parfait développement. Il en est autrement, chez ce malade que je viens de faire entrer dans la salle et qui nous permettra de vous bien fixer dans votre esprit les caractères de cet hémispasme. Ce pauvre garçon, le nommé Lelog... que plusieurs d'entre vous connaissent peut-être, car sur son compte j'ai déjà plusieurs fois disserté, ce pauvre homme, dis-je, a failli, il y a près de 2 ans, être écrasé par une grosse voiture, et c'est à la suite de cet accident qu'il est devenu hystérique. Il porte avec lui depuis cette époque, l'hémispasme glosso-labié du côté gauche que nous avions pris, je dois l'avouer, pour une paralysie du facial inférieur. Mais un examen plus attentif nous a fait reconnaître le caractère spasmodique de l'affection qui, actuellement, est on ne peut plus évident. La langue est dirigée vers la gauche,

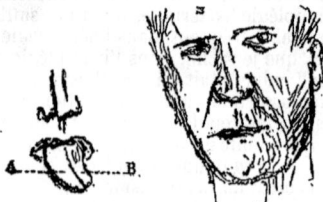

Fig. 21. — Fromond. Quand il tire la langue ; *A*, plus large ; *B*, plus étroit et plus épais.
Fig. 22. — Quand il fait la grimace.

tellement contracturée, rigide, que le malade ne peut la tirer hors de la bouche, elle forme comme un crochet, très recourbé dont la concavité regarde en arrière et à gauche. En même temps la face est déviée ; mais la commissure labiale étant tirée à gauche et en haut, et la bouche de ce côté étant comme entr'ouverte, il est assez facile de reconnaître le spasme d'autant mieux que la lèvre supérieure, du même côté ganche, est presque incessamment agitée de petites secousses convulsives. C'est sur les cas de ce genre qui représente le type, qu'il faut d'abord étudier le spasme glosso-labié des hystériques ; on est mieux préparé alors à reconnaître cette affection lorsqu'elle est moins accentuée et à la distinguer de l'hémiparalysie du facial inférieur.

Je vous ferai remarquer, en terminant, que l'hémispasme glosso-labié peut exister à l'état d'isolement, non combiné à l'hémiplégie. Notre dernier malade, Lelog... offre un exemple de ce genre.

6° Malade.

(*On introduit une malade qui fait partie du service*).

M. CHARCOT : Je maintiens, vous le savez, que les affections hystéro-traumatiques sont douées de caractères suffisamment originaux pour qu'on puisse les reconnaître dans la majorité des cas. Nous croyons même connaître jusqu'à un certain point, la théorie qui préside à leur développement. Je vous ai déjà parlé plusieurs fois de cela dans mes leçons. Je suis conduit à y revenir encore un instant aujourd'hui.

Voilà l'histoire de cette jeune personne : c'est une malade du service, la nommée L… qui est atteinte d'atrophie musculaire, d'amyotrophie non spinale, affection dont je compte vous entretenir dans le prochain semestre ; il s'agit de la forme indiquée par Duchenne de Boulogne, sous le nom d'atrophie musculaire héréditaire et dont tout récemment, MM. Landouzy et Déjerine ont renouvelé l'histoire de fond en comble en un très remarquable travail. Mais ce n'est pas de cela qu'il s'agit pour le moment. Notre jeune malade, en outre de son amyotrophie, est atteinte d'hystérie classique ; elle est hémianesthésique du côté droit.

Vous vous rappelez cette femme qui, il y a quelques semaines, s'est présentée devant nous au moment où nous y pensions le moins, et qui avait le poignet tombant (1). Elle avait donné un soufflet à son enfant, et c'est à la suite de cet acte que la main était tombée. Il nous a été facile de vous montrer qu'il s'agissait là d'une hystéro-traumatique.

Eh bien ! Voici ce qui est arrivé il y a quelques jours, à notre malade d'aujourd'hui. Il y a dans le service d'électrisation, pour animer les machines statiques, des roues qui, à l'aide de courroies de transmission, sont mues par la vapeur. Notre malade était dans la salle attendant son tour, et elle avait, sans y prendre garde, placé sa main gauche entre la courroie et la roue, l'appareil étant au repos. Mais voilà que tout à coup la roue se met à tourner, très lentement tout d'abord fort heureusement. Cependant la roue, quelque faible que soit le mouvement, entraîne la main gauche, c'est-à-dire la main du côté non anesthésié, et celle-ci, avant de pouvoir se dégager se trouve un instant comprimée entre la courroie et la roue. Aussitôt, la malade fort émue, ressent dans la main et dans l'avant-bras gauches comme une sorte d'engourdissement, et 4 ou 5 minutes après seulement, se manifeste la paralysie du poignet et des doigts dont nous pouvons aujourd'hui étudier les caractères.

Impossibilité absolue de remuer les doigts et le poignet qui est tombant, flaccide, sans trace de contracture ; anesthésie cutanée absolue remontant jusque vers la moitié supérieure de l'avant-bras et limitée par une ligne perpendiculaire à l'axe du membre, de manière à figurer un gantelet ; anesthésie profonde, musculaire et articulaire, absence totale de la notion de position des parties, etc., etc.

Jusqu'ici, rien que vous ne connaissiez par nos études antérieures. Mais voici ce qu'il y a de particulier dans ce cas : C'est que du côté droit où l'hémianesthésie était totale avant l'accident, l'insensibilité a complètement disparu à la main, au poignet et jusque vers la moitié inférieure de l'avant-bras, exactement, par conséquent, dans les mêmes parties qui, justement sont devenues anesthésiées du côté gauche (Voir *figures* 23 et 24).

(1) Voir la policlinique du 17 Janvier 1888, page 95.

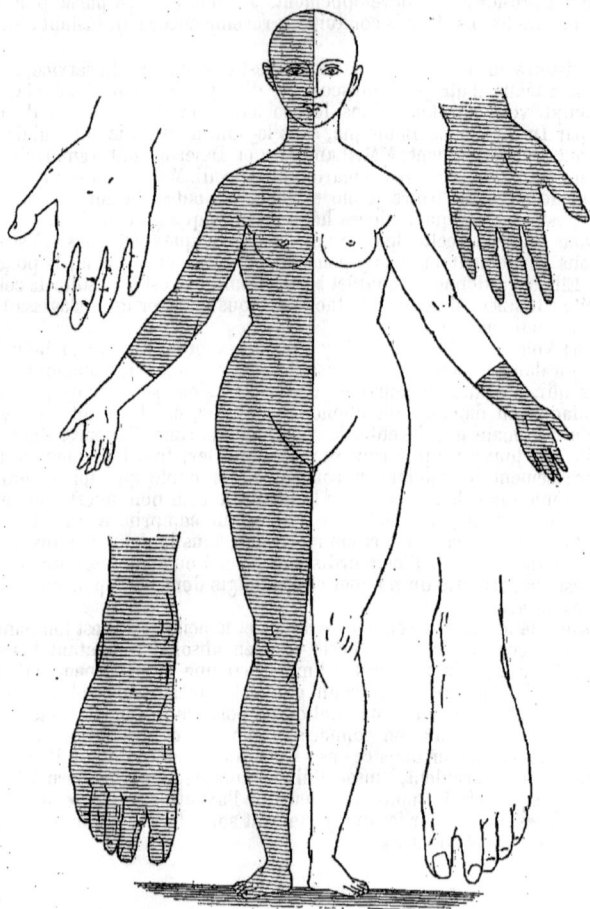

Fig. 23. — Hémianesthésie droite complète avant l'accident. — Après l'accident : Gant de sensibilité du côté hémianesthésique correspondant à la zône d'insensibilité du côté gauche.

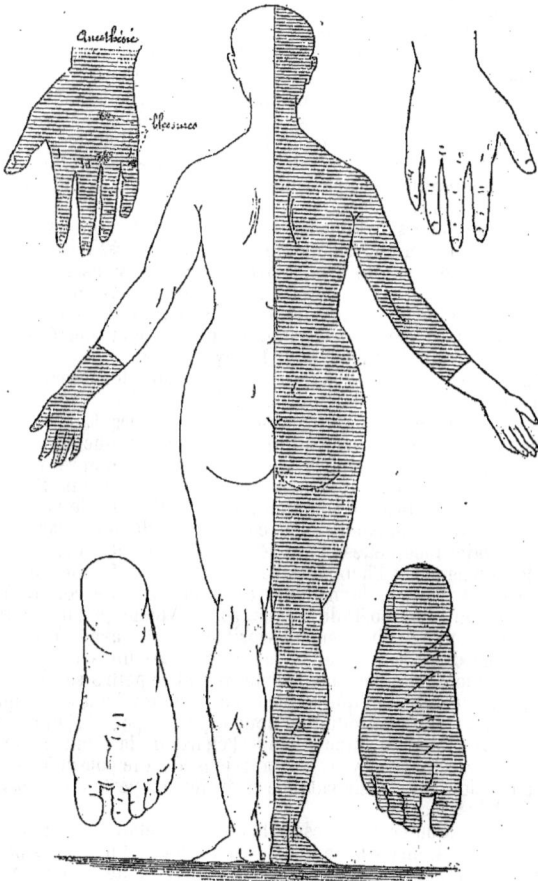

Fig. 24.

Il y a donc eu là, vous le voyez, en ce qui concerne la sensibilité, un véritable transfert sur les parties homologues ; transfert analogue à celui qu'on peut obtenir, quelquefois, non toujours, par l'application de plaques métalliques suivant la méthode de Burcq, ou de l'aimant. Ainsi le transfert de la sensibilité peut se produire, à la suite d'un traumatisme, tout comme il se produit sous l'influence de l'application des agents æsthésiogènes. Voilà ce qui est intéressant. Voilà ce que je n'avais par remarqué jusqu'ici en semblable occurrence.

Dans ce cas, la guérison sera probablement très-facile à obtenir. Vous savez que notre principe est qu'il ne faut pas, autant que possible, laisser durer les paralysies ou les contractures hystériques. A l'état naissant, il est en général facile de les faire disparaître. Il n'en est plus de même quand elles ont duré. Eh bien ! notre malade est hypnotisable ; elle présente les trois états du grand hypnotisme rendus célèbres par les contradictions, et dont je maintiens toujours l'existence parfaitement légitime en dehors de toute suggestion venant de l'opérateur. Il est très probable que dans la période somnambulique, il sera possible d'opérer une de ces guérisons par suggestion dont nous avons recueilli, nous aussi, quelques exemples ; pas aussi nombreux toutefois, que nous le voudrions bien. Il paraît, à la vérité, à en croire quelques auteurs, que c'est surtout en dehors de l'hystérie, et même dans certaines affections organiques que l'hypnotisme réussit thérapeutiquement, c'est vraiment dommage pour les hystériques.

Il est naturel de penser que le transfert de sensibilité, observé dans le cas précédent, n'est pas une anomalie, une exception, et qu'on le rencontrera habituellement, si on le cherche, dans les circonstances analogues. Et justement, ces jours-ci, pareille chose s'est vue chez une autre hystéro-épileptique du service, que je n'ai pas eu l'occasion de vous montrer parce qu'elle a été, d'après nos principes, traitée et guérie de la paralysie hystéro-traumatique, presqu'aussitôt après son développement. Voici l'indication sommaire du cas : Il s'agit de la nommée R..., âgée de 18 ans, que vous connaissez bien comme une de nos grandes hypnotisables, aux trois périodes bien nettes, bien séparées, admirablement caractérisées ; elle est grande hystérique et l'hémianesthésie siège chez elle, du côté droit. Or, le dimanche, 4 mars dernier, la malade, dans un accès de colère, donne un grand coup de pied contre un poële de la salle, sous prétexte qu'il ne chauffait pas ; c'était avec le pied gauche, habituellement sensible, qu'elle avait frappé. Presque aussitôt se produisit dans le pied et la jambe gauches un sentiment de lourdeur et d'engourdissement, et quand la malade voulut remettre sa chaussure qui l'avait abandonnée, elle s'aperçut que le pied était resté tombant et complètement insensible. En un mot, il s'est produit ici pour le pied et pour la jambe, ce qui s'est produit chez notre malade d'aujourd'hui à l'égard de la main et du poignet. Or, de même que chez celle-ci, il y avait dans le pied et le cou-de-pied, en outre de la paralysie flaccide, anesthésie cutanée et profonde, perte de la sensibilité musculaire, articulaire, etc.,etc.

De plus, pour ajouter à la ressemblance, il s'était produit un transfert de la sensibilité. En effet, on constata que du côté droit ou l'hémianesthésie était auparavant générale, totale, le pied et la partie inférieure de la jambe, c'est-à-dire les parties correspondant exactement à celles devenues maintenant insensibles du côté gauche, avaient récupéré la sensibilité dans tous ses modes.

Cette fille a été guérie de sa paralysie par suggestion dans l'état somnambuli-que provoqué.

Vous voyez que les faits qui devront contribué à établir l'histoire naturelle des paralysies hystéro-traumatiques se multiplient à mesure qu'on y regarde de plus près. Voyez comme tous ces faits, lorsqu'on les étudie méthodiquement viennent déposer dans le même sens. Qu'on nous parle après cela de l'hystérie *protée insaisissable* ! C'est le contraire qui a lieu, tout cela est régulier au possible, presque monotone ; c'est, à quelques variantes près, toujours la même chose ou peut s'en faut. C'est la même chose dès que l'hystérie est en cause, qu'il s'agisse d'une chute du haut d'un échaffaudage, d'un accident de voiture, d'une collision de chemin de fer, etc., et l'hystéro-traumatique se montre toujours la même dans tous ces cas. Oui, en pathologie, le déterminisme règne partout, même dans le domaine de l'hystérie.

J'appelle particulièrement, sur cet ordre de faits, l'attention de nos collègues de la chirurgie. S'ils veulent bien s'y intéresser, ils trouveront, on ne saurait en douter, dans leur pratique spéciale, l'occasion de recueillir une belle moisson de faits importants jusqu'ici encore trop peu connus, trop peu étudiés, bien que l'expertise médico-légale y soit largement intéressée.

7e MALADE (Homme, 35 ans.)

M. CHARCOT : Ce malade nous est adressé par mon excellent collègue des hôpi-taux M. le docteur Labbé. (*Au malade*). Vous avez été traité autrefois à l'hôpital Necker, ainsi que me l'apprend M. Labbé. Combien de temps y êtes vous resté ?

Le malade : Pendant six mois, il y a 8 ans.

M. CHARCOT : Quelle est la maladie pour laquelle on vous a traité ?

Le malade : Pour des attaques qu'on appelait, je crois comitiales.

M. CHARCOT : Vous en êtes guéri ?

Le malade : Oui, complètement.

M. CHARCOT : Avez-vous un souvenir quelconque de ces attaques, les sentiez-vous venir ?

Le malade : Oui cela me prenait par une espèce de vertige. Petit à petit je finissais par perdre connaissance.

M. CHARCOT : Ainsi vous ne perdiez pas connaissance tout d'un coup.

Le malade : Non.

M. CHARCOT : Est-ce que vous vous rappelez qu'avant de perdre connaissance, vous aviez des bourdonnements dans les oreilles, des battements dans les tempes, un serrement du cou ?

Le malade : J'avais, en effet, comme un sifflement dans les oreilles ; je ne me rappelle pas avoir eu le cou serré.

M. CHARCOT : Combien d'attaques aviez-vous par jour ?

Le malade : J'en ai eu jusqu'à sept par jour, cela durait quelquefois 2 ou 3 heures et j'en avais très souvent, presque tous les jours.

M. Charcot : Et vous voilà complètement guéri ?

Le malade : Je n'ai plus rien senti de ce genre après ma sortie de l'hôpital.

M. Charcot : Quand vous aviez vos attaques à Necker, vous faisiez beaucoup de bruit dans la salle ?

Le malade : Oui, je me roulais, je me tordais, je cassais tout ; il fallait 4 hommes pour me tenir.

M. Charcot : Eh bien, je crois pouvoir affirmer, Messieurs, d'après ces quelques renseignements, qu'il ne s'est pas agi alors de mal comitial, d'épilepsie. L'épileptique, dans son attaque, fait son affaire plus ou moins silencieusement, dans un coin où il est tombé comme une masse, sans se démener beaucoup et il ne faut pas 4 hommes pour le tenir ; d'ailleurs, l'évolution de la maladie, le nombre relativement considérable des attaques dans un espace de temps relativement court, l'existence d'une aura spéciale, la guérison enfin qui paraît définitive ; tout cela indique plutôt l'hystérie, la grande hystérie. (*Au malade*) : Avez-vous jamais eu des attaques dans votre lit, la nuit ?

Le malade : Non, mais actuellement, je me réveille souvent avec un sentiment de terreur.

M. Charcot : Immédiatement, la recherche des stigmates vient à l'esprit, le rétrécissement du champ visuel, l'anesthésie, existent peut-être encore, bien qu'il puisse se faire qu'actuellement la diathèse hystérique soit épuisée car ce qu'il raconte de ses attaques date de 8 ans (1). (*Au malade*) : Eh bien ! vous êtes depuis longtemps guéri de vos crises. Pourquoi venez vous maintenant consulter ?

Le malade : Voici : Quand je dois traverser une place, la place du Carrousel, par exemple, ou celle de la Concorde, plus elle est grande, plus elle est vide, plus j'ai peur.

M. Charcot : Racontez tout ce que vous éprouvez lorsque vous êtes ainsi ému à la vue d'une grande place ?

Le malade : J'ai les jambes comme coupées, je ne puis les détacher du sol, elles sont en plomb. En même temps, j'éprouve une émotion indicible.

M. Charcot : Et vous ne pouvez faire un pas. Vous efforcez-vous quelquefois de vaincre votre malaise et de traverser tout de même la place ?

Le malade : Je ne peux pas, il me semble que je perdrais connaissance.

M. Charcot : Cependant, si vous vouliez absolument faire le chemin, comment vous y prendriez-vous ?

Le malade : Cela m'est arrivé l'autre jour, sur le Pont des St. Pères, car je n'ose pas non plus traverser les ponts. Je me suis décidé à suivre l'omnibus, en fixant l'intérieur de la voiture. Je me disais : si je sens que je vais me trouver mal, je sauterai dans l'intérieur de la voiture et je traverserai ainsi le pont sans m'en apercevoir.

M. Charcot : Voilà qui est bien raconté. Vous voyez, le malade se place derrière un omnibus pour traverser le pont des Saints Pères. Vous avez compris de

---

(1) Un examen ultérieur a montré qu'il n'existait pas de stigmates.

quoi il s'agit : C'est ce qu'on appelle l'agoraphobie, état nerveux spécial dont nous devons la connaissance à M. le Professeur Westphall de Berlin (Platzangst, Platzfurcht.) *(Au malade)* : Qu'éprouvez-vous encore ?

Le malade : En chemin de fer, la nuit surtout, j'ai peur, parce que je me sens enfermé. Je n'aime pas rester dans un espace clos, étroit, j'y ressens du malaise.

M. Charcot : Il n'est pas seulement agoraphobe, vous le voyez, il est encore claustrophobe, comme dit le Professeur Ball.

Le malade : J'ai encore bien d'autres souffrances. L'autre jour, à Fontenay-sous Bois, il m'est arrivé, au moment où le train se mettait en marche, d'avoir la sensation d'une descente perpendiculaire très rapide ; alors je me suis précipité hors du wagon, au risque de me casser le cou, tant le malaise était insupportable.

M. Charcot : Cette fois, il s'agit d'un vertige ou hallucination de translation que, dans la même circonstance, c'est-à-dire en wagon, pendant la marche du train, plusieurs personnes éprouvent à l'état rudimentaire, surtout la nuit. Tantôt il vous semble que vous êtes entraîné du côté opposé où le train marche réellement, tantôt il vous semble que vous descendez rapidement, perpendiculairement au sol, comme cela est arrivé à notre malade.

Le malade : Il m'est arrivé aussi, en traversant le viaduc d'Auteuil, de me sentir dans le vide, je suis tombé par terre dans le wagon, je ne savais plus ce que je faisais, je ne voulais pas regarder autour de moi.

M. Charcot : Ici, le vertige paraît se rapprocher du vertige des hauteurs. Avez-vous peur quand vous montez sur un clocher, à un étage élevé et que vous regardez dans la rue ?

Le malade : Oui, Monsieur, j'éprouve alors une peur terrible, un grand malaise.

M. Charcot : Avez-vous toujours été ainsi ?

Le malade : Non, c'est seulement depuis ma maladie convulsive ; aujourd'hui, je suis guéri de mes attaques, c'est vrai, mais je ne puis guère m'employer, à cause de ma crainte des places et de mes vertiges.

M. Charcot : A quoi attribuez-vous votre malaise ?

Le malade : Je ne sais pas si je me trompe, mais j'attribue cela à une peur que j'ai éprouvée un soir, en allant voir mon oncle à Vaugirard. Trois hommes se sont jetés sur moi, j'ai eu une grande frayeur et je me suis senti ensuite pris de tremblements.

M. Charcot : Ce n'est probablement là qu'une cause occasionnelle. Vous avez probablement toujours été peureux ?

Le malade : Un peu.

M. Charcot : Rêvez-vous ?

Le malade : Je me suis quelquefois jeté en bas de mon lit en rêvant que je tombais.

M. Charcot : S'agit-il ici du vertige hypnagogique décrit par M. Max. Simon, poussé au plus haut degré ? S'il en est ainsi, notre malade serait un véritable sujet d'étude en ce qui concerne la question des vertiges nerveux. Vous êtes né à Paris ?

Le malade : A Tours.

M. Charcot : Est-ce que vous êtes marié ?

Le malade : Non.

M. Charcot : Vous connaissez votre famille ; s'y trouve-t-il des gens nerveux ?

Le malade : J'ai eu un oncle qui est mort fou. Il est bien connu ; c'était le commandant X..., du 2ᵉ Conseil de Guerre. Il avait eu une première attaque à Strasbourg quand les Prussiens y sont entrés. Il en avait été complètement guéri et a pu reprendre son poste ; on l'a nommé commissaire du Gouvernement près du Conseil de Guerre ; à la suite probablement du surcroit de travail qu'il a dû s'imposer, la maladie l'a repris. C'était mon oncle du côté paternel.

M. Charcot : Voilà le rôle de l'hérédité ; nous tenons ici la vraie cause de tout cela. Pour tirer de ce cas remarquable tout le parti possible ; il faut le livrer à une analyse très profonde. Ces attaques d'hystéro-épilepsie, ces vertiges, cette anxiété survenant au moment où il s'agit de traverser une place publique, tout cela est fort intéressant, comme exemple de combinaison d'états névropathiques divers qui, en réalité, constituent des espèces morbides distinctes, autonomes. Nous espérons pouvoir étudier ce cas de plus près, et nous en reparlerons probablement un de ces jours. Aujourd'hui il se fait tard et nous devons nous séparer.

QUINZIÈME LEÇON

OBJET :

1º Paralysie du membre supérieur à la suite de la morsure d'un chien enragé.

2º et 3º Diarrhée liée à la maladie de Basedow.

4º et 5º Un cas de maladie de Friedreich ; un cas de sclérose en plaques fruste.

6º Paralysie infantile spinale.

7º Paralysie faciale.

1ʳᵉ MALADE (Femme.)

M. Charcot : Vous avez 27 ans. Vous êtes mariée ?

La malade : Oui, Monsieur, depuis 10 ans.

M. Charcot : C'est une ancienne connaissance. Elle est venue nous trouver de nouveau ces jours-ci. Nous l'avons vue il y a 1 an. Aujourd'hui, elle nous apporte le petit certificat que voici :

« Institut Pasteur, etc.

« Je certifie que Madame B. C., traitée à l'institut Pasteur, du 27 avril au 1ᵉʳ mai « 1887, a été mordue par un chien reconnu enragé par M. Frégis, vétérinaire « à Paris. Paris le 9 avril 1888, etc., etc. »

L'accident a donc eu lieu il y a un an. Elle vient nous retrouver, parce que l'état pathologique qu'a provoqué cet accident et qui, comme vous le pensez bien, n'est pas du tout du domaine de la rage, persiste encore aujourd'hui, après un an, à un certain degré. Voici, en quelques mots, ce qui lui est arrivé. Elle a été mordue à la main gauche et — remarquez bien ces détails, ils sont intéressants, comme vous allez le voir — entre le médius et l'avant-dernier doigt. Il y avait une plaie ?

La malade : Oui Monsieur.

M. Charcot : Elle a été mordue aussi à la figure. A quel endroit avez-vous été mordue ?

La malade : Au menton.

M. Charcot : Il y avait des plaies ?

La malade : Oui, aussi grandes que celles des doigts de la main gauche.

M. Charcot : Est-ce un gros chien qui vous a mordue ?

La malade : C'est un petit chien d'appartement.

M. Charcot : Il serait bien intéressant de savoir ce qu'elle a éprouvé au juste au moment de l'accident ; mais il ne faut pas espérer d'être parfaitement renseigné à cet égard. Elle était, nous dit-elle, et cela se comprend, tellement émue, tellement épouvantée même, qu'elle ne se rappelle pas grand'chose. Ainsi, elle ne saurait pas dire si ses blessures l'ont fait souffrir au moment même. Mais elle affirme cependant qu'elle a crié, au moment où l'on a appliqué de l'ammoniaque sur les plaies. Combien de temps après la morsure l'ammoniaque a-t-il été appliquée ?

La malade : Presque tout de suite.

M. Charcot : Elle a donc ressenti une douleur à ce moment-là, ce qui prouve qu'elle n'était pas anesthésique alors ; mais pour le reste, elle ne sait plus rien dire, si ce n'est qu'elle a éprouvé un engourdissement singulier, et un peu de faiblesse dans le membre supérieur gauche où la morsure a eu lieu. C'est dans ces circonstances qu'elle s'est rendue à l'Institut Pasteur, le jour même de l'accident et aussitôt, on a commencé les inoculations qui ont été faites sur les côtés de la poitrine. (*A la malade*) : On les a poursuivis combien de temps ?

La malade : 25 jours.

M. Charcot Avez-vous entendu dire que c'était la méthode intensive ?

La malade : Je ne sais pas,

M. Charcot : Le troisième ou le quatrième jour du traitement, ces Messieurs se sont aperçus qu'il y avait quelque chose de particulier chez la malade, surtout dans le membre supérieur gauche ; c'est pourquoi M. Roux nous l'a adressée en nous priant de l'examiner. Nous avons constaté alors l'existence d'une paralysie motrice portant sur le poignet, l'avant-bras et le bras, assez prononcée pour que la malade fut dans l'impossibilité de se servir de sa main et de porter celle-ci à sa tête ; il s'agisssait d'une paralysie flaccide ; il existait en outre des troubles particuliers de la sensibilité qui persistent encore aujourd'hui, comme la paralysie motrice, à un certain degré, et sur lesquels je reviendrai dans un instant. (*A la malade*) : Vous ne pouviez pas, à cette époque, vous servir de votre main, non plus que du membre supérieur gauche ; c'est pourquoi M. Roux nous l'a adressée en plus que de votre bras ; qu'est-ce que vous éprouviez ?

La malade : Ils étaient très lourds.

M. Charcot : Pour mouvoir sa main, la malade était forcée, ainsi qu'elle me l'a dit dans le temps, de la prendre et de la porter avec l'autre main. Vous n'aviez pas de douleur ni d'engourdissement?

La malade : Non, monsieur.

M. Charcot : Tout ce qui précède est relatif à ce qui existait le lendemain ou le surlendemain de l'accident.

La malade : Non, 25 jours après.

M. Charcot : Eh bien soit, 25 jours après. Le traitement était terminé quand vous êtes venue nous voir la première fois ?

La malade : Oui, monsieur.

M. Charcot : Soit. Toujours est-il qu'à cette époque, ainsi que cela a été noté dans nos observations d'alors, il existait dans le membre où la morsure avait eu lieu, une paralysie motrice dont les caractères bien déterminés, nous ont conduit à affirmer qu'il s'agissait d'une paralysie hystéro-traumatique; ces caractères, quoique moins accentués qu'alors, c'est-à-dire il y a un an, existent cependant encore aujourd'hui, et je pourrais, par conséquent, vous les faire reconnaître. Je n'entrerai pas dans tous les détails après ce que je vous ai dit dans les précédentes leçons sur les paralysies de ce genre qui sont, je crois l'avoir démontré, des paralysies psychiques. Je me bornerai à relever qu'il s'agissait et qu'il s'agit encore, aujourd'hui d'une paralysie motrice flaccide, sans exaltation des réflexes, portant surtout sur les doigts, le poignet, le coude, moins prononcée à l'épaule; que la paralysie motrice de ces parties est accompagnée d'une anesthésie cutanée absolue, portant sur la main, l'avant-bras et le tiers inférieur du bras, où elle se termine par une ligne d'amputation circulaire ; que dans ces mêmes régions, il y a perte de la sensibilité profonde articulaire, musculaire, etc., perte de la notion de position des parties et autres phénomènes relatifs à l'absence des renseignements fournis par le sens musculaire, etc., etc.

Ce sont bien là, vous le reconnaîtrez, les caractères vraiment spécifiques des paralysies hystéro-traumatiques lorsqu'elles se présentent dans leur type de parfait développement. Je vous ai déjà bien souvent parlé de ces paralysies hystéro-traumatiques; j'y reviens encore cependant, parce qu'en somme, comme vous le voyez, elles sont vraiment vulgaires.

Voilà donc maintenant que la morsure d'un chien enragé devient le point de départ d'une paralysie de ce genre; à cela, rien qui doive surprendre sans doute, quand on connaît le mécanisme physiologique du développement de ce genre de paralysie.

D'un côté, l'émotion ou le choc nerveux qui prédisposent aux suggestions; de l'autre côté la morsure, traumatisme qui détermine le siège de la paralysie. Tout cela vous est bien connu par nos études antérieures. Mais, quoi qu'il en soit, il s'agit ici d'un cas intéressant et qui méritait bien d'être relevé.

Je tenais d'ailleurs à affirmer une fois de plus que ces paralysies hystéro-traumatiques, quand elles sont bien développées, se présentent avec des caractères cliniques tellement frappants, qu'on peut les reconnaître pour ce qu'elles sont, presque à coup sûr, alors même qu'on n'est pas en possession de l'histoire de la maladie et qu'on ne sait pas dans quelles conditions la paralysie s'est produite.

Il y a un autre enseignement dans ce cas, c'est que ces paralysies de nature hystérique, sans lésions matérielles appréciables, dynamiques, comme on dit encore, n'en sont pas moins des affections fort tenaces, durables, difficiles à guérir, du moins chez un certain nombre de sujets. Celle-ci date d'un an, remarquez le bien, et elle est loin d'être guérie, bien qu'elle se soit atténuée cependant.

Je vais vous faire reconnaître rapidement ses caractères cliniques que je viens de vous remettre en mémoire *(A la malade)* : Donnez-moi votre main gauche.

(M. Charcot pique à l'aide d'une épingle en différents points le bras et la main de la malade sans que celle-ci accuse la moindre douleur dans les régions désignées tout à l'heure sur les deux tiers supérieurs du bras et sur l'épaule, il y a non pas anesthésie proprement dite, mais seulement analgésie.

Cette analgésie se limite du côté du cou et de la poitrine par une ligne circulaire bien tranchée en dessinant, comme c'est la règle en pareil cas, un moignon). — Il y a donc une partie du membre où l'anesthésie cutanée est absolue. Elle com-

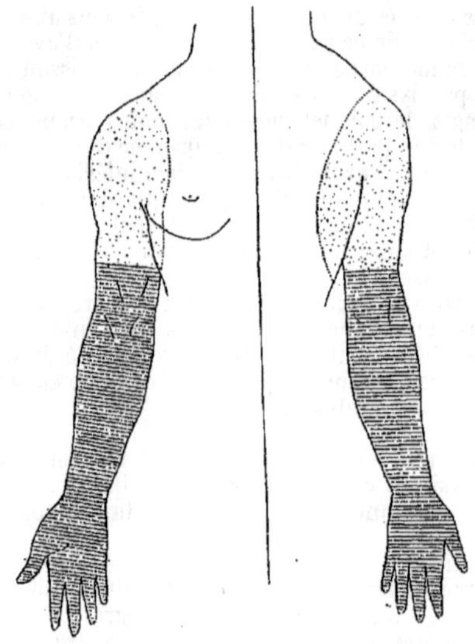

Fig. 25. — Dans la région marquée d'un pointillé, il existe de l'hypoanesthésie.

prend les régions des articulations des doigts, du poignet et du coude. Dans la région de l'épaule, il y a seulement analgésie.

Je répéterai encore que la limite des parties profondément anesthésiées est une ligne qui circonscrit un plan circulaire perpendiculaire à l'axe du membre et passant au niveau du tiers inférieur du bras. Cette division du membre par segments ainsi délimités est, vous le savez, ainsi que je l'ai démontré cliniquement et expérimentalement, un des caractères de ces paralysies psychiques.

Il n'y a dans cette répartition de la délimitation des zones d'anesthésie, je le rappelle encore une fois, rien qui rappelle la distribution des nerfs. C'est quelque chose de vraiment spécial, de particulier, que je crois avoir découvert et qui pourrait bien être la caractéristique de l'anesthésie corticale. Il est plus que probable en effet, que ces caractères n'appartiennent pas en propre aux paralysies hystérique et qu'on les rencontre dans les affections organiques corticales, du moins à un certain degré. Mais ce que je crois pouvoir affirmer, c'est que dans ces cas de lésions matérielles, de lésions en foyer corticales, ils ne sont jamais aussi développés, aussi typiques, aussi systématiques qu'ils le sont habituellement dans le cas de l'hystérie, où il s'agit, à mon avis, de lésions corticales dynamiques.

Je vous rappellerai qu'ainsi que je l'ai fait remarquer, dans les lésions les plus profondes portant sur le plexus brachial, dans le cas par exemple de la section ou de l'arrachement des branches de ce plexus, l'anesthésie n'est jamais aussi étendue qu'elle l'est dans le cas de monoplégie brachiale hystéro-traumatique. Elle épargne en effet dans ces lésions graves tout le moignon de l'épaule et une partie de l'avant-bras (Voir les *Œuvres complètes* de M. Charcot, tome III).

Le deuxième point que je veux relever, c'est l'anesthésie profonde ; tout est insensible dans la profondeur du membre, du moins dans les points où l'anesthésie cutanée est complète. On constate l'absence de la notion de position du membre. Il n'y a plus de sensibilité articulaire ou musculaire, etc., etc. Vous voyez que je tords les doigts de la malade, même un peu brutalement peut-être, sans qu'elle éprouve rien ; elle ne sait même pas que je déplace ses doigts. Il en est de même pour l'articulation du poignet, pour celle du coude. Je le répète, la sensibilité profonde est là absolument éteinte. Sans doute, ces mêmes troubles de la sensibilité profonde peuvent se rencontrer, dans les cas de lésions graves du plexus brachial. Mais alors, pour peu que les paralysies ainsi produites datent de quelques semaines, il s'ensuit nécessairement un amaigrissement considérable du membre, avec modification des propriétés électriques marquées par la réaction de dégénération, ce qui n'a jamais lieu, même au bout d'un an, ainsi que je puis vous le faire constater chez notre malade, dans la paralysie hystérique. Cette combinaison des deux faits, absence de réaction de dégénération et anesthésie profonde, lorsque la paralysie a duré, est donc, vous le voyez, dans l'espèce, c'est-à-dire par opposition à ce que l'on voit dans les lésions graves du plexus brachial, absolument caractéristique.

Mais je m'aperçois que je me répète, et que j'insiste trop sur des faits dont je vous ai maintes fois entretenus déjà ; mon excuse sera que ces faits, comme vous le voyez, très vulgaires, avaient passé cependant à peu près inaperçus jusqu'à l'époque où nous en avons, dans notre enseignement, tracé l'histoire psychologique et clinique.

(M. Charcot prend encore une fois la main de la malade et fait subir aux doigts des mouvements d'extension forcée). Je vous fais reconnaître encore une fois quelques-uns des caractères de l'affection. Je ne veux cependant pas lui luxer le pouce, mais vous voyez que j'y vais vigoureusement. (*À la malade* dont un aide tient les yeux fermés) : Qu'est-ce que je vous fais ?

La malade : Je ne sens rien.

(M. Charcot lui tord le poignet) : Sentez-vous quelque chose ? *La malade* : Non, Monsieur, rien. (Le bras est porté dans l'élévation).

M. Charcot : Qu'est-ce que je vous fais ?

La malade : Je sens que vous soulevez le bras.

M. Charcot : Vous savez, Messieurs, que l'épaule n'est pas prise au même degré que le coude et le poignet. La malade a une légère notion du mouvement imprimé, mais je vous ai fait remarquer tout à l'heure, je le répète, qu'à la région de l'épaule, il s'agissait uniquement, par contraste avec ce qui a lieu pour les doigts, le poignet et le coude, d'une obnubilation de sensibilité cutanée et profonde, ce sont donc les mouvements imprimés à l'articulation des épaules qui ont fait reconnaître que son membre supérieur avait été déplacé.

(La malade ayant encore les yeux tenus fermés par un aide, on déplace la main gauche et on lui enjoint de l'aller chercher à l'aide de la main droite. A plusieurs reprises, l'expérience est variée et, à chaque fois, la malade se trompe de direction ; on a grand soin dans toutes les expériences de ne pas mouvoir l'épaule, parce que les mouvements de cette articulation seraient de nature à diriger la malade dans ses recherches.)

M. Charcot : Si maintenant, nous considérons le mouvement volontaire, nous voyons que la paralysie n'est pas complète ; il s'agit d'une simple parésie des mouvements des doigts, du poignet et du coude, mais cette parésie est assez prononcée pour que la malade soit incapable de résister aux mouvements que l'on imprime aux articulations affectées. J'ajouterai que malgré tous ses efforts, elle est incapable de mouvoir l'aiguille du dynamomètre. De la main droite, elle donne 15 seulement ; c'est fort peu sans doute, mais enfin c'est quelque chose.

Faut-il insister après tout cela pour démontrer encore que c'est bien d'une paralysie hystérique qu'il s'agit ici, cela est sans doute à peine utile. Je veux cependant, pour compléter l'observation de cette jeune malade en quelques mots, vous indiquer sommairement le reste de son histoire. Ce n'est pas la terreur éprouvée au moment où elle s'est sentie mordue par le chien qui l'a rendue hystérique ; c'est bien cet accident sans doute qui a provoqué les phénomènes d'aujourd'hui, et déterminé le siège de la paralysie, mais il faut relever qu'autrefois, la malade avait été maintes et maintes fois placée sous le coup de manifestations diverses. C'est en d'autres termes une hystérie de longue date.

Elle est âgée de 27 ans. Elle s'est mariée il y a 10 ans. Elle a eu une première attaque hystérique à l'âge de 14 ans. Elle est d'une famille névropathique. Le grand-père maternel avait des attaques ; on ignore de quelle nature elles étaient et quelle a été la cause de sa mort. Deux de ses sœurs ont eu des attaques hystériques. Depuis l'âge de 14 ans, ses attaques se sont répétées fréquemment. A partir de l'époque de son mariage, sa situation à cet égard s'est amendée notablement. Les attaques ont momentanément à peu près complètement disparu. N'allez pas conclure, d'après cela, sans plus ample informé, que le mariage est à conseiller chez les hystériques. Je dirai même, qu'à mon avis, les médecins qui conseillent de pareilles choses prennent là une responsabilité quelquefois bien grave. Il paraît qu'en 1883, notre malade aurait déjà eu une légère parésie du côté gauche ; le bras serait devenu faible, douloureux, pendant un certain temps. Mais tout avait disparu longtemps avant la morsure, et je vous ai fait remarquer qu'à ce moment là, il n'existait point d'anesthésie dans ce membre, puisque l'application du caustique a été douloureuse. (*A la malade*) : Depuis la morsure, les attaques de nerfs ont-elles reparu ?

La malade : Oui, Monsieur

M. CHARCOT : Comment sont-elles ?

La malade : Je sens une boule qui me remonte dans le cou.

M. CHARCOT : D'où part-elle cette boule ?

La malade (montrant le creux épigastrique) : D'ici.

M. CHARCOT : Ce n'est pas d'un côté ou de l'autre de la poitrine ?

La malade : C'est au milieu.

M. CHARCOT : Cela remonte de l'estomac dans le cou?

La malade : Oui, et cela me bat dans les tempes.

M. CHARCOT : Avez-vous des bruits dans les oreilles ?

La malade : Oui j'entends comme des cloches, mais cela ne dure pas longtemps, cela disparaît tout de suite.

M. CHARCOT : Elle vient de décrire les phénomènes de l'aura céphalique. Perdez-vous connaissance?

La malade : Oui, depuis que j'ai été mordue ; dans mes anciennes crises, je ne perdais pas connaissance.

M. CHARCOT : Faites-vous, dans vos attaques, des rêves dont, au réveil vous gardiez le souvenir ; rêvez-vous quelquefois de la scène du chien enragé ?

La malade : Non.

M. CHARCOT : Faut-il beaucoup de monde pour vous maintenir quand vous avez vos crises?

La malade : Cela dépend. On me met toujours par terre.

M. CHARCOT : Inutile d'insister. Il ne me reste plus à relever, que l'examen du champ visuel a fait reconnaître l'existence d'un certain degré de rétrécissement concentrique du côté gauche. C'est bien assez pour permettre d'affirmer notre diagnostic. Voilà donc un cas très simple d'hystérie traumatique. Mais il y a dans cette observation encore un enseignement que je ne veux pas manquer de mettre en relief. Je rappelle que la malade a été mordue aux doigts de la main gauche. (*A la malade*) : Combien de temps les plaies ont-elles mis à se cicatriser ?

La malade : 15 jours ou trois semaines au moins pour la main.

M. CHARCOT : Et à la figure?

La malade : Cela s'est passé un peu plus vite.

M. CHARCOT : Est-ce que les plaies étaient grandes à la figure ?

La malade : Oui Monsieur, presqu'aussi grandes qu'à la main.

M. CHARCOT : Eh bien, voici précisément ce sur quoi j'appelle votre attention. Je vous disais la dernière fois que l'existence d'une paralysie faciale hystérique n'était pas encore démontrée. J'attends encore cette démonstration. Mon opinion, je vous le rappelle, est que, jusqu'ici, les cas de paralysie faciale signalés dans l'hystérie appartiennent au groupe des déformations de la face produites par le spasme glosso-labié des hystériques. Il ne s'agit donc pas dans ces cas, de paralysies, mais de spasmes ; cela peut paraître singulier ; mais il faut bien l'admettre si cela est — et cela paraît être.

N'oubliez pas que le clinicien, dans son rôle d'observateur, s'il veut voir les choses véritablement telles qu'elles sont doit faire table rase, éloigner toute idée préconçue de quelque origine que ce soit. On assure que Magendie disait, qu'il fallait dans le laboratoire, expérimenter *comme une bête*. Je dirai presque que l'observateur clinicien doit se conformer à ce précepte, du moins dans la première opération qui doit le conduire à la constatation des faits pathologiques. La récolte étant faite, il peut alors raisonner autant qu'il veut, en s'appuyant sur les faits librement constatés. Mais avant, il doit, autant que faire se peut, se dégager de toute préoccupation, de tout préjugé, avoir, en un mot, toute sa liberté d'esprit.

Eh bien, ceci étant posé, si mon opinion se confirme, que le facial ne se paralyse point dans l'hystérie, peut-être sera-t-on conduit à reconnaître la raison physiologique cachée de cette exception qui, provisoirement, tend à établir que les muscles de la face ne sont pas tout à fait sous le même régime que les membres.

Déjà j'ai eu l'occasion de vous dire, je crois, que chez les sujets hystériques hypnotisés (grand hypnotisme), il est impossible, autant que je sache, de suggérer la paralysie faciale, tandis que rien n'est plus simple que de produire par suggestion le spasme glosso-labié en tout semblable à celui qui se présente chez nos malades. J'ajouterai que dans cette même condition d'hypnotisme, mais cette fois dans la période léthargique, la pression exercée sur le trajet du nerf facial, détermine une contraction très manifeste des divers muscles de la face mis en jeu, mais cette contracture n'est pas durable, elle ne survit pas à la pression et elle s'efface presque aussitôt que celle-ci cesse de s'exercer. Au contraire, vous le savez, cela n'a pas lieu pour les membres, ceux-ci entrent en contracture aussi dès que la pression est produite sur les nerfs correspondants, mais elle persiste après que la compression a cessé, d'une façon permanente et jusqu'au moment où on s'occupe à la faire disparaître à l'aide de manœuvres appropriées. Eh bien, voilà déjà quelques arguments en faveur de l'idée que les muscles de la face ne sont pas exactement sous le même régime que les muscles des membres.

Peut-être, après cela, n'y aura-t-il pas lieu de s'étonner lorsque nous voyons que chez notre malade, les morsures de la main ont produit la paralysie du membre correspondant, tandis que les morsures de la face, presque aussi étendues et profondes que celles de la main, n'ont produit absolument rien de semblable.

La malade, interrogée à plusieurs reprises sur la question de savoir si jamais, chez elle, la face a été déviée, répond invariablement chaque fois par la négative. Jamais cette déviation n'a eu lieu, bien que la malade, au moment de sa toilette n'ait à aucun moment négligé de se regarder dans la glace. En somme, il y a là un fait que je livre à vos méditations physiologiques.

Puisque j'en suis à vous présenter l'histoire d'accidents nerveux déterminés par la morsure d'un chien enragé, je crois intéressant de relever que ce n'est pas uniquement la paralysie hystéro-traumatique qui se produit dans les circonstances analogues.

Quelquefois, on voit autre chose : à côté des suggestions de paralysie, il y a lieu de placer les suggestions de douleur. Cela est rendu bien manifeste par les expériences chez les sujets hypnotisés ; ainsi une hystérique étant mise en état de somnambulisme, vous lui affirmez qu'elle souffre, je suppose sur un des côtés de la poitrine ; d'abord le sujet répond négativement, mais si vous insistez, la douleur survient, elle s'élève, si je puis ainsi dire, au taux que vous désirez obtenir, et vous êtes obligé de vous arrêter dans vos affirmations pour que l'expérience ne devienne pas cruelle. Eh bien, ce qui peut se faire artificiellement chez le sujet hypnotisé, peut se montrer spontanément dans des conditions mentales analogues à celles que produit l'hypnotisme. Telles sont, par exemple, une émotion vive, la peur, un choc nerveux pour tout dire en un mot.

Vous comprenez par là que la morsure d'un chien enragé ou supposé enragé pourra, suivant les cas, produire tantôt une paralysie psychique, tantôt ce que j'appellerai, si vous le voulez, une *algie psychique*. Pour ne parler que de ce dernier cas, c'est-à-dire d'une algie psychique suggérée, il n'est pas nécessaire que le sujet soit véritablement un hystérique pour que le phénomène se produise. Des résultats du même ordre peuvent se produire chez des névropathes appartenant à une autre catégorie que l'hystérie ; chez certains hypocondriaques par exemple.

Voici l'indication sommaire d'un cas de ce genre : il s'agit d'un homme de 40 ans non hystérique, mais certainement hypocondriaque, qui, il y a 5 ans, fut mordu par un chien qu'il pouvait, au moment, croire enragé, mais qui ne l'était nullement, ainsi qu'il l'a appris quelques jours après. Ce chien, il le sait parfaitement, a vécu plus de 2 ans après l'accident, la morsure, d'ailleurs légère, a été faite sur l'éminence hypothénar de la main gauche.

Sur ce point, le malade éprouve une douleur quelquefois assez vive pour empêcher le sommeil et qui alors se répand sur toute l'étendue du membre, principalement dans l'avant-bras ; par moments, la douleur s'apaise et il y a des périodes assez longues pendant lesquelles le malade n'y pense plus. Mais elle se réveille à coup sûr toutes les fois qu'il est question de rage et de chiens enragés. Il y a 2 ans, un accès de ce genre s'est produit et c'est à ce propos que le malade est venu nous consulter. C'était à l'époque où a eu lieu la souscription pour l'Institut Pasteur. Nous avons constaté alors que la douleur n'était nullement exagérée par la pression exercée sur la région désignée par le malade ; c'était une douleur profonde mais qui paraissait très vivement ressentie ; aucune des médications rationnelles n'avait pu la calmer. Depuis un mois, notre pauvre homme ne vivait plus à cause de l'intensité de cette douleur qui, je le répète, avait pour foyer l'éminence hypothénar, remontait dans le bras et empêchait tout sommeil.

Voilà un exemple de ce que j'appelle *algie psychique*. L'imagination, c'est clair, a joué là un rôle prédominant, mais n'allez pas dire qu'il s'agit, dans ce cas, d'une douleur *imaginaire* si par là vous entendiez dire qu'elle n'existe pas. Rien n'est plus réel que cette douleur, seulement, au lieu de relever d'une modification organique survenue dans les nerfs périphériques par exemple, elle a son point de départ dans le lieu même où la douleur est perçue et sentie ; c'est-à-dire dans le substratum des phénomènes psychiques ou autrement dit l'écorce cérébrale.

Je pourrais aisément multiplier les exemples de ce genre. Il me suffira de vous rappeler la *glossodynie* sur laquelle mon ami le professeur Verneuil, appelait l'attention il y a quelques mois.

Un individu arrive et vous dit : « J'ai une douleur dans la langue, je dois avoir un cancer. » Vous regardez : Rien, et ici je parle d'un cas concret, d'une chose arrivée dont j'ai le souvenir dans l'esprit. Un mois après l'individu revient à la charge et vous répète ce qu'il vous a dit déjà la première fois que vous l'avez vu.

Toujours pas de cancer. Cependant, la douleur persiste et gagne en intensité. Pendant plus d'un an peut-être, vous serez poursuivi par ce malade *"imaginaire"* ou mieux *"par imagination"*. Un beau jour, votre homme a de l'embarras de la parole, du tremblement de la langue et des mains, de l'amnésie de l'inégalité des pupilles, etc., etc. C'est un paralytique général. Cette fois, il n'est plus question de cancer de la langue ; tout est pour le mieux dans le meilleur des mondes possible. La glossodynie a fait partie dans ce cas de l'ensemble des symptômes hypocondriaques qui souvent précèdent l'apparition de la paralysie générale progressive. Sans doute, la glossodynie n'a pas, tant s'en faut, toujours cette signification ; mais je n'étais pas faché de vous dire en passant, parce que c'est là une notion importante pour la pratique, qu'elle l'a quelquefois.

Vous voyez qu'à côté des paralysies psychiques traumatismes pourront venir se placer les algies psychiques de même origine, et c'est là un point que j'ai tenu à vous signaler. (*A la malade*) : Vous pouvez vous retirer.

2ᵉ et 3ᵉ MALADES (2 jeunes filles).

M. CHARCOT : La consultation d'aujourd'hui n'a pas été riche en cas intéressants et je suis obligé de prendre pour la leçon quelques malades du service. Il y en a une qui va bientôt nous quitter qui présente certains phénomènes dignes d'intérêt. Il s'agit d'un sujet atteint de la maladie de Basedow. Ce n'est pas sur les phénomènes vulgaires de la maladie que je veux appeler votre attention ; si vous constatiez l'existence à la fois du goître, de l'exophthalmie, de la tachycardie et du tremblement, il n'est pas difficile de poser le diagnostic. Mais, j'ai eu l'occasion de vous le dire plusieurs fois déjà, quand il s'agit de formes frustes, imparfaitement développées, quand un ou plusieurs des symptômes cardinaux font défaut, c'est tout autre chose. Il ne faut pas méconnaître surtout qu'à côté des symptômes cardinaux il y a à considérer dans l'histoire de la maladie de Basedow, des symptômes de second ordre qui ne figurent point dans la caractérisque mais qui, néanmoins, à un moment donné, peuvent acquérir une importance clinique capitale. La nommée M. que je vous présente est âgée de 17 ans. Elle est atteinte de goître exophthalmique depuis treize mois. Elle est ici depuis quand ?

La malade : Depuis 2 mois et demi.

M. CHARCOT : Sous l'influence du traitement électrothérapique dirigé par M. Vigouroux, les choses se sont, chez elles, remarquablement améliorées. Elle avait été, pendant longtemps, soignée dans un hôpital où les ressources qui sont entre nos mains n'existent pas. Aussi est-elle restée fort longtemps sans modification sérieuse dans son état.

— 233 —

Le diagnostic était là facile, tous les symptômes cardinaux étaient présents ; tachycardie, goître, exophthalmie, tremblement ; tout cela s'est effacé, mais est encore reconnaissable à l'exception de la tachycardie qui n'existe plus, c'est là un signe excellent, car on peut dire qu'elle est le grand régulateur de la maladie. On ne peut affirmer qu'il y a apaisement ou guérison tant que la tachycardie persiste : au contraire, l'absence bien constatée de la tachycardie pendant plusieurs semaines peut faire présager la guérison, alors même que persistent à un certain degré l'exophthalmie et le goître.

A ce propos, je tiens à vous faire remarquer que, quelquefois, la tachycardie n'est point permanente, qu'elle se montre par accès, et qu'une rechute est à craindre tant que ces accès n'ont pas disparu.

Par un côté, le cas que je vous présente est donc en somme un cas classique, vulgaire, mais il est marqué cependant par la prédominance d'un symptôme de second ordre sur lequel je veux appeler toute votre attention. Et ceci me conduit à vous rappeler, tout d'abord, ce que sont ces symptômes de deuxième ordre qui, surtout quand les symptômes cardinaux, tels par exemple que le goître ou l'exophthalmie, font défaut, peuvent paraître placés au premier plan. Vous trouverez l'histoire de ces symptômes-là dans la thèse fort remarquable qu'a soutenue, il y a cinq ans, mon interne d'abord, depuis mon chef de Clinique, M. le Docteur Marie. Dans ce travail, M. Marie étudie la maladie de Basedow non plus considérée dans son type de parfait développement, qui est aujourd'hui de connaissance vulgaire, mais il l'étudie en tant qu'elle se présente dans ses formes frustes, anormales.

Il y a fait connaître en outre et y a mis en valeur, toute une série de symptômes jusque-là restés dans l'ombre, qui appartiennent bien et dûment cependant à l'histoire de la maladie. Tel est, par exemple, le tremblement spécial qui aujourd'hui figure, en raison de sa constance, parmi les symptômes cardinaux. Tels sont aussi d'autres symptômes moins constants, moins fréquents, mais dont l'existence possible doit être prévue par le clinicien, s'il ne veut pas être exposé à s'égarer dans le diagnostic, principalement s'il s'agit d'un cas fruste. De ce nombre est la diarrhée d'un caractère spécial qu'on pourrait appeler *diarrhée de la maladie de Basedow* ; cette diarrhée, vous allez le voir, a joué un rôle important chez notre sujet.

Avant d'insister sur ce point, je vous engagerai, d'ailleurs, à jeter les yeux sur ce tableau dans lequel sont résumés tous les symptômes de l'affection qui nous occupe.

SYMPTÔMES DE LA SÉRIE DE BASEDOW.

1er ORDRE CARDINAUX
{ Tachycardie (asystolie).
Goître.
Exophthalmie.
Tremblement.

	Digestion	Vomissements, diarrhée spéciale. Boulimie, fringale. Ictère.
	Respiration	Toux. Respiration fréquente.
2ᵉ ORDRE **SECONDAIRES**	*Système nerveux*	Symptômes d'angine de poitrine, névralgies Paralysie, signe de de Graefe. Difficulté de la convergence (Möbius). Convulsions, crises épileptiformes. Modifications de l'état psychique (émotivité).
	Peau	Vitiligo, urticaire, taches pigmentaires. Sueurs, sensations de chaleurs. Diminution de la résistance électrique.
	Sécrétion urinaire	Polyurie, albuminurie. Glycosurie.
	Fonction Génitale	Troubles menstruels. Impuissance.

Anémie plus ou moins profonde. — Cachexie. — Œdème des membres inférieurs par asystolie.

Revenons à notre sujet. Vous savez qu'il y a dans l'histoire de l'ataxie locomotrice progressive qui est une maladie organique, avec lésions matérielles et qui, par conséquent, est assez loin de la maladie de Basedow; il y a, dis-je, ce qu'on appelle les *crises gastriques*. Ces crises ne sont pas sans présenter quelques analogies avec la diarrhée de la maladie de Basedow; elles en diffèrent cependant par deux points fondamentaux; d'abord, en effet, les crises gastriques sont des crises de vomissements et c'est de diarrhée qu'il s'agit dans la maladie de Basedow. De plus les crises gastriques tabétiques sont presque toujours accompagnées de vives douleurs dans le dos, dans l'abdomen, tandis que la susdite diarrhée est, au contraire, remarquablement indolente, mais ce qui rapproche les 2 affections, c'est leur apparition sous forme de crises, dont le début s'accuse tout-à-coup, inopinément et dont la terminaison également soudaine est suivie sans transition, du retour à l'état normal. C'est l'existence de ces crises diarrhéïques spéciales que je voudrais faire ressortir dans l'histoire de notre petite malade.

Quelques mots d'abord relativement aux conditions dans lesquelles la maladie s'est développée chez elle. Son père est atteint de tuberculose laryngée et, malheureusement pour lui et pour elle, c'est un ivrogne. Il était un jour sous le coup d'un accès de *delirium tremens*; dans son délire, il a brutalement frappé l'enfant; celle-ci fut naturellement fort émue, fort épouvantée même. Elle avait ses époques qui furent, paraît-il, immédiatement supprimées. Elles n'ont pas reparu depuis. Quelques jours après cette scène, deux ou trois jours au plus, elle s'est aperçue, qu'elle était vibrante, tremblante et qu'elle avait des battements de cœur. A propos de ce mot *vibrante* que je viens d'employer, je ferai remarquer que le tremblement dans la maladie de Basedow est souvent généralisé, qu'il occupe non seulement les mains, mais le corps tout entier, de telle sorte que le malade étant debout est le siège d'une vibration que l'on perçoit fort bien lorsqu'on applique une main sur sa tête. Au bout de quelques semaines, on lui a fait remarquer que son cou était gonflé, et que ses yeux lui sortaient de l'orbite. La maladie était constituée.

Jusque-là, tout est parfaitement classique, c'est très simple. S'il n'y avait que cela, je ne vous parlerais pas de la malade, mais il y a eu une autre chose. Quelques jours seulement après l'accès délirant de son père, elle a été prise tout à coup d'une diarrhée qui l'obligeait d'aller à la garde-robe un grand nombre de fois nuit et jour. Les selles étaient liquides, et par leur répétition fréquente, au bout de quelque temps, la malade s'en trouva très affaiblie; mais, chose remarquable, elle n'avait pas perdu l'appétit; elle continuait à manger et même quelquefois avec une sorte de voracité. Remarquez cette conservation de l'appétit et même cet appétit exagéré : ce sont des faits qu'on trouve signalés dans la plupart des cas du même genre. Au bout de 17 jours, la diarrhée qui avait résisté à l'emploi des moyens habituellement efficaces, cessa tout à coup spontanément, brusquement. La malade affirme qu'elle n'était point accompagnée de coliques, de douleurs; je vous ai prévenu que c'était là encore un des caractères de l'affection.

Ainsi, tout à coup, et dès le lendemain, la diarrhée ayant cessé, les choses reprennent leur cours ordinaire, les garde-robes redeviennent normales. Mais, au bout d'une quinzaine de jours, nouvel accès diarrhéique présentant exactement les mêmes caractères ; mais cette fois — également après avoir résisté à l'emploi du laudanum, du sous-nitrate de bismuth, etc., etc. — elle cessa tout à coup, au bout de huit jours. A partir de cette époque, notre jeune malade a continué à avoir ses crises diarrhéiques environ tous les 8 ou 10 jours et chaque fois, elles ont duré environ une huitaine de jours ; c'est depuis 25 jours seulement, c'est-à-dire depuis l'époque où l'amélioration s'est fait sentir d'une façon marquée dans l'ensemble des symptômes, que les accès diarrhéiques ont cessé de paraître.

Dans le cas actuel, la diarrhée spéciale a tenu une grande place dans l'histoire de la maladie, puisqu'elle n'a pas cessé de se montrer par intervalles depuis le commencement jusqu'à la fin. Cela est exceptionnel certainement et ces cas-là sont sans doute rares ; mais il importe que vous sachiez que, à un degré modéré, les crises diarrhéiques sont véritablement assez fréquentes, dans la maladie de Basedow. C'est ainsi que sur 15 cas, M. Marie les a vues exister dans 12 cas. Mais, je le répète, habituellement les crises sont relativement peu intenses ; il est vrai que toujours, elles se montrent avec ces caractères très spéciaux que nous nous sommes attachés à faire ressortir, dans notre cas, qui à cet égard peut être considéré comme un type et représente vraiment un cas d'étude.

Je crois que ces caractères des diarrhéiques sont assez spéciaux pour que, en l'absence même des signes cardinaux vulgaires, tels que l'exophthalmie et le goitre, la véritable nature de la maladie puisse être reconnue. Il pourrait arriver, par exemple, que la diarrhée paroxystique appelât la première l'attention du médecin qui, ensuite, procéderait à la recherche de la tachycardie et du tremblement et ainsi pourrait être conduit à établir le diagnostic de la maladie de Basedow en l'absence du goître et de l'exophthalmie. Je n'ai pas encore rencontré de cas de ce genre, mais ils ne manqueront pas certainement de se présenter quelque jour dans la clinique.

Je vous rappellerai, à ce propos, que plusieurs fois les crises gastriques et tabétiques, prises peut-être pendant longtemps pour des accès de gastralgie vulgaire, ont conduit le praticien éclairé à relever, chez le sujet en cause, l'existence des douleurs fulgurantes, de l'absence des réflexes, du signe d'Argyll Robertson et autres symptômes qui jusque-là avaient passé inaperçus.

Je ne veux pas en finir avec cette petite malade sans relever que, chez elle, les antécédents héréditaires méritent d'être mis en relief. La maladie de Basedow est un membre de la grande famille neuropathologique, c'est-à-dire que l'hérédité y joue un rôle important; quelquefois, il s'agit de l'hérédité homologue et la maladie de Basedow est quelquefois la maladie d'une génération (maladie de famille) mais le plus souvent, c'est l'hérédité de transformation qui est en jeu. Il en est ainsi chez notre malade : je vous ai déjà dit que son père est alcoolique. Elle a une tante dont les membres sont déformés par le rhumatisme articulaire chronique (alliance de la famille arthritique et de la famille neuropathologique). Le rhumatisme articulaire aigu se voit, soit dit en passant, assez fréquemment combiné, chez un même sujet, avec la maladie de Basedow. Je reviens à notre malade : elle a plusieurs cousins germains qui sont morts de convulsions ; sur onze frères qu'elle a eus, quatre sont morts également de convulsions ; une de ses sœurs a des crises hystériques. Vous voyez que son arbre généalogique, son *Pedigree* comme disent les Anglais, est assez significatif.

Puisque j'en suis à vous parler de la maladie de Basedow fruste et de l'hérédité dans cette maladie, je ne puis résister au désir de vous signaler, en quelques mots, le cas suivant que j'ai observé récemment. Vous y verrez un beau cas d'hérédité de transformation et un nouvel exemple du développement de la maladie par émotion :

Madame X., habitant l'Egypte, quelques jours après le bombardement d'Alexandrie où elle résidait alors, a été prise de tremblement et de tachycardie. La terreur, une grande émotion sont souvent la cause occasionnelle du développement de la maladie de Basedow. Ni goître, ni exophthalmie. La maladie a continué telle qu'elle jusqu'ici sans se compléter. Le diagnostic était resté hésitant parmi quelques-uns des médecins d'Alexandrie, mais notre connaissance des formes frustes de la maladie de Basedow ne nous permettait pas d'hésiter dans le diagnostic. Voici maintenant les faits relatifs à l'hérédité : la mère de Madame X. a eu des idées fixes, elle a des scrupules, etc., etc. (maladie du doute); son frère auquel j'ai donné des soins, est atteint d'ataxie locomotrice ; voilà une observation qui n'a pas besoin de commentaires.

4ᵉ et 5ᵉ Malades (jeunes gens.)

Nᵒˢ 1 et 2.

M. Charcot (montrant le malade nᵒ 1): Voilà un malade que vous connaissez déjà. Je vous l'ai présenté il y a 15 jours ou 3 semaines; c'est un exemple de maladie de Friedreich. Celui-ci (nᵒ 2) est âgé d'une vingtaine d'années ; nous allons rechercher ce qu'il a. Je vais les faire marcher tous les deux simultanément. (Aux malades) : Levez-vous.

(Les malades se lèvent et marchent.) C'est à peu près vous le reconnaissez, chez l'un et chez l'autre, la même démarche titubante. Tous les deux vacillent en progressant, dépassant tantôt sur la droite, tantôt sur la gauche, la ligne de marche. L'oscillation est, par moments, telle chez l'un et chez l'autre qu'ils sont, pour ainsi dire, à chaque instant, menacés de tomber à terre. Malgré ces analogies étroites, il y a cependant, entre les deux sujets en marche, une différence capitale que vous remarquerez si vous y prêtez attention, c'est que le nᵒ 1, celui qui est atteint de la maladie de Friedreich, marche avec les jambes raides, fléchissant à peine les genoux, à la manière des ataxiques, tandis que l'autre, le nᵒ 2, les fléchit très notablement, au contraire, en même temps que ses pieds frottent sur le sol dont ils se détachent avec peine, rappelant ainsi ce qu'on observe dans la paraplégie spasmodique. On pourrait dire que chez le premier, la démarche est cérébello-ataxique, tandis que chez le second, elle est cérébello-spasmodique.

Je dirai tout à l'heure ce qui se cache derrière ces différences dans la marche. Pour le moment, je tiens à faire ressortir qu'entre nos deux malades présents, il existe des traits de ressemblance assez frappants pour que le diagnostic soit chose assez délicate.

Vous savez que la maladie de Friedreich se développe dans l'enfance. Notre malade Nᵒ 1 avait 14 ans lorsque se sont accusés les premiers symptômes. Il a maintenant 17 ans. L'autre, le malade Nᵒ 2, est âgé de 20 ans, et chez lui, les accidents ont débuté il y a plus de trois ans. Sous ce rapport, vous le voyez, il y a encore un point de contact, puisque dans les deux cas, la maladie s'est développée dans la période juvénile. C'est donc ailleurs que dans l'âge où se sont produites les premières manifestations qu'il faut chercher les éléments d'un contraste.

Déjà j'ai relevé quelques caractères différentiels dans la marche, d'autres vont s'accuser si nous y regardons d'un peu près. Ainsi, chez le premier, celui qui est atteint de la maladie de Friedreich, les réflexes rotuliens font absolument défaut, tandis que, chez l'autre, le Nᵒ 2, ils sont au contraire très manifestement exaltés, ainsi que vous pouvez le reconnaître, en même temps que la trépidation produite par le relèvement de la pointe du pied (phénomène du pied) est, elle aussi, très manifeste. Voilà un premier caractère différentiel, qui rapproche le 1ᵉʳ cas du tabès, et qui rattache au contraire le 2ᵉ cas, au groupe des paraplégies spasmodiques.

Cela peut conduire déjà à supposer que ce dernier malade appartient à la *sclé-*

rose en plaques, affection cérébro-spinale qui, cliniquement, ressemble beaucoup, quelquefois, ainsi que je vous l'ai fait remarquer dans une précédente leçon, à la maladie de Friedreich. Vous allez voir que tout ce qui va suivre viendra confirmer cette opinion. Je vous préviens seulement à l'avance que ce n'est pas de la forme typique de la sclérose multiloculaire qu'il s'agit, dans ce dernier cas, mais bien d'une forme fruste, circonstance qui rendra l'appréciation plus difficile.

Donc, vous ne devez pas vous attendre à rencontrer, chez le sujet N° 2, la réunion de tous les symptômes classiques qui rendent si facile le diagnostic dans la forme vulgaire. Il en est un en particulier qui manque absolument aujourd'hui, après avoir existé autrefois d'une façon très manifeste : c'est le tremblement intentionnel des membres supérieurs. Vous savez en quoi consiste ce genre de tremblement. Il n'existe pas quand le membre est au repos ; il s'accuse seulement aussitôt qu'on prend, par exemple, un verre et qu'on veut le porter à la bouche. L'étendue des oscillations devient de plus en plus grande à mesure qu'on s'approche du but, et le résultat final, dans les cas accentués, est que l'eau du verre est projetée au loin au moment même où celui-ci allait toucher les lèvres, véritable supplice de Tantale. Notre malade, je le répète, a présenté ce symptôme-là, à un moment donné, mais aujourd'hui, il a disparu sans laisser de traces. Mais l'existence passée de ce symptôme, n'en doit pas moins compter, vous le comprenez bien, pour le diagnostic.

Il ne faut pas oublier, car c'est là un de ses caractères, que dans la sclérose en plaques, il y a des hauts et des bas, des fluctuations ; quoi qu'il s'agisse là d'une maladie organique au premier chef, c'est cependant fort souvent au moins, une maladie changeante et mobile. Il n'est pas rare que dans l'histoire d'un cas de sclérose en plaques un peu ancien, on voie figurer parmi les premiers symptômes l'existence d'une paraplégie qui a disparu et reparu successivement à trois ou quatre reprises. Ces fluctuations n'existent pas dans la maladie de Friedreich, qui est une maladie éminemment et fatalement progressive, et c'est un fait que le clinicien ne manquera pas d'utiliser.

Vous vous rappelez que, pour ce qui est des symptômes bulbaires, il y a un rapprochement clinique à faire entre la sclérose en plaques et la maladie de Friedreich. Dans celle-ci comme dans celle-là, on rencontre assez habituellement l'embarras de la parole et le nystagmus. Or, chez notre malade (N° 2) qui représente la sclérose en plaques frustre, l'embarras de la parole, comme je vous le fais reconnaître est moins prononcé qu'il ne l'est chez le sujet atteint de la maladie de Friedreich. D'un autre côté, le nystagmus est à peu près le même chez les deux sujets. Ce n'est donc pas du côté des symptômes bulbaires qu'il faut aller chercher les traits différentiels, mais plutôt du côté des symptômes spinaux ; relevons donc encore une fois chez le sujet N° 1 l'absence des réflexes et la démarche rappelant celle des ataxiques tabétiques et chez le sujet N° 2 l'exaltation des réflexes tendineux et la démarche spasmodique.

En somme, vous comprenez d'après tout ce qui précède, qu'entre la sclérose en plaques frustre et la maladie de Friedreich, le diagnostic pourra présenter, parfois, des difficultés presque insurmontables. C'est probablement une des raisons qui font que la description de la maladie de Freidreich n'est pas toujours exactement la même chez tous les auteurs qui en ont traité. Il me semble bien, d'après l'étude que j'ai faite des observations dans quelques-uns de ces travaux, que la séparation entre les cas qui appartiennent à l'ataxie infantile et les cas de sclérose en plaques développée dans un âge peu avancé, n'a pas été toujours suffisamment sévère, et qu'il y eût tout avantage à éliminer les cas douteux provisoirement. La description y eût gagné en clarté et en précision.

Difficile à séparer de la maladie de Friedreich, comme vous le voyez, la sclérose en plaques fruste se détache assez facilement de toutes les affections que peuvent donner lieu à une paralysie spasmodique. Dans celles-ci, en effet, la démarche est spasmodique, mais elle n'est pas titubante, tandis que dans la sclérose en plaques la démarche présente un double caractère. Ajoutons que la présence de symptômes bulbaires tels que nystagmus et embarras de la parole permet dans ces conditions de décider la situation et d'affirmer le diagnostic sclérose en plaques.

Mais je m'aperçois que dans la comparaison entre la maladie de Friedreich et la sclérose en plaques fruste sous la forme qu'elle revêt chez notre malade N° 2, j'ai oublié un point important. Je veux parler du signe de Romberg. Je vous ferai remarquer immédiatement que le malade N° 1 (*maladie de Friedreich*) oscille et est menacé de choir, lorsque ses yeux sont fermés ainsi que cela est la règle en pareil cas, tandis que chez le malade N° 2, sclérose en plaques à forme de paraplégie spasmodique, la station debout n'est nullement affectée par l'occlusion des yeux. L'absence de troubles de la vessie et du rectum, de troubles marqués de la sensibilité appartient également à la maladie de Friedreich et à la sclérose en plaques; mais elle pourrait différencier celle-ci des paralysies spasmodiques symptomatiques d'une lésion spinale transverse où, au contraire les anesthésies, paresthésies, troubles de la miction, etc., sont choses habituelles.

Je n'ai pas le temps d'entrer aujourd'hui dans de plus longs développements concernant la question de diagnostic que j'ai soulevée. J'y reviendrai certainement un jour prochain. Aujourd'hui il me suffira de vous avoir fait pressentir les difficultés que vous pourriez rencontrer en présence d'un cas de maladie de Friedrich ou au contraire d'un cas de sclérose en plaques fruste, de forme spasmodique, développée dans l'enfance. Il serait cependant fort important de s'exercer à faire la séparation de ces deux ordres de cas, car si la maladie de Friedreich progresse inévitablement vers la terminaison fatale, la sclérose en plaques, au contraire, reconnaît les temps d'arrêt, les atermoiements et quelquefois même, trop rarement sans doute, des amendements définitifs qui équivalent presque à la guérison.

6ᵉ MALADE (Un enfant de 3 ans et demi porté par sa mère.)

M. CHARCOT : Qu'est-ce qu'il a, cet enfant ?
La mère : Une paralysie de la jambe gauche.
M. CHARCOT : Quand est-ce arrivé ?

La mère : Il y a 7 mois.

M. Charcot : Où l'avez-vous placé tout d'abord ?

La mère : A l'Enfant Jésus.

M. Charcot : Comment est-ce survenu ?

La mère : A la suite d'une fièvre qui a duré deux jours, quand j'ai voulu le lever je me suis aperçue qu'il ne pouvait plus remuer la jambe ; au bout de trois ou quatre mois, il s'est montré incapable de se tenir debout.

M. Charcot : A-t-il paru souffrir quand il avait la fièvre ?

La mère : Beaucoup.

M. Charcot : De quoi ?

La mère : De la fièvre.

M. Charcot : Je crois que nous n'en apprendrons pas plus long. Vous avez probablement, messieurs, reconnu au peu qui vient d'être dit, la nature du cas en question. Il s'agit d'un exemple de paralysie infantile spinale atrophique. Début brusque, 2 ou 3 jours de fièvre, 4 quelquefois, et, dès le premier jour, le mal était fait, c'est-à-dire que l'enfant était paralysé. Cette paralysie dont vous reconnaissez les reliquats, a été certainement plus prononcée qu'elle ne l'est aujourd'hui. Elle a persisté cependant depuis cette époque à un certain degré.

Le membre du petit malade, vous le voyez, est plus maigre que l'autre, le genou se fléchit un peu volontairement, mais le pied reste inerte et tombant ; le membre paralysé est flasque, froid, violacé, de temps en temps couvert d'une sueur froide. Le réflexe rotulien est absent ; pas de trouble de la sensibilité, pas de paralysie de la vessie ou du rectum. Très certainement, l'exploration électrique décèlerait ici dans un bon nombre de muscles l'existence de la réaction de dégénération parvenue au dernier terme chez plusieurs d'entre eux.

Je n'insisterai pas plus longuement ; il s'agit là en somme d'un cas fort vulgaire, j'aurai d'ailleurs l'occasion de revenir bientôt sur cette forme de paralysie, à propos d'un cas où, chose rare dans l'espèce, elle s'est développée à l'âge de 17 ans.

Voilà 7 mois que l'enfant a été frappé de sa paralysie. Depuis quelque, temps il commence à pouvoir marcher un peu mieux, en se tenant aux meubles. Y a-t-il après 7 mois, encore quelque chose à espérer ? Je le crois, il ne faut pas désespérer, même à cette époque. L'électrisation méthodique pourra, sans doute, rendre encore quelques services. C'est un point sur lequel je me réserve d'appeler votre attention à la première occasion qui se présentera.

7ᵉ MALADE (femme).

Le dernier cas qui doive nous occuper est celui d'une femme d'une trentaine d'années, atteinte de paralysie faciale périphérique (maladie de Charles Bell). L'intérèt du cas est que cette femme prétend que sa mère a présenté exactement la même maladie dont elle a guéri au bout de quelques mois. Si cela est, vraiment, il s'agirait d'un cas d'hérédité homologue de la paralysie faciale périphérique et ce cas vient à l'appui de la thèse récemment soutenue par M. Neumann. Chez notre malade, la paralysie date de 4 mois et elle ne s'est pas notablement amendée; peut-être s'agit-il ici de la forme grave.

SEIZIÈME LEÇON

OBJET :

1º Paralysie spasmodique amyotrophique de cause articulaire.

2º et 3º Hémiplégie hystérique chez l'homme et hémiplégie organique (2 malades).

4º Paralysie hystéro-traumatique de la main et du poignet gauche chez l'homme.

5º Mutisme, aphasie motrice, bégaiement hystérique chez l'homme·

6º Anorexie hystérique.

1ᵉʳ Malade (Homme.)

(Un malade est introduit dans la salle du cours).

M. Charcot : Voici un malade qui est venu nous consulter mardi dernier et que nous n'avons pas eu le temps, ce jour là, d'examiner suffisamment. Nous allons l'étudier ensemble aujourd'hui. Ce malade ne m'est pas absolument inconnu. J'ai causé avec lui un instant hier et avant-hier. L'affection dont il est atteint présente un certain intérêt, non pas que le cas représente un type très accentué; mais certainement les caractères en sont suffisamment déterminés pour qu'il soit possible d'en affirmer la nature. Voilà en deux mots de quoi il s'agit :

Cet homme, âgé de 45 ans, exerçant la profession de mégissier, a été atteint, il y a 4 ou 5 mois, de rhumatisme articulaire, sous forme subaiguë; douleurs peu intenses occupant les articulations des cous-de-pieds, des genoux, des épaules. Dans le commencement elles ont été assez bénignes pour qu'il ait pu continuer à demeurer chez lui et, tant bien que mal, à faire son travail. Mais un mois après, il a dû se résoudre à entrer à l'hôpital où il est resté couché un mois; les douleurs étaient plus vives, plus continues, les articulations tuméfiées; il y a eu de la fièvre. Après cela s'est produit un temps d'arrêt, puis une rechute et une fois de plus il a fallu entrer à l'hôpital et y séjourner un mois encore. C'est en octobre, novembre et décembre que cela s'est passé. Le voilà convalescent : il s'agit pour lui de se lever :

tout va bien en ce qui concerne les jointures ; elles ne sont plus tuméfiées, plus ou point douloureuses, même les genoux qui ont été le siège principal du mal. Cependant impossibilité de marcher longtemps, de reprendre le travail, parce que les membres inférieurs et les membres supérieurs eux-mêmes sont très faibles, surtout le membre supérieur droit. Il y a véritablement un certain degré de paralysie qui, pour les membres inférieurs surtout, se manifeste, lorsqu'il s'agit de descendre un escalier. Pourquoi cette faiblesse énorme, cette impuissance motrice ? évidemment, cela ne s'explique pas par les douleurs articulaires qui sont nulles ou peu s'en faut. Cela s'explique-t-il par le long séjour au lit ? Nullement, le malade se lève depuis plusieurs semaines déjà. Cela dépend-il de l'état général ? Nullement, celui-ci est satisfaisant. Une des causes de cette impuissance se manifeste aussitôt que vous examinez à nu les membres qui en sont affectés. Cet examen, j'y insiste, nous donne la révélation de faits assez vulgaires dans la clinique usuelle, mais dont la connaissance n'est peut-être pas encore aussi répandue qu'elle le mérite. Pourquoi notre homme ne marche-t-il qu'avec peine ? Pourquoi lui est-il presqu'impossible de descendre un escalier ? Pourquoi, à une certaine époque, quand il montait dans son lit, était-il obligé de prendre sa jambe gauche et de la soulever avec les mains, comme si, de ce côté, c'était surtout l'extenseur du genou qui fût en cause ?

Je vais essayer de vous montrer, Messieurs, qu'il s'agit ici d'une affection particulière des centres nerveux, consécutive aux affections articulaires rhumatismales, laquelle se traduit cliniquement par deux éléments : 1° un élément amyotrophique, manifeste surtout dans les extenseurs des articulations principalement lésées, 2° un élément parético-spasmodique. En d'autres termes, à la suite des arthropathies rhumatismales, il s'est produit, à titre de conséquence logique, si je puis ainsi dire, et nullement par le fait d'une complication fortuite, une parésie à la fois spasmodique et amyotrophique. Voilà une combinaison qui, au premier abord, pourra paraître singulière : il semble qu'il y ait une sorte d'opposition, de contradiction entre l'amyotrophie et le spasme ; et cependant nous connaissons des faits parfaitement nets de cette combinaison ; il me suffira de citer, à titre d'exemple, ce qui se passe dans la sclérose amyotrophique où les deux éléments se trouvent intimement combinés. Vous allez voir que la même chose se voit, bien qu'à un degré moins accentué dans notre cas. (M. Charcot invite le malade à ôter son pantalon).

Vous allez reconnaître, maintenant que les membres inférieurs sont à nu, l'amyotrophie qui porte surtout sur le membre inférieur, et que dans ce membre, le triceps est affecté d'une façon prédominante. Au membre supérieur droit, où le coude a particulièrement souffert, l'atrophie et la parésie portent également sur l'extenseur, c'est-à-dire sur le triceps.

Pareille atrophie existe, remarquez-le bien, à peu près nécessairement chez la plupart des malades atteints de rhumatisme articulaire aigu ou chronique, dans la goutte, à la suite des arthropathies, suites de traumatismes, etc. Mais cela passe inaperçu fort souvent et cela n'appelle guère l'attention que si le cas est très prononcé. Or il semble que pour que l'affection spinale d'où dérive la parésie amyotrophique prenne un grand développement, il faut, de la part du malade, une sorte de prédisposition.

C'est un fait vraiment remarquable que, dans ces circonstances, l'atrophie musculaire se manifeste surtout, ainsi que je le relevais tout à l'heure, je ne dis pas exclusivement, sur les extenseurs des articulations affectées.

Quand il s'agit du genou, c'est le triceps fémoral ; quand il s'agit de l'épaule, c'est le deltoïde ; quand il s'agit du coude, c'est le triceps brachial, et ainsi de suite. Telle est la loi. Mais n'oubliez pas, toutefois qu'il est presque de règle que le membre tout entier, auquel appartient l'articulation malade soit amaigri à un certain degré, ainsi que vous l'avez remarqué. L'atrophie est, chez notre malade, très prononcée, surtout du côté gauche, moins du côté droit. Cette atrophie, tout naturellement, rend compte, pour une part, de la faiblesse motrice. Lorsque, le genou étant étendu, on cherche à le fléchir, le malade ne résiste pas, et vous savez qu'un homme vigoureux comme l'est celui-ci, résiste généralement de telle façon qu'il est impossible au plus énergique de produire le moindre degré de flexion. La faible résistance est moins accusée à droite, mais elle existe cependant aussi jusqu'à un certain point. J'ajouterai que sur les parties du membre où l'atrophie des muscles ne paraît pas évidente, il existe cependant de la faiblesse. Il s'agit donc bien là d'une parésie dont un des caractères est de s'accompagner d'amyotrophie ; évidemment l'amyotrophie n'explique pas tout ; mais je dois vous montrer maintenant que la paralysie en question est bien, comme je l'ai avancé, une paralysie de caractère spasmodique. Il me suffira, pour l'établir, de vous faire voir que le réflexe rotulien est manifestement exagéré, surtout du côté gauche où il s'accompagne d'un certain degré de trépidation par redressement de la pointe du pied ; ainsi se trouve justifié le rapprochement que je faisais tout à l'heure entre l'affection spinale de cause articulaire dont notre malade offre un exemple, et celle qui caractérise l'affection désignée sous le nom de sclérose latérale amyotrophique, exagération des réflexes tendineux et souvent aussi rigidité spasmodique des membres affectés.

Au membre supérieur droit où l'amyotrophie porte principalement sur l'extenseur du coude et où il y a faiblesse motrice du membre tout entier, le réflexe produit par la percussion du tendon du triceps au coude et par celle des tendons fléchisseurs du poignet sont également exagérés. Nous voilà donc en face d'une affection spinale, consécutive à l'affection articulaire, et qu'il nous faudra traiter, maintenant que la maladie articulaire qui en a été le point de départ a disparu.

Ce sont nos collègues de la chirurgie qui ont fait connaître les premiers cette espèce de paralysie amyotrophique et, de fait, c'est principalement dans les cas d'arthrite traumatique que se rencontrent, en ce qui la concerne, les meilleures conditions d'études. C'est à M. le Professeur Lefort qu'on doit les premiers travaux importants relatifs à ce sujet, et la thèse de son élève, M. Valtat (1877), est riche en documents de première valeur, tant dans l'ordre clinique que dans l'ordre expérimental. Les très importantes expériences de M. Valtat ont été faites dans le laboratoire et sous l'inspiration de M. Vulpian. Je ne saurais trop vous engager à prendre connaissance de cet important document. Peut-être après cela prendrez-vous encore quelque intérêt à la lecture des leçons que j'ai faites relativement à cette même question dans le 3e volume des maladies du système nerveux. En outre de l'exposé d'un cas intéressant de paralysie amyotrophique de longue durée consécutive à un léger traumatisme du genou, vous trouverez là l'histoire d'un sujet atteint de rhumatisme articulaire chronique, chez lequel l'amyotrophie et les symptômes de paralysie spasmodique et amyotrophique étaient si prononcés, si prédominants, qu'on s'était demandé si la maladie spinale n'était pas la maladie principale, les arthropathies n'étant qu'un fait secondaire, hypothèse que l'étude attentive de l'évolution de la maladie est venue, du reste, contredire absolument.

J'en reviens à ce que je disais tout à l'heure. C'est surtout l'arthrite traumatique qu'il convient de considérer lorsqu'on veut bien étudier l'évolution de la paralysie amyotrophique secondaire et chercher à reconnaître le mécanisme physiologique de son développement. L'an passé, je vous avais présenté un sergent de ville qui était tombé sur le genou gauche en cherchant à arrêter un voleur ; une arthrite, légère d'ailleurs, et qui n'a pas retenu le malade au lit plus de 8 jours, avait été la conséquence du traumatisme ; 15 jours après l'accident, il ne restait plus trace de douleur ni de gonflement ; cependant le membre correspondant était devenu d'une faiblesse extrême, rendant la marche très difficile. Déjà à cette époque, l'atrophie du muscle triceps était très évidente ; quelques semaines après, elle devait s'y exagérer encore et affecter aussi à un degré infiniment moins prononcé sans doute, mais très facile à apprécier, tous les muscles de la cuisse, de la jambe et même de la région fessière. Le réflexe rotulien était exagéré de ce côté et il y avait trépidation épileptique du pied (phénomène du pied). Voilà donc notre homme, en conséquence de l'affection articulaire provoquée par le traumatisme, atteint d'une paralysie spasmodique amyotrophique du membre inférieur gauche, laquelle a survécu pendant plusieurs mois à l'arthrite, cependant légère, cause de tout le mal.

Il est clair que la théorie qui pourra s'appliquer à ces cas d'ordre traumatique où l'interprétation peut se faire dans des conditions relativement simples, pourra s'appliquer également *mutatis mutandis,* aux cas plus complexes, plus difficiles à débrouiller qui se présentent dans la clinique médicale (Rhumatisme articulaire, goutte, arthrite blennorrhagique, etc., etc.)

Plusieurs théories sont en présence avec la prétention d'expliquer pourquoi et comment l'amyotrophie qui, seule, paraît avoir frappé l'esprit des observateurs, se développe. En conséquence de l'affection de la jointure à titre de phénomène deutéropathique, on devra, dans une théorie définitive, tenir compte de la paralysie motrice antérieure, de l'amyotrophie et de l'exagération des réflexes tendineux qui se voit dans la majeure partie des cas et sur laquelle j'ai appelé l'attention.

Quelques-uns invoquent encore aujourd'hui l'influence, de tout temps un peu exagérée, du repos prolongé ; mais où trouvez-vous le repos prolongé dans des cas où, au bout de 4 jours, la parésie du muscle extenseur du genou étant déjà parfaitement établie, l'atrophie ne tarde pas plus de 10 à 12 jours à devenir évidente. Oui, au bout de 4 ou 5 jours, dans quelques observations de M. Valtat, le malade est impuissant, malgré tous ses efforts, à dessiner une contraction du muscle triceps sur la cuisse qui correspond au genou affecté, et 10 ou 12 jours après, je le répète, l'atrophie de ce même muscle qui s'accentuera encore par la suite, est déjà très prononcée. Dans les conditions expérimentales, chez les animaux, après l'injection de liquides excitants dans les jointures, M. Valtat a trouvé que déjà 6 jours après l'opération, le muscle extenseur correspondant à l'articulation lésée a perdu 1/5 de son poids et 44 % au bout de 15 jours. Ici l'expérimentation et la clinique, on peut le dire, marchent parallèlement et se donnent la main ; certes, il ne saurait être question ici d'atrophie par inertie fonctionnelle longtemps prolongée.

Une autre théorie prétend que l'atrophie musculaire résulte purement et simplement de la propagation au muscle, de proche en proche, du processus inflammatoire dont la jointure affectée est le siège primitif. Évidemment, cette vue n'est pas plus soutenable que la précédente et pour ne pas la discuter dans la règle, nous nous bornerons à relever : 1° que l'affection musculaire qui se produit en conséquence de l'affection articulaire ne présente pas les caractères d'une myosite; 2° que le muscle en voie d'atrophie est pris d'emblée dans toutes ses parties ; aussi bien dans les parties qui confinent à la jointure, que dans celles qui en sont le plus éloi-

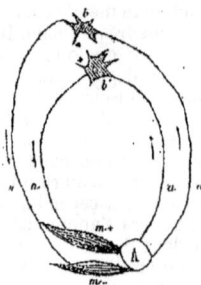

Fig. 26. — , *b* Cellules des cornes antérieures. — *b*, Cellule épuisée. — *b'* +, Cellule irritée. — *a a'*, Nerfs articulaires. — *n n'*, Nerfs musculaires. — A, Articulation. — *m, m'*, Muscles. — *m* +, Muscle excité. — *m'* —, Muscle amyotrophié.

gnées ; 3° qu'enfin la théorie de la propagation inflammatoire n'explique pas ce fait habituel, que presque toujours l'amyotrophie ne reste pas limitée à l'extenseur, mais s'étend au membre tout entier. La théorie à laquelle je m'arrête est celle qu'a imaginée Vulpian ; je proposerai seulement de lui faire subir quelques modifications rendues nécessaires par la connaissance de faits ignorés à l'époque où elle a été émise. Il s'agit d'admettre que les nerfs articulaires irrités transmettent suivant le mécanisme des actes réflexes l'irritation dont ils sont le siège par la voie des nerfs centripètes jusqu'à la substance grise spinale, où elle affecte les cellules nerveuses des cornes antérieures. Ces cellules deviennent en conséquence le siège d'un travail irritatif qui, dans une première période, produira l'excitabilité réflexe exagérée du système neuro-musculaire, tandis que dans une période ultérieure qui correspond à une phase d'épuisement de l'organite « cellule ganglionnaire » ce sont la parésie et l'amyotrophie qui s'accusent surtout. On peut comprendre d'ailleurs que dans certains cas, l'épuisement ou peut-être l'inhibition prédominent d'emblée et dans ces cas, ce sont les prénomènes parétiques et amyotrophiques qui, dès l'origine, tiendront la première place ; on peut comprendre également que simultanément dans certaines cellules nerveuses, l'excitation sera particulièrement accentuée, tandis que dans d'autres, l'épuisement se sera produit de très bonne heure ; et ainsi on expliquera qu'à un moment donné, les phénomènes amyotrophiques et parético-spasmodiques pourront co exister sur un même membre, ainsi que cela a lieu d'ailleurs, en conséquence d'un mécanisme analogue, dans la sclérose latérale amyotrophique.

Quoi qu'il en soit de la théorie proposée, le retentissement imaginé par Vulpian sur les centres nerveux, de l'affection articulaire ne paraît pas douteux et a été admis d'ailleurs à peu près généralement par les médecins qui se sont occupés de la question. Il était naturel, après cela, de rechercher si l'affection spinale supposée se traduit microscopiquement par des lésions organiques appréciables ou si, au contraire les lésions sont d'ordre purement fonctionnel ou dynamique, comme on dit encore.

Les premières études de ce genre qui, si je ne me trompe, appartiennent à M. Debove ont donné nécroscopiquement des résultats négatifs : Il s'agissait je crois d'un cas de rhumatisme articulaire chonique où l'amyotrophie était très prononcée ; M. Debove, dont la compétence dans ce genre de recherches est bien connue, n'a trouvé, en examinant les diverses parties de la moelle, aucune altération appréciable ; les cellules nerveuses des cornes antérieures, ainsi que les nerfs périphériques, avaient toutes les apparences de l'état normal.

Tout récemment, les choses ont changé de face et aujourd'hui, nous possédons dans la science au moins un fait où la nécroscopie a fait reconnaître, dans ces mêmes conditions de paralysie amyotrophique articulaire, l'existence de lésions matérielles parfaitement distinctes et consistant particulièrement dans l'atrophie d'un grand nombre de grandes cellules nerveuses des cornes antérieures.

Mais avant d'en dire plus long sur ce cas intéressant, je dois vous faire remarquer que le plus souvent l'amyotrophie de cause articulaire est, au point de vue de l'électro-diagnostic, une atrophie simple, c'est-à-dire que l'exploration électrique n'y fait pas reconnaître la réaction de dégénération. L'examen microscopique des muscles fournit, d'ailleurs, des données conformes à ce résultat en faisant reconnaître l'existence d'une simple émaciation des faisceaux musculaires. Voilà certainement le cas le plus commun ; mais il n'est pas absolument général, quelques auteurs, en effet, ont reconnu, en pareille occurrence, sur certains points des muscles atrophiés, une réaction de dégénérescence plus ou moins accentuée. Il est donc vraisemblable qu'il existe deux formes ou plutôt deux degrés de l'amyotrophie articulaire : l'une dans laquelle il n'y a pas de réaction de dégénération ; l'autre dans laquelle cette dégénération existe. Ceci pouvait conduire à penser que, en ce qui concerne l'affection spinale de cause articulaire d'où dérive l'amyotrophie, il y a également deux formes ou mieux deux degrés : l'une dans laquelle l'affection spinale est purement dynamique ; l'autre dans laquelle elle se traduit par des lésions organiques appréciables. C'est dans ce sens que dépose l'observation à laquelle je faisais allusion tout à l'heure. Elle appartient à un interne distingué des hôpitaux, M. Klippel, expert dans les études de nécroscopie délicate. Elle a été présentée à la Société anatomique et vous en trouverez les détails dans les bulletins de cette Société (Novembre 1887, 23e fascicule, p. 720. Janvier 1888, 2e fascicule, p. 37). Ce fait est relatif à une arthrite du genou datant d'un an et survenue chez une malade atteinte de tuberculisation pulmonaire. Il importe de remarquer que dans ce cas où les lésions des cellules motrices spinales étaient si prononcées, les muscles extenseurs de la jointure présentaient sur certains points des altérations analogues à celles qui se produisent à la suite de la section expérimentale des nerfs. J'ajouterai que pendant la vie, on avait noté que sur ces points, la faradisation ne produisait pas de réaction.

Il devient, d'après tout cela, absolument vraisemblable que l'affection spinale de cause articulaire reconnaît, comme je l'insinuais tout à l'heure, deux formes ou mieux deux degrés. Dans le 1er degré, la lésion spinale est dynamique et l'amyotrophie consécutive est marquée par une atrophie simple; dans l'autre, la lésion musculaire est dégénérative et l'affection spinale se traduit en particulier par une atrophie des cellules nerveuses des cornes antérieures.

N'oubliez pas, messieurs, cette complication spinale des affections articulaires; vous la retrouverez à chaque pas dans la clinique usuelle. Je tiens à le répéter, sans compter l'arthrite traumatique, elle fait presque partie intégrante de l'histoire du rhumatisme articulaire subaigu ou chronique, de l'arthrite blennorrhagique, de l'arthrite sèche, de la goutte, enfin, où elle explique le fait depuis si longtemps remarqué « des jambes cotonneuses » comme disent les goutteux, qui survit aux accès. Déjà je vous ai parlé des cas dans lesquels la paralysie spasmodique de cause articulaire se présente avec des caractères tellement accusés qu'on pourrait être conduit à y voir l'affection protopathique, tandis qu'en réalité, il s'agit seulement d'une complication, à la vérité plus intense et plus persistante que la maladie initiale. Vous voyez, par ces exemples, que je vous ai conduits sur un champ d'études très vaste, et où vous trouverez à recueillir, si vous vous y engagez plus avant que nous ne le pouvons faire aujourd'hui, une ample moisson de faits intéressants.

Un mot relativement au *pronostic* et au *traitement*. Le pronostic est assez sérieux en somme, en raison de la longue durée de ce genre de paralysie amyotrophique. J'ai été amené cependant à penser, d'après ce que j'ai vu, que lorsque l'amyotrophie peut être traitée de bonne heure par l'électrisation, ainsi que cela peut se faire quelquefois à la suite d'arthrites légères et peu durables, le retour de la puissance motrice ne se fait pas trop longtemps attendre; si le cas est ancien, au contraire, si le membre est resté trop longtemps dans un appareil d'immobilisation et de compression, le pronostic est beaucoup plus défavorable. J'ajouterai que quelques observations recueillies dans le service semblent donner, pour ces cas d'amyotrophie au moins, la prééminence aux excitations produites à l'aide de l'étincelle électrique, principalement dans les cas qui datent de loin.

Du moment où il est bien établi que dans ces cas d'amyotrophie articulaire, la moelle est en jeu, il est rationnel de ne point borner la médication aux muscles affectés et d'essayer d'agir sur la moelle, à l'aide, par exemple, de pointes de feu légères, mais nombreuses et souvent répétées, appliquées sur la région spinale.

Le bromure de potassium, la belladone, etc., seraient utiles dans les cas où les phénomènes spasmodiques s'accuseraient à un haut degré. Mais c'en est assez sur ce sujet et je ne dois pas oublier que j'ai à vous présenter aujourd'hui même, plusieurs autres cas dignes d'intérêt.

2° ET 3° MALADES.

Deux malades, deux hommes, sont introduits, tous deux atteints d'hémiplégie gauche.

M. CHARCOT : L'un de ces malades que j'appellerai, si vous voulez, le N° 1, m'est inconnu. Je l'ai vu marcher dans la cour de l'hospice et j'ai reconnu chez lui la démarche propre aux sujets affectés d'hémiplégie permanente de cause cérébrale. L'autre, le N° 2, a été examiné plusieurs fois ; il est atteint d'hémiplégie depuis 6 mois ; sa démarche présente, avec celle du précédent, un contraste frappant. Je me propose d'étudier ces deux malades comparativement. (*S'adressant au malade N° 1*) : Quel âge avez vous ?

Le malade (sans embarras de la parole) : 26 ans.

M. CHARCOT : Depuis quand êtes-vous paralysé ?

Le malade : Depuis 6 mois.

M. CHARCOT : Est-ce tout d'un coup que vous avez été pris ?

Le malade : Cela m'a pris, en mettant une bride à un cheval, par des engourdissements dans les doigts de la main gauche.

M. CHARCOT : Etes-vous tombé ? Avez-vous perdu connaissance ?

Le malade : Non, monsieur ; mais mon bras, presqu'aussitôt, est tombé ballant et inerte.

M. CHARCOT : Et la jambe gauche ?

Le malade : Ma jambe a été prise peu à peu, environ 2 mois après, elle ne l'a jamais été autant que le bras.

M. CHARCOT : Vous n'avez pas eu d'autres attaques ? Pas de convulsions ?

Le malade : Non, monsieur, mais j'ai eu et j'ai encore souvent de grands maux de tête et des vomissements.

M. CHARCOT : Il s'agit peut-être d'une néoplasie intracrânienne ; nous devrons l'étudier de plus près, et examiner en particulier le fond de l'œil à l'aide de l'ophthalmoscope (1). Pour le moment, je veux faire remarquer seulement l'hémiplégie, portant surtout sur le membre supérieur qui est rigide, dans la demi-flexion avec réflexes tendineux très forts ; le membre inférieur est raide, lui aussi, le réflexe rotulien y est exagéré et on y constate le phénomène du pied. L'épaule

---

(1) L'examen ophthalmoscopique, pratiqué ultérieurement, a fait reconnaître chez ce malade l'existence d'une névrite optique double.

gauche est abaissée, tombante, le malade marche en fauchant, comme on dit, c'est-à-dire en imprimant à son pied un mouvement de circumduction. On trouve là, je le répète, tous les caractères de l'hémiplégie ancienne vulgaire.

Considérons maintenant le malade N° 2. Il exerce la profession d'ajusteur mécanicien et il est âgé de 34 ans. Son hémiplégie date de plus d'un mois et cependant, les membres sont flasques, mous, absolument inertes; les réflexes tendineux n'y sont pas exagérés notablement. Le membre inférieur est pour le moins, aussi inerte, aussi flasque que le membre supérieur. Aussi le malade, pour se tenir debout et marcher, a-t-il besoin d'être aidé par une autre personne qui le soutient en passant un bras sous son aisselle droite.

Le voilà debout. Je vous prie de bien remarquer, parce qu'il y a à relever là un caractère clinique, la façon dont, pendant la marche, se comporte le membre inférieur du côté paralysé; seul, le pied droit se détache du sol à chaque pas, en sautant. Le pied du membre paralysé, au contraire, reste en arrière de l'autre, pendant, traîné à la manière d'un corps inerte, frottant, ou mieux, balayant le sol. Gardez soigneusement dans l'esprit l'impression que vous fait, en ce moment, cette démarche, comparée à celle que nous observons comparativement chez le malade, N° 1, et vous aurez fait là, je vous assure, une acquisition importante.

Voilà un premier caractère distinctif qui sépare nos deux malades. Il y a entre eux bien d'autres différences à relever; mais je tiens à faire ressortir dès à présent que déjà l'existence de la démarche si particulière que nous venons de mettre en relief chez le 2e malade, peut nous mettre sur la voie du diagnostic. Quand vous rencontrerez pareille démarche chez un sujet atteint d'hémiplégie déjà ancienne, vous pourrez soupçonner qu'il s'agit d'un hystérique. Notre sujet, en effet, est un hystérique, et l'hémiplégie, chez lui, est une hémiplégie hystérique. C'est ce que je vais entreprendre de vous démontrer.

Je vous ferai remarquer, en premier lieu, que chez ce malade, il n'existe pas de paralysie du facial inférieur, tandis que chez l'autre, l'hémiplégie organique, la déviation de la bouche, est au contraire, très accusée quand il parle. Alors que chez ce dernier les troubles de la sensibilité font défaut sur les membres paralysés, ces troubles sont au contraire portés au plus haut point chez le N° 2 ; non seulement, il y a chez lui perte absolue de la sensibilité cutanée; mais encore la sensibilité profonde est profondément lésée, au point que toutes les notions relatives au sens musculaire sont absentes. Ce qui précède est relatif aussi bien au membre supérieur qu'à l'inférieur.

Vous savez que, portés à ce point, ces troubles de la sensibilité sont vraiment caractéristiques de la paralysie hystérique; jamais cette anesthésie superficielle et profonde qu'on peut dire *absolue*, dans toute la rigueur du mot, ne se rencontre dans les hémiplégies cérébrales organiques. J'ajouterai que l'anesthésie cutanée n'est pas bornée aux membres, mais qu'elle s'étend sur tout le côté gauche du corps, tête et tronc. J'ajouterai encore que l'hémianesthésie n'est pas seulement sensitive, mais qu'elle porte aussi sur tous les sens spéciaux. Ainsi le goût, l'ouïe, l'odorat, sont profondément affectés du côté paralysé; il y a un rétrécissement concentrique du champ visuel du côté droit, et du côté gauche, côté paralysé, une amaurose. Le réflexe du pharynx est perdu du côté gauche. Il y a une plaque hypéresthésique du sinciput, une autre sur la région dorso-lombaire. En voilà bien assez pour permettre d'affirmer, même en l'absence d'attaques, le caractère hystérique de toutes les affections dont souffre présentement ce malade. D'ailleurs, dans l'histoire de ses antécédents personnels ou héréditaires, nous trouverons encore de puissants arguments en faveur de cette thèse.

Mais avant d'en venir là, je ne puis résister au désir que j'éprouve en ce moment, de vous lire un passage que j'emprunte aux « *Leçons cliniques sur les para-*

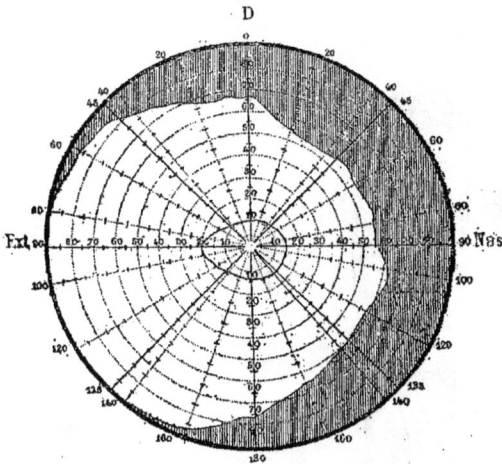

Fig. 27. — S....., 34 ans. Hémiplégie hystérique, Champ visuel de l'œil droit le gauche est atteint d'amaurose.

lysies et sur certaines maladies du cerveau, etc. » par Robert Bentley Todd, médecin à l'hôpital de « King's College » (2ᵉ édition, Londres, 1856, p. 21). À mon avis, ce petit livre n'est pas suffisamment connu et apprécié, même en Angleterre. Il contient une foule de choses originales et qui font le plus grand honneur à la sagacité de ce clinicien que nous ne connaissons guère en France que par ses opinions relatives aux effets des boissons alcooliques dans le traitement des fièvres. Ce n'est pas assez et je ne saurais trop vous recommander la lecture de l'œuvre neuropathologique de R. B. Todd.

Le passage que je veux vous lire appartient à la première leçon. Il s'agit en particulier du diagnostic de l'hémiplégie hystérique. La malade sur lequel le professeur argumente est une nommée Mary Leigh, âgée de 42 ans. « Les points « les plus importants à relever dans cette observation, dit-il, sont les suivants : En

« premier lieu, l'invasion a été soudaine, elle s'est faite à la suite d'un travail
« fatigant; il n'y a pas eu un instant perte de conscience ou obnubilation de
« l'intelligence, *Il n'y a pas trace de paralysie faciale* : et ce fait, considérant le

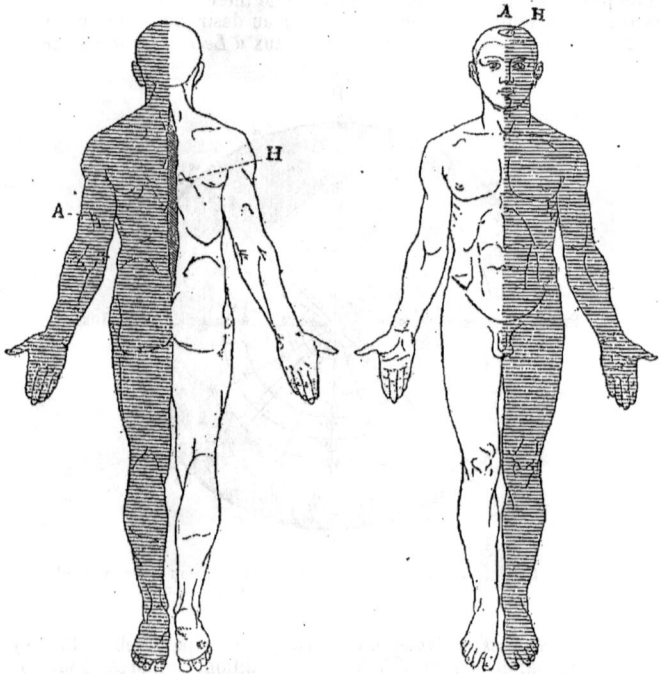

Fig. 28 et 29. —S... 34 ans. Hémiplégie hystérique.

« degré très élevé de la paralysie des membres est déjà une circonstance bien
« remarquable (p. 18).... Car bien que la paralysie hystérique (p. 20) puisse
« occuper toutes les parties du tronc et des membres, elle se montre *rarement à*
« *la face, si même elle s'y montre jamais*. Mais je voudrais relever encore le ca-
« ractère spécial du *mouvement de la jambe paralysée lorsque la malade marche*,
« lequel, dans mon opinion, est caractéristique de l'affection hystérique. Si vous

« considérez une personne souffrant d'une hémiplégie vulgaire sous la dépendance
« de quelque affection organique du cerveau, vous vous apercevrez qu'en mar-
« chant, elle a une allure particulière pour porter en avant la jambe paralysée et
« appuie tout le poids du corps sur le membre sain ; alors, par un mouvement de
« circumduction, elle porte en avant la jambe paralysée, faisant décrire au pied
« un arc de cercle. Notre malade, au contraire, ne marche pas de cette façon, elle
« traîne après elle (drags) le membre paralysé comme s'il s'agissait d'un corps
« sans vie et ne produit aucun acte de circumduction, ne fait aucun effort d'au-
« cune sorte pour le détacher du sol ; pendant qu'elle marche, le pied balaye
« (sweeps) le sol. Cela, je pense, est caractéristique de l'hémiplégie hystérique. »

Il faudrait ajouter de l'hémiplégie hystérique *avec flaccidité*, car il existe une variété
de celle-ci où les membres sont rigides, contracturés, plus encore généralement qu'ils
ne le sont dans les hémiplégies organiques. Quoi qu'il en soit, je viens de relever
une description clinique d'une vérité et d'un pittoresque achevés ; c'est vraiment
un dessin de maître. Vous ne sauriez l'avoir trop longtemps sous les yeux, car il
vous montre bien la puissance des descriptions faites ingénûment, sincèrement,
d'après nature. Je voudrais compléter maintenant, par quelques détails, cette observation intéressante, de façon à la mettre en valeur et à en tirer tout le parti
possible.

Les antécédents du malade sont intéressants à noter ; il a eu dans l'enfance
une maladie qu'il appelle fièvre typhoïde et à la suite de laquelle serait survenue
une sorte de paralysie de la langue qui aurait persisté pendant 7 mois. Il est ajusteur mécanicien et a servi dans la marine de guerre où il a pris la malheureuse
habitude de boire qui ne l'a jamais abandonnée depuis. Chez lui, les antécédents
héréditaires sont remarquables. Un de ses oncles du côté paternel serait mort de
méningite ; son grand-père est mort pensionnaire de l'asile d'aliénés de Lafon
(Charente) après y avoir vécu onze ans.

Voici dans quelles circonstances s'est produite l'hémiplégie que nous observons
aujourd'hui. C'était le 22 mars dernier, rien à noter dans la période qui avait précédé l'accident si ce n'est que depuis quelque temps déjà, il avait remarqué qu'il ne
connaissait plus la saveur des aliments. Donc, le 22 mars, il était descendu dans
un puits pour y ajuster une pompe ; c'était un lundi, il s'était grisé la veille, et
une fois parvenu au fond du puits, au lieu de se livrer au travail, il se coucha
et s'endormit lourdement.

Il paraît certain que pendant son sommeil qui n'a pas duré moins de quatre
heures, c'est le côté gauche qui a porté sur le sol. Seule, en effet, la partie gauche
de ses vêtements a été salie par le sol boueux, et l'on peut se demander si la pression prolongée, intense, exercée par le corps sur les membres gauches, en y produisant un engourdissement et une parésie comparable à ce qui se voit dans le
choc local, n'a pas été le point de départ de l'hémiplégie, suivant le mécanisme
psychique qui préside au développement des paralysies hystéro-traumatiques. Ne le
voyant pas sortir à l'heure habituelle, ses camarades ont été le chercher et l'ont
trouvé gisant, inerte. Le malade ne se rappelle pas très bien ce qui s'est passé en
ce moment : il croit pouvoir affirmer cependant que l'hémiplégie gauche existait
déjà au sortir du puits. La période d'amnésie s'est étendue sur une période d'en-

viron trois jours, pendant lesquels le malade est resté au lit ; après cela il a appelé un médecin qui, paraît-il, lui aurait déclaré que la maladie dont il souffre est incurable et c'est pour cela qu'il s'est décidé à entrer à l'hôpital Saint-Antoine, dans le service de M. Hanot qui a bien voulu nous l'adresser.

Vous voyez que les circonstances héréditaires, l'alcoolisme sont venues jouer ici le rôle de causes prédisposantes ; la pression exercée sur les membres gauches, le sujet étant en état d'ivresse, a fait le reste et déterminé, le siège de la paralysie.

Quel est l'avenir de ce cas : la guérison, je l'espère, ne se fera pas trop attendre, malgré l'intensité de la paralysie, parce que celle-ci n'est pas encore de date très ancienne. J'espère dans ma prochaine leçon, pouvoir vous montrer les premiers résultats du traitement que je propose de mettre en œuvre et de vous faire connaître en quoi consiste ce traitement.

4ᵉ Malade.

Voici maintenant encore un ouvrier. C'est un monteur en bronze âgé de 46 ans qui, lui aussi, présente des accidents hystériques. Voyez comme ces cas d'hystérie

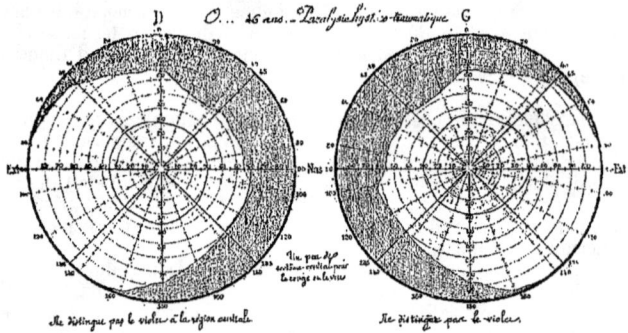

Fig. 30 et 31.

traumatique observés chez des ouvriers vigoureux en apparence, se multiplient à mesure qu'on apprend à les mieux connaître. Décidément, on ne voit que ce que l'on a appris à voir ; ces cas-là m'étaient inconnus il y a 3 ans, comme aux autres, et cependant ils existaient, car il n'est pas du tout vraisemblable qu'il s'agisse là d'une maladie nouvelle.

Il y a 3 semaines aujourd'hui, cet homme était occupé à frapper, à l'aide d'un

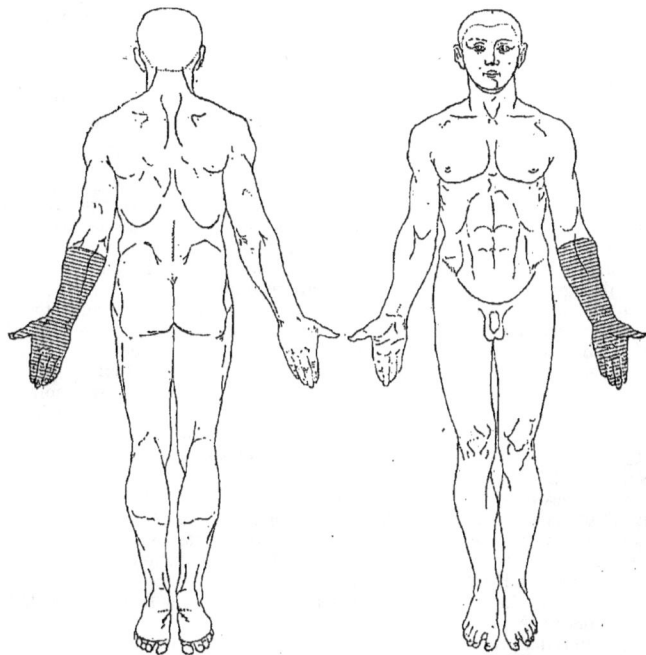

Fig. 32 et 33. — O..., 46 ans. Paralysie hystéro-traumatique.

gros maillet de bois, manié de la main droite, sur une plaque de bronze fixée par un étau et qu'il maintenait à l'aide de la main gauche. Il frappait à coups redoublés, lorsqu'à un moment, la plaque de bronze se déplace et le maillet tombe lourdement sur la main gauche.

Nous avons quelque raison de croire que le malade était un peu gris au moment de l'accident. Les conséquences immédiates ont été une douleur assez vive, un engourdissement de la main et de l'avant-bras, un certain degré de gonflement du

poignet et des doigts et sur les mêmes parties des ecchymoses. Ecchymoses et gonflement avaient disparu au bout de 4 jours. Mais lorsqu'après ce temps, le malade
voulut se servir de sa main, il s'aperçut que la main était tombante et qu'il ne
pouvait mouvoir les doigts. Lorsque nous nous sommes livrés à l'examen méthodique du membre affecté, il nous a été facile de reconnaître qu'il s'agissait là d'une
paralysie hystéro-traumatique; il avait récupéré depuis quelques jours quelques
mouvements volontaires, il donnait même 18 au dynamomètre, mais il y avait insensibilité cutanée à peu près absolue de la main, du poignet et de l'avant-bras,
remontant jusqu'à 10 centimètres environ de l'articulation du coude et se terminant de ce côté par une limite circulaire perpendiculaire à l'axe du membre. Ce
mode de distribution de l'anesthésie cutanée est, vous le savez, un renseignement
précieux, mais procédons avec méthode:
Je fais fermer les yeux au malade et j'imprime à ses doigts de la main gauche,
à son poignet, divers mouvements; le malade n'a pas de ces mouvements la
moindre notion. Il ignore absolument l'attitude que j'imprime à sa main et à ses
doigts. Je lui tords les doigts, le poignet, je lui fais subir des mouvements de
flexion ou d'extension excessifs; toujours pas de douleur; il ignore absolument
de quoi il s'agit. Messieurs, bien que la paralysie motrice et sensitive ne soit plus
ici absolument complète, c'en est déjà assez pour affirmer le diagnostic, car il
n'est pas, je pense, d'autres paralysies que les paralysies hystériques où les caractères que je viens de relever se montrent aussi fortement accentués.
Certaines lésions organiques de l'écorce reproduisent sans doute partiellement
ces caractères, mais il n'y a jamais, en pareil cas, qu'une esquisse; jamais le tableau n'est aussi complet. C'est que dans les lésions organiques corticales, les
foyers toujours assez limités, se distribuent nécessairement un peu au hasard sur
les régions motrices et sensitives de l'écorce qui sont distinctes et distantes les
unes des autres, tandis que les lésions dynamiques hystériques, c'est du moins ce
que je crois devoir vous proposer d'admettre, sont diffuses et affectent simultanément, d'une façon systématique en quelque sorte, les régions motrices et sensitives
qui sont physiologiquement intéressées dans l'accomplissement du mouvement de
telle ou telle jointure. C'est ainsi que, la clinique le démontre, les anesthésies
dans les paralysies hystéro-traumatiques sont comme l'impuissance motrice, disposées par segments, par régions articulaires et nullement suivant la distribution
des nerfs périphériques.
Nous avons naturellement cherché les stigmates et dans cette recherche, nous
avons trouvé quelque chose d'intéressant. Il existe un rétrécissement concentrique
double du champ visuel et c'est le seul indice de ce genre que nous ayons pu recueillir et certes, c'est bien là un phénomène hystérique, mais dans l'examen de
la vision, il nous est arrivé de reconnaître, en outre, des deux côtés un scotôme
central pour les couleurs; ceci n'est pas hystérique, c'est alcoolique. Nous trouvons donc chez notre malade, de par l'examen de la fonction visuelle, la révélation
de l'hystérie et celle de l'alcoolisme.
Vous savez déjà, par nos études antérieures, que chez l'homme, hystérie et alcoolisme s'associent souvent, celui-ci pouvant être considéré comme l'agent provocateur qui détermine l'apparition de celle-là. Un certain tremblement rapide
des mains, une sorte de bredouillement, de tremblement de la lèvre inférieure,

que nous avons constatés chez notre malade, lors de son admission, qui ont disparu depuis qu'il est à l'hôpital, privé d'excitants, viennent confirmer, d'ailleurs l'indication fournie par l'existence du scotôme central.

Inutile d'insister, étant établi que notre malade est alcoolique, pour montrer que la paralysie dont il est atteint n'est pas une paralysie alcoolique. Je me bornerai à signaler, comme absolument contraires à cette hypothèse, les faits suivants : origine traumatique, asymétrie, siège à l'un des membres supérieurs (les membres inférieurs n'étant pas affectés), absence de douleur spontanée ou à la pression, limitation segmentaire ou par régions articulaires de l'anesthésie, etc.

Je n'ai plus qu'à relever chez notre malade l'absence de maladies antérieures. Il n'a guère connu ses parents et ne peut dire s'ils ont été atteints de maladies nerveuses. Je vous parlerai du traitement une autre fois.

5ᵉ MALADE.

On introduit dans la salle un homme de 51 ans.

M. CHARCOT : Voici encore un cas intéressant. Mais l'heure nous presse et je dois me borner pour aujourd'hui à vous en dire seulement quelques mots. L'occasion est pressante cependant, car il se pourrait faire que l'affection dont il est atteint disparaisse d'un moment à l'autre ; il s'agit, en effet, une fois de plus, d'une affection hystérique.

Oui, ce brave homme âgé de 51 ans, que vous avez devant vous, est atteint de mutisme hystérique et l'on pourrait dire que l'affection en question est devenue, chez lui une habitude. C'est la 6ᵉ et la 7ᵉ fois, en effet, qu'il en est atteint et c'est pour ainsi dire la seule forme d'accidents hystériques qu'il présente en dehors de certains stigmates dont je vous parlerai tout à l'heure.

On peut faire remarquer, d'ailleurs, que quand les malades entrent dans cette catégorie du mutisme hystérique, cette affection tend à se reproduire, tandis que les autres accidents de la diathèse tendent à s'effacer.

Notre malade n'a pas d'attaques convulsives proprement dites ; il est vrai qu'au moment où il va entrer dans son mutisme, il présente certains prodrômes assez significatifs : Ainsi, il éprouve des étourdissements, un serrement du cou, des bruits dans les oreilles, des battements dans les tempes et tombe à terre sans connaissance, ayant les apparences d'un homme qui dort profondément. L'attaque est donc inaugurée par les symptômes de l'aura hystérique et elle revêt la forme de l'apoplexie hystérique avant de conduire au mutisme. C'est dans ces conditions qu'on l'a ramassé l'autre jour, dans les cours de l'asile de Sainte-Anne où il avait été admis dans les circonstances que je rappellerai bientôt; mais je crois intéressant de vous indiquer dans un tableau la série des attaques de mutisme qu'il a déjà subies :

1re attaque en 1884, peu après la disparition de sa femme qui emportait une
somme de 22.000 francs provenant d'un héritage. Durée
du mutisme : 7 mois.
2e — en 1884, deuxième disparition de sa femme qui emportait un semestre de rente. Durée 3 mois.
3e — en 1885, à la suite de la perte d'un emploi. Durée 5 mois.
4e — en 1887, 3e fugue de sa femme qui emportait de nouveau avec elle
un semestre de rente. Durée 4 mois.
5e — en 1888, à la suite d'une querelle. Durée 3 mois.

Vous savez, par nos études antérieures, ce qu'est le mutisme hystérique, mutisme

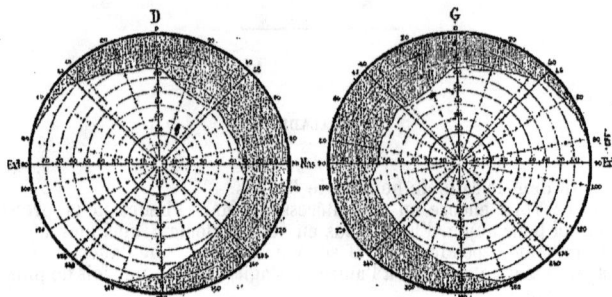

Fig. 34 et 35. — P. Mutisme hystérique, 15 avril 1888. — Dyschromatopsie.

le plus souvent absolu et compliqué d'aphonie ; il ne paraît pas que les caractères
de cette affection soient encore bien connus, car le pauvre diable, deux fois, pendant ses accès de mutisme a été envoyé à Sainte-Anne et une fois au moins de
Sainte-Anne à Villejuif. C'est à Sainte-Anne pendant le dernier accès que nous
l'avons repêché. Ce qui justifie peut-être ce séjour dans les asiles, c'est que, agité,
en raison de son mutisme, et se livrant à une pantomime bizarre dans l'espoir de
se faire comprendre plus rapidement que par l'écriture, il présente en ces moments-là une apparence vraiment étrange qui peut faire naître l'idée qu'il s'agit
d'un aliéné.

C'est un des caractères du mutisme hystérique sur lesquels j'ai insisté, que le
malade privé complètement de la parole et de la voix écrit avec une grande facilité et semble acquérir pour manier la plume une dextérité qu'il n'a pas dans les
conditions ordinaires.

C'est ce que vous pourrez constater chez notre homme ; il est aphasique, aphasique moteur, et aphasique absolu, mais il n'est pas, tant s'en faut, vous le voyez,
agraphique, car en écrivant, au contraire, il s'explique facilement et avec une

grande rapidité. Je vous ferai remarquer du même coup, qu'il n'est pas du tout atteint de cécité verbale, car il peut lire et rendre compte, par écrit de ce qu'il a lu. Egalement, il n'est pas atteint de surdité verbale, car il désigne du premier coup

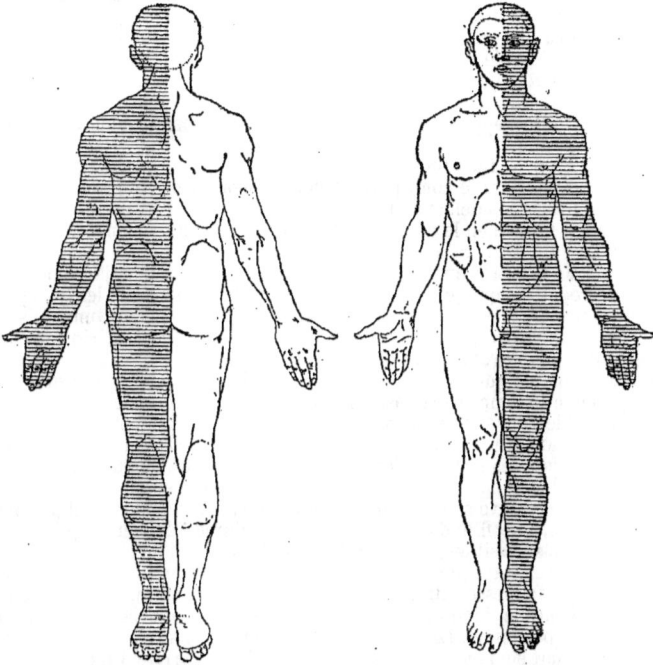

Fig. 36 et 37. — P... Mutisme hystérique. — Hypoanesthésie gauche.

les divers objets placés devant lui et qu'on lui nomme à haute voix. Il ne lui manque qu'une chose, c'est de savoir accomplir les mouvements coordonnés des lèvres et de la langue nécessaires pour articuler les mots. Quelque chose lui manque encore, c'est la voix. Il est donc muet, mais de plus aphone. A mon avis, dans ces cas, nous trouvons la réalisation la plus systématique, la plus correcte de l'aphasie motrice, aphasie de Broca, compliquée seulement de l'aphonie dont l'existence concomitante n'est nullement nécessaire quand il s'agit d'une aphasie motrice par lésion organique.

J'ai déjà eu l'occasion de faire remarquer que le mutisme absolu chez les muets hystériques est souvent précédé ou suivi par un état intermédiaire où le malade plus ou moins aphone, balbutie, ou bégaye. Je crois devoir vous faire observer que notre malade est dans un de ces moments-là et je dois relever que chez lui il ne s'agit pas seulement de bégaiement, car la fin de certains mots, principalement lorsque ceux-ci sont un peu longs, est supprimée. Sous ce rapport, le malade se comporte alors à peu près comme dans l'aphasie organique monosyllabique, mais il est remarquable qu'il n'y a pas cette substitution de mots qui se voit dans la paraphasie. (*Au malade*): Savez-vous le nom de votre femme aujourd'hui?

Le malade: Lou.... Lou.... ise.

M. CHARCOT: Elle s'appelle Louise, il ne peut prononcer le nom tout entier. Et son nom de famille?

Le malade: Du.... Du.. Du....

M. CHARCOT: Ecrivez le nom, puisque vous ne pouvez pas le prononcer.

Le malade écrit rapidement: Louise Dutour.

M. CHARCOT: C'est bien le nom de sa femme; au malade: Prononcez *tour*.

Le malade: t... t...t...

M. CHARCOT: Il lui est impossible de prononcer *tour* c'était déjà la même chose dans l'interrogatoire que je lui ai fait subir hier. Remarquez que les quelques syllabes qu'il profère sont dites à voix basse. Je le répète encore une fois, il est aphone et vous voyez que lorsque je l'engage à crier de toutes ses forces, il ne peut émettre qu'un grognement d'un ton peu élevé.

Ce brave homme qui a l'air si empêché, si embarrassé, si gauche quand il n'a pas la plume à la main, n'est pas, tant s'en faut, sans intelligence et sans culture; il le montre bien dans ses réponses écrites qu'il fait couramment et très intelligiblement, avec une orthographe très suffisante. C'est un original, et il a donné maintes et maintes fois des preuves d'originalité; il a d'ailleurs de qui tenir, et je place plus loin un tableau figurant son arbre généalogique qui en dit bien long.

Ainsi que cela arrive souvent aux déséquilibrés, P... a épousé malgré toutes les représentations, une fille d'aliéné, fort mal équilibrée elle-même, qui lui a causé tous les chagrins possibles, et c'est à la suite des avanies qu'elle a coutume de lui faire que sont survenus pour la plupart ses attaques de mutisme. Il s'est montré jusqu'ici d'une faiblesse extrême à l'égard de cette créature, cause principale de tous ses malheurs, et bien que plusieurs fois elle l'ait volé et indignement trompé, toujours il lui pardonne. (*Au malade*): Combien de fois cela vous est-il arrivé?

Le malade fait signe avec ses doigts que cela lui est arrivé 5 fois.

M. CHARCOT: Et vous ne songez pas à demander le divorce? (On rit).

L'interne: Il paraît qu'il l'a demandé.

M. CHARCOT: Eh bien, vraiment, il n'est pas trop tôt, vous avez eu de la patience. Autre trait significatif: Le pauvre garçon a une mobilité d'esprit singulière. Il a fait une vingtaine de métiers. Il est surtout mégissier; il a été ajusteur à la fabrique d'armes de Chatellerault; il a été zouave, il a servi dans les hôpitaux comme infirmier; il a fait l'homme de peine; il a été balayeur, etc. Il a eu en 1871, ce qu'il appelle une insolation à la suite de laquelle il est resté mélancolique pendant 6 mois.

Je ne vous en dirai pas plus long sur ce malade aujourd'hui, j'y reviendrai prochainement. Pour le moment, je me bornerai à vous dire qu'il porte un certain nombre de stigmates hystériques à savoir : le rétrécissement double du champ visuel (très prononcé), une hémianalgésie gauche, il a perdu le goût et le réflexe du pharynx.

Arbre généalogique du nommé Pasq...
Mutisme hystérique.

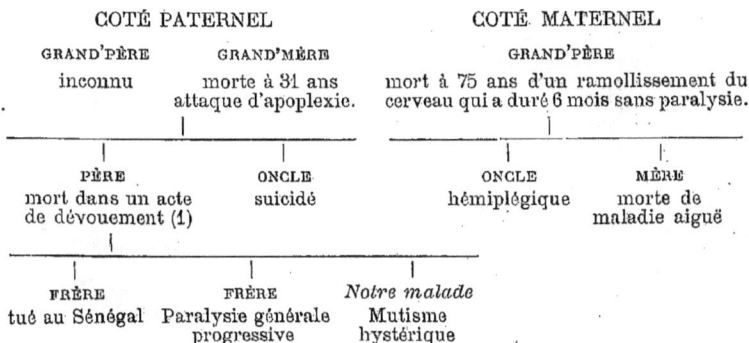

COTÉ PATERNEL			COTÉ MATERNEL	
GRAND'PÈRE	GRAND'MÈRE		GRAND'PÈRE	
inconnu	morte à 31 ans attaque d'apoplexie.		mort à 75 ans d'un ramollissement du cerveau qui a duré 6 mois sans paralysie.	
PÈRE	ONCLE		ONCLE	MÈRE
mort dans un acte de dévouement (1)	suicidé		hémiplégique	morte de maladie aiguë
FRÈRE	FRÈRE	Notre malade		
tué au Sénégal	Paralysie générale progressive	Mutisme hystérique		

6e MALADE (Jeune fille de 18 ans).

(Une jeune fille accompagnée de sa mère est introduite.)
M. CHARCOT : Quel âge a-t-elle ?
La mère : 18 ans.
M. CHARCOT : Où est-elle née ?
La mère : En Russie.
M. CHARCOT : Est-elle française cependant ?

---

(1) Acte de dévouement admirable, mais touchant presque à la folie. — Lors du fameux accident du pont d'Angers, X... a sauvé de la mort en se précipitant dans le fleuve, 10 soldats emportés par le courant : il a été entraîné par le 11e et a succombé.

La mère : Mon mari ayant trouvé du travail dans une maison de confection en Russie, j'y suis allée avec lui, et c'est là qu'elle est née.

M. CHARCOT : A quel âge est-elle venue en France ?

La mère : Elle avait 11 mois quand elle est revenue.

M. CHARCOT : Depuis quand est-elle malade ?

La mère : Depuis 2 mois.

M. CHARCOT : Comment sa maladie lui est-elle venue ?

La mère : Elle a vu écraser un enfant. Elle a vu la tête de cet enfant prise entre une porte et un camion du chemin de fer.

M. CHARCOT : Il est mort, cet enfant ?

La mère : Tout de suite.

M. CHARCOT : Quelle heure était-il ?

La mère : 6 heures du soir.

M. CHARCOT : Elle n'avait rien avant ? Elle n'était pas à l'époque de ses règles ?

La mère : Non.

M. CHARCOT : Qu'est-ce qu'elle a dit sur le moment ?

La mère : Elle a dit : Oh ! comme j'ai eu peur ! ! Le lendemain, elle a dit : je n'avais plus ni bras ni jambes.

M. CHARCOT : A-t-elle dormi cette nuit-là ?

La mère : Non, et elle n'a jamais bien dormi depuis.

M. CHARCOT (à la jeune fille) : Est-ce que vous ne voyez pas la scène de l'enfant écrasé quand vous rêvez ?

La malade : Je l'ai vue plusieurs fois, mais pas toutes les nuits.

M. CHARCOT : En somme, de quoi souffrez-vous surtout actuellement ?

La malade : Je ne puis plus manger.

M. CHARCOT : Depuis le moment de l'accident ?

La malade : Depuis le 18 mars seulement.

M. CHARCOT : Quand l'accident a-t-il eu lieu ?

La malade : Le 7 ou 8 janvier.

M. CHARCOT : Pendant les mois de janvier et février, qu'a-t-elle éprouvé ?

La mère : Elle était triste, très triste, il y avait en elle un changement de caractère.

M. CHARCOT : Mais elle mangeait encore ?

La mère : Pas beaucoup, mais enfin elle mangeait.

M. CHARCOT : Elle n'avait pas de crises de nerfs ?

La mère : Non.

CHARCOT : Que lui est-il arrivé le 18 mars ?

La mère : Le 18 mars, après avoir mangé, elle s'est écriée : J'étouffe ! J'envoie chercher le médecin, il m'a dit que ce n'était rien et depuis, aussitôt qu'elle prend des aliments, du bouillon même, elle sent qu'elle étouffe ; ni les aliments ni le bouillon ne passent plus, et c'est pour cela qu'elle ne veut plus manger.

M. CHARCOT : Est-ce que vous n'avez pas faim ? Est-ce que vous avez de la répugnance pour les aliments ?

La malade : Rien ne me paraît bon, je n'ai pas faim.

M. CHARCOT : Vous ne souffrez pas de l'estomac. En dehors de ce sentiment d'étouffement qui survient lorsque vous vous êtes forcée à avaler quelque chose ?

La malade : Non, monsieur.

M. Charcot : Il s'agit bien là d'un cas d'anorexie hystérique. Mais il semble qu'il ne s'agisse pas de la forme typique sur laquelle Lasègue a écrit un si beau chapitre. En effet, la malade paraît refuser les aliments surtout parce qu'après avoir avalé, elle est prise d'un sentiment d'étouffement. Qu'a-t-elle mangé ce matin ?

La mère : Une tasse de lait. Le lait passe très bien.

M. Charcot : C'est déjà quelque chose, et hier ?

La mère : Du lait. Elle n'a pris que du lait depuis samedi.

M. Charcot : Pas autre chose ?

La mère : Non.

M. Charcot : En somme, vous le voyez, l'anorexie n'est pas absolument constituée encore, mais cela pourrait arriver à la longue et il faut combattre ces tendances là dès l'origine. Est-ce que quand la malade vient de manger, il lui arrive d'avoir des crises de nerfs ?

La malade : Quand j'ai mangé, souvent je sens une boule qui remonte au cou, j'ai le cou enflé.

M. Charcot : Il semble que dans l'estomac il se soit formé comme une plaque hystérogène. Vous voyez assez souvent les attaques de nerfs survenir justement au moment où les aliments sont introduits dans l'estomac.

En résumé, nous nous trouvons je crois, en présence d'un cas d'anorexie hystérique au petit pied. Ce n'est pas la grande forme. La non alimentation, ici, n'est pas absolument systématique, le refus de manger est plutôt la conséquence de la crainte de voir survenir après l'ingestion des aliments des accidents nerveux sensibles. Je suis porté à croire que le traitement général aura assez facilement raison de tout cela. Il n'en serait pas de même dans l'anorexie nerveuse primitive dont je serais heureux de trouver l'occasion prochaine de vous parler, car c'est dans la clinique neuropathologique une des affections qui, en raison du danger qu'elle fait courir au malade, réclament de la part du médecin, le plus de décision, le plus de fermeté et de savoir faire.

DIX-SEPTIÈME LEÇON

OBJET :

1° 2° 3° Trois cas de mutisme hystérique : *a*. Cas typique ; *b*. Cas anormal par l'existence d'un certain degré d'agraphie; c. Cas anormal par l'existence d'aphasie polysyllabique.

4° 5° Un cas de paralysie générale avec tremblement unilatéral du côté droit et épilepsie sensitive du même côté. Un cas de paralysie agitante limitée également au côté droit.

1ᵉʳ MALADE. (Homme de 21 ans.)

M. Charcot : Voici un malade que vous connaissez. C'est un jeune homme de 21 ans, du nom de Gram..., maçon, qui dans l'exercice de son métier, étant sur un échaffaudage, est tombé de la hauteur d'un 3ᵉ étage. A la suite de cet accident, il est devenu le héros de toute une Iliade de phénomènes hystériques que j'ai racontée dans une leçon publiée par la *Semaine Médicale* du 7 décembre 1887. Mon collègue, M. Kirmisson, a présenté le sujet à la Société de Chirurgie dans une de ses dernières séances. On l'avait cru pendant quelque temps atteint de mal de Pott, avec paralysie des membres inférieurs, et en conséquence, il avait été placé dans un appareil silicaté où il est resté immobilisé pendant près de 3 mois. Au bout de ce temps, on s'est aperçu qu'il s'agissait tout simplement de symptômes hystériques et que le malade nous a été adressé par M. Kirmisson.

Si je vous le présente de nouveau aujourd'hui, c'est parce qu'il lui est survenu ces jours-ci un accident qui ne nous a pas, d'ailleurs, grandement surpris, parce que nous en avions dans le service été plusieurs fois déjà témoins. Nous l'avions vu, en effet, déjà plusieurs fois, à la suite d'attaques convulsives, être pris, pendant une période de 8 ou 10 jours d'une espèce de bégaiement (bégaiement hystérique), que nous considérons comme un prodrôme fréquent et aussi une conséquence fréquente du syndrôme mutisme hystérique. En d'autres termes, le mutisme hystérique est souvent précédé et suivi par le bégaiement hystérique.

Ainsi, quand un malade, à la suite d'une attaque, se met à bégayer de la façon dont celui-ci bégayait, on peut prévoir qu'à un moment donné, il pourra bien devenir un muet hystérique. L'accès du mutisme hystérique est souvent précédé par une période de bégaiement et suivi d'une autre période de bégaiement.

Chez notre malade, le bégaiement n'avait pas, jusqu'ici, abouti au mutisme et il y avait longtemps que ce dernier ne s'était présenté, lorsqu'une permission de sortir de l'hospice pour deux jours fut accordée. Or, pendant cette absence, voici ce qui s'est passé :

La sortie a eu lieu le jeudi 19 avril à 1 heure. Vers les 4 ou 5 heures du soir, G. est tombé tout à coup dans la rue et a perdu connaissance. Il ne sait dire les circonstances qui ont précédé cette attaque (car c'est bien d'une attaque de sommeil et attaque apoplectiforme qu'il s'agit). Ces circonstances, nous les connaissons par le récit d'un ami qui l'accompagnait ce jour-là. Au moment de sa chute, il n'était pas loin de l'Hôtel-Dieu, et c'est dans cet hôpital qu'on l'a transporté et là, il est resté une heure à peine. Lorsque dans l'hôpital il eut repris connaissance, il n'était pas encore complètement muet, mais il s'expliquait, en bégayant, très difficilement. Il ne voulut pas rester à l'hôpital et accompagné de son ami, il alla ce soir-là coucher chez celui-ci, rue des Batignolles.

Le vendredi, il passa toute sa journée avec cet ami qui, le soir, le reconduisit à la Salpêtrière où il rentra vers 9 heures du soir. A ce moment, il parlait encore en bégayant, et c'est seulement le matin, au réveil, qu'il se trouva complètement muet et aphone et absolument incapable de se faire comprendre autrement que par la mimique et par l'écriture.

(Jusqu'ici, tout ce qui vient d'être dit rentre dans l'histoire, que je considère comme classique, du mutisme hystérique, histoire que j'ai racontée dans le 3e volume de mes *Leçons sur les maladies du système nerveux*).

Je tiens un peu à la description que j'ai donnée du mutisme hystérique dans cette leçon, par ce que je crois que les caractères fondamentaux de ce genre de mutisme y ont été pour la première fois convenablement mis en relief. Mais ainsi que cela arrive à peu près nécessairement toujours, lorsque l'on s'efforce de déterminer et de limiter le caractère d'un type, il y a dans ma description quelque chose de trop absolu et, en particulier un certain nombre de traits trop fortement accusés, pour s'appliquer généralement à tous les cas ; ces traits trop accentués, il nous faudra les atténuer, ainsi que vous allez le voir tout à l'heure, quand je vous aurai mis en présence de deux autres muets hystériques que je tiens à vous présenter aujourd'hui même. Il semble, en effet, que nous assistions en ce moment, dans le service, à une véritable épidémie de mutisme hystérique, puisque je suis à même de faire passer sous vos yeux dans cette leçon 3 cas de ce genre. Mais j'en reviens au cas de Gram... Il est resté absolument muet et aphone pendant toute la journée du samedi. Le dimanche, à la visite, il se présentait à moi l'air tout effaré, faisant des gestes très animés et armé d'un papier où il avait fait de sa propre main, la demande écrite d'une permission de sortir, Il voulait, disait-il, faire chez le commissaire de police du quartier de l'Hôtel-Dieu, la réclamation d'une somme de 20 francs qu'il avait perdue au moment de sa chute dans la rue.

M. CHARCOT (s'adressant au malade): Vous êtes donc sorti dimanche, vous avez vu le commissaire ; que vous a-t-il dit?

M. CHARCOT: Vous voyez, le malade reste absolument muet et aphone. Il fait quelques gestes intelligents et écrit rapidement sa réponse, sans hésitation, sans la moindre trace d'agraphie, aussi correctement que le lui permet l'éducation naturellement imparfaite qu'il a reçue. L'absence totale d'agraphie est un des caractères que j'ai le plus accentués dans ma description du type mutisme hystérique et c'est ici que je devrais faire une correction, non pas à propos du type actuel qui rentre parfaitement sous la règle que j'ai établie, mais à propos de l'un des deux cas que je vous montrerai dans un instant.

Un autre caractère que j'ai relevé dans le mutisme hystérique typique, c'est l'aphonie. Ici, je n'ai rien à changer à ma description ; je crois que le muet hystérique est toujours aphone; non-seulement il est incapable en général d'articuler un mot, mais de plus, il est dans l'impossibilité de proférer un cri, un bruit aigü quelconque. Mais ce qu'il peut faire, c'est d'émettre une espèce de grognement d'un ton peu élevé, quels que soient ses efforts.

Vous avez donc sous les yeux le muet hystérique idéal, typique, classique; celui de ma description, c'est-à-dire non agraphique, mais privé d'articuler des mots (aphasie motrice absolue) et en outre aphone. Oui, l'aphonie, l'aphasie motrice absolue, sans qu'il y ait atteinte de la faculté d'écrire, sont les grands caractères qui appartiennent au type. Il ne me sera pas difficile de vous montrer, d'un autre côté que ce brave garçon tout muet, tout aphasique moteur qu'il soit, n'est pas atteint de surdité verbale, non plus que de cécité verbale et ce sont là encore des caractères du type.

A ce propos, je vous rappellerai en deux mots ce que nous savons aujourd'hui sur les troubles de la faculté du langage. Vous savez que dans la physiologie ou mieux la psychologie pathologique du mot, il y a à distinguer actuellement quatre éléments.

Lorsqu'il y a suppression de la mémoire de l'articulation des mots, c'est l'aphasie motrice d'articulation ou aphasie de Broca qui se présente. Lorsqu'il y a suppression de la mémoire qui permet de représenter les mots par l'écriture, on dit qu'il y a agraphie et j'ai pu dire ailleurs que l'agraphie c'était l'aphasie motrice de la main. Il y a cécité verbale quand le sujet, non privé de la vision des caractères écrits, est cependant devenu incapable de comprendre la signification des mots qu'il voit écrits ou imprimés. Enfin, quand un sujet qui n'est pas sourd entend qu'on lui parle et ne comprend pas cependant la signification des mots qui viennent frapper son oreille, c'est qu'il est privé de la mémoire auditive du mot et on le dit alors atteint de surdité verbale (1).

Notre malade, dis-je, n'est pas atteint de surdité verbale. (S'adressant au malade): Montrez moi la plume, l'encrier, la pelote qui sont sur la table.

(1) Voir à ce sujet: De l'aphasie en général et de l'agraphie en particulier d'après l'enseignement de M. le Dr Charcot, par P. Marie (Progrès médical, 4 février 1888).

(Le malade désigne immédiatement du doigt ces divers objets).

M. Charcot : Y a-t-il une épingle sur la pelote? (Le malade hésite à désigner du doigt l'épingle qui existe en effet).

M. Charcot : Remarquez que notre malade a un rétrécissement considérable du champ visuel des deux côtés. Cela peut expliquer son hésitation. (*S'adressant au malade*): Il y a, te dis-je, une épingle sur la pelote, montre-la.

(Le malade montre enfin l'épingle).

Vous voyez que malgré le rétrécissement du champ visuel dont il est atteint, il désigne les objets qui lui sont présentés et nommés, presque toujours du premier coup.

Je vais vous montrer maintenant que notre malade n'est pas atteint de cécité verbale. Il lit très bien les mots imprimés et écrits; mentalement, il comprend très bien ce qu'il lit. (M. Charcot lui présente un imprimé où on lit « consultation gratuite, » le malade lit, saisit la plume et donne par écrit une petite explication qui montre qu'il comprend parfaitement de quoi il s'agit : « c'est des médecins, écrit-il, qu'on ne paye pas. »)

Veuillez remarquer encore une fois avec quelle rapidité sont faites les rédactions qui formulent ces réponses. Remarquez aussi combien son langage par les gestes est intelligent et significatif. Vous ne trouverez que bien rarement tout cela chez les sujets où l'aphasie est la conséquence d'une lésion organique du cerveau (foyer d'hémorrhagie ou de ramollissement); presque toujours, ces malades-là sont agraphiques en même temps qu'ils sont aphasiques: ou si l'aphasique organique, ce qui est très rare, est resté capable d'écrire, ce n'est, j'ose le dire, jamais avec cette décision, cette rapidité d'exécution dont vous êtes témoins chez notre malade. Et il y a là vraiment un caractère distinctif entre l'aphasie organique et le mutisme hystérique.

Ce que je viens de dire de l'agraphie s'étend au langage mimique. Celui-ci, ainsi que je le relevais, est resté parfait chez le muet hystérique, il est au contraire plus ou moins troublé chez l'aphasique par lésion en foyer. Essayez d'établir avec un malade de ce genre un langage de conversation par geste; demandez-lui de fléchir la tête si la réponse doit être affirmative, de la mouvoir latéralement si elle est négative, et vous verrez combien il vous sera difficile de vous entendre avec lui; presque toujours, au moment de répondre, il se perdra dans la manifestation de gestes compliqués, intempestifs, auxquels vous devrez renoncer bientôt à rien comprendre. C'est tout le contraire chez le muet hystérique; je le répète encore une fois, chez lui, la mimique est parfaite, intelligente et d'une interprétation facile. Il y a donc là encore un contraste.

Autre caractère. L'aphasique vulgaire, organique, n'est très généralement ni muet ni aphone. Il a habituellement conservé la faculté de prononcer distinctement, à haute voix, quelques monosyllabes : « tan » « tan » « ta ta » quelques mots à la vérité cités mal à propos : « madame » au lieu de « monsieur », ou inversement, ou encore de proférer quelques phrases, quelques jurons, tel que N... de D... qui tout d'un coup, sortent de sa bouche en manière d'exclamation. Eh bien, ces monosyllabes, ces phrases sont, je le répète, proférées à haute voix et distinctement articulées, tandis que dans la généralité, aucun mot, aucun bruit ne sort de la bouchc du muet hystérique ; aucun dis-je, si ce n'est cette espèce de grognement sourd que nous a fait entendre notre malade. Ainsi mutisme, mutisme absolu et en même temps aphonie sans accompagnement d'aucun trouble des autres éléments de la faculté du langage ou de la mimique, voilà ce qui caractérise le type. J'aurai à faire connaître plus tard à propos de nos deux autres malades, quelques déviations que ce type subit quelquefois, à la vérité, à titre d'exceptions.

Je fais passer sous vos yeux quelques pages écrites par notre malade en réponse aux diverses questions que nous lui avons adressées. Je lui ai demandé tout à l'heure pourquoi, à l'Hôtel-Dieu, quand il y a été porté l'autre jour, il n'avait pas déclaré appartenir au service de la Salpêtrière. Il a répondu par écrit : « J'avais peur qu'il m'arrive des désagréments » (sic).

M. Charcot : Autre question : Tu as vu le commissaire hier, qu'est-ce qu'il t'a dit à propos de ton argent?

Réponse écrite du malade : « Il m'a dit que ceux qui avaient mon argent ne me le rendraient pas puisqu'il n'y avait personne autour de moi qui ait remarqué qu'on avait ramassé de l'argent ; que c'était malheureux, mais que c'était de l'argent perdu pour moi. »

M. Charcot : C'est bien ce que j'avais pensé qu'il te répondrait.

(*Le malade* rit sans bruit).

M. Charcot : Troisième question : Que dirais-tu si on t'appelait simulateur ?

Le malade : Après avoir menacé du poing d'une façon très expressive, écrit : « Je voudrais que ceux-là qui disent que c'est de la simulation, qu'il ait ce que j'ai, dans ce moment, pendant 24 heures, il pourrait trouvé le temps long (sic). »

En résumé, je vous présente mon malade d'aujourd'hui comme représentant le type du mutisme hystérique dans toute sa pureté. Chez lui, le trouble du langage qui existe, c'est l'aphasie motrice, l'aphasie de Broca, sans accompagnement d'agraphie ou de tout autre trouble du langage, tandis que l'aphasique organique est toujours plus ou moins agraphique et atteint en même temps à un certain degré de surdité ou de cécité verbales.

En d'autres termes, dans ce genre d'aphasie, le cas, au point de vue des troubles de la faculté du langage, est presque toujours très complexe, alors que, au contraire, l'aphasie hystérique est une affection systématisée, étroitement localisée dans certaines régions relatives à l'exercice physiologique du langage, respectant les autres régions intéressées dans ce même fonctionnement. La lésion organique n'est point répartie de la même façon ; elle s'étend de côté et d'autre, un peu au hasard, affectant simultanément des régions limitrophes, mais physiologiquement distinctes. Si vous vous rappelez la distribution des branches de l'artère sylvienne, il vous sera facile de comprendre que l'oblitération d'une des branches principales de ce vaisseau, aura presque nécessairement pour effet, s'il s'agit du côté gauche, de compromettre à un moment donné, du même coup, tous les éléments de la faculté du langage, sans distinction ; ce n'est que consécutivement par suite d'un rétablissement partiel par la voie des collatérales, que tel ou tel des centres relatifs au langage pourra se dégager peut-être, et reprendre son fonctionnement normal.

Dans l'hystérie, la sélection est primitive, toujours la même et c'est pour cela qu'au point de vue physiologique, ces cas sont si particulièrement intéressants, à cause des dissociations parfaites qu'on y observe d'éléments autrement presque toujours confondus.

Je saisis l'occasion de répéter une fois de plus que nous savons, chez les sujets hystériques somnambuliques (grand hypnotisme), reproduire avec une exactitude parfaite, en suggérant à la malade « qu'elle ne sait plus parler ou qu'elle ne peut plus parler » toute la série si originale des phénomènes du mutisme hystérique tels que nous venons de les étudier chez notre malade. Le mutisme artificiel ainsi produit ressemble absolument au mutisme hystérique naturel : même aphasie motrice absolue et silencieuse, même aphonie, même absence d'agraphie, de cécité ou de surdité verbale, même conservation parfaite de la mimique, etc., etc., etc., c'est je le répète, une reproduction servile. J'aurai vraisemblablement l'occasion prochaine de vous rendre témoins, une fois de plus, de la production expérimentale du mutisme hystérique. Consultez, en attendant, sur ce sujet, la 16ᵉ leçon du tome III des maladies du système nerveux.

Pour en finir avec notre muet d'aujourd'hui, je vous rappellerai qu'il existe chez lui des stigmates très prononcés, un rétrécissement considérable du champ visuel des deux côtés, dans le dos une plaque hystérogène d'une sensibilité exquise, une parésie du côté droit avec atrophie portant spécialement sur le membre supérieur, etc. Il a des attaques spasmodiques de temps à autre à la suite desquelles il a été plusieurs fois atteint de bégaiement hystérique ou qui, au contraire, ont plusieurs fois fait cesser ce bégaiement. Si je rappelle actuellement tous ces faits, c'est qu'ils nous aideront peut-être à résoudre la question qui se présente actuellement. Comment cet épisode de mutisme va-t-il se terminer ? La solution, je pense, ne se fera pas longtemps attendre. Notre malade paraît excité, en imminence d'attaque ; il est on ne peut plus probable que lorsque celle-ci se sera produite, le mutisme disparaîtra laissant après lui peut-être un certain degré d'aphonie et de bégaiement puis tout rentrera dans l'ordre (1).

Je vous ai présenté Gram... comme un type de mutisme hystérique et je maintiens mon dire ; je dois vous faire remarquer toutefois que le cas présente quelques anomalies bonnes à signaler.

Habituellement, les muets hystériques peuvent faire mouvoir leur langue dans toutes les directions, très mobilement même le plus souvent et s'ils ne peuvent articuler les mots ce n'est pas parce que, chez eux, les mouvements vulgaires de la langue et des lèvres sont paralysés ; la paralysie porte exclusivement sur les mouvements spéciaux, coordonnés, relatifs à l'articulation des mots. Eh bien, voici l'anomalie qui existe chez notre malade : Il lui est impossible de tirer la langue hors de la bouche et cette difficulté paraît tenir à une contraction de l'organe. De plus, vous entendez chez le malade, à chaque inspiration, une sorte de cornage qui indique certainement l'existence d'un état spasmodique de la glotte. Aussi dans ce cas, contrairement à la règle qui gouverne la symptomatologie du

(1) Cela est arrivé en effet, deux jours après la leçon, à la suite d'une attaque hystéro-épileptique. — Voir sur le mutisme hystérique : Bourneville et Regnard. — *Iconographie photogr. de la Salpêtrière*, 1876-1877, t. I, p. 51, 54, 55, 60, 64, 75, 108 et 163.

mutisme hystérique typique, des symptômes spasmodiques se trouvent combinés aux phénomènes paralytiques. Cette combinaison que j'ai rencontrée dans un certain nombre de cas, mais que je crois rare, méritait, en tout cas, d'être relevée.

2ᵉ MALADE (Femme de 33 ans).

Je veux actuellement mettre à profit la circonstance singulière qui me permet, ainsi que je vous l'ai annoncé, de vous présenter aujourd'hui même, deux autres exemples de mutisme hystérique.

Voici une malade qui nous a été bienveillamment adressée par mon collègue et ami, M. Millard, et dont le cas est un peu plus difficile à interpréter que celui de notre jeune maçon, parce que, à quelques égards, il s'éloigne notablement du type régulier, classique, dont je viens de vous rappeler les traits fondamentaux.

C'est bien cependant très certainement de mutisme hystérique qu'il s'agit, cela est incontestable, mais je le répète, nous allons rencontrer dans la démonstration du fait, quelques difficultés que nous devrons résoudre chemin faisant.

Voilà, en deux mots, l'histoire de cette malade, telle que nous avons pu la reconstituer, grâce aux renseignements qui nous ont été fournis par M. Lara qui l'a électrisée dans le service de M. Millard, pendant quelque temps, et grâce aussi à ceux qu'elle nous a fournis elle-même par écrit.

Elle est âgée de 33 ans. C'est le 12 mars dernier qu'elle a été frappée du mutisme dont nous constatons l'existence encore aujourd'hui.

Je ne vous parlerai pas de ses antécédents de famille; ils ne présentent rien de bien remarquable. Elle a encore sa mère bien portante. Elle a une sœur vaguement nerveuse âgée de 55 ans. La malade elle-même n'aurait jamais eu d'attaque de nerfs, mais lorsqu'on la contrarie, elle se met à trembler. Elle est femme de chambre et dans la maison où elle sert à ce titre, il paraît qu'elle avait souvent des difficultés avec la cuisinière. Que s'est-il passé entre elle et sa collègue de la cuisine? Je ne suis pas parvenu à l'éclairer nettement, mais je sais que les discussions survenues à ce propos sont invoquées par la malade comme étant la cause principale de sa situation actuelle.

Donc, vers midi, le 12 mai, sa maîtresse l'appelle; elle se lève brusquement, marche précipitamment, renverse une chaise placée devant elle et au moment où elle va atteindre le but, elle tombe à terre, comme une masse, frappée de cette apoplexie hystérique que vous connaissez bien pour en avoir entendu parler plusieurs fois et qui n'est en somme qu'une variante du sommeil hystérique. Elle reste sans connaissance pendant 5 ou 6 heures et la question est de savoir si elle se rappelle les faits qui se sont passés au bout de ce temps, lorsqu'elle s'est réveillée. Se souvient-elle qu'alors on l'a transportée à l'hôpital Beaujon dans une voiture? (*A la malade*) : Vous rappelez-vous cela?

La malade par signes et en écrivant répond : « oui ».

M. Charcot : Elle croit se le rappeler ; toujours est-il qu'au moment de son entrée à l'hôpital elle était paralysée du membre supérieur droit et même du membre inférieur droit, mais très peu de celui-ci. En outre, remarquez bien ceci qui ajoute à la difficulté — elle présentait en même temps cette fameuse apparence de de la paralysie du facial inférieur qui se produit quelquefois dans les hémiplégies hystériques.

Ainsi, bouche tombante à droite, relevée à gauche ; hémiplégie droite, début apoplectiforme, perte de connaissance pendant 5 ou 6 heures, voilà bien toutes les apparences d'une hémiplégie vulgaire de cause organique. Au réveil elle est muette et aphone comme nous le voyons aujourd'hui; mais à l'origine on pouvait très légitimement considérer ce mutisme comme dépendant de la lésion organique en foyer dont on supposait l'existence ; d'autant mieux que trois jours après l'attaque, alors que l'hémiplégie avait disparu déjà et que la malade pouvait tenir entre les mains une plume, il lui était impossible de tracer autre chose que des traits sans signification. Elle avait en ce moment, comme elle l'a expliqué plus tard, « perdu la notion de l'orthographe des mots » en d'autres termes, elle était agraphique. Cependant, l'étude plus approfondie du cas a fait penser à mon collègue M. le Dr Millard qu'il s'agissait là d'un syndrôme hystérique et j'ai été amené à mon tour à embrasser sans réserve cette opinion. Maintenant je dis : C'est une hystérique et je vais essayer de le prouver et de vous démontrer du même coup que tous les accidents qu'elle présente, mutisme, paralysie et le reste, sont de nature hystérique. Mais dès l'abord, il semble que tout proteste contre cette assertion. Voilà une hémiplégie droite avec apparence de paralysie du facial inférieur du côté droit. Or, me direz-vous, la paralysie du facial inférieur n'appartient pas, vous l'affirmiez il y a 8 jours à peine, à l'hémiplégie hystérique.

D'un autre côté, la malade a été agraphique, j'ajouterai qu'elle l'est encore à un certain degré, or, vous nous avez affirmé également naguère, que l'absence d'agraphie est un des caractères de l'aphasie hystérique. Ces difficultés ne sont-elles pas insurmontables ? N'est-ce pas une sorte de gageure que de vouloir rapporter à l'hystérie un ensemble symptomatique qui paraît si éloquemment plaider en faveur du diagnostic : Lésion en foyer. Eh bien, messieurs, voici les observations que je crois devoir vous présenter à ce sujet.

En premier lieu, j'affirme que la paralysie faciale n'est qu'apparente et que, cette fois encore, il s'agit ici du spasme glosso-labié des hystériques, occupant le côté gauche de la face et donnant ainsi l'apparence d'une hémiplégie faciale droite.

Considérons les choses d'un peu près et examinons d'abord le côté gauche de la face ; là nous voyons que la commissure labiale est élevée; tandis que du côté droit, elle est abaissée, cela est vrai. Mais cette élévation de la commissure labiale gauche tient-elle véritablement à la prédominance d'action des muscles de ce côté, conséquence de l'inertie paralytique des muscles correspondants du côté gauche ? Cela n'est pas, messieurs ; en réalité, les muscles du côté gauche sont le siège, dans le domaine du facial inférieur, d'une véritable contracture avec mouvements spasmodiques, marqués par de petites secousses, surtout sur le côté gauche de la lèvre supérieure, sur le triangulaire du menton et le sourcil du même côté.

Tout cela se voit parfaitement, lorsque la malade est calme, mais cela s'exagère et devient par conséquent plus évident encore lorsqu'elle est émue, lorsqu'elle rit et lorsqu'elle pleure. Les secousses deviennent alors plus évidentes et il est à remarquer particulièrement que, lorsque la malade se met à pleurer, la commissure labiale gauche, au lieu de s'abaisser comme cela devrait être, s'élève plus encore tout aussi bien que dans le rire.

Cela contraste remarquablement avec ce qui se voit dans le domaine du facial inférieur du côté droit, côté de l'hémiplégie des membres — ici, cela est vrai, la

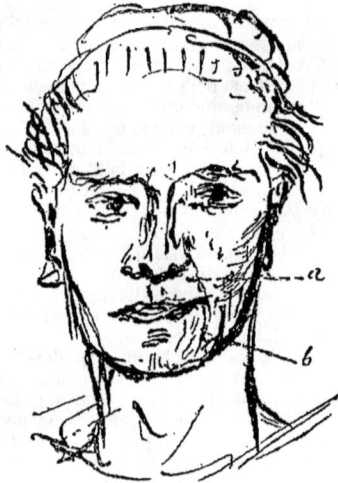

Fig. 38. — Victorine R. — Secousses en *a* et en *b*. (Croquis de M. CHARCOT).

commissure labiale paraît tombante, la peau plus lisse, moins ridée que du côté opposé, et vraiment, à l'état de repos on pourrait croire qu'il s'agit d'une paralysie faciale — mais aussitôt que survient l'émotion, l'illusion se dissipe. En effet, si la malade rit, la commissure labiale du côté droit s'élève, tandis que si elle pleure, elle s'abaisse, ainsi que cela a lieu dans les conditions normales ; elle peut volontairement faire de côté toutes les grimaces possibles, contracter comme elle le veut les traits de son visage, de façon à mettre en évidence qu'ici la paralysie des muscles du côté droit de la face n'est qu'une vaine apparence. La façon de tirer la langue ne fournit ici aucune indication. La langue est tirée droite et ne dévie ni d'un côté ni de l'autre. Il ne s'agit donc ici, non pas comme dans les cas du même genre, d'un spasme glosso-labié, mais simplement d'un spasme labié.

Etant établi qu'il n'a pas existé et qu'il n'existe pas, chez notre malade, une paralysie faciale droite, mais bien un spasme du côté opposé, l'hypothèse qu'il s'agit purement ici de phénomènes hystériques devient déjà plus facile à soutenir, principalement si l'on considère que l'hémiplégie des membres n'a duré que deux ou trois jours, que le sujet est atteint d'hémianalgésie droite, que chez lui le pharynx est insensible et si après cela nous examinons les troubles du langage, nous trouvons qu'ils se rapportent à la description du mutisme hystérique, et non à celle de l'aphasie organique, excepté seulement sur un point qui sera discuté plus tard.

En effet, il y a mutisme absolu et aphonie, comme dans le cas précédent; à peine, malgré ses efforts, la malade peut-elle prononcer un grognement : hein ! hein ! pas de cécité verbale, elle fait comprendre par écrit qu'elle a parfaitement saisi la signification de ce qu'elle lit, pas de surdité verbale ; elle désigne rapidement du doigt les divers objets placés devant elle et qui lui sont signalés à haute voix. Jusqu'ici, tout est parfaitement correct et bien en rapport avec ce que l'on sait de l'aphasie organique. Mais voici l'anomalie : Il est certain que la malade a été agraphique pendant un certain temps à l'origine ; bien qu'elle pût manier la plume de la main droite, tracer quelques lignes, quelques bâtons, quelques lettres, elle ne pouvait traduire sa pensée par l'écriture, parce qu'elle avait oublié, comme elle le dit elle-même, l'orthographe des mots »; cette agraphie absolue a cessé rapidement, mais aujourd'hui encore il en reste quelques traces et ce n'est pas sans quelques difficultés que se fait actuellement la traduction de la pensée par l'écriture.

Ainsi, nous lui demandons ce que c'est que la Salpêtrière ; elle écrit « ho...pice où l'on guérit les malades. » Il y a donc omission et transformation de lettres. On lui demande d'écrire son nom, à plusieurs reprises, elle écrit; « Victiorne » au lieu de Victorine ; au lieu d'urgence, elle écrit « ugence » et reproduit plusieurs fois la même omission. On lui demande où elle demeure, elle répond : « j'habite 24 rue de Ravignac, Manmotre » (au lieu de Montmartre). Tout cela évidemment c'est de l'agraphie. Nous ne sommes pas dans le type du parfait développement du mutisme hystérique où la facilité qu'ont les malades à traduire leur pensée par écrit contraste avec l'absolue incapacité de prononcer un mot. Mais que conclure de tout cela? C'est qu'à côté du type parfait, il y a des dérivés qui s'éloignent quelque peu de la règle, que la caractéristique que j'ai donnée dans mes leçons (3º volume) du mutisme hystérique est trop absolue et qu'il y a des cas où ce genre de mutisme, contrairement à ce que j'avais pensé jusqu'ici, peut se compliquer d'un certain degré d'agraphie, sans cesser pour cela d'être lui-même.

3ᵉ Malade (homme de 51 ans).

C'en est assez pour le moment avec cette malade dont j'aurai l'occasion prochaine de vous reparler, et j'en viens à notre 3ᵐᵉ hystérique muet. Ce dernier, vous le connaissez déjà. Je vous l'ai présenté dans la dernière leçon ; c'est ce pauvre homme qui a été si fort malmené par sa femme ; et qui déjà a éprouvé cinq ou six accès de mutisme. Je vous le présente de nouveau aujourd'hui pour le mettre en parallèle avec les deux précédents.

Il y a toujours intérêt, quand cela se peut, à placer l'un à côté de l'autre les malades d'un même groupe. Les analogies et les contrastes sont ainsi mis en relief et les résultats de cette étude comparative sont généralement des plus instructifs. La possibilité où nous sommes, dans cet hospice, d'établir fréquemment de pareils rapprochements, en raison de la richesse du matériel dont nous disposons, suffirait déjà à elle seule, si cela était nécessaire, pour justifier la création de notre enseignement clinique. Mais je ne vois pas de nécessité à entreprendre une apologie et j'en reviens à notre muet. Il est, comme les précédents, un exemple du type classique avec une variante, toutefois, que je veux vous signaler et qui m'oblige à modifier encore sur un point ma description première.

Je vous ai parlé du bégaiement qui, chez les hystériques, précède et suit les crises de mutisme. Eh bien, chez notre malade, qui, il y a 8 jours, était absolument muet, conformément au type classique, ce n'est pas seulement du bégaiement qu'on observe aujourd'hui c'est une véritable aphasie, marquée par l'oubli de certains mots et de fragments de mots, surtout lorsque ceux-ci sont longs. Cela rappelle donc ce qui se voit fréquemment dans les aphasies organiques ; seulement, nous n'observons pas chez notre malade qu'un mot soit prononcé jamais au lieu d'un autre, contrairement à ce qui s'observe assez vulgairement quand l'aphasie reconnaît pour point de départ une lésion en foyer (paraphrasie).

L'autre jour, j'ai demandé au malade le nom de sa femme. Il m'a répondu Du... Du... et n'a pu dire le reste ; immédiatement, cependant, prenant la plume, il a écrit Dutour. Il ne peut prononcer isolément le mot tour. Tout cela se reproduit aujourd'hui devant vous, exactement de la même façon. Il n'est donc pas sous ce rapport plus avancé que l'autre jour.

M. Charcot au malade : Dites le petit nom de votre femme ?

Le malade : Lou... Lou... Lou...

M. Charcot : Elle s'appelle Louise.

Il y a donc dans ce cas, non pas simple bégaiement, mais véritable aphasie motrice polysyllabique et c'est justement là ce que j'ai voulu faire ressortir. Au contraire, absence complète d'agraphie ainsi que je vous l'ai fait constater l'autre jour.

La conclusion de tout cela c'est que le mutisme hystérique peut, dans quelques cas, s'accompagner d'un certain degré d'agraphie et dans d'autres cas d'un certain degré d'aphasie monosyllabique. Après cela, faut-il s'attendre à voir le mutisme hystérique se combiner avec la cécité ou la surdité verbale ? Cela ne s'est pas vu encore que je sache ; mais cela se verra-t-il jamais ? C'est-là une question que les observations ultérieures permettront de résoudre.

4ᵉ et 5ᵉ MALADES (A. un homme, B. une femme).

M. CHARCOT (au malade homme): Relevez votre main droite et tenez-la tendue en écartant les doigts. Vous voyez que cette main est affectée d'un tremblement rapide, vibratoire, qui existe dans ce côté seulement, ainsi que vous le constatez lorsque je lui fais lever la main gauche.

Ce tremblement, je le répète, appartient à la catégorie des oscillations rapides, 8 à 10 secousses par seconde, comme cela se voit par exemple dans la paralysie générale, l'alcoolisme, la maladie de Basedow, etc. Cela diffère beaucoup du tremblement de la paralysie agitante qui ne donne guère, par seconde, que 5, 6 et 7 oscillations au plus. Le tremblement hystérique vient, sous le rapport du nombre des oscillations, se placer entre les 2 groupes précédents. Chez notre malade, le même tremblement occupe le membre inférieur droit, le pied du côté gauche au contraire ne tremble pas.

Le malade ajoute qu'il sent trembler sa langue « du côté droit, » ce qui me paraît bien difficile à constater, mais il est certain, en tous cas, qu'il existe chez lui un tremblement très accentué des lèvres et de la langue, en général surtout prononcé lorsque le malade veut parler. En résumé, la parole est embarrassée, trépidante, et ceux de vous qui ont un peu d'habitude reconnaîtront facilement qu'il s'agit ici du genre d'embarras de la parole qu'on observe dans la paralysie générale progressive.

J'aurai à vous démontrer tout à l'heure que c'est bien de la paralysie générale qu'il s'agit chez ce malade atteint de tremblement hémilatéral. J'ai fait placer à côté de lui une malade qui tremble aussi, seulement du côté droit, membres supérieur et inférieur. (A la malade) : Levez les mains en l'air.

Voyez-vous la différence entre le tremblement rapide qui s'observe chez notre homme et le tremblement lent que présente cette femme. Chez elle, c'est la paralysie agitante qui est en jeu, cela est facile à reconnaître du premier coup, non seulement en raison de la lenteur relative du tremblement, mais aussi à cause de la déformation spéciale, caractéristique, que présente celle des mains qui tremble.

Le diagnostic, ici, est fait. Regardez les deux malades alternativement. Notre femme a le regard étrangement fixe. Jamais un mouvement de sa face; elle présente en permanence un faciès immobile, qui rappelle l'étonnement, l'attention concentrée. Le corps, lui aussi, tout entier, est immobile, les articulations comme soudées. Seuls, la main droite et le membre inférieur droit présentent les oscillations à rhythme lent de la maladie de Parkinson. (En ce moment, la malade porte la main à sa poche pour y prendre son mouchoir).

M. CHARCOT : Tenez, faites attention à la lenteur du mouvement qu'elle fait pour chercher son mouchoir : elle se meut lentement comme aussi elle parle lentement, sans bredouillement toutefois.

Notre homme, par contre, a une physionomie beaucoup plus mobile, les traits de sa face se modifient de temps à autre et exprime ses émotions non toutefois sans une empreinte d'hébétude. Il tremble, lui aussi, du côté droit, mais son tremblement, je l'ai déjà fait remarquer, diffère essentiellement par le rhythme de celui qu'on observe chez cette femme.

Il se rapproche beaucoup, par contre, ce tremblement, de celui qui s'observe dans l'alcoolisme, l'hystérie, etc. Mais ici, je vous dirai, sans entrer dans une discussion que le temps ne nous permet pas d'aborder, que c'est à la paralysie générale qu'il doit être rapporté. L'intérêt spécial du cas est qu'ici, contrairement à la règle, en pareille occasion, le tremblement est resté unilatéral, bien que la maladie date déjà d'assez loin. Ce qui est remarquable encore, c'est que ce tremblement est très prononcé comme l'est aussi l'embarras de la parole et que ces phénomènes somatiques prédominent ici considérablement, à l'inverse de ce qui s'observe communément, sur les symptômes psychiques. Ainsi, l'amnésie n'est pas très prononcée relativement et la dépression mentale ne saute pas aux yeux du premier coup. Par contre le malade est sujet à cet accès d'épilepsie partielle sensitive qui est un des apanages de certaines formes de paralysie générale progressive.

Ainsi, dans cette même main droite qui est le siège du tremblement que vous lui voyez, il éprouve de temps en temps des engourdissements qui commencent par l'extrémité des doigts, qui remontent le long du bras, de l'épaule, du cou, et envahissent finalement la moitié droite de la bouche et de la langue (*Au malade*) : Vous avez eu souvent de ces accès dont je parle ?

Le malade : Dans le commencement, il y a 3 ans, j'en ai eu une fois par semaine et il m'est arrivé d'en avoir jusqu'à 3 fois, mais il y a 6 semaines que je n'en ai pas éprouvé.

M. CHARCOT : Dites-nous ce que vous ressentez ?

Le malade : J'ai commencé à les avoir au commencement de septembre 1885... Maintenant je vais vous dire ce qui les a amenés.

M. CHARCOT : Je vous en prie, ne nous faites pas de théorie et dites-nous simplement ce qui s'est passé.

Le malade : J'étais chez un blanchisseur. Un matin, je posais des serviettes sur une corde et je les y fixais au moyen d'épingles en bois. En voulant reprendre une épingle, j'ai senti un engourdissement dans la main droite et il me fut impossible de le faire, mes doigts se sont crispés et mon bras est tombé inerte.

M. CHARCOT : Remarquez bien cela, en même temps des troubles du mouvement et des troubles de la sensibilité. Il s'est donc agi là d'une épilepsie partielle sensitivo-motrice.

Le malade : Alors, mon patron qui était à côté de moi me demande ce que j'avais. Je lui dis : un engourdissement et seulement au moment où je lui disais cela, ma langue cessa de pouvoir tourner. Je ne pouvais plus parler.

M. CHARCOT : Avez-vous senti un engourdissement dans la langue et dans la figure ?

Le malade : J'ai ressenti seulement un petit fourmillement à l'intérieur de la bouche et cela a passé par le nez.

M. CHARCOT : Qu'est-ce qui a passé par le nez ?

Le malade : L'engourdissement. Il m'est devenu impossible de parler et ma mémoire a disparu un instant. Mon patron m'a parlé et je n'ai pu lui répondre.

M. CHARCOT : Je cherche à le fatiguer de questions pour que son embarras de parole devienne pour vous plus manifeste. (*Au malade*) : Combien avez-vous eu d'accès ?

Le malade : Je suis resté 25 jours sans rien avoir. J'ai continué à travailler, mais le tremblement m'est toujours resté.

M. Charcot: Combien de fois avez-vous eu ces accès? Une quinzaine de fois?

Le malade : Oui, au moins. J'ai perdu l'usage de la mémoire, de la parole, je n'ai jamais perdu ni la raison ni la connaissance, excepté celle-ci quelques instants.

M. Charcot : Racontez-nous donc votre histoire. Qu'est-ce que vous avez fait dans votre vie. Vous avez été à l'école?

Le malade dont l'embarras de la parole se prononce de plus en plus : Oui, à l'école de M... un homme très instruit, très capable, jusqu'à 14 ans 1/2.

M. Charcot : Quels métiers avez-vous fait ?

Le malade : J'ai débuté par être commis de recette à l'octroi de Paris.

M. Charcot : Après?

Le malade : Je suis resté 3 mois surnuméraire, je suis rentré en pied dans l'Administration, j'y suis resté 11 mois. C'est un mal aux yeux qui m'en a fait partir. Comme j'avais de bons certificats, je suis entré dans un magasin du Palais Royal. Mais là, mes yeux n'ont pas pu supporter la lumière du gaz se réflétant dans les glaces et sous l'action de laquelle je me trouvais placé en quelque sorte nuit et jour. Je fus obligé de renoncer à rester dans cette maison. Je ne pouvais plus faire mon métier. Je suis entré dans une maison où je suis resté cinq ans comme garde-magasin.

M. Charcot ; Et après?

Le malade : Je m'étais engagé à 18 ans dans le 12e chasseurs à pied.

M. Charcot : Prononcez donc le mot artillerie?

Le malade : Ar...till...rrerie.

M. Charcot: Pour les malades de ce genre, ce mot est souvent une pierre d'achoppement. (*Au malade*) : Après?

Le malade : Je suis parti pour A..... Arrivé à la caserne, on m'a pris comme écrivain. Il arrivait 30 ou 40 volontaires par jour qui s'engageaient pour la guerre. Il fallait les inscrire.

M. Charcot : N'avez-vous pas été musicien ?

Le malade : Au sortir de l'école, j'avais une voix de ténor, je donnais l'ut de poitrine ; j'ai chanté dans les chœurs, puis j'ai chanté à l'église.

M. Charcot : Avez-vous joué d'un instrument?

Le malade : J'ai étudié le violon. J'ai fait partie des concerts Pasdeloup et Colonne, j'ai joué dans la damnation de Faust.

M. Charcot ; Vous pouvez vous retirer, mon ami.

J'ai tenu à faire parler ce malade devant vous afin que vous puissiez, par vous-mêmes, vous rendre compte de son état mental. Vous voyez, que ses réponses, passablement prétentieuses à la fois et enfantines ne contredisent pas, tant s'en faut, mon diagnostic.

En somme, l'intérêt du cas est surtout dans ce fait que les phénomènes somatiques sont, dans les membres, unilatéraux, de telle sorte qu'on pourrait affirmer que l'un des deux hémisphères est affecté beaucoup plus profondément que l'autre et c'est peut-être à cette circonstance, en partie du moins, qu'est due la persistance relative de l'intégrité de la mémoire et des facultés psychiques.

DIX-HUITIÈME LEÇON

OBJET :

1° Production artificielle de paralysie dans l'état hypnotique : procédés de guérison de ces paralysies expérimentales (chez une hystéro-épileptique hypnotisable. — Grand hypnotisme. — 1ʳᵉ Malade).

2° Traitement psychique de l'hémiplégie hystérique (à propos d'un cas d'hystérie virile avec hémiplégie, 2ᵉ malade) et d'un second cas de paralysie hystéro-traumatique également chez l'homme (3ᵉ Malade).

3° Guérison brusque du mutisme hystérique à la suite d'une attaque spasmodique chez l'homme (4ᵉ Malade).

4° Cas de chorée rhytmée du membre supérieur gauche ; stigmates hystériques chez une jeune fille de 19 ans (5ᵉ Malade).

5° Idées impulsives, peur des épingles et du verre pilé, etc., etc. chez une jeune fille de 15 ans (6ᵉ Malade).

(Une malade appartenant au service est introduite dans la salle du cours).
M. CHARCOT : La malade que vous avez devant vous n'est pas dans son état normal, c'est une grande hystérique hypnotisable et tout à l'heure je viens, par le fait de manœuvres que vous connaissez, de la placer dans l'état de somnambulisme, — c'est du grand hypnotisme qu'il s'agit — et ici les fameux *trois états sont parfaitement dessinés et séparés.*

Mon but est de bien montrer à propos de ce sujet, sur quels principes est fondée la thérapeutique que nous avons employée à l'égard d'un homme atteint d'hémi-plégie hystérique que je vous ai montré dans la leçon du 17 avril (*Leçons du mardi,* p. 242). En vous présentant ce dernier cas où l'hémiplégie était cependant pous-sée aussi loin que possible, je vous disais que dans mon opinion « la guérison ne se ferait pas trop attendre malgré l'intensité de la paralysie parce que celle-ci n'était pas de date très ancienne. J'espère, ajoutai-je, vous faire voir les premiers résultats du traitement que je me propose de mettre en œuvre et de vous faire con-naître en quoi consiste ce traitement. » Eh bien, nos prévisions se sont réalisées et vous allez voir que notre homme est actuellement en voie de guérison.

Je le répète, Messieurs, le traitement que nous lui avons appliqué est fait sur le modèle du traitement que nous employons chez les sujets placés en somnambu-lisme lorsque nous voulons les délivrer des paralysies que nous produisons chez elles, artificiellement, par voie de suggestion, dans un but d'études scientifiques.

Cette méthode de traitement des paralysies artificielles, expérimentales, nous l'appliquons également avec quelques modifications d'ordre secondaire, au traite-ment des paralysies hystériques spontanées non artificielles. Vous allez voir que c'est en agissant « sur l'esprit » qu'on guérit les paralysies provoquées chez les somnambules ; c'est de la même façon que nous agissons sur les cas de paralysie hystérique proprement dite.

Je vous rappellerai en deux mots que notre malade, ajusteur-mécanicien, s'était endormi en état d'ivresse au fond d'un puits où il était descendu pour ajuster une pompe. Il est resté là, lourdement endormi, pendant près de 4 heures, couché ex-clusivement sur le côté gauche, ainsi qu'en témoigne cette circonstance que ses vêtements n'ont été souillés par la boue du sol que de ce seul côté.

La paralysie hémiplégique gauche était déjà complète lorsqu'on l'a tiré du puits et il nous a paru naturel d'admettre que le fait d'avoir les membres du côté gauche comprimés par le poids du corps, pendant un sommeil qui n'est peut-être pas, à cer-tains égards, sans analogie avec le sommeil somnambulique, est sans doute la cause du développement de la paralysie qui, à cet égard, se rapproche des paralysies hystéro-traumatiques.

C'est justement sur l'analogie des paralysies produites par suggestion dans le somnambulisme et des paralysies hystéro-traumatiques, qu'est fondée la thérapeu-tique que nous appliquons à ces dernières. Seulement, pour la prompte réussite de ce genre de traitement, une circonstance doit être relevée particulièrement parce qu'elle me semble être indispensable. Il importe que la paralysie ne soit pas de date très ancienne.

On peut en effet, l'expérience nous l'a montré, guérir assez facilement une pa-ralysie naissante si l'on peut ainsi dire ; c'est beaucoup plus difficile lorsque celle-ci a duré. Je dois donc vous répéter ici ce que je vous ai dit bien des fois déjà à propos des contractures hystériques. Ne laissez, vous disais-je jamais durer ces contractures ; faites-les disparaître aussitôt qu'elles se montrent ; à l'origine, cela est presque toujours facile, si vous perdez du temps, si vous attendez, il sera trop tard peut-être.

Aujourd'hui, ce sera, je le répète, chose facile ; déjà demain ce sera peut-être moins facile, après-demain moins encore ; enfin, dans trois mois, il est possible

— 280 —

que cela devienne extrêmement difficile pour ne pas dire plus. Eh bien, il en est de même de la paralysie hystérique non artificielle.

Revenons actuellement au sujet que j'ai placé devant nous. Cette hystérique, dis-je, a été mise en état se somnambulisme : vous reconnaissez que la malade est bien dans l'état en question à certains caractères sur lesquels j'ai insisté et dont je maintiens l'importance, toutes les fois qu'il s'agit de se dégager de toute idée de simulation. Un de ces caractères c'est, vous le savez, la contracture dite somnambulique qui s'obtient, soit en soufflant légèrement sur le membre, soit en passant une des mains à une certaine distance du membre. Tandis qu'une pression forte exercée soit sur les muscles, soit sur les troncs nerveux ne diminue aucune contracture contrairement à ce qui a lieu dans la période dite léthargique (période d'hyperexcitabilité neuro-musculaire). Le sujet étant ainsi préparé, il s'agit de produire chez lui une paralysie cliniquement et pathologiquement comparable à celle que nous cherchons chez notre malade. N'oubliez pas que notre malade est une grande hystérique avec hémianesthésie droite. C'est, en conséquence, sur le côté gauche que nous allons déterminer la production de la paralysie motrice dont un des caractères sera d'entraîner avec elle des troubles remarquables de la sensibilité qui n'auraient pu être reconnus si nous avions opéré sur le côté droit insensible déjà, antérieurement à l'expérience.

Avant de déterminer la paralysie, je vous fais reconnaître qu'en ce moment les mouvements des bras sont parfaitement libres, la malade peut porter son bras et sa main partout où on lui ordonne de le faire.

M. Charcot *au sujet* : Levez vos bras en l'air, mettez vos mains sur votre tête. Le sujet exécute ces divers mouvements avec aisance, comme elle le ferait à l'état de veille. En ce moment M. Charcot donne à l'aide du poing fermé un coup d'une intensité très modérée sur l'épaule gauche ; aussitôt le membre supérieur gauche devient flasque, pendant et inerte, absolument paralysé quant au mouvement volontaire ; et en même temps, dans ce membre, tout à l'heure parfaitement sensible, on constate la perte absolue, totale, de la sensibilité cutanée et profonde, la perte absolue des notions du sens musculaire.

M. Charcot complète l'hémiplégie en frappant le membre inférieur gauche comme il a frappé le membre supérieur correspondant; ce membre devient également flasque, inerte, complètement paralysé du mouvement, en même temps que la sensibilité y a disparu dans tous ses modes. M. Charcot ordonne ensuite à la malade de se lever et de marcher et l'on peut reconnaître alors que la façon dont elle traîne sur le sol le membre inférieur paralysé, rappelle absolument la description de Todd.

Actuellement, dit M. Charcot, je n'insisterai pas sur la théorie de la production de ces paralysies et je vous renvoie aux détails que j'ai donnés à ce propos dans mon 3e volume. Je rappellerai seulement que le sujet somnambulisé (grand hypnotisme) est dans un état mental spécial, particulièrement favorable aux suggestions. En somme, voici ce qui s'est passé, suivant moi : J'ai frappé l'épaule légèrement. Ce léger traumatisme, ce choc local, a suffi chez un sujet nerveux, spécialement prédisposé pour produire dans toute l'étendue du membre un sentiment d'engourdissement, de pesanteur et une esquise de paralysie ; par le mécanisme de l'auto-suggestion, cette paralysie rudimentaire est devenue rapidement une paralysie réelle.

C'est dans le siège des opérations psychiques, dans l'écorce cérébrale en d'autres termes, que le phénomène se passe évidemment. L'idée du mouvement, c'est déjà le mouvement en voie d'exécution ; l'idée de l'absence du mouvement, c'est déjà, si elle est forte, la paralysie motrice réalisée ; tout cela est parfaitement conforme aux données de la psychologie nouvelle. La paralysie ainsi produite peut donc être dite, comme nous la disons, idéale, psychique, par imagination (mais non imaginaire). Il ne faut pas croire, comme un vain peuple pense, que l'idée soit toujours chose fluctuante et légère que le vent emporte. Il y a des images faibles et des images fortes. Il y a des idées fixes, tellement fixes, qu'on ne peut se soustraire à l'obsession dont elles vous poursuivent ; cela est surabondamment connu en pathologie mentale.

Tel est, suivant nous, sommairement, le mécanisme de la production des paralysie psychiques, dans le somnambulisme du grand hypnotisme. C'est en quelque sorte le résultat d'un rêve que vous avez provoqué ; rêve intense et qui s'est en quelque sorte réalisé objectivement.

Ce même mécanisme est celui que nous invoquons au sujet des paralysies hystéro-traumatiques qui s'offrent si fréquemment dans la pratique. Chez notre homme, ainsi que nous le disions tout à l'heure, c'est ce mécanisme là qu'il convient d'invoquer. La pression exercée sur les membres du côté gauche a produit ce sentiment d'engourdissement, de faiblesse et la paralysie motrice naissante qui, chez un sujet prédisposé et placé dans un état mental que nous comparons à l'état somnambulique, ont été le point de départ d'une auto-suggestion. Ici, encore l'idée d'impuissance motrice s'est développée au plus haut degré et objectivement réalisée. Je n'insiste pas plus longuement sur cette théorie des paralysies hystéro-traumatiques, que je suppose bien connue de vous et qui légitime à mon sens la dénomination de paralysie psychique par auto-suggestion que je leur applique habituellement.

Mais il s'agit maintenant d'envisager le côté thérapeutique. Eh bien, ce que nous avons fait chez notre somnambule, il s'agit de le défaire. Veuillez bien suivre tous les détails de l'opération et toutes les circonstances qui vont se dessiner successivement, car elles seront très instructives. (*A la malade*) : Remuez votre main gauche, vos doigts, vous le pouvez, il ne sont plus paralysés.

La malade : C'est facile à dire.

M. CHARCOT : Dépêchez-vous, ne nous faites pas languir.

La malade : Ah bien oui !

M. CHARCOT (aux auditeurs) : Veuillez remarquer qu'elle regarde successivement sa main droite (non paralysée) à laquelle elle imprime les mouvements prescrits et la main gauche paralysée qui en ce moment reste encore immobile. (*A la malade*) : Qu'est-ce qui vous manque pour mouvoir vos doigts ?

La malade : Je ne peux plus remuer mes doigts : Je ne sais plus les remuer.

M. CHARCOT (aux auditeurs) : Remarquez cette réponse : « Je ne sais plus ». Remarquez que la malade continue à regarder les mouvements qu'elle imprime à sa main droite, comme si cela devait l'aider à apprendre de nouveau comment il faut faire pour remuer la main gauche. Je vous recommande, je le répète, cette sorte de pantomime que je crois très instructive.

La malade (au bout de quelques minutes de vains efforts) : Ça commence à venir.

M. CHARCOT : En effet, vous remarquez qu'il se produit quelques mouvements volontaires dans le pouce de la main paralysée. Il n'y a que le premier pas qui coûte, les choses vont aller vite maintenant ; il s'agit seulement d'encourager la malade ou mieux d'agir sur son esprit impérativement. (*A la malade*) : Allons, remuez les autres doigts, le poignet, le bras ; portez votre main sur votre tête, serrez-moi la main !

(*Aux auditeurs*) : Vous voyez que la paralysie motrice a disparu et je vous fais remarquer, chemin faisant, à chaque progrès accompli, que la partie du membre qui a repris le mouvement a récupéré, au même moment les divers modes de la sensibilité.

Voilà donc notre sujet délivré de sa paralysie. Que s'est-il passé là ? Nous nous sommes efforcés de réveiller, chez la malade, par suggestion, la représentation mentale des mouvements du membre gauche un instant obnubilé, en conséquence de la suggestion antérieure produite par le choc et vous avez vu de quelle façon le sujet a lui-même contribué à déterminer ce résultat. Instinctivement, sous l'action de nos intimations, elle a travaillé à raviver chez elle, à l'aide de mouvements imprimés à son membre non paralysé, à la fois l'image visuelle et l'image motrice nécessaires pour mettre en jeu dans le membre paralysé les mouvements prescrits. D'après cela, il vous paraîtra légitime de dire que c'est *psychiquement* que nous avons agi sur le sujet pour le paralyser et que c'est *psychiquement* aussi que nous avons.agi — passez-moi le mot dont je vais me servir — pour le *déparalyser*.

Maintenant je vais agir pour faire cesser la paralysie du membre inférieur, comme je viens d'agir pour le membre supérieur. Ici, le retour de la sensibilité coïncide, vous le voyez comme tout-à-l'heure, avec le retour du mouvement.

Remarquez à cette occasion, une fois de plus, comment, sous le coup de mes intimations répétées : « Allons, remuez les doigts du pied, remuez le pied. » La malade commence par faire mouvoir le pied non paralysé, et à considérer attentivement ces mouvements, comme si cela devait servir à lui réapprendre comment il faut faire pour mouvoir le pied paralysé.

Vous voyez, d'un autre côté, avec quelle facilité on guérit les sujets placés en somnambulisme, les paralysies artificiellement poduites. Il ne faut pas vous attendre à obtenir en général des résultats aussi prompts, aussi décisifs dans les cas de paralysie hystérique non artificielle qui s'offrent à nous dans la clinique. D'ailleurs, même dans les cas de paralysie artificielle, il peut se présenter, ainsi que nous l'avons plusieurs fois observé, quelques difficultés dans la déparalysation lorsque l'on a un peu tardé à intervenir. La chose est si nette que jamais je n'ai osé laisser durer au-delà de quelques heures les paralysies ainsi produites dans la crainte de ne plus être après ce temps, le maître de la situation. (La malade somnambulisée est réveillée et elle quitte la salle. Le malade ajusteur mécanicien dont il a été question tout-à-l'heure est introduit).

M. CHARCOT : Voici maintenant le malade que vous avez vu il y a 15 jours complètement paralysé du membre supérieur gauche et en grande partie du membre inférieur de ce même côté ; il se présente à vous, traînant après lui, conformément à la description de Todd, son membre inférieur paralysé et progressant à l'aide de béquilles. Le fait de pouvoir progresser à l'aide de béquilles vous fait reconnaître déjà que le membre supérieur gauche n'est plus paralysé comme il l'était il y a 15 jours. Maintenant que le malade est assis, je puis vous faire constater les progrès remarquables accomplis de ce côté.

Vous voyez qu'il peut mouvoir les doigts, le poignet, le coude, comme dans l'état normal, porter sa main sur sa tête. Seulement, comme nous le dirons tout-à-l'heure, la pression dynamométrique est encore en défaut. Pour ce qui est du membre inférieur, vous remarquerez que nous avons obtenu quelques légers mouvements volontaires dans les orteils. Mais si nous sommes assez avancés en ce qui concerne le retour des mouvements dans les membres paralysés, il n'en est pas tout-à-fait de même relativement à la sensibilité. Et ceci contraste avec ce que nous avons vu tout-à-l'heure chez notre hypnotisée. Chez celle-ci, vous l'avez reconnu, l'anesthésie a disparu dans les divers segments des membres en même temps qu'ils retrouvaient leurs mouvements. Chez notre malade, au contraire, l'anesthésie cutanée et profonde persiste encore. Veuillez remarquer cependant que dans le membre supérieur, quelques îlots, quelques plaques sensibles se sont produits, lesquels paraissent affecter de siéger principalement au niveau des jointures. Cela est très visible, par exemple en ce qui concerne le poignet autour duquel la plaque sensible forme comme un bracelet (1). Au membre inférieur également, une plaque sensible existe sur la plante du pied au niveau des articulations métatarso-phalangiennes qui, comme vous je l'ai fait remarquer, ont récupéré une partie de leurs mouvements. Cette circonstance de la persistance des troubles de la sensibilité après le retour des mouvements volontaires n'est pas, tant s'en faut, un fait isolé : je l'ai rencontrée à des degrés divers, dans la plupart des cas de paralysies hystéro-traumatiques que j'ai observés dans ces derniers temps. Aussi, malgré les résultats importants obtenus chez notre malade, il ne faut pas encore chanter victoire. Les stigmates persistent encore chez lui : L'hémianesthésie existe encore à un certain degré, le double rétrécissement du champ visuel subsiste tel quel : or, tant qu'il en sera ainsi, la situation restera précaire et l'on devra craindre de voir reparaître, sous l'influence d'une cause appropriée, les accidents qui paraissent aujourd'hui conjurés ou en voie de l'être. Mais prenons les choses comme elles sont, nous ne manquerons pas de mettre en œuvre tout ce qui est en notre pouvoir pour marcher en avant vers la guérison définitive.

Il me reste à vous dire quels sont les moyens que nous avons employés pour obtenir les résultats que vous avez constatés. J'ai déjà exposé la méthode dont il s'agit dans les leçons qui font partie du 3e volume des maladies du système nerveux à propos de l'histoire de Porc..., cocher qui avait été atteint de paralysie hystéro-traumatique d'un des membres supérieurs en conséquence d'une chute sur l'épaule. (3e vol, p. 358 et sq.)

Je vous renvoie aux détails que j'ai donnés alors, je me bornerai aujourd'hui à rappeler que dans le traitement de la paralysie hystéro-traumatique, il y a plusieurs éléments qu'il convient de faire concourir vers le but à atteindre. Les malades sont en général plus ou moins neurasthéniques et anémiques, ils mangent peu. Presque

(1) Voir les croquis pages, 284 et 285. (Voir aussi le schéma du malade S.., :*Policlinique du mardi* 17 avril, p. 252.

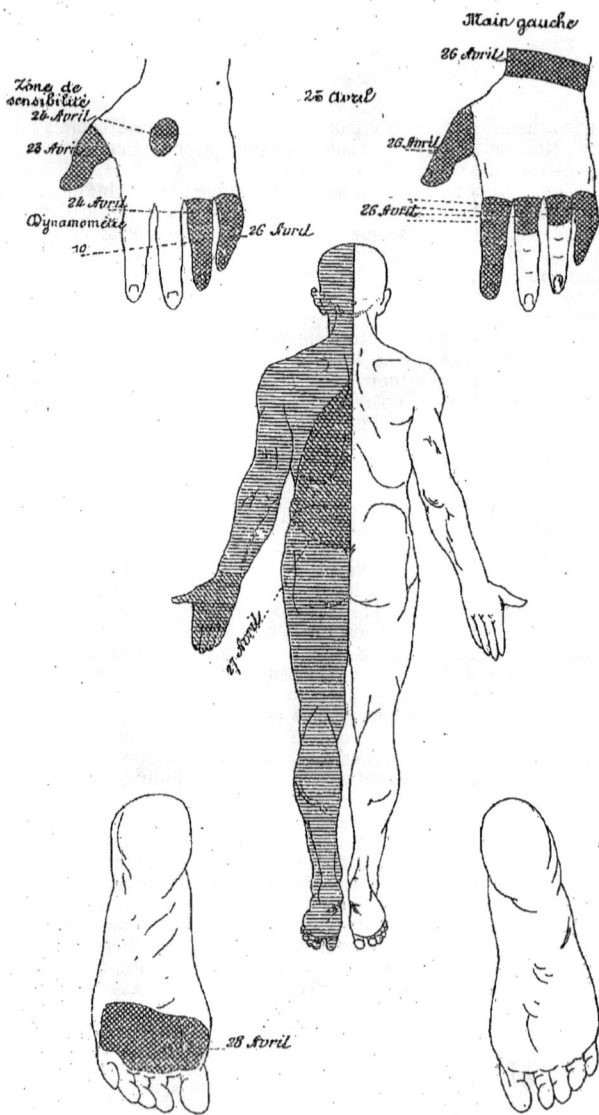

Fig. 39. — La striation simple représente l'anesthésie ; la striation croisée indique les zones de sensibilité.

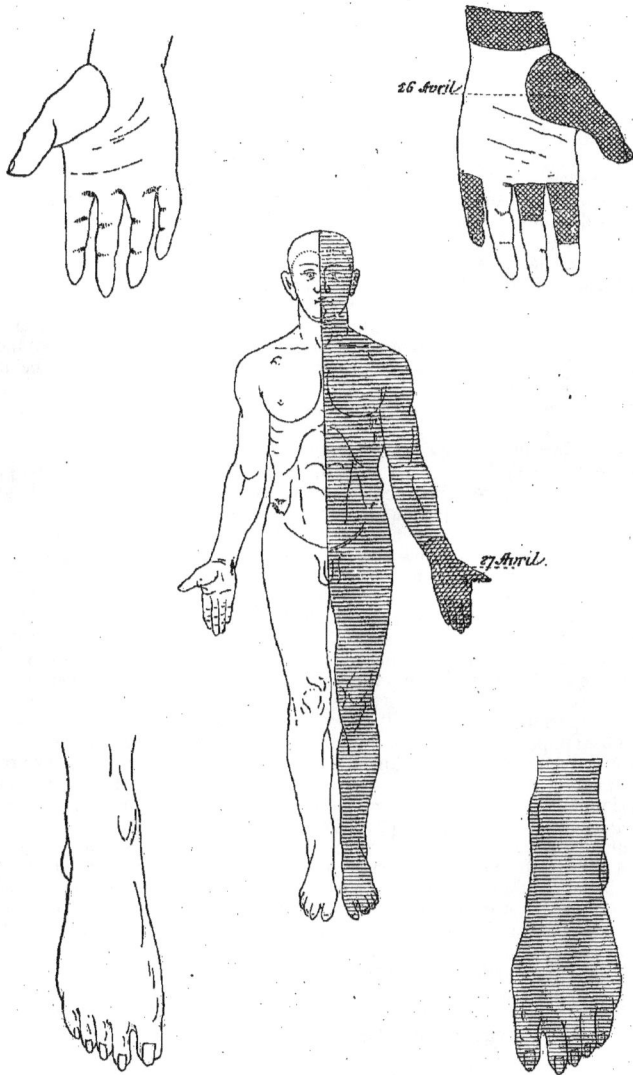

Fig 40. — La striation simple représente l'anesthésie ; la striation croisée indique les zones de sensibilité.

tous en d'autres termes, sont débilités et dans un état de santé médiocre, au moment
où se développent chez eux les phénomènes hystériques. D'autres sont des alcooliques, etc. Mais ce n'est pas sur les indications fournies par ces éléments-là que je
veux insister en ce moment, parce qu'elles sautent aux yeux, si je puis ainsi parler.
Je veux m'arrêter plutôt sur les moyens qui s'adressent particulièrement à ceux
des phénomènes hystériques que nous avons été conduits à considérer comme étant
de nature et d'origine psychiques ou mentales comme vous voudrez dire.

En premier lieu, nous nous sommes appliqués à agir par suggestion à l'état de
veille sur l'esprit de notre malade. Il est venu ici avec l'idée qu'il était atteint de
paralysie incurable. Un médecin auquel il avait eu affaire lui avait dit, paraît-il :
votre cas est incurable, il faut tâcher de vous faire admettre à Bicêtre. Ce n'était
guère consolant. Ce pauvre homme nous est arrivé sombre, découragé, désolé, se
demandant s'il lui fallait véritablement prendre son parti de sa paralysie dite incurable. Nous lui avons affirmé, au contraire, avec toute l'autorité que donne une
conviction ferme, fondée sur un diagnostic bien établi, que la guérison était certaine, absolument certaine, et que, espérions-nous, elle ne se ferait pas beaucoup
attendre, s'il voulait bien nous aider.

Croyez-moi, lorsque vous avez la conviction absolue d'être dans la vérité et que
vous pouvez dire avec l'accent d'une parfaite sincérité à un malade : Vous guérirez, c'est je vous assure déjà quelque chose, c'est un premier pas vers la guérison. Vous n'ignorez pas, que dans ces cas de paralysie psychique, les paroles
suffisent souvent sans plus, pour amener tout à coup le résultat désiré. Il se peut
faire — et cela s'est fait maintes fois — qu'un thaumaturge dise à un malade :
levez-vous et marchez ! et que tout d'un coup, le malade, jusque-là complètement
paralysé des membres inférieurs, se lève, en effet, et marche. C'est l'histoire bien
connue des succès du fameux zouave Jacob. Alors, me direz-vous, pourquoi ne
pas faire le thaumaturge, puisqu'il s'agit du bien du malade ? — Eh bien, Messieurs,
je ne dis pas non absolument, et dans certains cas, lorsque votre diagnostic est
bien établi, peut-être pourrez-vous vous risquer. Mais soyez prudents en pareille
matière, très prudents ; n'oubliez pas que dans la pratique, il y a des questions de
goût et d'opportunité et, ajouterai-je, de dignité médicale dont il ne faut jamais
méconnaître l'importance majeure. N'oubliez pas que rien ne saurait rendre plus
ridicule que d'annoncer avec quelque fracas un résultat qui, peut-être, ne se réalisera pas ; car la suggestion est un agent difficile à manier et dont, passez-moi
l'expression, il est bien difficile de préciser les doses. Les Anglais, gens pratiques
par excellence, ont dit : « Do not prophesy unless you be sure » « Ne prophétisez
jamais qu'à coup sûr ». A cet égard, je suis parfaitement de leur avis et je vous
engage à vous conformer à ce principe. Ah ! si en présence d'un cas bien dessiné
de paraplégie psychique, vous dites à un malade d'un ton d'assurance : « Marchez, levez-vous ! » et qu'en effet, il marche, prenez à votre compte le miracle que
vous venez d'opérer ; c'est une récompense qui vous sera bien due et que vous
devrez à l'avance à un bon diagnostic. Mais ne vous engagez pas trop et sachez,
dès l'origine, préparer la retraite « en bon ordre » pour le cas à prévoir d'insuccès.

Souvent, le plus souvent, peut-être, il vaudra mieux suivre les procédés lents,
méthodiques, dont vous pouvez, jusqu'à un certain point, calculer la portée.

Donc, après les premières assurances de guérison que nous avons données au malade et qui ont ramené dans son esprit la confiance, voici ce que nous avons fait :

Vous allez reconnaître aisément dans ce qui va suivre, l'application des données fournies par l'étude des phénomènes de déparalysation observés chez les hypnotiques somnambulisées.

Il s'agissait, d'après la théorie, de rétablir chez le malade la possibilité psychique de mouvoir d'abord, par exemple, les doigts de la main paralysée. A cet effet, nous l'avons engagé à faire des efforts dans ce sens, tout en imprimant à la main non paralysée, les mouvements prescrits. Il devait naturellement regarder attentivement à plusieurs reprises, la main mise en mouvement d'abord, puis la main inerte qui, en même temps, était soumise par l'opérateur à quelques mouvements passifs et à quelques massages. Eh bien, à force de patience, et souvent il en faut beaucoup dans les entreprises de ce genre, un des élèves du service attaché à cette tâche, est parvenu à obtenir, après quelques séances, quelques mouvements obscurs, puis de plus en plus nets du pouce d'abord puis des autres doigts. Le traitement a été commencé le 23 avril et le lendemain, les premiers mouvements volontaires ont paru dans les doigts. Le 25 avril à 8 heures du matin, le malade pouvait déjà tenir dans sa main le dynamomètre et marquer 3°.

A partir de cette époque, suivant notre méthode que nous appellerons, si vous voulez, dynamométrique. (Voir les *Leçons sur les maladies du système nerveux*, volume III, p. 360), nous avons prescrit au malade de prendre toutes les deux heures le dynamomètre et de s'efforcer de lui faire donner, à chaque nouvelle séance, un chiffre supérieur au chiffre obtenu dans la séance antérieure. Le malade, pendant la séance, doit regarder attentivement la main qui actionne le dynamomètre.

Voici un tableau qui vous fait connaître les résultats obtenus par l'application de cette méthode, du 25 avril au 30. Vous remarquerez sur ce tableau que la main du côté relativement sain, car vous voyez que le membre non paralysé est très faible, gagne, elle aussi par ces exercices.

1888	DYNAMOMÈTRE :		1888	DYNAMOMÈTRE :	
	Côté non paral.	côté paral.		Côté non paral.	côté paral.
25 Avril 8 h. matin	10	3	26 Avril 2 h. soir	20	8
10 »	15	5	4 »	20	8
12 »	15	5	6 »	40	16
2 h. soir	20	8	8 »	40	16
4 »	40	16	27 Avril 8 h. matin	40	16
6 »			8 h. soir	40	16
8 »			28 Avril 8 h. matin	40	16
26 Avril 8 h. matin	20	8	29 Avril	40	16
10 »	20	8	30 Avril	55	20
12 »	20	8			

Vous remarquerez, en examinant le tableau, que les progrès ne sont pas continus ; il y a de temps en temps des arrêts. J'ajouterai même, en me fondant sur l'étude de cas analogues, qu'il y a quelquefois des reculs, et j'ai remarqué que ceux-ci peuvent survenir par l'effet d'influences diverses ; une attaque convulsive ou de sommeil, par exemple, les amène à coup sûr : mais, et ceci doit être considéré particulièrement, ils surviennent aussi quelquefois à la suite de séances trop prolongées et trop actives. Rappelez-vous à ce propos le mot de certain diplomate: « surtout pas trop de zèle, Messieurs. » Évitez de vouloir aller trop vite, sachez attendre.

En somme, vous voyez que les résultats obtenus, sont intéressants déjà et qu'ils font bien préjuger de l'avenir. Vous remarquerez également jusqu'à quel point, *mutatis mutandis*, nos procédés sont calqués sur ceux que nous ont appris les somnambules artificielles qui ont servi à nos études. En définitive, vous l'accepterez sans plus de discussion, c'est en agissant psychiquement que, dans l'un et l'autre cas, nous arrivons à faire disparaître les paralysies psychiques.

Je tiens à relever que plusieurs des malades atteints de paralysie hystéro-traumatique auxquels j'ai appliqué avec succès ce traitement, avaient été sans aucun résultat soumis pendant plus ou moins longtemps à l'action des pratiques méthodiques d'électrothérapie. L'électrisation qui, dans diverses autres espèces de paralysies, rend les services que vous savez, paraît échouer ici le plus souvent. Pourrait-on dire qu'elle n'est pas suffisamment « suggestive » et que cela tient peut-être aux troubles profonds de la sensibilité cutanée et profonde qui, dans les cas que nous considérons, accompagnent invariablement les troubles du mouvement. Je ne doute pas qu'elle ne puisse, dans de certaines conditions, devenir un excellent adjuvant, mais elle ne va pas droit au but incontestablement comme le fait l'action psychique.

N'allez pas croire, Messieurs, que dans toutes les paralysies psychiques, traumatiques ou non, que vous pourrez rencontrer dans la pratique, vous devez espérer obtenir des résultats aussi rapides que l'ont été ceux que vous venez de constater chez notre malade. Qu'y a-t-il donc dans ce cas de particulier qui l'ait rendu si accessible aux moyens thérapeutiques mis en œuvre? Je crois pouvoir vous dire, Messieurs, et déjà j'ai fait allusion à ce point que cela tient à ce que, chez notre malade, la paralysie était de date relativement récente. Elle ne remontait pas à plus de 6 semaines lorsque le traitement a été inauguré. Je puis vous affirmer, par exemple, que la résistance est beaucoup plus grande lorsqu'il s'agit de cas anciens datant de plusieurs mois, d'une année, peut-être. Mais, par contre, veuillez remarquer que même dans ce cas-là, il ne faut jamais désespérer de rien ; avec de la patience, des soins assidus et de la conviction, on arrive toujours tôt ou tard à atteindre le but.

Plusieurs d'entre vous se demandent sans doute s'il ne serait pas beaucoup plus simple et plus expéditif de procéder au traitement de ces cas par suggestion, en plaçant au préalable les malades dans l'état hypnotique. Sans doute, la guérison serait alors probablement plus facile à obtenir, je n'en doute nullement, et j'ai pu, comme bien d'autres, me convaincre par expérience qu'il en est réellement ainsi dans certains cas appropriés. Mais voici la difficulté. Tous ces malades atteints de paralysie psychique d'origine traumatique ou non, ne sont pas, tant s'en faut, hynoptisables, tout hystériques qu'ils soient, et justement, le sujet que vous avez sous les yeux, comme tant d'autres d'ailleurs, que j'ai eu l'occasion de vous montrer déjà, résiste aux pratiques de l'hypnotisation. Il faut donc nous contenter, puisque nous ne pouvons mieux faire, de mettre en œuvre les moyens que nous avons entre les mains.

Après avoir délivré notre malade de sa paralysie, nous ne devrons pas, je vous l'ai annoncé, le considérer encore comme guéri; restent les stigmates, reste la diathèse plus ou moins profondément enracinée et contre laquelle il vous faudra lutter. Mais je me réserve d'entrer un autre jour dans le détail du traitement qu'il faudra instituer pour mettre le sujet à l'abri des récidives qui pourraient survenir à la moindre occasion, tant qu'il restera marqué au sceau de l'hystérie. Mais j'ai hâte d'en finir avec ce malade pour aujourd'hui, car l'heure avance et j'ai plusieurs autres sujets à vous présenter.

(*Au malade*): Vous pouvez vous retirer, n'oubliez pas de faire régulièrement toutes les 2 heures vos séances de dynamométrie; n'allez pas trop fort, tâchez seulement d'acquérir un peu plus et de ne rien perdre. J'espère qu'un de ces jours prochain, je pourrai vous présenter complètement guéri de votre paralysie. (Le malade se retire).

Le voilà parti. Il est enchanté, il m'a écrit une lettre superbe, dans laquelle, usant d'une figure de réthorique bien connue, il accable le confrère qui lui a déclaré qu'il était incurable, tandis que moi, il m'élève sur les hauteurs de l'Olympe. Il a une certaine littérature; il a été à l'école professionnelle d'Angers; il écrit assez bien l'orthographe; il a servi comme mécanicien dans la marine de l'État pendant plusieurs années. Malheureusement, il a contracté de bonne heure l'habitude de boire un peu trop; on ne peut pas dire cependant que ce soit un ivrogne, mais il se surexcite quelquefois à l'aide des boissons alcooliques, et nous ne devons pas oublier qu'il était absolument ivre le jour où il est resté lourdement endormi dans un puits.

A ce propos, il y a, dans l'observation de cet homme, une difficulté que je ne puis m'empêcher de vous signaler. Son sommeil est très souvent agité par des rêves d'un caractère spécial. Il voit la nuit, au moment de s'endormir, dans son sommeil ou quand il s'éveille, des araignées grosses comme des tortues, des hyènes, des lions qui le menacent. Il a été à Madagascar autrefois; il y a vu, dit-il des sauvages; il a, assure-t-il, assisté à des combats. C'est pourquoi, pense-t-il, dans ses rêves, il se voit poursuivi par des sauvages armés de piques et de couteaux. Voilà qui rappelle bien ce que l'on dit des rêves auxquels sont sujet les gens qui se livrent à l'abus des alcooliques. Quelquefois ces scènes d'un caractère sombre et quelquefois terrible, sont entrecoupées de scènes, de visions agréables. Rappelez-vous ce que Lassègue a dit du délire alcoolique : « Ce n'est pas un délire, c'est un rêve qui se prolonge et persiste alors même que le sujet est éveillé. L'autre jour, notre homme a rêvé un chat grimaçant. La figure du chat, après le réveil du sujet, a persisté à tel point que le malade s'est levé du lit, a ouvert la fenêtre de la chambre dans l'espoir de se débarrasser de cet hôte incommode. — Eh bien, messieurs, voici la difficulté que je veux relever: c'est que les hystériques non alcooliques sont sujets à de pareils rêves, à de parcilles hallucinations. Ces spectacles d'animaux affreux, menaçants, ces scènes de meurtre, alternant avec des visions d'un caractère gai, telles que jardins fleuris, illuminations, de fêtes avec ou sans accompagnement d'orchestre, tout cela se voit dans les attaques hystéro-épileptiques, lors de la 3º période (attitudes passionnelles), ou à leur suite (délire post-hystéro-épileptique), ou encore en dehors de toute attaque, à titre de phénomène isolé. Le rapprochement entre le délire alcoolique et le délire hystérique est évidemment un fait bien remarquable. Il a été parfaitement mis en relief par M. Richer, dans ses remarquables études sur les attaques hystéro-épileptiques. A quoi peut tenir

cette ressemblance frappante entre les hallucinations d'origine toxique et les hallucinations hystériques? Voilà une question que je ne suis pas en mesure de résoudre
et que je livre à vos méditations. Dans le cas actuel où alcoolisme et hystérie se
trouvent combinés, je ne saurais dire si les visions qui troublent le repos de notre
homme dépendent de celle-ci ou de celui-là. Peut-être dépendent-ils à la fois de l'un
et de l'autre! Mais je ne suis pas très satisfait, je vous l'avoue de la solution éclec-
tique que je vous propose.

(Un troisième malade est introduit.)
M. CHARCOT : Le malade que je vous présente actuellement vous est connu comme
le précédent; je vous l'ai présenté, lui aussi il y a 15 jours. C'est, vous vous en
souvenez, un bel exemple de paralysie hystéro-traumatique. Vous reconnaissez en
lui cet ouvrier monteur en bronze légèrement alcoolisé, qui, dans son travail, a
frappé sa main gauche à l'aide d'un maillet de bois manié de la main droite. Je
vous renvoie à la leçon d'il y a 15 jours où je vous ai fait connaître tous les carac-

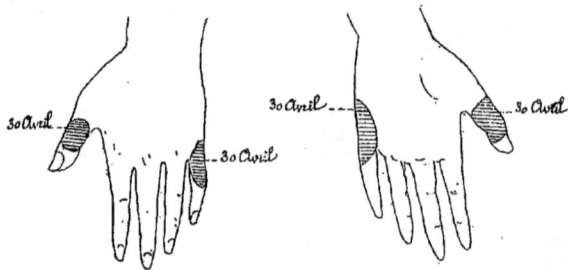

Fig. 41 et 42. — Le 6 avril anesthésie complète de tout l'avant-bras.

tères cliniques de cette paralysie. La paralysie motrice étant ici moins complète,
moins absolue que dans le cas précédent, elle était, du reste, comme dans ce dernier cas, de date relativement récente (3 semaines); aussi tout le traitement dont
je vous ai donné tous les détails il n'y a qu'un instant, s'est-il montré ici assez rapidement efficace. La main qui, le 15 avril, quelques jours après le début du traitement, donnait 18 seulement, donne aujourd'hui 27. La pression de la main droite
(non paralysée), s'est élevée, elle aussi, de 70 à 75. Vous voyez sur les schémas
que je vous présente que, en même temps que le mouvement, mais beaucoup plus
lentement que celui-ci, la sensibilité tend à reparaître sous la forme de plaques,
d'îlots principalement localisés au niveau de quelques jointures. Il faut bien augu-
rer de l'avenir de ce cas comme du précédent. Il ne faut pas méconnaître cependant qu'ici encore, les stigmates et en particulier le rétrécissement du champ visuel

ne sont pas notablement modifiés. Il ne faut pas oublier non plus que le malade est alcoolique, sans le savoir peut-être et que cet élément est représenté cliniquement par le scotôme central. Alors même que les choses seront au mieux en ce qui concerne l'hystérie, une rechute sera à craindre sous l'influence des écarts de boisson.

4ᵉ MALADE.

M. Charcot : Voici maintenant un des trois muets hystériques que je vous ai présentés il y a 8 jours je crois. Il s'agit du petit maçon tombé de la hauteur d'un 3ᵉ étage et qui, après cet accident, a figuré dans un service de chirurgie comme atteint d'un mal de Pott. Ce malade est aujourd'hui guéri de son mutisme. La guérison, comme cela arrive souvent, s'est faite tout à coup à la suite d'une attaque classique.

L'existence d'attaques hystériques peut être considérée dans certains cas comme une circonstance favorable, en ce sens qu'il y a une sorte d'antagonisme entre l'apparition des accidents convulsifs et l'existence de certains phénomènes hystériques locaux qui ont une certaine tendance à s'établir à l'état de permanence. L'apparition d'une attaque peut faire disparaître, en effet, une toux nerveuse ou une contracture datant de plusieurs mois ou encore le mutisme. C'est sur la connaissance de ce fait remarquable qu'est fondé le conseil, parfaitement justifié dans la pratique, donné par M. le Prof. Pitres, de faire naître, chez certains sujets, dans un but thérapeutique, quand cela est possible, par exemple par la pression de points hystérogènes, une attaque convulsive ; ainsi on a pu délivrer les malades d'une toux incessante ou d'une contracture de longue date qui, jusque-là, auraient résisté à tous les traitements mis en œuvre.

Chez notre maçon, l'attaque est survenue d'elle-même sans avoir été provoquée artificiellement et elle a mis fin à l'accès de mutisme.

(Au malade): Crie, parle fort ! Vous voyez qu'il y a encore chez lui un peu d'aphonie. Je vous rappellerai que l'aphonie est en quelque sorte un élément essentiel dans le mutisme hystérique qu'elle précède et auquel elle survit quelquefois. A la suite de cette attaque de mutisme, nous n'observons pas cette fois, chez ce malade, la période de bégaiement qu'il nous a présentée avant et après d'autres accès.

5ᵉ MALADE.

Nous allons maintenant faire entrer quelques malades de la consultation externe. En voici une que mon interne, qui l'a rapidement examinée ce matin, me présente comme un exemple de chorée rhythmée. Il me semble, en effet, que c'est bien de cela qu'il s'agit.

M. Charcot : Quel âge avez-vous, Mademoiselle ?

La malade : 19 ans.

M. Charcot : Vous voyez son membre supérieur gauche animé de mouvements d'adduction et d'abduction successifs pas très rapides et qui paraissent régulièrement rhythmés. (*A la malade*) : Voulez-vous élever votre bras, essayez de porter la main sur la tête.

La malade (Après avoir essayé vainement de maintenir la main levée) : Je n'y ai pas de force.

M. Charcot : Vous ne pouvez pas empêcher votre bras de remuer ainsi ?

La malade : Non, Monsieur.

M. Charcot : Depuis quand avez-vous cela ?

La malade : Depuis 4 ans.

M. Charcot : C'est bien long. Vous voulez dire que pendant 4 ans vous avez eu plusieurs accès de ce genre.

La malade : Oui, Monsieur, j'ai eu aussi par moments, un tremblement pareil dans les jambes.

M. Charcot : Je vous demande depuis quand votre bras gauche est agité cette fois-ci.

La malade : Depuis deux mois.

M. Charcot : Nous commençons à nous entendre. Comment est-ce venu ? Est-ce venu tout simplement, sans accompagnement d'autre chose, sans attaques de nerfs ?

La malade : Du tout.

M. Charcot : Un beau jour vous vous êtes réveillée avec cela ?

La malade : Oui, parfaitement.

M. Charcot : Et depuis deux mois c'est constant ?

La malade : Oui, monsieur.

M. Charcot : Cela se développe lorsque vous vous réveillez ?

La malade : Cela va également la nuit ; quand je dors, mon bras n'arrête pas et les mouvements me réveillent quelquefois.

M. Charcot : Qui vous a dit que votre bras remuait la nuit, pendant le sommeil ?

La malade : Ma mère me l'a dit.

M. Charcot : Cela n'est pas impossible, nous avons reconnu le fait dans le service, chez plusieurs sujets atteints de chorée rhythmée. Je ne m'apesantirai pas longuement sur ce cas dont je vous ai présenté plusieurs exemples dans ces leçons. Trois beaux spécimens de ce genre de chorée que je vous montrerai de nouveau quelque jour, existent en ce moment dans le service. (*A la malade*) : Il y a 4 ans que vous êtes malade ?

La malade : Oui, monsieur.

M. Charcot : A la suite de quoi tous ces phénomènes nerveux se sont-ils produits ?

La malade : Je ne sais pas, j'ai commencé par avoir une fièvre muqueuse.

M. Charcot : Remarquez ce qu'elle dit, cela est intéressant. Il n'est pas rare, en réalité de voir les phénomènes hystériques, l'hystérie elle-même tout entière se manifester à la suite d'une maladie aiguë, pendant la convalescence. (*A la malade*) : Combien de temps a-t-elle duré, cette fièvre muqueuse ?

La malade : deux mois.

M. Charcot : Vous avez été très malade, vous avez eu le délire ?

La malade : Oui.

M. Charcot : Auparavant, vous n'aviez éprouvé rien de semblable à ce que vous ressentez maintenant, rien de nerveux ?

La malade : Non, monsieur.

M. Charcot : Que fait votre père ?

La malade : Il a été boucher, maintenant il est retiré.

M. Charcot : A-t-il été malade des nerfs ?

La malade : Pas malade, mais il est nerveux ?

M. Charcot : Nerveux, comment ?

La malade : Il se met facilement en colère.

M. Charcot : Et votre mère ?

La malade : Elle n'est pas nerveuse.

M. Charcot : Connaissez-vous les autres membres de votre famille ?

La malade : Oui, monsieur.

M. Charcot : Avez-vous des tantes du côté paternel ?

La malade : J'ai une tante aliénée qui est dans une maison de santé depuis plusieurs années.

M. Charcot : Je sais ce que je voulais savoir. Voilà l'élément « hérédité » nettement représenté. Il serait bon de pousser l'interrogation plus loin, parce que le cas me parait intéressant, mais nous sommes un peu pressés aujourd'hui. Nous prierons la malade de revenir; nous l'interrogerons et l'examinerons plus en détail une autre fois.

(*A la malade*) : Avez-vous des attaques de nerfs fréquentes ?

La malade : Pas souvent. Il m'arrive quelquefois d'avoir mal aux ventre, dans les grandes chaleurs surtout. (Un examen rapide montre que la malade est « ovarienne » gauche. Elle décrit les phénomènes de l'aura : suffocation, bourdonnements d'oreilles, battements dans les tempes).

M. Charcot : Vous voyez que, par un côté, c'est une hystérique vulgaire. Seule, la chorée rhythmée revenant par accès depuis 4 ans, et occupant parfois les membres inférieurs, parfois les membres supérieurs, en fait un cas particulièrement digne d'intérêt.

(*A la malade*) : Comment sont faites vos attaques; remuez-vous beaucoup, perdez-vous connaissance ?

La malade : Je ne remue pas, je reste raide à ce qu'on m'a dit. Je perds connaissance.

M. Charcot : Qui vous l'a dit ?

La malade : Mon père, ma mère, le médecin.

M. Charcot : Qu'est-ce que deviennent les mouvements des bras pendant vos accès ?

La malade: On dit qu'ils s'arrêtent pendant la crise de nerfs: mais celle-ci aussitôt passée, ils reparaissent.

M. Charcot : Eh bien, revenez demain.

La malade se retire.

M. Charcot : Entre nous, je n'aime pas beaucoup ces cas d'hystérie avec chorée rhytmée. Ils sont, en général, extrêmement tenaces. Ici les phénomènes d'hystérie vulgaire semblent s'effacer en quelque sorte devant le phénomène chorée rhythmée. Eh bien, je le répète, cela n'est pas très bon signe au point de vue du pronostic. (1).

6° MALADE.

Une autre jeune fille accompagnée de sa mère est introduite.

M. CHARCOT (*A la mère*) : Quel âge a-t-elle ?

La mère : 15 ans.

M. CHARCOT : Quelle est l'affection dont elle souffre ?

La mère : Elle ne peut rester 5 minutes en place, ses nerfs se portent sur son père et sur moi. Avec les autres personnes elle est plus tranquille ; elle ne veut pas travailler ; elle nous jette de l'eau à la figure ; elle tire les draps de son père qui est malade au lit, enlève son édredon. Enfin, elle nous fait des méchancetés de toutes sortes. Aux étrangers elle ne fait rien. Elle a toujours besoin de remuer.

M. CHARCOT (*A la jeune fille*) ; Qu'est-ce que vous dites de cela, Mademoiselle ?

La jeune fille : C'est vrai.

M. CHARCOT : Votre père est malade ?

La jeune fille : Il a des rhumatismes ; il est presque toujours au lit.

M. CHARCOT (*A la mère*) : Il n'a jamais eu de maladie cérébrale, de maladie nerveuse ?

La mère : Non.

---

(1) Un nouvel examen de cette malade fait le lendemain du cours a donné les résultats suivants : Il existe un léger rétrécissement du champ visuel du côté gauche (côté de l'hémianesthésie, de l'hémichorée et de l'ovarie). La malade est assise, la main posée sur la cuisse, le coude demi-fléchi, le bras tombant naturellement. Ce membre est agité de mouvements qui donnent à la malade l'air de battre de l'aile avec le coude. La main reste immobile par elle-même quoique un peu secouée par transmission du mouvement du coude. Il en est de même de l'épaule qui est légèrement entraînée, déplacée par le bras.

La plus grande amplitude du mouvement est au niveau du coude. Celui-ci est secoué de la façon suivante : 1° Extension brusque qui l'amène en avant par action du triceps et peut-être un peu par action combinée des pectoraux et des fibres antérieures du deltoïde ; 2° Légère flexion passive du coude tenant à ce que le bras est retiré en arrière et en même temps tordu sur son axe, de dedans en dehors par le grand dorsal, de telle manière que l'avant-bras est légèrement écarté de la cuisse sur laquelle repose la main et attiré en dehors. En résumé : 1° Élévation en avant et légère adduction ; 2° attraction en arrière et rotation en dehors.

Rhytme : assez régulier à la vue, série de 3 ou 4 petites secousses par seconde, séparées par un arrêt (de 1 à 2 secondes comme valeur de temps).

Sur le tracé de l'appareil enregistreur, on voit des séries de trois, quatre, cinq secousses franches, larges, étendues, séparées par une ou deux petites secousses avortées, non visibles à l'œil sur la malade, mais parfaitement nettes, quoique seulement ébauchées sur le tracé. Le bras droit est agité de mouvements analogues à ceux du bras gauche, mais à peine sensibles.

M. Charcot : Connaissez-vous ses parents?

La mère : Son père se porte parfaitement. Sa mère est morte à 71 ans. Elle a eu des douleurs comme il en a.

M. Charcot : Dans votre famille, personne n'a eu d'affections nerveuses, ni vos parents, ni vos frères ou sœurs ?

La mère : Non Monsieur.

M. Charcot : Et cette petite demoiselle, quand a-t-elle commencé à manifester son mauvais caractère, ses méchancetés ?

La mère : A peu près à l'âge de 12 ans. A cette époque, notre situation a beaucoup changé. Mon mari était malade et sa maladie l'ayant obligé de quitter les affaires, nous n'avons plus pu continuer à donner à cette enfant ce que nous lui donnions quand nous étions dans le commerce ; cela l'a aigrie et je crois bien que c'est là l'origine de l'état dans lequel elle se trouve

M. Charcot : C'était une enfant gâtée ?

La mère : Oui.

M. Charcot : Est-ce que c'est votre unique enfant ?

La mère : Non, j'ai une fille de 32 ans qui est mariée.

M. Charcot : Cette enfant a-t-elle des manies ?

La mère : Je ne m'en aperçois pas. Ce qu'elle fait, c'est de remuer sans cesse.

M. Charcot : Elle n'a pas de tics, elle n'en a jamais eu ?

La mère : Non.

M. Charcot (*A la malade*) : Qu'est-ce qui vous oblige, Mademoiselle, à remuer ainsi ?

La malade : Il faut que je remue.

M. Charcot : Il faut que vous remuiez et que vous soyez méchante, c'est obligatoire. Qu'est-ce qui légitime ainsi ces actes d'agression contre votre père et votre mère ? Est-ce parce qu'ils vous contrarient que vous agissez ainsi ?

La malade : Non Monsieur.

M. Charcot : Vous ne pouvez pas vous empêcher de faire le mal.

(*A la mère*) : Quand elle est couchée, que fait-elle ?

La mère : Elle se couche de très bonne heure, à 8 heures du soir et elle dort très bien.

M. Charcot : Avant de se coucher, elle n'a pas des rangements spéciaux ; elle ne ferme pas son verrou 5 ou 6 fois, elle ne regarde pas sous le lit à chaque instant ?

La mère : Non, Monsieur.

M. Charcot : Elle n'a pas peur de différentes choses ?

La mère : Dans un moment, elle avait peur des épingles et du verre cassé, du verre pilé ; mais c'était, je crois par suite de mauvais conseils, d'imitation et cela s'est passé assez vite.

M. Charcot : Voilà quelque chose qui doit sonner à vos oreilles d'une façon particulière et éveiller dans votre esprit la prévision d'un certain diagnostic.

(*A la mère*) : Comment dites-vous ? que cette peur des épingles et du verre pilé a eu lieu par imitation.

La mère : Nous avions à la maison une nièce, fille d'une sœur de mon mari.

M. Charcot : De quelle sœur ?

La mère : Mon mari a perdu une sœur.

M. Charcot : De quoi ?

La mère : De douleurs au cœur.

M. Charcot : Et cette sœur avait une fille ?

La mère : Oui. Pendant la Commune, celle-ci avait éprouvé une grande émotion en entendant le bris d'une devanture de magasin. Je crois que c'est elle qui a communiqué à ma fille la peur du verre cassé.

M. Charcot (*à la malade*) : Pourquoi les épingles vous faisaient-elles peur ?

La malade : Je croyais toujours les avaler et aussi le verre pilé. Quand je cassais une aiguille, je croyais en avaler un petit morceau.

M. Charcot : A quelle époque a-t-elle parlé de cette peur du verre cassé et des épingles ?

La mère : Elle avait 7 ou 8 ans.

M. Charcot (*à la malade*) : Est-ce qu'il vous prend l'envie, quand vous passez dans la rue et que vous voyez une grande glace, d'y donner un coup de poing ?

La malade : Non, Monsieur.

M Charcot : C'est un genre d'obsession que j'ai rencontré bien des fois ; avoir le désir violent de casser une vitre et en même temps la crainte de le faire : être obsédé par l'envie d'ouvrir un bec de gaz, avoir l'idée que le gaz répandu dans l'appartement pourra causer un malheur, ce sont choses que l'on observe souvent dans les cas du genre de celui que nous avons sous les yeux.

(*A la malade*) : Avez-vous peur de toucher certains objets et êtes-vous obligée, après les avoir touchés de vous laver les mains 36 fois ?

La malade : Non, Monsieur.

La mère : Elle a des besoins de destruction, elle se met quelquefois à casser des chaises. Elle casse volontiers tout ce qui nous appartient.

M. Charcot : Est-ce qu'elle se met souvent en colère ?

La mère : Oui, Monsieur.

M. Charcot : Elle n'a pas d'attaque de nerfs ?

La mère : Non, jamais.

M. Charcot : Suffoque-t-elle quelquefois ? A-t-elle quelque chose qui lui monte dans le cou ?

La malade : Quand j'ai peur.

M. Charcot : Peur de quoi ?

La malade : Eh bien, quelquefois je me réveille en voyant quelqu'un qui veut me tuer.

M. Charcot : Est-ce que vous regardez plusieurs fois sous votre lit avant de vous coucher ?

La mère : Oui, Monsieur, cela lui arrive souvent.

M. Charcot : Il peut arriver que lorsqu'un malade de cette espèce va se coucher, ce soit toute une cérémonie. J'en connais qui restent quelquefois 2 heures avant de se mettre au lit. Elles passent leur temps à vérifier et à vérifier encore si le verrou est bien fermé, si vraiment il n'y a personne caché sous le lit ; quelques unes sont poussées à faire et à défaire les choses un certain nombre de fois, etc., etc.

La malade : Je ne compte pas.

M. Charcot : On est obligé d'ôter ses vêtements et de les remettre 7 fois, 8 fois, par exemple, et le temps passe au milieu de ces perplexités.

La mère : Tout cela vient de ce qu'on lui a fait peur.

M. Charcot : Je ne vous demande pas cela. C'est toujours la même chose. Il semble qu'il y ait chez les parents une sorte d'instinct qui les pousse à mettre ces faits singuliers sur le compte d'une cause fortuite et à se soustraire ainsi à l'idée de la fatalité héréditaire. La véritable cause cependant est là, dans l'hérédité. Il y a eu, cela est certain, des aliénés dans la famille; peut-être allons-nous pouvoir le constater.

(A la mère) : Quelle est cette peur dont vous parlez?

La mère : C'est sa cousine qui lui a fait peur.

M. Charcot : Une cousine germaine?

La mère : Oui, Monsieur, elle avait peur du verre pilé, cela lui était venu après avoir cassé une glace; c'est elle qui a communiqué sa peur à ma fille.

M. Charcot : La mère de cette nièce a-t-elle été malade de la tête? A-t-elle eu la maladie noire?

La mère : Non, Monsieur, elle est morte d'une maladie de cœur.

M. Charcot : Avez-vous connu dans cette famille d'autres personnes qui aient eu des maladies nerveuses, la tête dérangée?

La mère : Je les ai perdus de vue. Je n'en sais rien.

M. Charcot : Voilà le chemin coupé pour la recherche, il en est malheureusement trop souvent ainsi. Mais tenez que dans ce cas, il a certainement existé parmi les ascendants ou les collatéraux un ou plusieurs aliénés.

Je n'insiste pas beaucoup sur ce qui n'est pas tout à fait de notre domaine et qui serait beaucoup mieux interprété par nos collègue de l'Asile clinique que je ne pourrais le faire. Prenez connaissance, si vous voulez en savoir plus long sur cette question, des intéressantes leçons de M. Magnan sur les dégénérés, la folie héréditaire, les impulsifs, etc., etc.

DIX-NEUVIÈME LEÇON

OBJET :

1º Trois malades atteints de tremblement mercuriel nᵒˢ 1 et 2, do-
reurs sur métaux; nᵒ 3, chapelier.

2ᵉ Paralysie agitante unilatérale (4ᵉ malade).

M. CHARCOT: Voici trois malades qui forment un ensemble homogène et qui nous permettent d'étudier une forme de tremblement dont le nom est bien connu, mais qui n'a peut-être pas encore été étudié comme il conviendrait, par le détail. Je vous dirai tout à l'heure de quoi il s'agit ; nous allons examiner tout d'abord l'un de ces malades que j'appellerai le nᵒ 1 (Louis Am. âgé de 50 ans).

Il est affecté d'un tremblement qui présente les caractères typiques de l'affection dont je veux vous entretenir sous une forme très accentuée, très régulière. Ce n'est pas cependant en tant que tremblement, ce qu'on peut observer de plus fort ; c'est un cas bien dessiné, mais d'une intensité moyenne.

Voilà ce que je voudrais que vous considériez surtout, en premier lieu. Ce malade étant assis tranquillement, les mains reposant sur les genoux, celles-ci, vous le voyez, sont agitées par des oscillations rhythmées qui nous paraissent rapides, nombreuses, dans un temps donné. Il y a cependant des tremblements plus rapides que celui-là ainsi que je le montrerai tout à l'heure. Vous savez d'ailleurs qu'il ne faut pas juger de la rapidité des oscillations rhythmées qui constituent un tremblement d'après les seules renseignements fournis par l'œil.

Ce n'est pas trop, pour s'éclairer à ce sujet, de faire appel aux procédés de la méthode graphique. Nous n'ignorons pas que les données fournies par ces mensurations ont, en clinique, une importance considérable.

On peut dire, en effet, au moins d'une façon très générale que chaque espèce nosographiquement déterminée de tremblement, tend à se distinguer des autres espèces, par le nombre des oscillations consigné sur les appareils enregistreurs, dans, un temps donné, pendant une seconde, par exemple. A ce point de vue, il y a lieu de reconnaître 3 groupes de tremblements à savoir : 1° le tremblement à oscillations lentes ; 2° le tremblement à oscillations de rapidité moyenne et enfin 3° le tremblement à oscillations rapides, autrement dit tremblement vibratoire. Il ne s'agit pas là, bien entendu, d'une classification tout à fait naturelle, mais elle offre certainement, il nous sera facile de vous le démontrer, un intérêt réel au point de vue pratique, ce qui est déjà quelque chose.

TREMBLEMENT OU OSCILLATIONS RHYTHMÉES.

A. — INTENTIONNEL : .. .. { Sclérose en plaques. — Maladie de Friedreich.

B. — PENDANT LE REPOS :

1° A oscillations lentes, 4 à 5 oscillations par seconde. { Paralysie agitante. Tremblement sénile.

2° Type intermédiaire (3 + 1/2) à (6—6). } Tremblement hystérique.

3° A oscillations rapides. — Tremblement vibratoire (8 ou 9) par seconde. { 1° Pas de tremblement individuel des doigts. — Malade de Basedow. 2° Tremblement individuel des doigts, alcoolique. 3° Paralysie générale.

1° Pendant le repos, surtout si émotion (5 à 6) par seconde. 3° Intentionnel. (Exagération considérable des oscillations. } Tremblement mercuriel.

Si vous voulez jeter les yeux sur le tableau que j'ai fait placer sous vos yeux, vous aurez un aperçu de cette classification des tremblements suivant la rapidité du rhythme. Je laisserai de côté le groupe A sur lequel je reviendrai tout à l'heure et où la rapidité des oscillations n'est pas traduite et ne peut pas être traduite par des chiffres. Voici maintenant l'indication sommaire des autres groupes.

J'appelle tremblement lent celui dans lequel il se produit en moyenne 4 ou 5 oscillations seulement par seconde. Dans ce groupe, nous rencontrons la paralysie agitante, le tremblement sénile qui doit être soigneusement distingué de la première, malgré les opinions contraires récemment émises.

Un autre groupe forme en quelque sorte l'intermédiaire entre le précédent et celui qui va suivre. Là se place le tremblement des hystériques qui, au point de vue du rhythme, présente, c'est peut-être là un de ses caractères, de très grandes variations ; le taux des oscillations par seconde varie entre 3 1/2 et 6.

Au dernier groupe appartiennent les tremblements à oscillations rapides ou tremblements vibratoires ; nous trouvons réunis là : le tremblement alcoolique, celui de la paralysie générale progressive, le tremblement de la maladie de Basedow, etc., le nombre des oscillations par seconde est de 8 à 9. Vous comprenez qu'en tenant compte de ce caractère fourni par l'étude graphique du tremblement, on peut déjà établir les premières lignes d'un diagnostic différentiel.

Je propose d'établir un groupe à part pour le tremblement mercuriel qui est justement celui que nous allons pouvoir étudier sur les hommes qui figurent devant vous. Je vous dirai et je vais vous faire connaître que cette sorte de tremblement se rapproche, par le nombre des oscillations, de celui de la paralysie agitante. C'est-à-dire que, par seconde, il y a 4 à 5 secousses ; il s'agit donc d'un tremblement lent, mais ici se montrent des caractères particuliers qui permettent du premier coup de distinguer le tremblement mercuriel du tremblement de la paralysie agitante, par exemple. Ce caractère, je vais le mettre en relief, justement, chez notre malade n° 1 qui, comme vous l'avez remarqué déjà, tremble des mains, alors même que celles-ci sont dans l'attitude du repos. Notre homme exerce la profession de doreur sur métaux, et c'est à sa profession qu'il doit d'être sous le coup de l'intoxication hydrargyrique. L'hôpital de la Charité était autrefois le rendez-vous des saturnins. Pour ce qui est de l'hydrargyrisme, c'est surtout à l'hôpital St. Antoine que vous rencontrerez ses victimes, ou encore à l'hôpital Tenon, ce qui tient simplement à ce que les établissements dans lesquels on contracte ces intoxications appartiennent aux quartiers où sont situés ces deux hôpitaux, et justement notre malade nous a été adressé pour servir à l'étude et à la démonstration par un de nos collègues de l'hôpital St. Antoine.

Vous savez quel rôle joue le mercure dans la dorure sur métaux et vous n'ignorez pas que dans les ateliers où on se livre à ce genre de travail, l'atmosphère, si la ventilation est imparfaite, est toujours plus ou moins chargée de vapeurs mercurielles. Cependant, depuis quelques années, l'aménagement de ces ateliers a été, à ce qu'il paraît, singulièrement amélioré au point de vue de l'hygiène ; l'aération y est réglée dans de bonnes conditions et de plus, il est apporté aux opérations diverses un soin particulier qui empêche que l'action des vapeurs mercurielles y soit aussi nocive qu'autrefois. Mais il existe encore des ateliers où ces perfectionnements n'ont pas été introduits et où tout au moins les précautions hygiéniques prescrites sont peu ou sont mal observées. Notre malade, dans les conversations que nous avons eues avec lui ces jours-ci, nous a appris que pendant de longues années, pendant plus de 29 ans, il a travaillé dans de certains ateliers où l'on tient grand compte des règlements hygiéniques, en particulier chez Barbedienne, sans jamais avoir été atteint du moindre tremblement. Tandis qu'il lui a suffi de travailler quelques mois dans d'autres ateliers mal ventilés pour voir survenir chez lui le tremblement que nous observons aujourd'hui.

(*Au malade*): Veuillez nous donner quelques détails sur votre carrière de doreur sur métaux.

Le malade : J'ai travaillé longtemps chez Barbedienne. J'y serais resté 20 ans que je n'aurais jamais tremblé j'en suis sûr.

M CHARCOT: Ainsi, dans l'atelier de Barbedienne, les ouvriers sont rarement atteints du tremblement mercuriel et cependant la dorure s'y fait parfaitement ; tandis qu'il y a d'autres ateliers où l'on est rapidement intoxiqué. Du reste, cet autre malade (le n° 2) (Gabriell Men... 42 ans) est un nouvel exemple du même genre; lui aussi est doreur sur métaux : il exerce ce métier depuis l'âge de 11 ans, et il en a aujourd'hui 42. Il est resté 30 ans sans connaître le tremblement. Il en a été frappé depuis, coup sur coup, depuis un an qu'il a changé d'atelier.

Le second malade : Oui, j'ai été pris 2 fois cette année.

M. CHARCOT : Mais, j'en reviens au tremblement. Je veux vous indiquer le caractère qui permet de le distinguer du premier coup, des autres espèces de tremblement lent. Je vous ferai remarquer, en premier lieu, que le tremblement mercuriel, occupe quelquefois, assez habituellement même la tête. Ce n'est pas le cas chez cet homme, mais je vous montrerai tout-à-l'heure un cas où la tête tremble et je vous ferai remarquer la façon dont elle tremble. En second lieu, il occupe quelquefois, assez souvent même les lèvres et la langue. Cela est, vous voyez, très accentué chez notre malade n° 1, pour peu qu'il parle. Vous reconaissez pendant qu'il parle, que l'articulation des mots est en quelque sorte entrecoupée par une sorte de trépidation. Cette sorte de trépidation, due au tremblement des lèvres est fort intéressante pour le clinicien, parce qu'elle rappelle beaucoup, au point qu'on puisse s'y méprendre, l'embarras de la parole de certains cas de paralysie générale. J'ajouterai que lorsque le malade tire la langue, celle-ci est bientôt prise d'une trépidation ressemblant à celle qu'on observe si souvent chez ces mêmes paralytiques généraux.

Voilà donc une première remarque sur laquelle il faut insister. N'allez pas du premier coup, quand vous verrez un malade trembler de la langue lorsqu'il la tire, et des mains lorsqu'il les étend, bredouiller lorsqu'il parle, en conclure sans plus d'information, qu'il s'agit, chez lui, de paralysie générale. Ce pourrait être un alcoolique, ce pourrait être encore un cas de tremblement mercuriel. Chez notre homme, je tiens à l'avouer publiquement, lorsqu'il s'est présenté devant nous pour la première fois, notre impression avait été, en raison surtout de l'embarras de la parole, qu'il s'agissait là de la méningo-encéphalite diffuse. Il est vrai que presque immédiatement, la question a changé de face lorsque nous eûmes appris qu'il exerçait la profession de doreur sur métaux.

C'est ici le cas de rappeler d'ailleurs que le tremblement nerveux, d'après les observations répétées que nous avons faites ces jours-ci chez nos trois malades, ne compte que 4 ou 6 oscillations par seconde, les mains reposant sur les genoux, tandis que dans la paralysie générale, on en compte 8 ou 9. Peut-être trouverait-on là un élément de diagnostic dans un cas difficile.

Vous n'ignorez sans doute pas qu'il est encore une autre affection dans laquelle l'embarras de la parole et aussi le tremblement des extrémités rappellent jusqu'à un certain point ce que l'on voit dans la paralysie générale et dans le tremblement mercuriel. Je veux parler de la sclérose en plaques.

Pour ne parler que des analogies symptomatiques qui peuvent exister entre le tremblement mercuriel et la sclérose en plaques, je vous rappellerai que la parole lente et scandée qui s'observe dans la dernière affection n'est vraiment pas très difficile à distinguer de l'articulation trépidante des hydrargyriques ; mais par contre, vous allez le voir, en ce qui concerne le tremblement des extrémités, l'analogie est telle que le diagnostic pourra, dans certains cas, se montrer hérissé de difficultés sérieuses. De fait, entre le tremblement mercuriel et celui de la sclérose en plaques, il y a un caractère commun, qui les rapproche étroitement l'un de l'autre en même temps qu'il les éloigne l'un et l'autre de toutes les autres formes du tremblement. C'est ici naturellement le lieu de rappeler les caractères du tremblement dans la sclérose en plaques. On dit que ce tremblement est intentionnel (Voir le tableau des tremblements A) (Intentionszittern des auteurs allemands) (1) et par là on entend ce qui suit :

Lorsque les mains du malade sont dans l'attitude du repos, posées tranquillement sur les genoux, elles ne tremblent pas. Mais s'il veut faire un acte quelconque, prendre un verre par exemple, un objet quelconque, alors commence une période pendant laquelle vous voyez la main s'agiter et les oscillations devenir de plus en plus rapides et d'autant plus étendues que la main devient plus proche du but à atteindre. S'il s'agit, par exemple, pour lui de saisir une cuiller pour la porter à sa bouche, il est fort possible qu'en raison de l'étendue croissante des oscillations, il ne le puisse pas faire. De même s'il s'agit d'un verre rempli d'eau; celle-ci sera projetée de tous côtés avant de parvenir aux lèvres. Cette série d'évènements est facile à saisir dans le schéma suivant. A B répond à la période pendant laquelle la main repose tranquillement sur les genoux. Il n'y a pas traces de tremblement pendant cette période. En B, le malade commence un acte intentionnel, volontaire, comme pour porter un verre à sa bouche. Le tremblement se dessine aussitôt et

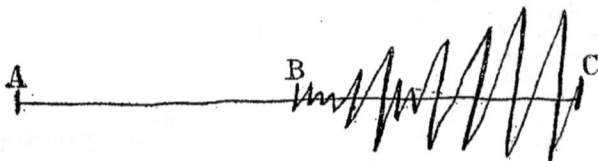

Fig. 43. — Schéma n° 1.

les oscillations qui le composent, augmentent, comme on voit, progressivement d'amplitude à mesure que la main se rapproche du but à atteindre C. (Fig. 43)

Par contraste, rappelons ce qui se passe dans la paralysie agitante. Ici encore la main se repose sur les genoux du malade, pendant la période AB (Fig. 44.) Mais même, contrairement à ce qui a lieu dans la sclérose en plaques, pendant

(1) Intentionnel pris dans ce sens n'appartient pas à la langue correcte, c'est, si on veut, du Français retour d'Allemagne ; mais l'application du terme est assez commode et semble devoir passer dans la pratique.

cette période dite de repos, la main est agitée d'oscillations ; elle tremble ; par contre lorsque, pendant la période B C, elle exécute un mouvement volontaire, les oscillations rhythmées n'augmentent pas d'amplitude et quelquefois même, ainsi

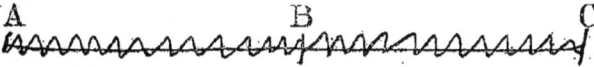

Fig. 44. — Schéma nº 2.

que je vous en présenterai un exemple tout-à-l'heure, le tremblement peut, pendant l'exercice du mouvement voulu, cesser complétement (Schéma Nº 3).
Je suis à même de bien vous montrer maintenant en quoi le tremblement mer-

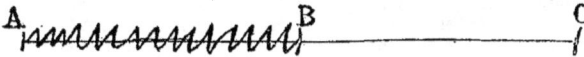

Fig. 45. — Schéma nº 3.

curiel ressemble à celui de la sclérose en plaques et en quoi il en diffère (Schéma Nº 4).
Supposons la période A B pendant laquelle les mains, si vous voulez, reposent sur

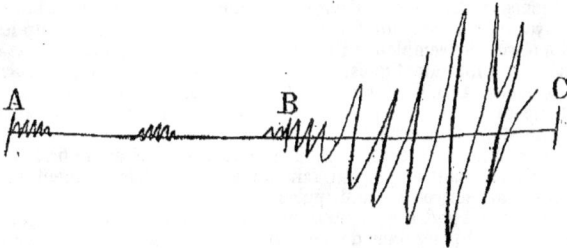

Fig. 46. — Schéma nº 4.

les genoux du malade. Pendant cette période chez l'hydrargyrique, ainsi que vous le constatez une fois de plus chez notre malade Nº 1, la main tremble. Sous ce rapport donc, il y aurait la plus grande analogie avec ce qui a lieu dans la paralysie agitante. (Schéma N° 2) où le malade tremble « sans repos ni trêve ». Mais voici à cet égard une différence à signaler. C'est que dans le tremblement mercuriel, par moments, dans cette période de repos, le tremblement cesse momentanément d'exister. Il est vrai qu'on le voit reparaître aussitôt qu'on éveille l'attention du malade, qu'on lui parle. Vous avez vu ce qui s'est passé il n'y a qu'un instant chez notre sujet. Un moment abandonné à lui-même, ne pensant plus à rien, ses mains ont été un instant mobiles, privées de tremblement; celui-ci s'est montré à nouveau, aussitôt que par une interpellation l'attention, du malade a été fixée. Une émotion quelle qu'elle soit peut, dans la période de repos (A B) faire reparaître le tremblement un instant effacé. D'après cela, on peut dire que dans la période A B, dite période de repos, le tremblement est nul dans la sclérose en plaques ; que dans cette même période, il est *permanent* dans la paralysie agitante (ne cessant qu'au moment du sommeil) qu'enfin, dans le tremblement mercuriel, il est rémittent, cessant par moments pour reparaître dans d'autres, par exemple sous l'influence des moindres émotions.

Voici maintenant le caractère qui, ainsi que nous l'avons fait prévoir, rapproche le tremblement mercuriel de la sclérose en plaques, en même temps qu'il s'éloigne de la paralysie agitante (voir le schéma N° 4). Nous commandons à notre malade N° 1 de saisir un verre rempli d'eau, placé sur une table voisine, et de le porter à sa bouche.

Vous remarquez que dès le moment où l'acte volontaire prescrit commence à s'accomplir, le tremblement s'exagère considérablement, les oscillations devenant progressivement de plus en plus amples à mesure qu'on s'approche du but à atteindre. C'est absolument ce qui se passe, vous le reconnaissez, dans la sclérose en plaques. Il y a 8 jours, constamment, chez notre homme, dans cet acte, l'eau était projetée au loin avant que le verre eût atteint les lèvres ; aujourd'hui, déjà, sous l'influence du traitement, l'état s'est amélioré, le malade peut boire.

Vous voyez, par cet exemple, jusqu'à quel point, pendant l'accomplissement des actes volontaires, le tremblement hydrargyrique et celui de la sclérose en plaques sont, pour ainsi dire identiques, mais vous n'avez pas oublié combien, dans la période de repos (A B), la différence est capitale, puisque, dans la dernière affection le tremblement fait défaut pendant cette période, tandis qu'il y existe au moins par moments dans la première.

Il y a longtemps, d'ailleurs, que j'ai fait ce rapprochement entre le tremblement de la sclérose en plaques que j'ai fait connaître et le tremblement mercuriel. Je vous ferai remarquer, en passant, puisque l'occasion s'en présente, que, en général, le tremblement hydrargyrique se modifie et s'atténue avec une grande rapidité lorsque le sujet est placé dans des conditions favorables. Notre doreur sur métaux, depuis 15 jours qu'il est à l'hôpital, a été soustrait à l'influence des vapeurs mercurielles et soumis à un traitement qui n'est autre que l'expectation déguisée. Il prend chaque jour 3 ou 4 cuillerées à bouche d'une solution de chlorure de sodium. Cette solution est destinée uniquement à masquer l'expectation que les malades n'aiment point. — « Populus vult decipi » ..... » Sous l'influence de cette seule méthode, tous les symptômes se sont très rapidement amendés. Aujourd'hui, je le répète, il peut, non sans difficulté, manger seul, tandis qu'il y a 8 jours encore, il était incapable de porter ses aliments à sa bouche. Voilà une petite leçon de thérapeutique négative dont il faudra savoir tirer profit à l'occasion.

Une autre analogie encore à faire ressortir entre le tremblement mercuriel et celui de la sclérose en plaques est celle-ci — et j'aurais pu vous la faire constater chez ce malade avant que sa situation ne se fût améliorée — c'est que, pendant la marche, c'est-à-dire pendant l'accomplissement d'actes volontaires portant sur l'ensemble, la tête et les jambes tremblent.

En conséquence de l'intervention d'oscillations rhytmées et par suite, particulièrement, des tremblements dont les membres inférieurs deviennent le siège pendant la progression, la démarche est titubante. C'est absolument ce que l'on voit dans la sclérose en plaques typique, et je regrette bien de n'avoir pas de malade de ce genre sous la main pour vous remettre ce fait en mémoire. Tout cela existait encore il y a peu de jours chez notre hydrargyrique ; mais cela ne se voit plus aujourd'hui tant l'amélioration a été rapide. (Au malade assis) : Etendez vos jambes, tenez vos pieds élevés au-dessus du sol.

(Aux assistants) : Vous voyez que les tremblements persistent encore dans les membres inférieurs, pendant l'acte volontaire que je lui ai prescrit. Les pieds détachés du sol sont manifestement agités d'oscillations très marquées.

Reprenons maintenant ce que l'étude de notre malade nous a jusqu'ici permis de relever : Tremblement des lèvres rendant l'articulation des mots difficiles, tremblement des membres inférieurs à l'état de repos lorsque le malade est ému ; tremblement s'exagérant beaucoup lorsqu'il s'agit de prendre un objet et de le déplacer. Ce dernier trait rappelle ce qu'on voit dans la sclérose en plaques typique. Enfin : tremblement de la tête, ce qui fournit encore un rapprochement à établir entre les deux affections. Par contre, ceci constitue jusqu'à un certain point un caractère distinctif vis-à-vis de la paralysie agitante où ordinairement la tête ne tremble pas « par elle-même ». Je sais bien qu'on va m'opposer que mes assertions à cet égard ont été autrefois trop absolues, puisque des exemples très authentiques de maladie de Parkinson ont été publiés où la « tête tremble par elle-même ». Mais en réalité, je ne puis m'empêcher de déclarer que cela est vraiment rare, tandis que la chose est habituelle, classique en d'autres termes, aussi bien dans la sclérose en plaques que dans le tremblement hydrargyrique.

Je vais devant vous relever encore, par un trait, la caractéristique du tremblement mercuriel. Ecrire est pour ces malades la chose la plus difficile, c'est à peu près impossible en public, pour peu qu'il y ait quelque émotion. Ainsi le malade que nous considérons (n° 1) qui s'est si notablement amélioré ces jours-ci, qui peut aujourd'hui porter ses aliments et ses boissons à sa bouche. eh bien ! ce malade là est dans l'impossibilité absolue d'écrire son nom devant vous, lorsqu'il est bien tranquille dans la salle, loin des regards, il le fait, bien que d'une façon très incomplète, mais devant vous, lorsqu'il a le crayon en main, il ne peut que griffonner un gribouillage illisible. Tenez, voilà tout ce que l'on peut obtenir de lui dans ce moment en ce genre.

Un dernier point nous reste à considérer. Je veux parler des modifications concernant la force dynamométrique chez les sujets atteints de tremblement hydrargyrique. Tout récemment, un de nos distingués collègues des hôpitaux, M. Letulle, a publié un travail très intéressant, je ne dirai pas sur le tremblement mercuriel qui n'y est touché qu'accessoirement, mais sur ce qu'il appelle, je crois, les névroses mercurielles. Ce travail est à la fois expérimental et clinique. Il figure dans les *Archives de physiologie* (avril 1887). L'auteur s'y est surtout occupé de la paralysie mercurielle, et il est conduit à affirmer que dans l'hydrargyrisme, à peu près toujours, l'affaiblissement dynamométrique est très prononcé et que toujours la paralysie ou pour le moins la parésie précéderait le tremblement. Que l'affaiblissement existe, chez les malades atteint de tremblement mercuriel, à peu près toujours à un certain degré cela est incontestable, je pense, mais d'après ce que j'ai vu sur les 3 malades d'aujourd'hui, je crois pouvoir affirmer, à mon tour, que l'akinésie n'est pas toujours, tant s'en faut, aussi prononcée que le dit M. Letulle.

Il n'est peut-être pas sans intérêt de rappeler ici les principaux résultats des ob-

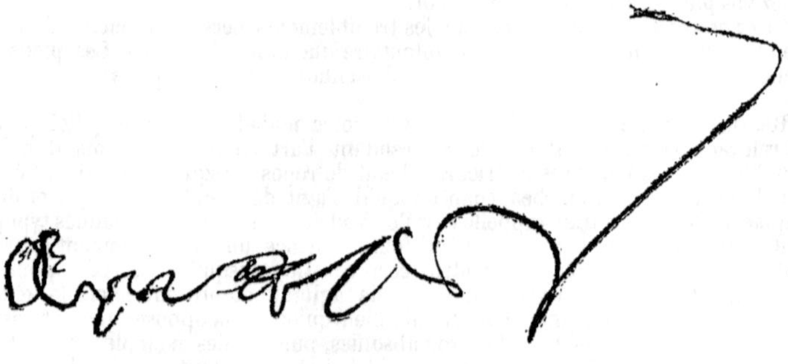

Fig. 47. — Fac-simile de la signature du n° 1 (AMAND).

servations et expériences de M. Letulle. Les expériences ont été faites sur des cobayes dans le laboratoire de Vulpian.

Ces petits animaux étaient intoxiqués lentement par l'ingestion de peptones mercurielles. Il est souvent très difficile, dans un laboratoire, de produire chez l'animal des maladies lentes comparables aux maladies chroniques que nous rencontrons dans la clinique chez l'homme. On y parvient cependant quand on y met beaucoup de soins et de patience. Que de patience et de soins ne nous a-t-il pas fallu mettre en œuvre, mon collaborateur Gombault et moi, pour produire, chez ces mêmes cobayes, tous les accidents du saturnisme chronique !

M. Letulle a réussi parfaitement à déterminer chez eux l'hydrargyrisme et il faut l'en louer ; quoi qu'il en soit, ce qui mérite d'être relevé surtout dans ses expériences, c'est l'existence chez ces animaux ainsi intoxiqués, d'une lésion des nerfs périphériques consistant dans la destruction du cylindre de myéline, sans prolifération des noyaux de la gaîne de Schwann et sans destruction du cylindre axile. Ce sont ces deux derniers traits qui distingueraient la lésion nerveuse hydrargyrique de toutes les autres formes de la névrite périphérique.

Pour M. Letulle, la persistance du cylindre axile, alors que la myéline a disparu, servirait à expliquer le caractère « intentionnel » du tremblement hydrargyrique, comme il sert à expliquer dans la théorie que j'ai proposée dans le temps et à laquelle je ne tiens pas plus que de raison — l'existence de ce même caractère, dans la sclérose en plaques où, vous le savez, le cylindre axile persiste souvent dans l'aire des plaques scléreuses. C'est donc à cette dénudation du cylindre axile conservé et pouvant encore transmettre les ordres de la volonté tant bien que mal, que seraient dues ces oscillations qui troublent l'accomplissement des mouvements volontaires. Mais peu importe la théorie pour le moment. Retenons ce fait que cette lésion nerveuse, cause du tremblement intentionnel, serait aussi la cause de la parésie, qui suivant l'auteur, précède nécessairement le tremblement.

Eh bien, pour en revenir à cette parésie, tout ce que je veux dire, c'est que chez les 3 sujets que nous avons sous les yeux et qui, incontestablement, représentent de beaux exemples de tremblement mercuriel, elle s'est montrée constamment beaucoup moins prononcée que ne l'indique M. Letulle.

Ainsi, M. Letulle donne des chiffres qui, chez les malades qu'il a observés, varient de 10 à 44 ; tandis que chez nos 3 malades, les chiffres ont été les suivants : N° 1, 40 à gauche, 50 à droite ; N° 2. 70 à droite et à gauche ; N° 3, 55 à droite, 55 à gauche. Je vais actuellement compléter l'observation du malade en ajoutant quelques mots relatifs à son histoire passée.

Il n'a pas d'antécédents héréditaires connus ; il exerce la profession de doreur sur métaux depuis 30 ans. C'est au mois de juillet 1887 qu'il a travaillé pour la première fois dans un atelier autre que celui où il était occupé autrefois ; la ventilation y est mauvaise, et c'est au mois de septembre, c'est-à-dire deux mois seulement après être entré dans cette maison, que son tremblement l'a pris. Il s'est aperçu d'abord qu'il ne pouvait plus écrire, mais il a travaillé quand même jusqu'à la fin d'avril et c'est au bout de 8 mois seulement qu'il est venu ici.

Que va-t-il maintenant lui arriver? Nous allons lui donner de l'iodure de potassium, le soumettre à un traitement hydrothérapique, mais même avant tout traitement, nous avons vu sa situation s'améliorer sous le régime d'expectation voilée auquel il est soumis. Se rétablira-t-il jamais complètement? Chez tous les malades que j'ai vus, un certain degré de tremblement, quelque léger qu'il soit, a toujours persisté après ce qu'on appelle la guérison. Il semble qu'on ne se débarrasse jamais complètement de ce tremblement, alors qu'il s'est une bonne fois manifesté. C'est un fait que vous allez pouvoir constater chez les deux autres malades que je vais vous présenter maintenant.

2e MALADE (Gabriel Men..., âgé de 42 ans).

M. CHARCOT : Lui aussi est un doreur sur métaux ; il a 42 ans ; il a commencé le métier à l'âge de onze ans à Paris ; il n'a jamais exercé d'autre profession, on ne lui connaît pas d'antécédents héréditaires ; il n'est pas véritablement alcoolique.

(Au malade) : Est-ce que vous buvez?

Le malade : Pas trop.

M. CHARCOT : Vous voyez, il est sincère.... Pendant une période de 31 ans, c'est-à-dire jusqu'en 1883, il n'a jamais rien ressenti et il attribue le tremblement dont il est atteint actuellement au fait d'avoir travaillé dans ces derniers temps dans des ateliers mal ventilés, mal aménagés. Depuis 1883, il a eu 3 ou 4 accès de tremblement.

Le malade : Trois seulement.

M. CHARCOT : Combien de temps a duré chacun de vos accès ?

Le malade : Six semaines environ.

M. CHARCOT : Et au bout de ces 6 semaines, vous êtes-vous trouvé guéri ?

Le malade : Non, monsieur, incomplètement ; du moins, j'ai toujours tremblé un peu dans les intervalles. Quand on va mieux, si l'on retourne dans l'atelier où l'on est tombé malade, au bout de deux mois, on retombe. D'ailleurs, quand on a été pris une fois ; il vous reste toujours un petit tremblement.

M. CHARCOT : Le malade a aussi, vous le voyez, une trépidation de la langue. Lorsque celle-ci est tirée hors de la bouche, c'est comme chez le précédent ; mais chez celui dont il s'agit maintenant, il n'y a pas de trépidation des lèvres pendant l'articulation de la parole.

(Au malade) : Faites reposer vos mains sur vos genoux, abandonnez-les tranquillement. Vous voyez qu'il tremble un peu des mains alors qu'il devrait être en plein repos. Etendez vos jambes, soulevez vos pieds un instant au-dessus du sol ; vous voyez que dans cet acte volontaire, ses pieds tremblent manifestement comme chez notre premier malade. Venez prendre cette cuiller qui est là devant vous. Vous pouvez manger seul ?

Le malade : Oui, monsieur, mais difficilement.

M. CHARCOT : En effet, vous constatez que dans l'acte de porter une cuillère à sa bouche, il tremble à peu près autant que le ferait notre No 1.

(A un interne) : Mettez, je vous prie, un peu d'eau dans le verre que voici, remplissez-le jusqu'au bord... Il est bon, en pareil cas, quand on fait cette épreuve qui doit contribuer au diagnostic, de remplir le verre. Le sentiment qu'éprouve le malade, à la vue du verre plein, de la presque impossibilité de le porter à la bouche sans tout verser, l'émeut par avance, et rend le tremblement plus intense. Le tremblement est toujours moins prononcé, toutes choses égales d'ailleurs quand le verre est à la moitié ou tout à fait vide. Cela je l'ai constaté bien des fois. Les choses sont plus accentuées encore lorsque le verre plein est placé sur un plateau qu'on porte sur une main ; c'est qu'alors prendre le verre sans le renverser est plus difficile encore que lorsque celui-ci est, au préalable, placé sur une table. Ce sont là de petits artifices qu'il faut connaître, parce qu'ils permettent dans un cas difficile de bien mettre en relief le symptôme tremblement intentionnel ; cela peut parfois, quand il est nettement prononcé, décider du diagnostic.

(*Le malade* porte à sa bouche le verre rempli d'eau).

M. CHARCOT : Vous constatez les oscillations qui se produisent et qui rendent difficile l'accomplissement de l'acte. Enfin, voici le verre près de la bouche, c'est le moment solennel, si je puis ainsi parler... les oscillations augmentent d'amplitude, l'eau est en partie projetée hors du verre et vous entendez le claquement saccadé que produit le verre en frappant les dents à chaque oscillation ; c'est absolument le même tableau que vous auriez sous les yeux dans les mêmes circonstances s'il s'agissait de la sclérose en plaques.

(*Au malade*) : Voulez-vous prendre ce crayon et essayer d'écrire votre nom ?

Vous allez voir qu'il y a entre le tremblement dont cet homme est affecté et celui de la paralysie agitante un contraste vraiment remarquable.

(Le malade écrit son nom avec difficulté).

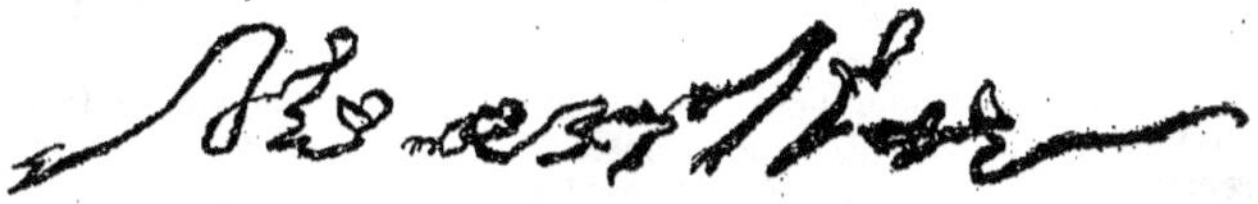

Fig. 48. — Fac-simile de la signature du n° 2 (MENDLER).

M. CHARCOT : C'est presque lisible, mais, vous l'avez vu, ce n'est pas sans peine qu'il est parvenu à ce résultat. Je vous rappellerai que la force dynamométrique est, pour les 2 mains, de 70ᶜ environ des deux côtés. C'est presque l'état normal.

Il n'y a pas chez ce malade de tremblement de la tête, ni de titubation pendant la marche. Il est curieux de constater chez nos deux premiers sujets la rapidité avec laquelle l'amendement s'est produit dans le tremblement sous la seule influence de l'expectation. Ces malades sont ici depuis une vingtaine de jours à peine et déjà, chez eux, le tremblement s'est énormément atténué. Malheureusement, des circonstances indépendantes de ma volonté m'ont forcé d'interrompre mes leçons un instant et je regrette de n'avoir pu vous montrer ces sujets alors qu'ils étaient tout à fait dans leur beau. Mais il est heureux encore que malgré l'atténuation qu'il a subie déjà, le tremblement persiste sous une forme suffisamment caractérisque.

3ᵉ MALADE.

Nous passons maintenant à l'examen de notre 3ᵉ malade. Il est âgé de 52 ans, il s'appelle Schumacher, je puis le nommer tout au long, cela lui est égal ; il ne me fera pas j'en suis sûr, un procès pour cela ; si je le nomme c'est qu'il occupe un rang distingué dans l'histoire clinique du tremblement hydrargyrique en particu-

lier et des maladies mercurielles, en général. Il n'est pas une thèse, pas un travail qui ait paru à Paris sur ce sujet du tremblement mercuriel depuis 7 ou 8 ans,
où ne figure pas sa biographie. Il est bon de saisir que sous la rubrique Schum...
dans ces travaux divers, c'est toujours de lui qu'il s'agit. Or ce nom de Schum,
paraît ne pas avoir été rapporté toujours à un seul et même personnage, bien qu'en
réalité toujours il s'agisse d'un seul et même sujet dont l'identité, d'ailleurs, est
facile à reconnaître. Il porte six doigts à chaque pied et ce trait distinctif se trouve
signalé dans quelques-unes des observations recueillies, par diverses personnes, à
propos du même malade.

Il a bien voulu nous raconter en détail toute son histoire pathologique. C'est
une véritable Iliade « Iliada malorum » comme dit Torti. Il nous a appris qu'il a
fréquenté successivement pendant les 8 dernières années qu'il est sous le coup du
tremblement hydrargyrique, l'hôpital Tenon, l'hôpital St-Antoine, l'hôpital Lariboisière, et dans chacun de ces hôpitaux il a été l'objet d'études attentives ; — c'est
qu'en réalité, il a présenté toujours depuis 8 ans les caractères de l'intoxication
mercurielle sous une forme très accentuée, typique,et par conséquent parfaitement
appropriée aux études cliniques.

Aujourd'hui encore, le sujet peut être donné comme représentant la forme typique du tremblement hydrargyrique intense.

Vous remarquerez d'abord le tremblement de la tête, très accentué surtout
quand le malade se tient debout ou quand il marche. Ce tremblement qui consiste surtout en oscillations antéro-postérieures existait déjà dès ses premiers accès.
Il nous raconte qu'étant à l'hôpital de Lariboisière, dans la même salle qu'un
mercuriel comme lui, sa tête oscillait d'avant en arrière, tandis que celle de son
camarade oscillait dans le sens latéral, de gauche à droite et de droite à gauche,
de telle sorte que l'un disait « oui » tandis que l'autre disait « non », ce qui donnait un spectacle fort étrange et ne manquait jamais d'exciter l'hilarité des gens
du service. Ce tremblement de la tête, je tiens à le redire encore, rappelle absolument ce qui se voit dans la sclérose en plaques. Je ne vois vraiment entre les deux
cas aucune différence appréciable. Vous savez cependant que dans l'une de ces
affections, la sclérose en plaques, il existe des lésions organiques accentuées, tandis
que dans l'intoxication hydrargyrique, ces lésions, en ce qui concerne du moins
le cerveau et la moelle épinière, font absolument défaut.

La seule lésion matérielle appréciable qui ait été constatée dans le mercurialisme,
c'est l'altération des nerfs périphériques décrite par M. Letulle et encore, si je ne
me trompe, n'est-ce que sur les cobayes qu'elle a été, jusqu'ici rencontrée.

Les autopsies chez l'homme font défaut, je crois ; cela tient sans doute à ce que
« quoad vitam » le tremblement mercuriel est une affection bénigne en ce sens
qu'il ne conduit que très indirectement à une terminaison fatale.

(*Au malade*) : Tirez votre langue.

Sa langue trépide un peu, mais peut-être moins que chez celui que nous avons
appelé le No 1. Il a également moins d'embarras de la parole que n'en avait celui-
ci. Les mains tremblent manifestement à l'état de repos, mais beaucoup moins
fort qu'il y a 15 jours. Certainement, si j'avais attendu 15 jours encore, je n'aurais
pu aujourd'hui placer sous vos yeux qu'un cas effacé, fruste. (*Au malade*): Est-ce
que vous pouvez manger seul ?

Le malade : Oui, Monsieur.

M. Charcot ; Ce doit être une affaire d'état. Cependant essayez de porter cette cuiller à votre bouche. (*Le malade s'efforce de le faire*). Vous voyez qu'il y réussit fort mal, le bout de la cuiller approche de la bouche, on entend un bruit que produit celui-ci en frappant les dents en cadence. (*Au malade*): Recommencez.

Vous entendez une fois de plus le bruit qu'il fait.

Ses repas doivent être singulièrement entrecoupés ; cependant il est très possible que, dans la solitude, les actes volontaires soient beaucoup plus faciles à accomplir que lorsqu'il s'agit de les effectuer en public. Au moment où le but va être atteint, on voit les oscillations s'accentuer de plus en plus dans la tête et dans la main. En somme, ainsi que cela se voit dans la sclérose en plaques, le but est le plus souvent manqué. C'est un vrai supplice de Tantale.

Le tremblement considéré en général dans la mercurialisation est habituellement tout à fait symétrique ; les deux mains en sont atteintes au même degré. Je ne crois pas que le tremblement mercuriel puisse ne pas être symétrique. Cependant, je n'oserais pas affirmer qu'il ne puisse quelquefois en être ainsi, mais cela doit être bien rare. Si j'insiste là-dessus, c'est qu'il n'est pas rare au contraire dans la maladie de Parkinson, de voir quelquefois, pendant fort longtemps le tremblement rester longtemps unilatéral ; je vous montrerai tout à l'heure un exemple de ce genre.

Nous allons passer maintenant à l'exercice de l'écriture. Vous voyez que notre malade s'en tire encore plus mal, s'il est possible que les deux premiers.

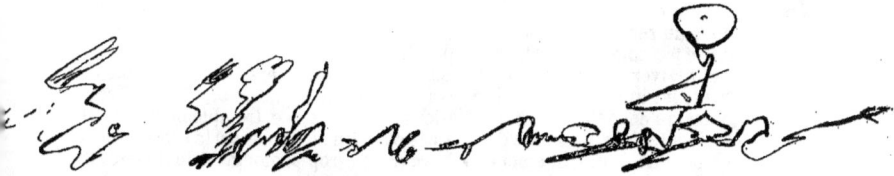

Fig. 49 — Fac-similé de la signature du n° 3 (Schumaker).

Mettez-vous bien le spectacle que vous avez sous les yeux dans la mémoire, car si le tremblement mercuriel a été souvent décrit, il ne l'a pas été toujours avec la précision de détails qu'il faut y mettre aujourd'hui. Et à ce propos, si vous lisez par hasard dans le troisième volume de mes leçons (t. III, p. 213) quelques renseignements que j'y donne sur le tremblement considéré en général, vous verrez que le tremblement mercuriel n'y est pas mis à sa place. Là, en effet, je ne sais pour quelle raison, j'ai placé le tremblement mercuriel parmi les tremblements rapides, vibratoires, tandis qu'en réalité, vous savez par l'étude des 3 malades présents qu'il s'agit ici d'un tremblement à oscillations lentes (moins de 8) du moins pendant la période de repos. C'est là, je le répète, une erreur qui s'est glissée je ne sais comment, dans mon exposé — car je me fais toujours une règle absolue de décrire d'après nature — une erreur, dis-je, qu'il convenait de rectifier.

Quand notre malade est entré à la Salpêtrière, il y a de cela à peu près une dizaine de jours, il lui était presqu'impossible de progresser en marchant, non-seulement il était obligé de s'appuyer fortement sur un bâton mais de plus, sa démarche était des plus singulières à cause de la trépidation dont ses membres inférieurs étaient affectés sous l'influence de l'acte volontaire de marcher. D'une part, il oscillait, titubait, était menacé de choir à chaque instant, et de plus, en raison des mouvements contradictoires dont ses membres étaient le siège, à peine avait-il fait un pas en avant, que immédiatement après il faisait un pas en arrière. Par moments aussi, ses jambes fléchissaient sous lui. Il va sans dire que dans ces tentatives de progression, la tête se mettait de la partie et oscillait de plus belle. Aujourd'hui, il peut déjà marcher sans canne; cependant, vous voyez qu'il oscille et qu'il titube très manifestement. Mais il y a seulement 8 jours, c'était bien autre chose. Vous savez qu'il y a de ces malades qui ne peuvent plus marcher du tout à cause de l'intensité du tremblement des membres inférieurs et qui sont nécessairement confinés au lit. Cela a été presque le cas de notre 3° malade. On peut dire de lui qu'il présente à l'état d'exagération tout ce que les deux autres nous ont présenté à l'état relativement rudimentaire.

Son histoire est assez particulière : il est né à Forbach et il est âgé de 52 ans. Il a d'abord travaillé dans les mines, il est maintenant chapelier, il travaille dans le secrétage des peaux. C'est une opération dans laquelle, vous le savez, on emploie le nitrate de mercure. Les vapeurs mercurielles qui se développent dans les diverses opérations du secrétage sont les causes qui font que les chapeliers sont exposés à contracter le tremblement hydrargyrique. Il y a bien d'autres professions encore où cela peut arriver. Je me bornerai à signaler les miroitiers, les fabricants de thermomètres, les mineurs de cinabre (Almaden, en Espagne), etc., etc., et il convient d'ajouter qu'en dehors des professions désignées, ce tremblement peut se produire accidentellement comme dans le cas classique du vaisseau le « Triumph » ou encore à la suite d'un traitement hydrargyrique trop prolongé et mal conduit.

Vous saurez, je pense, après ce qui précède, reconnaître maintenant le tremblement mercuriel pour ce qu'il est à tous les degrés et sous toutes les formes où il peut se présenter. J'ajouterai seulement au tableau quelques traits qui viendront le compléter. Nos malades n'ont pas ces troubles de la sensibilité d'ailleurs très discrets qu'on rencontre quelquefois associés au tremblement, pas de troubles sensoriels; tous ont des dents affreuses, noires, déchaussées; plusieurs, le 3° surtout, ont eu de la salivation. Ils ne sont pas particulièrement cachexiques; en somme pas de modifications très importantes de l'état général.

(Au malade n° 3) : Dormez-vous ? Avez-vous jamais été empêché de dormir par votre tremblement?

Le malade : Oui, pendant 3 ou 4 jours, au commencement de chacun de mes accès.

M. Charcot: Quand ils s'endorment, le tremblement cesse.

Je crois intéressant de compléter par quelques détails l'histoire du malade que vous avez sous les yeux (Schum...). Comme je l'ai dit, il a commencé par être mineur, il est venu ensuite à Paris, en 1852 et là, il a travaillé comme manœuvre dans une maison de charbons en gros. En 1869, il entre dans une fabrique de feutre comme homme de peine; il ne travaille pas dans les ateliers et par conséquent n'est pas exposé, pendant cette période, à être atteint d'accidents mercuriels. Enfin, il prend part aux opérations du secrétage des peaux en 1880. Il paraît que l'atelier dans lequel il est entré, n'était pas un atelier de première classe car, immédiatement, en 1880, il subit une première attaque de tremblement, alors déjà qu'il a éprouvé de l'embarras de la parole, des tremblements des extrémités, etc., etc. Ces mêmes phénomènes se sont reproduits à chaque nouvel accès (Il en compte 8 aujourd'hui) sans jamais cesser complètement dans les intervalles. Dans plusieurs de ces accès, le tremblement des membres inférieurs à l'occasion des mouvements volontaires a été assez prononcé pour que la marche soit devenue, pendant quelques jours, absolument impossible.

J'arrive maintenant à un épisode fort intéressant de l'histoire pathologique de Schum... Cet épisode est raconté dans le travail de M. Letulle et plus particulièrement dans la thèse de M. Maréchal (*Des troubles nerveux dans l'intoxication mercurielle lente*. Thèse de Paris, 1885). On y fait également allusion dans la plupart des thèses qui, vers la même époque, ont paru à Paris sur l'intoxication mercurielle (1).

Voici de quoi il s'agit: c'était peu de temps, je crois, après le début du tremblement mercuriel. Il lui est arrivé un jour de tomber à terre privé de connaissance; il s'est relevé hémiplégique du côté gauche: cette hémiplégie s'accompagnait, ainsi que le constate en particulier l'observation recueillie par M. Maréchal, d'une hémianesthésie sensitive et sensorielle de ce même côté gauche. Il y avait de ce côté là rétrécissement du champ visuel. S'est-il agi alors d'une hémiplégie hystérique ou d'une hémiplégie par lésion de la partie postérieure de la capsule interne? Telle est la question.

Eh bien! Une particularité de cette hémiplégie qui semble, tout d'abord, plaider en faveur de l'existence d'une lésion capsulaire est celle-ci: la langue, au moment de l'hémiplégie était déviée du côté gauche, c'est-à-dire du côté de la paralysie, comme cela a lieu dans les cas de lésion organique; seulement, remarquez bien ceci et cette fois le phénomène me semble révéler au contraire l'hystérie, la langue était si fortement déviée (cela résulte des manœuvres auxquelles le malade a été soumis et cela est consigné dans l'observation de M. Maréchal) qu'elle ne pouvait pas être tirée hors de la bouche. (*Au malade*): La bouche était-elle déviée d'un côté ou de l'autre?

Le malade): Je ne crois pas.

M. CHARCOT: Pouviez-vous parler?

Le malade: A peine, à cause de ma langue. Je bégayais.

M. CHARCOT: Je reviens ici sur des choses que j'ai dites bien des fois. Vous savez

(1) Sur l'intoxication et le tremblement mercuriels, consultez parmi les travaux récents, en outre du mémoire de M. Letulle: Hallopeau, thèse d'agrégation. Maréchal, thèse de Paris, 1885. Schull, *Des tremblements mercuriels*, thèse de Paris, 1881. Hischmann, *Intoxication et hystérie*, thèse de Paris, 1888.

que j'en suis encore à voir dans une hémiplégie hystérique une véritable et légitime paralysie du facial inférieur. Je ne veux pas nier que cela puisse se voir, car tout récemment encore, il m'a été communiqué un travail d'un médecin italien, M. Lombroso qui, connaissant l'opinion que j'ai émise à cet égard, assure avoir vu dans l'hystérie des paralysies faciales en tout comparables à celle qu'on voit dans les hémiplégies capsulaires. Mais je crois pouvoir affirmer que cela est, pour le moins, extrêmement rare. (Au malade): Vous rappelez-vous comment était votre langue dans ce temps là ?

Le malade : Parfaitement, le voici.

Le malade reproduit alors d'après ses souvenirs (d'ailleurs conformes à ce qu'on lit dans les observations de M. Letulle et de M. Maréchal) la position qu'avait la langue au moment de son hémiplégie. Il tord sa langue vers la gauche, de façon à lui faire figurer un crochet. Il fait mine de ne pouvoir la sortir de sa bouche et va la chercher à l'aide des doigts d'une de ses mains, pour l'attirer au dehors.

Le malade : C'est ainsi qu'était ma langue et c'est ainsi que je faisais quand on me disait de la tirer hors de la bouche.

D'après ces indications, il faut reconnaître qu'il s'est agi là du spasme glosso-labié des hystériques et non de la déviation de la langue qui se voit communément dans les hémiplégies capsulaires. Le malade a donc été hystérique et les symptômes relatifs à l'épisode que je viens de signaler ont donc été des symptômes hystériques.

Je n'en doute nullement, Messieurs. Ne savez-vous pas que diverses intoxications évoquent l'hystérie chez l'homme, l'alcoolisme, le saturnisme en particulier ? Oui il y a des hystéries alcooliques, des hystéries saturines, cela est classique aujourd'hui. Non pas que ces hystéries-là diffèrent des autres autrement que par l'élément étiologique, car l'hystérie est une et indivisible. Mais la cause occasionnelle mérite évidemment toujours d'être rappelée ; c'est pourquoi il y a lieu, à côté de l'hystérie alcoolique et de la saturnine, de faire figurer l'hystérie mercurielle dont Schum... nous a présenté un bel exemple, avec cette particularité que, chez lui, les symptômes hystériques se sont entremêlés avec les phénomènes intimement liés à l'intoxication à savoir le tremblement mercuriel.

Vous trouverez quelques observations de ce genre, c'est-à-dire pouvant être rapportées à l'hystérie mercurielle, dans la thèse de M. Hischmann, (thèse de Paris, 1888) ; parmi les 3 cas du groupe signalé par l'auteur, figure, il n'y a pas à en douter, l'observation de Schumacher (empruntée à la thèse de M. Maréchal).

Je n'insisterai pas plus longuement à propos de ce cas, sur le spasme glosso-labié des hsytériques ; c'est un sujet que j'ai discuté avec vous maintes fois déjà et sur lequel j'aurai certainement l'occasion de revenir. Je tiens à relever seulement ce fait important que les symptômes hystériques peuvent, dans certains cas, venir se mêler à ceux qui relèvent plus directement de l'intoxication mercurielle.

Les attaques d'hystérie seront, chez notre homme, reproduites à deux reprises. Aujourd'hui, il ne reste plus rien de tout cela. L'hystérie n'a été d'ailleurs, je le répète, qu'un épisode. Je vous ferai remarquer, en particulier l'absence actuelle de tout trouble de sensibilité cutanée ou sensorielle.

4° MALADE.

(Les malades 1 et 2 se retirent, un 4° est introduit et placé à côté du N° 3.)

M. CHARCOT : C'est le moment d'employer la méthode des contrastes et afin que vous ayez mieux gravés dans l'esprit les caractères du tremblement mercuriel, je vais vous mettre sous les yeux un sujet qui vient de se présenter à la consultation et qui offre, paraît-il, un assez bel exemple de la paralysie agitante ou maladie de Parkinson.

Ce malade s'appelle Olivier Louis, il est âgé de 52 ans. Vous remarquez immédiatement que le tremblement des extrémités qui existe chez lui est unilatéral, limité exclusivement au côté droit.

Vous savez qu'avec les appareils d'enregistrement, le tremblement de la maladie de Parkinson donne environ 4 ou 5 oscillations par seconde ; c'est à peu près le même chiffre pour le tremblement mercuriel. Il n'y a donc pas de différence sous ce rapport. Mais tandis que dans la période de repos (A B sur les schémas), le tremblement de la paralysie agitante est constant, permanent, sauf au moment du sommeil, celui de l'intoxication mercurielle peut s'arrêter de temps à autre pour reparaître au moment où le malade devient attentif ou ému.

Mais entre ces deux espèces de tremblement il y a bien d'autres et plus importantes différences à signaler. D'abord, vous savez que si le tremblement mercuriel s'efface temporairement pendant la période de repos, il s'exagère au contraire toujours considérablement pendant l'accomplissement des actes intentionels (B C sur le schéma). Voyons si nous retrouvons ces caractères chez ce malade atteint de paralysie agitante.

(A un interne) : Voulez-vous lui donner la cuiller ?

(Au malade) : Prenez cette cuiller. Portez-la à la bouche.

Eh bien, il se produit ici, comme vous le voyez, un fait bien remarquable, c'est que son tremblement s'efface presque complètement pendant l'acte volontaire, contrairement à ceux que vous savez exister dans le tremblement mercuriel ; il y a donc là un contraste des plus frappants. (Voir les schémas page suivante).

Il ne faudrait pas croire que cet arrêt si prononcé du tremblement, pendant l'accomplissement des actes intentionnels soit la règle dans la maladie de Parkinson. Mais cela se voit souvent lorsque la maladie n'est pas très avancée. Dans les cas ordinaires, le tremblement de la période de repos se continue sans modifications importantes pendant la période des actes intentionnels, ou bien il s'exagère un peu mais jamais à un très haut degré. C'est pourquoi vous voyez les malades atteints de la maladie de Parkinson continuer à se servir des mains, porter leurs aliments et leurs boissons à leur bouche jusqu'à une période très avancée, tandis que, dès l'origine, pour peu que le cas soit de quelque intensité, cela devient impossible aux malades atteints de tremblement hydrargyrique.

(Au malade) : Prenez ce crayon et écrivez.

Vous remarquez que le tremblement s'atténue et cesse au moment où le crayon à la main, il approche du papier où il doit écrire.

Vous voyez, il écrit à peu près sans trembler, il écrit lentement et cette lenteur

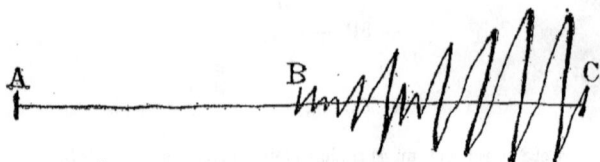

Fig. 50. — Sclérose en plaques.

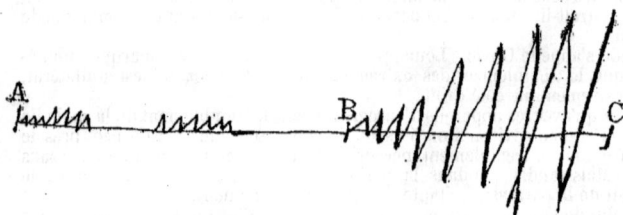

Fig. 51. — Tremblement mercuriel.

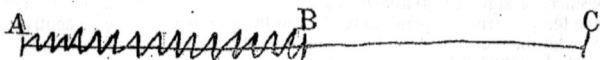

Fig. 52. — Paralysie agitante. 1re variété dans laquelle le tremblement cesse
pendant les actes volontaires.

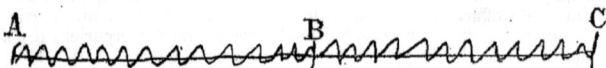

Fig. 53. — Paralysie agitante. — 2e variété dans laquelle le tremblement continue tel quel
pendant l'acte volontaire.

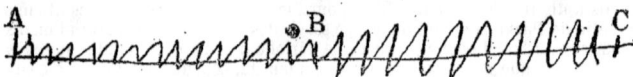

Fig. 54. — Paralysie agitante. — 3e variété dans laquelle le tremblement augmente
un peu d'amplitude pendant l'acte volontaire.

AB, dans tous les schémas, indique la période de repos. — *BC*, indique la période pendant laquelle s'accomplit un acte volontaire (écrire, porter un verre à la bouche, etc., etc).

est un caractère de tous les mouvements volontaires dans cette affection. Mais il écrit, comme vous le voyez, bien que ce ne soit certainement pas un clerc, très lisiblement ; les caractères sont bien formés, seulement vous remarquerez, surtout en y regardant d'un peu près ou à l'aide de la loupe, que les pleins et les déliés sont légèrement tremblés.

Cette fois, le contraste est peut-être plus accusé encore. Vous voyez combien de nuances délicates permettent de reconnaître qu'il y a bien des choses diverses fon-

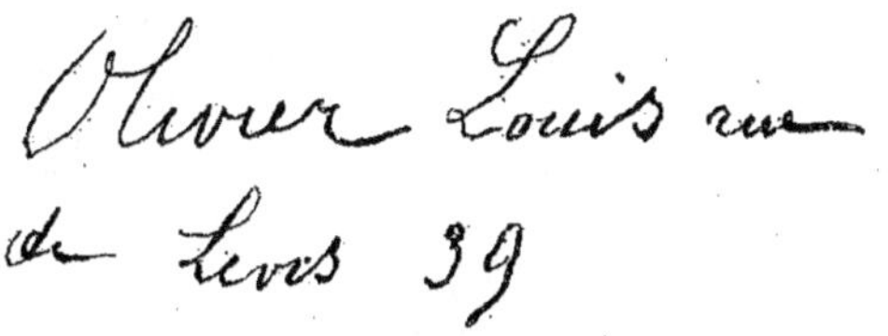

Fig. 55. — Fac-similé de l'écriture du n° 4.

cièrement différentes les unes des autres sous ce nom générique de tremblement.

Faisons-lui porter maintenant à la bouche un verre plein d'eau.

Il accomplit cet acte, vous le voyez, presque sans trembler, les oscillations menues de la période de repos (A B) n'augmentent pas d'amplitude, en tout cas. L'eau du verre est introduite dans la bouche sans qu'il en soit versé une seule goutte.

Encore un autre caractère distinctif. Il y a habituellement dans la paralysie agitante une déformation particulière des mains atteintes de tremblement, déformation toujours à peu près la même et que j'ai décrite. Cette déformation tient à l'état de rigidité de certains muscles. Il y a plusieurs types de ces déformations (Voir les *Leçons sur le syst. nerveux*, t. I). Chez notre malade, la déformation rappelle celle de la main qui tient une plume à écrire ; rien de cela ne se voit dans les tremblements mercuriels.

En dehors du tremblement il y a, chez notre malade, un certain nombre de faits à signaler. D'abord, je vous ferai remarquer le contraste qu'il présente avec son voisin le mercuriel (Schum...) que j'ai fait retenir près de lui ; sa tête ne tremble pas. Dans la paralysie agitante, les malades peuvent trembler souvent de la mâchoire, de la langue, avoir la parole embarrassée et bredouillante, un peu comme les mercuriels et certains paralytiques généraux, mais en général, bien qu'il y ait à cette règle des exceptions assurément fort rares, la tête ne tremble pas ou plutôt elle ne tremble pas par elle-même ; le tremblement qu'on y voit est un tremblement communiqué. Sans doute, si on plaçait un petit plumet sur la tête de cet homme, nous verrions ce plumet légèrement agité à chaque secousse du corps ; mais je le répète, au moins dans l'immense majorité des cas, la tête ne tremble pas, comme je le disais tout-à-l'heure « par elle-même ».

Il y a un autre caractère que je ne veux pas manquer de faire ressortir et qui vous a certainement frappé : C'est l'immobilité des traits du visage. Depuis qu'il est là, notre homme n'a pas cligné une fois des yeux, tandis que son voisin le mercuriel cligne à chaque instant. Il n'a pas détaché ses yeux un seul instant de moi : fixité du regard, immobilité des traits ; expression d'impassibilité, d'étonnement, de stupeur. Il n'a pas une seule fois tourné la tête, soit à droite, soit à gauche. Mais ce sont là des traits particuliers à la maladie de Parkinson qui méritent bien, en raison de leur importance clinique, d'être étudiés avec détails ; je me réserve d'y revenir dans une occasion prochaine.

(*Au malade*) : Levez-vous un peu, marchez.

Cette immobilité, cette fixité, cette sorte de soudure générale qui est si remarquable, si caractéristique quand le malade est assis persiste à un haut degré encore quand il se tient debout et quand il marche. Ce faciès n'avait pas frappé tout d'abord les observateurs. Il ne figure pas dans la description de Parkinson. Je crois avoir été le premier à relever ces caractères là qui sont tellement saisissants qu'ils suffisent vraiment pour permettre sans peine de faire le diagnostic.

Notre malade ne paraît pas avoir d'antécédents héréditaires. C'est un cocher, il lui est arrivé un accident le 28 mai 1887. (*Au malade*): Que vous est-il arrivé?

Le malade : Je suis tombé de voiture il y a un an, mon cheval s'est emporté, et, en heurtant le trottoir, il m'a fait vaciller, puis tomber.

M. Charcot : Et vous êtes tombé sur le côté gauche ?

Le malade : Oui, Monsieur.

M. Charcot : Vous n'étiez pas gris?

Le malade : Non, Monsieur.

M. Charcot : Il a la parole lente et, en parlant, une trépidation qui se manifeste de temps en temps dans l'articulation des mots.

Le malade : J'ai éprouvé une vive frayeur parce que mon cheval s'est emporté et que les gamins sortaient au même moment de l'école..., il pouvait en résulter des accidents.

M. Charcot : On voit souvent la paralysie agitante se développer sous l'influence d'une émotion vive. Je peux citer un cas bien remarquable, c'est celui d'un individu qui pendant les affaires de la Commune a été pris et mis contre un mur pour être fusillé. Je ne sais comment il s'est fait qu'il ne l'a pas été, mais quand on lui a dit de s'en aller, à peine pouvait-il marcher, il était déjà pris de raideur des membres inférieurs et peu de jours après, il présentait cette fixité du regard et de la tête des paralytiques agitants. Chez celui-ci il s'est passé un certain temps entre le développement des premiers symptômes de la maladie et l'accident qui paraît en avoir été la cause occasionnelle. C'est seulement 4 ou 5 mois après qu'il s'est aperçu de la raideur d'un de ses bras. C'est le premier symptôme qui s'est manifesté, mais peut-être, comme il est cocher et qu'il travaille surtout de la main gauche (il est gaucher, ne s'était-il pas aperçu que la main droite était déjà prise de raideur et peut-être de tremblement. On peut se demander si c'est bien la frayeur qu'il a éprouvée, qui est la véritable cause de sa maladie. Il est bien certain que la terreur détermine l'apparition de beaucoup de maladies nerveuses et les maladies ainsi produites sont des plus diverses. Une bombe tombe au milieu d'un groupe ; ceux qui le forment éprouvent une grande émotion. Chacun a ses tendances, l'un deviendra hystérique, un autre deviendra paralytique agitant. Il y a bien des exemples de maladies ainsi contractées. Je rappellerai celui de ce matelot hollandais observé par M. le Professeur Pel (d'Amsterdam), qui, à Batavia, étant descendu sur le rivage pour laver son linge, voit un requin se précipiter sur lui. Heureusement pour lui, le requin se contente de happer le linge, il manque l'homme. Le marin veut remonter à bord, il se sent les jambes extrêmement faibles, un peu plus tard, il était bel et bien atteint de paraplégie. Il présentait tous les caractères de la paraplégie hystérique.

Le résultat d'un accident de chemin de fer, d'une collision dans laquelle un grand nombre de voyageurs sont compris, peut être pour les uns, je pourrais citer des exemples du genre, la paralysie agitante, pour d'autres l'hystérie, pour d'autres encore la neurasthénie traumatique ; chacun est donc atteint suivant sa manière de réagir et suivant le caractère de ses prédispositions personnelles.

Non seulement le malade qui est devant vous a eu peur au moment où est arrivé l'accident mais il est tombé sur le côté gauche et remarquez bien cela, son hémiplégie est du côté droit, de telle sorte qu'elle ne vient pas confirmer ce que j'ai vu plusieurs fois et dont j'ai parlé dans le premier volume de mes *Leçons sur les maladies du système nerveux* (1).

Vous savez que dans les hystéries d'origine traumatique, la paralysie vient se produire sur les membres qui ont été le siège du choc local, de la contusion. Un individu tombe sur l'épaule, il est paralysé du membre sur lequel le choc a porté.

J'ai fait remarquer, il y a longtemps déjà, qu'il arrive souvent quelque chose de semblable dans la paralysie agitante. Ainsi, j'ai rapporté l'histoire d'un homme qui, comme celui-ci, en tombant de voiture, s'était contusionné la cuisse gauche très fortement et qui, peu après, voit le tremblement de la paralysie agitante commencer par le pied du même côté. J'ai cité également le cas d'une femme qui s'était démis le maxillaire inférieur en tombant, et chez laquelle le tremblement a commencé par la mâchoire, etc., etc. Il semble donc que pour la paralysie agitante aussi, en tant qu'il semble relever d'un traumatisme, le siège du choc local détermine le siège des premiers symptômes de tremblement.

Si je rappelle ces faits, c'est qu'Olivier invoque pour point de départ de la maladie, la chute qu'il a faite sur le côté gauche. Mais je tiens à vous faire remarquer que, contrairement à ce qui a eu lieu dans les cas que je citais tout-à-l'heure, ce n'est pas de ce côté-là, mais bien du côté opposé que le tremblement s'est montré tout d'abord.

C'en est assez sur l'action des causes occasionnelles sur le développement de la paralysie agitante. C'est un sujet qui présente encore beaucoup d'obscurité et qui réclame de nouvelles études. Je me bornerai actuellement à relever chez notre malade d'autres symptômes qui appartiennent à la maladie de Parkinson régulière.

Il a, la nuit, ce sentiment de chaleur sur lequel j'ai appelé l'attention et qui l'oblige souvent, la nuit, à se découvrir. Comme le tremblement est chez lui unilatéral, je lui ai demandé si le sentiment de chaleur en question était plus prononcé

---

(1) T. III. 4e édition, p. 446. — Traumatisme et paralysie agitante. — Appendice.

du côté du tremblement que de l'autre côté. Il m'a répondu que ce sentiment était général, aussi prononcé d'un côté que de l'autre.

Je vous démontrerai d'ailleurs que cette sensation de chaleur ne tient pas au tremblement en vous présentant un malade atteint de maladie de Parkinson sans tremblement et qui éprouve cependant la sensation dont il s'agit d'une façon très marquée.

C'en est assez sur la paralysie agitante pour aujourd'hui, c'est un sujet sur lequel j'aurai à vous présenter quelques nouveaux développements dans une séance prochaine.

VINGTIÈME LEÇON

OBJET :

1° Un cas complexe : Hystérie, Ataxie locomotrice, Vertige de Ménière chez une femme de 39 ans.

2° Un cas de maladie de Parkinson sans tremblement homme de 32 ans.

3° Un cas d'argyrie (coloration de la peau par l'argent) chez un ataxique.

M. Charcot : Vous avez sous les yeux une de nos anciennes connaissances. Elle est venue nous consulter pour la première fois en 1877 et nous avons pu retrouver les notes où sont consignés les symptômes à propos desquels elle s'est présentée à nous, à cette époque, dans ce registre que sa vétusté rend vénérable. Il ne paraît pas, au premier abord que l'affection d'aujourd'hui se rattache à la maladie d'autrefois, mais nous allons chercher à voir ce qui en est, en l'interrogeant devant vous.

(A la malade) : Quel est le motif qui vous ramène ?

La malade: C'est parce que j'ai des bourdonnements d'oreilles et des vertiges depuis deux mois.

M. Charcot: Dans quelle oreille se font entendre ces bourdonnements ?

La malade: Dans l'oreille droite. J'entends continuellement comme le bruit d'une chute d'eau.

M. Charcot : Jour et nuit ?

La malade : Oui, Monsieur.

M. Charcot: Est-ce à l'intérieur de la tête ou extérieurement, dans le lointain, qu'il vous semble entendre ce bruit ? Cela vous fait-il l'illusion d'une cascade à distance ?

La malade : Parfaitement, en dehors de ma tête.

M. Charcot : Dans le voisinage ?

La malade : Oui, Monsieur.

(A l'aide d'une montre, on constate que la distance de l'audition distincte est, chez la malade, normale pour le côté gauche. L'audition paraît nulle ou à peu près pour l'oreille droite).

M. Charcot : Est-ce que ce bruit que vous entendez devient quelque fois plus aigu, comme un sifflement ?

La malade : Le soir oui, Monsieur. Il me semble que ma tête va éclater.

M. Charcot : Permettez, avoir la sensation que la tête va éclater et entendre un bruit quelconque, ce n'est pas la même chose. Je vous demande si ce bruit de cascade qui vous obsède prend quelquefois le caractère d'un sifflement ?

La malade : Il reste toujours le même.

M. Charcot : Vous avez quelquefois des vertiges ?

La malade : Continuellement.

M. Charcot : Mais vous n'en avez pas, dans ce moment-ci ?

La malade : Quand je suis assise ils sont rares, mais ils me reprennent quand je suis debout.

M. Charcot : Avez-vous quelquefois de grands vertiges qui vous menacent d'être précipitée à terre ?

La malade : Oui, Monsieur. je suis menacée de tomber.

M. Charcot : Cela vous est-il arrivé quelquefois de tomber chez vous ou dans la rue ?

La malade : Depuis longtemps je ne sors plus, je garde la chambre constamment, ne marchant que pour aller de ma chaise à un canapé, et de ce canapé à ma chaise.

M. Charcot : Cependant vous voilà ici ?

La malade : J'ai pris l'omnibus.

M. Charcot : Vous avez dû aller quelque temps à pied ?

La malade : Je n'ai eu qu'à traverser la place de la Bastille pour prendre l'omnibus de la gare Montparnasse qui passe devant la Salpêtrière.

M. Charcot : Vous est-il arrivé, soit chez vous, soit dehors, d'être prise d'étourdissements assez forts pour que vous soyez obligée de vous arrêter ?

La malade : Oui, Monsieur.

M. Charcot : Avez-vous souvent la sensation d'une menace de tomber ou de tomber même ?

La malade : Oui.

M. Charcot : Vous sentez-vous alors entraînée à tomber en avant ou sur l'un des côtés ?

La malade : C'est en avant que je crois tomber.

M. Charcot : Etes-vous tombée réellement quelquefois ?

La malade : Oui, sur le front, une fois.

M. Charcot : Et au moment de cette chute en avant, où étiez-vous ?

La malade : Dans notre cour.

M. Charcot : Avez-vous eu des envies de vomir à ce moment ?

La malade : J'en ai continuellement.

M. CHARCOT : Vous exagérez toujours ! Je vous demande si vous avez des envies de vomir dans les moments où vous avez ces vertiges ?

La malade : Oui, alors je vomis de la bile et de l'eau.

M. CHARCOT : A la suite de ces chutes en avant ?

La malade : Oui, parce que...

M. CHARCOT : Je ne vous demande pas de théories.

Voyez comme il n'est pas toujours facile d'interroger les malades. Ils vous servent souvent une quantité de faits inexacts ou d'interprétation dont on n'a que faire. Il faut savoir les conduire par les bons chemins de l'observation simple et désintéressée, mais il ne faut pas non plus, d'un autre côté, les pressurer trop et les obliger à dire ce qui n'est pas, ce qui n'a pas existé. Jusqu'ici les réponses de notre malade ont été sincères et véridiques, elles forment d'ailleurs un ensemble logique, ce qui est en quelque sorte un critérium, une garantie.

(*A la malade*) : Ainsi vous avez deux choses distinctes, d'abord un vertige presque perpétuel qui fait que dans votre chambre vous marchez en vous tenant aux meubles, et d'où il résulte que vous avez une certaine tendance à ne pas sortir de chez vous ? En second lieu, il vous arrive quelquefois d'être tout à coup prise de vertiges plus forts, qui vous menacent de vous faire tomber effectivement une fois ou deux.

La malade : Oui.

M. CHARCOT : C'est dans ces moments où vous avez ces grands vertiges que vous vomissez ?

La malade : Oui, Monsieur.

M. CHARCOT : Vous ne vomissez pas sans cela ?

La malade : Non.

M. CHARCOT : Etant couchée, avez-vous eu quelquefois la sensation que votre lit descendait ou tournait sur lui-meme, vous entraînant ?

La malade : La nuit, quand je me réveille, je me trouve comme perdue dans mon lit.

M. CHARCOT : Je ne comprends pas bien.

La malade : Quand je veux m'asseoir ou me lever, je ne retrouve plus le côté par lequel je dois descendre, je vais plutôt du côté du mur.

M. CHARCOT : Ce n'est pas tout à fait cela que je voudrais savoir ; je voudrais savoir si le soir, en vous couchant, quand vous n'etes pas endormie encore, il ne vous arrive pas d'avoir une sensation de vertige comparable à celle que vous avez dans le jour, quand vous êtes debout ?

La malade : Non, je n'ai pas remarqué cela.

M. CHARCOT : Je ne connaissais pas l'épisode pour lequel cette maladie vient nous trouver aujourd'hui. Il me paraît bien qu'il s'agit là du syndrôme *Vertige de Ménière* ; jusqu'ici, son récit concorde, vous l'avez compris, parfaitement avec cette hypothèse.

(*A la malade*) : Quand a eu lieu l'accès qui vous a fait tomber par terre ?

La malade : Il y a 2 mois.

M. CHARCOT : Vous rappelez-vous si, quand vous avez eu des vertiges qui menaçaient de vous faire tomber en avant, vos bruits d'oreilles, vos bruits de cascades ont été plus intenses ?

La malade : Oui, Monsieur, c'est vrai, ils devenaient bien plus forts.

M. Charcot : Faites bien attention à ma question, je vous demande si, quand vous êtes menacée de tomber en avant, vos bruits d'oreilles deviennent plus intenses ?

La malade : Oui, Monsieur.

M. Charcot : Plus intenses ou plus aigus ? Je ne sais pas si elle comprend bien ce que j'entends par le mot aigu. Cela vous fait-il l'effet d'un sifflement ?

La malade : Je ne peux pas trop vous expliquer.

M. Charcot : J'aime mieux que vous ne donniez pas d'explications. Le bruit est plus fort, dites-vous ? Quand vous entendez des bruits plus forts, vous vous attendez à voir survenir les vertiges qui vous font tomber.

La malade : Oui, alors, je m'asseois.

M. Charcot : En somme, ce sont bien là, en réalité, les symptômes du vertige de Ménière typique. Obstruction prononcée, permanente de l'ouïe d'un côté, exaspération des bruits d'oreilles comme prodrôme, menace de tomber en avant et quelquefois chute effective, pas de perte de connaissance, quelle que soit l'intensité du vertige.

Puis, à la suite de l'accès viennent les envies et les vomissements. Tout cela, je le répète, est absolument classique et à peu près caractéristique.

Comme c'est là un sujet que nous avons traité plusieurs fois dans les leçons du mardi, je n'insiste pas plus. Je vous ferai remarquer, en passant, que notre malade présente les 2 formes du vertige auriculaire, à savoir : 1° le vertige permanent qui entraîne avec lui la titubation habituelle et l'obligation presque incessante de s'appuyer en marchant sur les objets environnants ; 2° le vertige à début brusque, aigu si vous voulez, qui survient tout-à-coup, à la suite de l'exacerbation des bruits d'oreilles et qui est quelquefois suivi de chute et de vomissements.

Etant établie l'existence du symptôme vertige *ab aure lœsa*, il s'agit de déterminer maintenant en quoi consiste l'affection auriculaire qui est le point de départ du vertige : à ce propos dans l'examen nécessairement superficiel auquel nous devons nous borner aujourd'hui, il nous est impossible de décider la question et d'arriver à un diagnostic exact. Nous prierons M. le Dr Gellé, qui veut bien nous assister en pareille circonstance, de venir nous prêter ses lumières (1). Cet examen seul pourra décider si le vertige est celui d'une affection de l'oreille externe, par exemple d'un gros bouchon de cérumen comprimant la membrane du tympan, ainsi que, entr'autres, M. Tillaux en a cité un exemple remarquable, ou encore d'une maladie de l'oreille moyenne, du labyrinthe ou enfin d'une lésion de l'origine des nerfs auditifs dans le bulbe, ainsi que, suivant les intéressantes études de M. le professeur Pierret, cela se voit dans certains cas d'ataxie locomotrice (Symptômes sous la dépendance du nerf auditif dans le tabès. (*In Revue mensuelle*, 1877. F. I, p. 101).

Si je fais mention ici particulièrement des phénomènes vertigineux liés à l'ataxie locomotrice progressive, c'est que, ainsi que je vous le ferai remarquer tout à

(1) Voir plus loin la note (p. 330.)

l'heure, des symptômes tabétiques assez accentués existent chez notre malade, et il serait possible par conséquent que le vertige dérivât chez elle, non pas d'une lésion périphérique du nerf de l'audition dans le labyrinthe, mais de cette lésion centrale, bulbaire, étudiée par M. Pierret.

Les nerfs optiques sont affectés dans le tabès et il n'y a pas de raison pour que l'appareil de l'audition ne le soit pas également. Mais il ne faut pas dire sans plus d'examen que le vertige de Minière chez un tabétique est à proprement parler, un vertige tabétique, car il faut toujours compter sur la possibilité d'une coïncidence ; on ne voit pas, en effet, à priori de bonne raison pour qu'une otite moyenne ou labyrinthique ne survienne pas accidentellement chez un sujet atteint d'ataxie locomotrice. Une étude attentive pourra donc, seule, décider s'il s'agit d'une lésion périphérique ou d'une lésion centrale, bulbaire, véritablement liée au tabès.

Mais laissons de côté cet épisode que nous trouverons sans doute à nouveau tout à l'heure et revenons à l'histoire ancienne de la malade. Le premier document que nous relevons dans nos notes de 1878, c'est un diagnostic signé du nom d'un de nos ophthalmologistes les plus distingués ; il est libellé ainsi qu'il suit : « Myosis hystérique, contracture du muscle accommodateur avec contracture de la jambe et du pied gauche » 21 octobre 1877, suit la signature. Viennent après cette note des détails nombreux qui montrent qu'à cette époque la malade était en effet sous le coup d'accidents hystériques variés. Elle a aujourd'hui 49 ans ; elle en avait alors 38.

(*A la malade*) : Quand êtes-vous venue nous voir pour la première fois ?

La malade : Le 1er novembre 1877.

M. Charcot : Vous êtes revenue plusieurs fois depuis cette époque ?

La malade : Oui, je suis revenue bien des fois et pendant longtemps. J'ai été traitée par les métaux, par les procédés de M. Burq.

M. Charcot : Oui, c'était le temps où nous cherchions à nous rendre compte des phénomènes annoncés par M. Burq. Voici quelques détails de l'observation recueillie à cette époque :

« Mère morte de phthisie pulmonaire ; elle était sujette à des attaques de petite hystérie. La malade a toujours été très impressionnable ; elle est veuve. C'est à 20 ans, à la suite d'un accouchement laborieux que les symptômes à proprement parler hystériques se sont montrés pour la première fois ; douleurs ovariennes, crises d'*hysteria minor*, impulsions à prononcer des paroles ordurières : tels sont les principaux phénomènes qui se sont fréquemment produits pendant une douzaine d'années ; c'est-à-dire jusque vers l'âge de 32 ans ».

Il n'est pas certain que quelques symptômes épileptoïdes ne se soient pas quelquefois entremêlés avec les symptômes hystériques ; il est dit en effet que parfois il y a eu morsure de la langue et incontinence d'urine. Enfin, quelques phénomènes hystériques ont survécu après l'âge de 32 ans, puisque en 1877, d'après nos observations d'alors, nous voyons la malade atteinte d'hémiplégie, avec hémianesthésie, modifiées facilement ainsi que la contracture dont il est question dans la note du Dr X.., par l'application des plaques métalliques.

Donc, que la malade ait été sous le coup de la diathèse hystérique pendant une longue période de sa vie, cela ne fait pas l'ombre d'un doute. L'hystérie paraît s'être prolongée sous une forme quelconque jusqu'en 1877 et au-delà.

(*A la malade* : Vous rappelez-vous l'époque où vous aviez une insensibilité du côté gauche ?

La malade : C'était en 1877, lorsque je suis venue vous trouver pour la première fois.

M. Charcot : On vous a mis des plaques ?

La malade : On m'a enfoncé des épingles?

M. Charcot : C'était pour l'exploration. Ce n'était pas comme traitement, mais vous a-t-on appliqué des plaques?

La malade : Oui, des plaques de cuivre et d'argent. C'est le cuivre qui a réussi.

M. Charcot : Veuillez remarquer, Messieurs que c'est à cette époque là qu'existait un myosis qui a été considéré par un observateur des plus habiles comme étant de nature hystérique. Eh bien, Messieurs, l'étude des symptômes nouveaux qui se sont produits vers cette époque de 1877, viennent jeter quelques doutes, non pas sur le fait même du myosis, mais bien sur l'interprétation qui lui a été donnée.

Nous voyons en effet, par les suites de l'observation qu'à cette époque même, la malade ayant alors 38 ans, les phénomènes hystériques tendent à s'effacer progressivent à mesure que se développe au contraire, pour bientôt occuper à eux seuls la scène morbide, des symptômes d'un tout autre ordre : Plus de crises hystériques, diminution puis disparition de la douleur ovarienne, retour de la sensibilité et de la force musculaire, etc., etc... Mais alors commencent à apparaître dans les membres les douleurs d'un caractère spécial qui existent encore aujourd'hui.

(*A la malade*) : Vous n'avez plus de ces crises de nerfs, quelquefois avec perte de connaissance,que vous aviez autrefois?

La malade : Plus du tout, depuis 8 ou 10 ans.

M. Charcot : Elles ont été remplacées par les douleurs que vous avez dans les jambes?

La malade : Oui. Monsieur.

(*A la malade*) : Vous les avez encore ces douleurs?

La malade : Elles viennent par accès. Je les ai eues avant-hier, cela me prend comme un coup de foudre, il m'est impossible de ne pas crier.

M. Charcot : Où siègent-elles?

La malade : Dans les jambes, les cuisses, j'appelle cela mes éclairs.

M. Charcot : Oui, c'est bien dit. Est-ce que la peau, l'épiderme, deviennent très sensibles sur le point où vous avez ces douleurs?

La malade : Oh ! je crois bien. On ne peut plus me toucher.

M. Charcot : Dans les bras, en avez-vous ?

La malade : Oui.

M. Charcot : Précisez où siègent les douleurs des bras.

(La malade dessine à peu près aux avant-bras le trajet du cubital des deux côtés symétriquement).

M. Charcot : Avez-vous habituellement des engourdissements dans les doigts de la main ?

La malade ; Oui, dans ceux-ci. (Elle montre les deux derniers doigts de la main).

M. Charcot : Vous savez que ces engourdissements et ces douleurs fulgurantes dans le domaine cubital sont fréquemment un symptôme tabétique. Il peut acquérir une réelle importance dans les cas anormaux, frustes,où le diagnostic est parfois difficile.

(La malade revient sur ce fait que quand elle a ses douleurs dans les jambes, les moindres attouchements, les moindres frôlements deviennent très douloureux, à peine supportables).

M. CHARCOT (à la malade): Pouvez-vous dire ce qui fait revenir vos douleurs?

La malade : Je n'en sais rien. Je n'ai pas d'époques. Je n'en ai pas eu cet hiver.

M. CHARCOT : Et maintenant?

La malade : Je ne suis pas une semaine sans en avoir.

M. CHARCOT. Combien de temps durent-elles?

La malade : Quelques heures. Il est arrivé qu'elles m'ont duré 24 heures.

M. CHARCOT : Depuis quand avez-vous ces douleurs?

La malade : Je ne me rappelle plus au juste, mais il y a bien longtemps.

M. CHARCOT : D'après les détails de l'observation, il est certain qu'il y a plus de dix ans.

Il est donc à peu près certain qu'à cette époque, qu'on pourrait appeler dans l'histoire pathologique de la malade une période de transition, les symptômes tabétiques se sont entremêlés avec les symptômes hystériques et il devient très vraisemblable que quelques symptômes qui alors ont été considérés comme étant de nature hystérique étaient déjà des symptômes tabétiques. C'est ce qui est arrivé, il n'y a plus guère raison d'en douter aujourd'hui, pour le myosis qui sans doute n'a jamais été de nature hystérique et doit être considéré comme un des premiers symptômes du tabès.

Et c'est justement ce mélange des symptômes de deux affections distinctes pouvant à un moment donné jeter de la confusion dans l'esprit du médecin, qui rend le cas intéressant.

Des phénomènes hystériques se produisent chez le sujet et y règnent exclusivement pendant une période de la vie. A un certain moment, changement de front : l'hystérie tend à s'effacer et le tabès,au contraire, bientôt prédomine. Aujourd'hui, nous sommes en plein dans le tabès.

Laissant un instant de côté ce qui est relatif aux membres inférieurs, j'attire votre

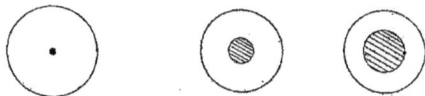

Fig. 56, 57, 58.

attention sur les symptômes oculaires. Eh bien, du premier coup, nous constatons un myosis très prononcé datant de plus de dix ans, autrefois rapporté à tort à l'hystérie existante, et qui n'est en somme qu'un des éléments du syndrôme d'Argill Robertson (pupille tabétique).

Je fais passer la malade devant vous et vous constatez, ce qui est facile sur des yeux gris, que le myosis est ici l'un des plus prononcés que l'on puisse voir. L'orifice pupillaire est en réalité presque un point imaginaire. Cet orifice ne s'élargit pas lorsque l'œil est plongé dans l'obscurité, et ne se contracte pas quand on approche une lumière ; il se contracte au contraire, encore, malgré son petit diamètre, pendant l'accommodation. (*Fig.* 56, 57 et 58).

Je vous rappellerai en passant que le myosis n'est pas un élément nécessaire du syndrôme d'Argyll Robertson. Celui-ci peut exister avec une pupille d'étendue moyenne ou avec une pupille mydriatique. Il peut se faire enfin que l'un des yeux présente le myosis, l'autre offrant au contraire une dilatation pupillaire considérable.

Il paraît que la malade n'a jamais eu ni diplopie, ni chute de la paupière. La vision ne paraît pas affectée ; le signe d'Argyll Robertson est donc le seul phénomène oculaire qu'il y ait à constater chez elle. Revenons maintenant à l'examen des membres inférieurs :

(M. CHARCOT prie son chef de clinique d'examiner à l'aide du marteau l'état des réflexes rotuliens. Le réflexe fait défaut sur la jambe gauche, tandis qu'il n'est qu'affaibli sur la droite.)

(*A la malade*) : Dans quelle jambe les douleurs en éclairs sont-elles le plus fortes ?

La malade : Dans la jambe gauche.

M. CHARCOT : C'est, vous le voyez, dans la jambe gauche qu'elle a le plus de douleurs et dans cette jambe, le réflexe rotulien fait complètement défaut, tandis que dans la jambe droite où les douleurs sont moindres, les réflexes rotuliens sont seulement amoindris. Second symptôme tabétique.

Nous voilà donc en possession de trois symptômes tabétiques importants : 1° Les douleurs fulgurantes classiques ; 2° l'absence dans un membre, l'affaiblissement dans l'autre, des réflexes rotuliens ; 3° le signe d'Argyll Robertson. C'en est assez pour établir le diagnostic. En procédant dans notre examen, nous trouverons sans doute encore de quoi le confirmer.

(*A la malade*) : Est-ce que vous urinez difficilement ?

La malade : Il y a des moments où je ne puis plus du tout uriner, il y en a d'autres où j'urine dans mon lit.

M. CHARCOT : Vous avez quelquefois de la dificulté à uriner. Vous êtes obligée de pousser ou de vous accroupir ?

La malade : Oui, Monsieur.

M. CHARCOT : Combien y a-t-il de temps que cela dure ?

La malade : Oh ! plus de 10 ans !

M. CHARCOT : Cela est à remarquer. Les troubles vésicaux existaient très certainement à l'époque où nous étions tentés de tout rapporter à l'hystérie alors prédominante. Quel dommage que nous ne puissions pas remonter le cours du temps et nous remettre en mémoire l'embarras où a dû nous placer cette concurrence de symptômes insolites. Avons-nous soupçonné l'existence des symptômes tabétiques parmi les symptômes hystériques ? Voilà ce que je ne saurais dire, mais j'avoue que cela me semble bien peu probable. Il est vrai qu'il est fort possible encore que nous n'ayons pas été grandement troublés à l'époque, par cette seule raison qu'en conséquence d'une certaine tournure d'esprit fort commune parmi les cliniciens, on fait très aisément abstraction des détails qui paraissent n'avoir pas d'importance ou qui embarassent. On simplifie : la méthode a du bon, sans doute :

mais il faut s'en défier, cependant vous le voyez, et l'histoire de notre cas nous fournit une leçon que nous devons inscrire dans nos tablettes et profondément méditer.

Mais poussons plus avant. Nous devons rechercher si chez notre malade existe le signe de Romberg et si l'on peut constater, dans la marche, des troubles qu'on puisse rapporter au tabès. Mais sur ce dernier point, je vous en préviens, nous trouverons peut-être quelques difficultés d'affirmation, car il s'agira de savoir si la gêne de la marche qui pourra exister est une conséquence du vertige de Ménière qui, ainsi que je vous l'ai dit en commençant, se montre sous la forme chronique, ou si au contraire elle relève de l'ataxie tabétique. Nous devons nous attendre à voir, chez elle, de ce chef, exister une démarche titubante plus ou moins accentuée.

Vous voyez qu'elle ne peut pas rapprocher les pieds sans osciller ; ses pieds sont agités de mouvements continuels dont le but instinctif est de conserver l'équilibre, vous remarquez de plus que dans la station debout, si elle ferme les yeux, à ce moment même, elle est menacée de perdre l'équilibre. Tout ce qui vient d'être dit rentre dans la symptomatologie tabétique.

(*A la malade*) : Vous arrive-t-il quelquefois dans la rue que vos jambes se dérobent sous vous ?

La malade : Oui, Monsieur.

M. CHARCOT : Vos genoux fléchissent tout à coup avec ou sans douleur ?

La malade : Ce n'est pas la douleur qui me fait fléchir les genoux. Je n'ai pas de douleur en ce moment-là.

M. CHARCOT : Voilà un phénomène tabétique. C'est le « *giving way of the legs* » de quelques auteurs anglais (Buzzard).

(*A la malade*) : Marchez donc un peu. Est-ce que vous avez toujours un peu de vertige en marchant ?

La malade : Oui, Monsieur.

M. CHARCOT : Vous savez que les tabétiques ne titubent pas, à proprement parler en marchant et qu'ils ne souffrent pas de vertiges, ou si les vertiges existent, c'est dans les premiers temps où existe la diplopie. Eh bien, en marchant, notre malade, en outre qu'elle lance un peu ses jambes et qu'elle frappe du talon comme font tous les tabétiques, notre malade dis-je, titube un peu et se plaint d'un sentiment de vertige comme cela a lieu dans le vertige de Ménière chronique. De telle sorte que l'on pourrait dire que sa démarche est tremblée en raison combinée du vertige de Ménière et du tabès.

Vous voyez que le diagnostic : ataxie locomotrice progressive, est on ne peut mieux justifié chez notre malade et qu'il s'agit même d'un cas classique ; l'hérédité nerveuse figure ici dans l'étiologie à l'exclusion de la syphilis qui paraît n'avoir jamais existé.

En résumé, ce qui fait surtout l'intérêt de ce cas, c'est sa complexité même, et la nécessité où nous nous sommes trouvé de faire des efforts d'analyse pour le débrouiller et en séparer les divers éléments ; à savoir : symptômes tabétiques et enfin vertige de Ménière. Car, remarquez-le bien, Messieurs, dans cette histoire compliquée il ne s'agit pas d'un hybride, il n'y a guère d'hybrides en nosographie, mais de trois formes, de trois espèces morbides se succédant l'une l'autre après avoir mêlé un instant les divers symptômes qui les caractérisent. Il y a une centaine d'années, on eut interprété tout cela peut-être à la manière usitée par Lorry, par exemple, dans son livre de *Mutationibus Morborum* ; on eût parlé, en d'autres termes de la transformation d'un syndrôme dans un autre ; aujourd'hui nous sommes tentés, avec nos idées du jour, à ne voir dans ces changements que la succession peut-être accidentelle d'états morbides indépendants l'un de l'autre. Il ne faut pas oublier cependant que le tabès et l'hystérie appartiennent l'un et l'autre à la grande famille neuropathologique et que bien qu'il s'agisse là d'espèces morbides distinctes radicalement, elles se tiennent cependant par les liens de l'hérédité de transformation. Il n'en serait pas de même sans doute du vertige de Ménière si celui-ci dépendait par exemple d'une affection de l'oreille moyenne ; il est vrai qu'on pourrait encore invoquer ici en pareil cas les liens qui rattachent si étroitement les membres de la famille neuropathique aux membres de la famille arthritique dont on pourrait dire que l'affection de l'oreille fait partie. Mais toute discussion deviendrait inutile et une nouvelle simplification deviendrait légitime si l'on parvenait à établir que chez notre malade le vertige est réellement une affection tabétique relevant, comme cela paraît avoir eu lieu, dans les cas signalés par M. Pierret, d'une lésion des origines de l'auditif dans le bulbe. Alors on pourrait conclure que, malgré tant de complexité, l'histoire pathologique de notre malade doit être ramenée à deux seuls éléments : 1° l'élément hystérique, 2° l'élétabétique.

Mais, ainsi que je vous l'ai dit dès le commencement, la véritable nature du vertige de Ménière ne pourra être réellement établie qu'à la suite d'un examen détaillé qui sera fait ultérieurement. Quant à présent, pour envisager maintenant le côté thérapeutique, je ne m'arrêterai pas à ce qui concerne le tabès en tant qu'affection spinale. Je crois devoir vous renvoyer à ce que je vous ai dit maintes fois sur ce sujet. Je veux me borner à vous dire que dès à présent, sans avoir pris d'autre précaution que celle de déterminer, chose facile, si le vertige ne tient pas à la présence dans le conduit externe d'un bouchon cérumineux, ce vertige, dis-je, qu'il dépende d'un otite moyenne du labyrinthe ou d'une lésion bulbaire tabétique, relève dans tous les cas, de l'emploi suffisamment prolongé de sulfate de quinine à haute dose. C'est du moins ce que je crois pouvoir avancer en me fondant sur les observations assez nombreuses que j'ai eu l'occasion de faire dans ce domaine depuis une dizaine d'années (1).

---

(1) Voici le résultat de l'examen fait de l'appareil auditif de notre malade quelques jours après la leçon par M. le Dr Gellé. La conclusion est absolument favorable à l'opinion qu'il s'agit ici du vertige de Ménière tabétique :

« Hémisurdité droite, vertiges, bourdonnements. Les oreilles sont à peu près normales et le vertige n'est pas provoqué par les pressions centripètes. Conservation très nette des réflexes bi-auriculaires. La montre est entendue à 20 cm. à gauche et pas du tout à droite. On agit nettement sur l'oreille qui entend par pression centripète exercée sur l'oreille qui n'entend pas. Par conséquent, il n'y a pas de lésions sérieuses du côté sourd. En conséquence, la surdité droite est d'origine cérébrale. »

2ᵉ Malade.

M. Charcot : Voici un malade du service que j'avais depuis longtemps le désir de vous montrer. Il offre, vous allez le voir, un cas fort intéressant.

La dernière fois que j'ai eu l'avantage de me rencontrer avec vous, je vous ai entretenu si je ne me trompe, de la paralysie agitante, et le malade qui servait de substratum à nos démonstrations, représentait, je crois, le type vulgaire, avec cette particularité toutefois, que le tremblement n'occupait qu'un seul côté du corps. D'ailleurs, déformation spéciale des mains, fixité du regard, immobilité de la tête, etc.. rien n'y manquait, pas même cette attitude rigide qui donne l'idée d'une soudure de toutes les articulations et qui est tellement caractéristique qu'elle permet de reconnaître à distance, d'un coup d'œil, sans plus d'informations, tous les malheureux qui sont atteints de cette affection.

J'ai eu bien des fois l'occasion de relever que dans la paralysie agitante normale, il y avait deux éléments à considérer : 1º l'élément tremblement et 2º l'élément rigidité. Cette attitude raide, ce masque immobile, cette fixité du regard, cette lenteur des mouvements que l'on observe chez les malades de cette espèce, tout cela c'est le résultat de la rigidité musculaire. Et je vous ferai remarquer en passant que cette rigidité musculaire de la paralysie agitante est encore un problème au point de vue physiologique. Elle n'a rien de commun, en effet, que les apparences avec la rigidité spasmodique que l'on voit dans les contractures hémiplégiques, paraplégiques, etc., lesquelles se distinguent de celle-ci par le fait qu'elles s'accompagnent, dans la règle, d'une exagération des réflexes tendineux qui ne se voit pas, au contraire, dans la rigidité de la paralysie agitante.

Ces contractions spasmodiques ont, vous le savez, une origine spinale et elles se rattachent plus ou moins directement à une lésion tantôt dynamique, tantôt organique des faisceaux spinaux pyramidaux. Quelle est la raison physiologique de la rigidité musculaire dans la maladie de Parkinson ? On n'en sait absolument rien, je le crois du moins et c'est justement notre ignorance sur cette matière que je tenais à faire ressortir devant vous, ne fût-ce que pour vous inciter à la recherche et pour faire remarquer du même coup l'absence de l'exagération des réflexes dans la rigidité des agitants, par opposition à ce qui a lieu dans la contracture spasmodique proprement dite ou, si vous voulez, spinale.

Or, dans la clinique de la paralysie agitante, il y a lieu de faire ressortir que tantôt c'est l'élément tremblement qui est le plus prononcé, que d'autres fois, c'est l'élément rigidité qui prédomine ; tandis que dans les cas vulgaires les deux éléments se trouvent combinés dans des proportions à peu près égales.

Mais il est aussi des cas, Messieurs, sur lesquels j'ai appelé l'attention dès la première édition de mes *Leçons sur les maladies du système nerveux*, cas assez rare du reste, mais parfaitement définis aujourd'hui cependant, dans lesquels la rigidité est tout et le tremblement nul ou presque nul (1). Le malade que vous avez sous les yeux offre justement un très remarquable exemple de ce genre.

L'existence bien établie aujourd'hui de cas de cette espèce, devait conduire à critiquer la définition donnée par Parkinson dans son remarquable traité de la paralysie agitante. (*On Essay on the Shaking Palsy* by JAMES PARKINSON, member of the royal College of Surgeons. London 1817). C'est une toute petite plaquette devenue à peu près introuvable aujourd'hui; après bien des recherches inutiles, j'en possède cependant un exemplaire que je dois à la grande obligeance de M. le D⟨r⟩ Windsor, bibliothécaire à l'Université de Manchester. C'est un ouvrage qui, tout exigü qu'il soit, renferme un grand nombres d'excellentes choses, et j'engagerais beaucoup quelqu'un d'entre vous à en donner une traduction française.

La définition de Parkinson est à peu près celle-ci : « tremblement involontaire avec diminution de la force musculaire survenant même dans le repos ; propension à tenir les bras courbés en avant, et à se mettre à courir quand on marche. Les sens et l'intelligence sont intacts. » Voilà une définition descriptive très pittoresque et qui est exacte dans son application à un grand nombre de cas, à la majorité peut-être, et elle aura toujours sur toutes les autres, l'insigne supériorité d'être la première en date.

Mais elle pèche par trop de généralité, ainsi, elle ne saurait, en particulier, s'appliquer au cas où le tremblement fait défaut ; nous ne voyons pas non plus qu'il y soit fait allusion à cette allure raide, tout d'une pièce, qui donne à la physionomie des traits si caractéristiques. Il y aurait encore bien des choses à reprendre dans cette définition et qui fourniraient matière à épiloguer. Il n'en est pas moins vrai que si, au lieu de vous borner à la définition, vous lisez le livre dans son entier, vous y trouverez la satisfaction et le profit qu'on retire toujours de la lecture des descriptions cliniques, faites d'après nature, par un observateur sincère et attentif. Ainsi, çà et là, Parkinson parle de la démarche raide et empesée de ses malades qui les fait ressembler à des automates. « *as a piece of machinery* » dit-il en parlant de leur allure. Ce sont bien de ces automates que l'on peut voir dans les exhibitions de figures de cire animées. Vous savez que les mouvements primaires ne s'imitent pas facilement et que les automates construits par les mécaniciens même les plus habiles, ont toujours, dans leurs mouvements et leurs allures, quelque chose de brusque, de scandé, de raide, qui fait aisément reconnaître la main de l'homme.

Cet élément rigidité que nous venons d'essayer de mettre en relief, nous pouvons chez notre homme, l'étudier dans son type de parfait développement.

Bachère, c'est ainsi qu'il s'appelle est aujourd'hui âgé de 31 ans, et c'est vers l'âge de 26 ans que la maladie, dont je vous dirai plus loin les principales phases, s'est développée chez lui.

Lorsqu'il est assis, ce qui nous frappe tout d'abord c'est l'immobilité de la tête, et des traits du visage. Ce n'est pas qu'il puisse faire de la tête quelques mouve-

---

(1) Voir *Leçons sur les maladies du système nerveux*, etc. T. I, 4ᵉ édition, 1880, p. 414. *Du tremblement dans la maladie de Parkinson.*

— 333 —

ments latéraux, s'il le veut bien, c'est-à-dire porter la tête à droite et à gauche,
comme vous le faisons tous sans y penser ; mais il ne le fait plus que rarement,
lorsqu'on l'y invite et en conséquence d'une sorte d'effort.

Il n'est pas sans intérêt de chercher à reconnaître la raison de cette physionomie

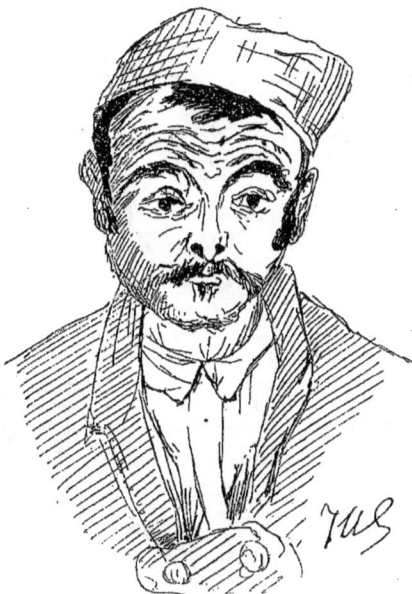

Fig. 59. — Portrait de Bachère (Dessin de M. Charcot).

immobile qui exprime en quelque sorte d'une façon permanente l'étonnnement et
la stupeur même.

Vous remarquerez ces énormes plis transversaux et profonds de la peau du front;
ils sont évidemment une conséquence de la rigidité permanente dont est le siège
le muscle frontal. Or, d'après les recherches si importantes de Duchenne de Boulogne, le muscle frontal pourrait être appelé le muscle de l'étonnement. C'est la per-

manence et l'intensité d'action de ce muscle qui élève chez Bachère, les sourcils démesurément d'une façon permanente, et contribue chez lui à maintenir les yeux grands ouverts.

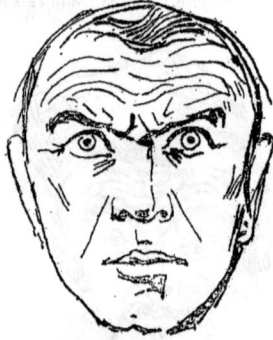

Fig. 60. — Cas de paralysie agitante. Combinaison de la rigidité du masque frontal et de celle de l'orbiculaire supérieur.

Tous les autres muscles du visage étant à droite et à gauche également rigides, il en résulte une immobilité de la physionomie sans rides marquées. Il est vraisemblable que la fixité du regard est également la conséquence d'une rigidité à

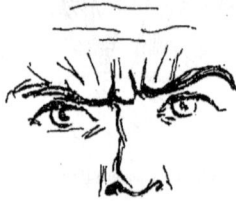

Fig. 61 — Action de l'orbiculaire palpébral supérieur, muscle de la réflexion.

peu près également prononcée dans tous les muscles moteurs de l'œil. Un phénomène analogue explique la rareté du clignement, etc., etc. Le plissement du front et l'élévation des sourcils dûs à l'action exagérée du muscle frontal est un des traits les plus communs et les plus caractéristiques du faciès dans la paralysie agitante. Mais aux plis transversaux du front s'ajoutent, chez quelques malades, des plis verticaux plus ou moins profonds, qui siègent surtout entre les deux sourcils,

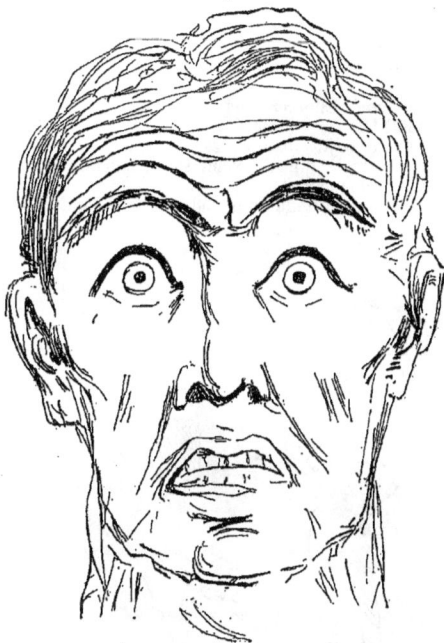

Fig. 62. — Action combinée du muscle frontal de l'orbiculaire supérieur et du peaucier. L'expression est celle de l'effroi.

à la racine du nez. Ces plis verticaux dûs à la contraction des muscles orbiculaires supérieurs (muscles de l'attention) impriment à la physionomie du malade, lorsqu'ils sont combinés aux rides transversales du front, une expression mi-partie d'attention et d'étonnement. La physionomie du malade exprimerait l'effroi si les muscles peauciers devenaient rigides en même temps que le frontal ; mais je ne crois pas que pareille combinaison se soit jamais rencontrée chez un sujet atteint de maladie de Parkinson (*Fig.* 62). Je vous renvoie pour une analyse plus détaillée aux *muscles d'expression*, au travail magistral de Duchenne de Boulogne.

Cette rigidité musculaire dont nous venons de relever l'importance à propos du faciès, nous la retrouvons dans le cou, dans les membres et d'une façon générale dans toutes les parties du corps. Tout y est raide, pas assez raide cependant pour que les mouvements soient tout à fait empêchés, mais ils sont toujours lents, très lents et paraissent être mis en jeu toujours à la suite d'un effort. Si la rigidité dans certains muscles est trop prononcée, le mouvement de ce muscle peut être complètement supprimé.

(*S'adressant au malade*): Efforcez-vous donc d'abaisser vos sourcils. (*Le malade* s'y efforce vainement) !

Il ne peut pas, vous le voyez, abaisser ses sourcils, faire disparaître, même un instant les rides transversales qui sillonnent son front, tant la rigidité du muscle frontal est intense et permanente !

Examinons maintenant l'attitude du malade d'abord pendant la station debout,

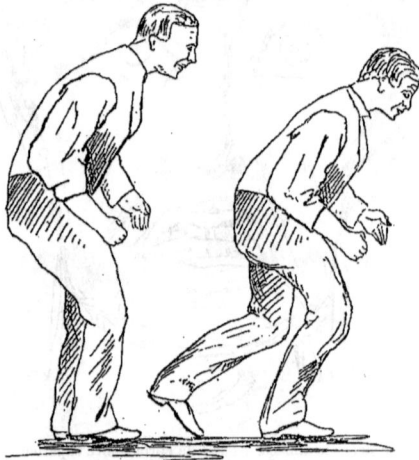

Fig. 63. — Paralysie agitante (type vulgaire).

puis pendant la marche. Je vous ai présenté le sujet comme un type de maladie de Parkinson, en tant du moins qu'il s'agit de la forme où le tremblement fait défaut et cependant, même après cette réserve, il y a une anomalie à signaler. Voici le malade debout. Je le fais placer devant vous de profil, vous remarquerez cette inclinaison de la tête et du tronc signalée déjà dans la définition de Parkinson. Tout cela est normal, mais ce qui est anormal c'est que dans l'attitude debout, chez Bachère, les avant-bras sont étendus sur les bras, les jambes sur les cuisses, de manière à former des barres rigides, tandis que dans les conditions ordinaires, ces mêmes parties sont demi-fléchies.

On pourrait dire d'après cela que dans le type normal, c'est dans les membres

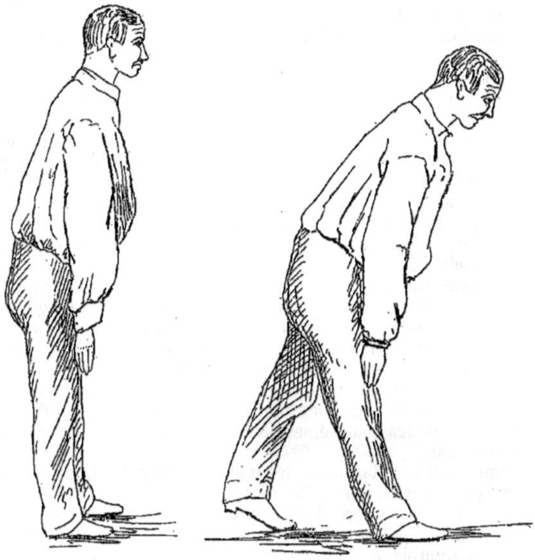

Fig. 64. — Bachère, type d'extension.

la flexion qui domine, tandis que dans notre cas, c'est l'extension et c'est justement dans cette dernière circonstance que réside en partie l'anomalie.

Cette différence s'accuse plus encore dans la marche. Vous constatez en même temps cette tendance à courir en avant, cette propulsion nettement signalée dans la description de Parkinson. Je vais montrer qu'en outre de la tendance à la propulsion, il y a chez notre malade une tendance également très marquée à la rétropulsion. Pour mettre celle-ci en relief, je me place derrière le malade et à 2 ou 3 reprises, je tire vers moi les pans de son habit. L'expérience ici doit être faite avec précaution, car une fois mis en jeu, le recul est tellement invincible, tellement accentué que le malade, si on ne s'y oppose pas, est menacé de choir lourdement en arrière.

A ce propos, je ferai la critique d'une prétendue explication physiologique assez répandue qu'on propose pour rendre compte du phénomène de la propulsion, chez les sujets atteints de paralysie agitante.

On dit volontiers que cette tendance à courir en avant que présentent ces malades tient à ce qu'ils ont le corps penché en avant et que dans la marche, ils « courent » pour ainsi dire après leur centre de gravité. Evidemment, en tous cas, cette explication ne vaut pas pour ce qui concerne le phénomène de la rétropulsion, car l'inclinaison du corps en avant ne se modifie en rien, lorsque le malade recule. On ne peut pas dire dans ce cas, évidemment, qu'il court après son centre de gravité, au contraire, il s'en éloigne.

Par conséquent, c'est en dehors de l'attitude inclinée en avant de la tête et du tronc qu'il faut aller chercher la raison de la propulsion et de la rétropulsion, dans la paralysie agitante.

Je signalerai encore chez notre malade, en outre de l'absence du tremblement, un fait qui vient à l'encontre de la définition donnée par Parkinson. Suivant cet auteur, la diminution de la force musculaire serait un accompagnement constant de la maladie. Cela est exact, sans doute pour un bon nombre de cas; mais cela est loin d'être constant. Beaucoup de malades, en effet, et notre sujet est un exemple du genre, conservent dans les membres au moins pendant longtemps, l'intégrité de leur force dynamométrique. Ceci montre combien le terme paralysie agitante destiné à caractériser la maladie est imparfait, puisque celle-ci peut exister sans qu'il y ait tremblement et sans qu'il y ait paralysie. Ce sont là, je pense, des raisons suffisantes pour légitimer la proposition que j'ai faite de substituer la dénomination de Maladie de Parkinson à celle de paralysie agitante. La première, d'ailleurs, est préférée par les malades eux-mêmes, aux oreilles desquels le mot paralysie sonne en général fort mal.

(Un dynamomètre est placé dans les mains du malade; dans deux épreuves successives, le dynamomètre donne 75 et 80).

M. CHARCOT: C'est à peu près le taux normal chez un homme vigoureux.

Je vous ai jusqu'ici présenté Bachère comme un exemple typique de maladie de Parkinson sans tremblement. Je ne m'en dédis pas: Il y a cependant une toute petite réserve. C'est que le tremblement des mains existe en réalité par moments, dans le repos et dans le mouvement, mais il est si faible, si peu appréciable qu'il est à peine visible et qu'en somme on pourrait, sans rien forcer, n'en pas tenir compte dans le tableau clinique; il y a, d'ailleurs, je le répète, des moments où il n'est pas appréciable du tout. Il y a longtemps que la maladie est constituée cependant et il n'est pas vraisemblable qu'il se prononce jamais plus dans l'avenir.

Afin de mieux faire ressortir l'importance en clinique de la connaissance de la maladie de Parkinson sans tremblement, je vous ferai remarquer qu'il y a 4 ou 5 ans, Bachère a été considéré par plusieurs médecins expérimentés comme un exemple de paralysie spasmodique relevant d'une affection spinale portant spécialement sur les faisceaux latéraux. L'absence des réflexes rotuliens, de trépidation épileptique d'un côté, l'attitude générale du corps, la faciès, la tendance à la propulsion de l'autre, sans parler des autres symptômes, auraient pu suffire s'ils avaient été remarqués, à éviter cette confusion.

Je fais passer sous vos yeux un exemplaire de l'écriture de Bachère. Vous l'avez vu écrire lentement, mais sans trembler ostensiblement. Son écriture est, vous le

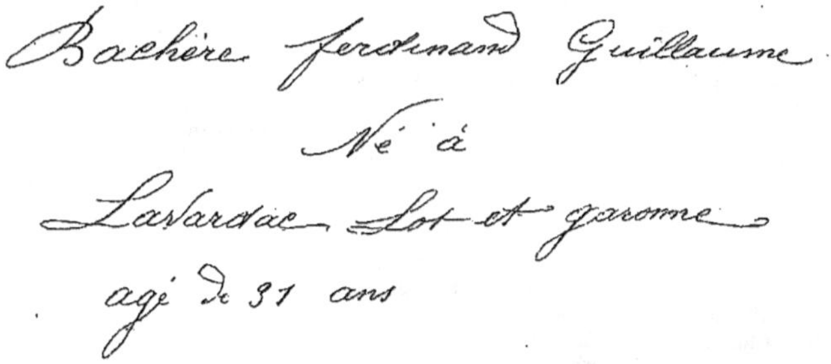

Fig. 65. — Fac-simile de l'écriture de Bachère.

voyez, parfaitement lisible. On remarque cependant, en y regardant à l'aide de la loupe, que les traits sont parfois légèrement tremblés.

Je terminerai ce que j'ai à vous dire aujourd'hui concernant Bachère, en complétant par quelques traits son observation.

Il éprouve à un haut degré ce besoin de changer de place, et souvent aussi ce sentiment de chaleur exagérée que j'ai relevé et qui compte parmi les symptômes les plus intéressants de la maladie de Parkinson. Donc, rien ne fait défaut ici, comme vous le voyez, excepté le tremblement.

Un trait exceptionnel est que la maladie s'est développée chez lui comme je l'ai dit, à l'âge de 26 ans; elle paraît s'être produite à la suite d'un rhumatisme articulaire aigu. B. exerçait la profession de marinier sur la Garonne et il était, par conséquent, exposé constamment à l'humidité et au froid. Il y a des antécédents nerveux dans sa famille. Son père, syphilitique, est mort aliéné, sa grand'mère maternelle était rhumatisante; lui a éprouvé 3 attaques de rhumatisme articulaire aigu, une première à l'âge de 12 ans. C'est à la suite de la 3°, à l'âge de 20 ans, que les premiers phénomènes de la maladie de Parkinson ont apparu. Une 4° attaque de rhumatisme, compliqué de pneumonie, a eu lieu tout récemment, cet hiver même 1887-1888. (Le malade se retire).

Ce pauvre homme est depuis longtemps dans nos salles. La thérapeutique est pour lui absolument impuissante. Nous avons obtenu son admission à Bicêtre à titre d'incurable. Il va nous quitter en conséquence un de ces jours; c'est pourquoi j'ai voulu saisir l'occasion pressante de vous le présenter avant qu'il s'éloigne de nous définitivement.

3ᵉ Malade.

M. CHARCOT. Voici un sujet qui présente sur la face, le cou, les mains, etc., et aussi sur les parties cachées une coloration ardoisée bleuâtre, très intense, comme vous le voyez ; la membrane muqueuse des lèvres, les gencives offrent cette même coloration ; cette coloration à peu près indélibile, je vous le dis à l'avance, des téguments, il la doit à l'administration excessive d'un médicament qui n'est autre que le nitrate d'argent donné à l'intérieur. Cette modification dans la couleur des tissus artificiellement produite s'appelle quelquefois l'argyrie. Sur ce sujet, vous trouverez tous les détails, tous les renseignements utiles dans l'article argent du Dictionnaire encyclopédique des sciences médicales.

Si l'on eût été attentif dans l'administration du médicament, on eut pu éviter au malade la mésaventure dont il est actuellement la victime. Il est en effet, cela paraît bien démontré, un phénomène pour la première fois signalé par M. le Dʳ Duguet, alors interne à la Salpêtrière, phénomène dont l'apparition paraît marquer l'instant ou les organes intéressés commencent à être colorés par la formation des dépôts métalliques ; la présence de ce phénomène qui n'est autre que la coloration bleue ardoisée des gencives au voisinage des dents (Sidère argyrique) doit mettre le praticien sur ses gardes, car il annonce que la saturation de l'organisme commence à se produire et que la coloration des téguments menace de se manifester. Celle-ci ne se montre guère cependant tant que les sujets n'ont pas pris 10, 15, 20 grammes du médicament (1). Il ne faut pas cependant se fier trop à ces chiffres, car il semble y avoir à cet égard des diasyncrasies. Dans le temps où, Vulpian et moi, nous poursuivions dans cet hospice, sur une grande échelle, nos recherches relatives à l'emploi du nitrate d'argent dans l'ataxie locomotrice progressive, il nous est arrivé de rencontrer des sujets qui prenaient rapidement la coloration sans avoir usé cependant de doses élevées, tandis que d'autres restaient exempts malgré qu'ils eussent ingéré, pendant de longs mois, des doses relativement considérables du médicament.

Cette coloration des téguments est certainement de nature à rendre fort circonspect dans l'emploi à l'intérieur du nitrate d'argent. Ce n'est pas une raison cependant pour en proscrire complètement l'usage, d'autant mieux qu'il s'agit là d'un médicament qui n'est certes pas sans valeur.

Il suffira, d'ailleurs, pour éviter tout accident, d'y regarder d'un peu près et d'examiner souvent les malades ; on devrait suspendre l'emploi du sel Lunaire au moment où la coloration ardoisée de la muqueuse buccale et des gencives commencerait à se montrer très accentuée.

---

(1) Dans l'ataxie locomotrice, le nitrate d'argent se donne par pilules de 1 centig. chaque à la dose de 2, 4, 6 pilules par jour, rarement plus. (Voir le t. VIII des *OEuvres complètes* de M. Charcot)

Il n'y a qu'un cas peut-être où vous pourrez passer outre, c'est celui où le malade averti de ce qui peut arriver par la prolongation d'une médication dont il ressent les bons effets, déclarerait catégoriquement, formellement, qu'il veut continuer coûte que coûte au risque de se voir défiguré.

Il est possible que cela ait eu lieu chez le malade qui est devant nous. Je soupçonne qu'il s'agit d'un ataxique. Il n'y a guère que l'ataxie qui soit aujourd'hui traitée par le nitrate d'argent. Il y a quelque 40 ans, les sujets qu'on rencontrait ayant la coloration bleue étaient des épileptiques.

(*Au malade*) : Combien y a-t-il de temps que vous avez des douleurs dans les jambes ?

Le malade : 5 ans. J'ai eu après la guerre des douleurs pour m'être couché sur la terre. Mais maintenant, depuis 5 ans, ce sont des douleurs fulgurantes très violentes dont je souffre de temps en temps. On m'a dit en effet que j'étais atteint d'ataxie locomotrice. Mes douleurs m'empêchent quelquefois de dormir, quand je les ai la nuit au lit, la chaleur les augmente, je me découvre même l'hiver, pour avoir les pieds au froid.

M. CHARCOT : Avant d'avoir ces douleurs qui datent de 5 ans, dites-vous, avez-vous éprouvé quelque gêne pour pisser ?

Le malade : On m'a d'abord traité pour une paralysie vésicale ?

M. CHARCOT : Avant que vous n'ayez eu des douleurs ?

Le malade : Oui, monsieur, 6 mois environ auparavant.

M. CHARCOT ; Vous voyez, un instant, pendant 6 mois, les troubles vésicaux ont seuls représenté l'ataxie. Le malade appartenait alors à la catégorie de ceux que M. le professeur Guyon, dans un langage pittoresque, appelle, si je ne me trompe, les « faux urinaires ». Il entend dire par là que ces malades qui viennent le consulter souvent, ne sont pas du ressort de la chirurgie et qu'ils appartiennent à la médecine.

Le malade : J'ai eu souvent, dans le commencement, des envies d'uriner très douloureuses, je n'avais cependant plus rien dans la vessie, j'urinais goutte à goutte.

M. CHARCOT : C'est ce qu'on appelle, dans le langage de la symptomatologie tabétique, les crises vésicales ; elles surviennent tout d'un coup, inopinément, et durent quelquefois tout un jour, tout une nuit.

(*Au malade*) : Est-ce que vous souffrez d'une sensation de constriction à la base de la poitrine ?

Le malade : Oui, monsieur, quelquefois.

M. CHARCOT : Avez-vous eu des troubles de la vision, avez-vous jamais vu double ?

Le malade : Non, monsieur.

M. CHARCOT (après avoir examiné les pupilles du malade) : Il présente des deux côtés du myosis, ce myosis est moins accentué que celui qui existe chez la femme que je vous ai montrée en commençant, mais il est fort net encore. De plus, le signe d'Argyll Robertson est bien dessiné.

(*Au malade*) : Levez-vous et marchez. (Le malade marche sans incoordination).

Le malade : Il y a eu un moment où je marchais très mal, très difficilement. Cela va mieux maintenant.

M. Charcot : A quelle époque avez-vous commencé à mal marcher ? Il y a 5 ans que vous avez eu les douleurs ; quand a commencé la difficulté de la marche ?

Le malade : Un an après le commencement des douleurs.

M. Charcot : Maintenant, vous dites que vous marchez mieux. Vous pouvez faire des courses plus longues ?

Le malade : Non, mais auparavant, je ne pouvais pas du tout diriger mes jambes.

M. Charcot : Vous les lanciez beaucoup plus ?

Le malade : Oui, monsieur, je frappais du talon. J'avais de la peine à me lever de mon siège.

M. Charcot : Quand avez-vous commencé à prendre du nitrate d'argent ?

Le malade : En 1883, c'est M. Vulpian qui me l'a ordonné. Il y avait déjà un an que j'étais malade quand j'ai commencé à le prendre.

M. Charcot : Comment se fait-il que vous soyez entré aussi avant dans la coloration de la peau ?

Le malade : Depuis que M. Vulpian est mort, j'ai toujours continué à prendre du nitrate d'argent.

M. Charcot : Il ne vous aurait pas laissé aller si loin. Vous êtes resté sans être coloré pendant 5 ans ? Vous ne l'étiez pas du temps de M. Vulpian ? C'est tout d'un coup que cette coloration vous est venue ?

Le malade : Ma foi, monsieur, je n'en sais rien, j'ai toujours eu un teint très foncé.

M. Charcot : Oui, sans doute, mais certainement pas au point où vous l'avez maintenant. Qu'est-ce que vous a dit votre femme quand elle vous a vu devenir noir comme cela ?

Le malade : Elle ne s'en sera pas aperçue ; j'ai toujours été très brun. Elle ne m'a pas dit grand'chose.

M. Charcot : D'ailleurs, cela paraît vous être assez indifférent ?

Le malade : Oui, monsieur, absolument ; d'ailleurs je voulais guérir à tout prix.

M. Charcot : Croyez-vous que le traitement vous ait fait du bien ?

Le malade : Oui, monsieur, j'en suis sûr, pour la marche et pour les douleurs.

M. Charcot : Mais vous faisiez autre chose que de prendre du nitrate d'argent ?

Le malade : Oui, monsieur, on m'appliquait des pointes de feu au dos tous les 15 jours.

M. Charcot : Veuillez vous lever. — Fermez les yeux. — Vous le voyez osciller un peu, c'est le signe de Romberg. Dans l'obscurité, vous ne pouvez pas bien marcher ?

Le malade : Non, je marche difficilement.

M. Charcot : Vous voyez que les réflexes rotuliens sont absents. Il s'agit donc là en somme d'un cas d'ataxie fort régulier. Vous venez naturellement nous demander une consultation ?

Le malade : J'ai un petit emploi, je crains de le perdre, faute de pouvoir marcher.

M. Charcot : Y a-t-il longtemps qu'on vous a appliqué des pointes de feu ?

Le malade : Il y a 8 jours.

M. Charcot : Tous les 8 jours on vous les appliquera ici. Je vous conseille de cesser momentanément l'emploi du nitrate d'argent. Avez-vous jamais fait de l'hydrothérapie ?

Le malade : J'ai essayé de prendre des douches, mais je ne peux pas les supporter.

M. Charcot : Où cela ?

Le malade : A Saint-Louis. Je suis extrêmement sensible au froid. Je ne peux pas m'asseoir sur une chaise froide.

M. Charcot : Combien de temps duraient ces douches ?

Le malade : 2 minutes, pas même.

M. Charcot : Je le crois bien, une douche en jet, doit durer à peine une demi minute, 20 secondes.

Le malade : Même lorsque je me tenais à la barre, cela me coupait la respiration, cela me fatiguait, M. Vulpian m'a conseillé de ne pas continuer.

M. Charcot : Vous reviendrez nous consulter tous les 8 jours. Cette coloration argyrique est, ainsi que je vous le disais en commençant, presque indélébile. Il arrive cependant qu'avec le temps elle s'atténue, mais il en reste toujours quelque chose. Le cas actuel paraît-être un de ceux dans lesquels le nitrate d'argent se montre utile. Vous aurez à l'employer certainement quelquefois; évitez toujours d'aller jusqu'à la coloration ; c'est un conseil que je vous donne. Même lorsque les malades sont prévenus de ce qui peut arriver et qu'ils prétendent accepter toutes les conséquences, une fois qu'ils sont colorés, ils vous gardent toujours rancune. Que serait-ce donc s'ils n'avaient pas été prévenus !

VINGT-ET-UNIÈME LEÇON

OBJET :

1e Physiologie et pathologie du moignon à propos d'un homme amputé du bras gauche (Homme âgé de 47 ans).

2° Maladie de Basedow, sans goître, chez un homme âgé de 68 ans.

3° Paralysie faciale périphérique douloureuse, chez un garçon de 15 ans.

4° Aphasie à début subit sans hémiplégie, chez un homme âgé de 56 ans.

————

(Un malade amputé du bras gauche au niveau du tiers supérieur est introduit dans la salle du cours).

M. CHARCOT : Lorsque, pour une raison ou pour une autre, un malade ou un blessé a été amputé, il entre par ce seul fait, ainsi que je vais l'exposer tout à l'heure, dans la pathologie nerveuse. Le moignon est, à peu près toujours, le siège de sensations anomales variées, souvent pénibles, et quelquefois — nous allons le constater — d'irradiations douloureuses à propos desquelles l'amputé vient demander du soulagement. Mais parmi ces sensations anomales, il en est qui sont, dans l'espèce, tellement habituelles, tellement dans la règle, qu'on peut dire que chez l'amputé il y a en quelque sorte, à côté de la pathologie nerveuse du moignon, une physiologie de celui-ci.

Le malade qui est devant vous est un exemple très propre à bien établir ce que j'avance. Il a été amputé, il y a 11 ans environ ; il vient nous consulter aujourd'hui, non pas pour les sensations pénibles qu'il éprouve de temps en temps, dans la cicatrice, surtout sous l'influence de certaines variations atmosphériques, celles-là, il les considère comme normales dans sa condition d'amputé, il vient nous consulter donc pour des douleurs vives assez nouvelles pour lui, revenant

6

comme par accès sous diverses influences et qui siègent en dehors du moignon. Ces douleurs ne se développent guère qu'à la suite d'une exaspération véritablement morbide des douleurs du moignon et elles se manifestent sous forme de foyer, dont l'un occupe la région du mamelon gauche, tandis que l'autre foyer siège au niveau de la dixième et onzième dorsales, sur l'épine. C'est justement à propos de ces douleurs irradiées que le malade vient nous demander avis.

Si vous le voulez bien, nous allons entrer à ce propos dans quelques explications. Il s'agit d'un homme vigoureux, sans antécédents morbides ou héréditaires notables. Il est âgé de 47 ans. (*Au malade*) : Voulez-vous nous rappeler les circonstances dans lesquelles s'est produit l'accident dont vous avez été victime ?

Le malade : Je suis employé de chemin de fer. Ma fonction consistait autrefois à faire le contrôle des billets sur les trains en marche. Ce métier m'obligeait à circuler extérieurement de wagon en wagon, sur le marchepied dans toute la longueur du train.

J'étais dans l'exercice de mes fonctions un peu avant d'arriver à la gare de Douai. Un voyageur me faisait attendre, le train marchait toujours, je remarquai qu'il allait passer sous une voûte ; brusquement je fis mine de me retirer, mais il était trop tard, mon corps vint frapper contre la porte d'ouverture de la voûte. Pendant quelque temps, j'en ai le parfait souvenir, j'ai été traîné entre le wagon et la paroi du tunnel qui peut avoir de 15 à 20 mètres de long. A un moment, j'ai perdu connaissance et je suis tombé sur la voie. Quand je suis revenu à moi, peut-être au bout de 8 ou 10 minutes, je me suis trouvé couché entre deux rails. Je me suis relevé sans aide et à pied j'ai fait peut-être 100 mètres dans l'espoir de gagner la gare. Mais j'ai faibli avant d'atteindre le but ; heureusement on est venu au-devant de moi. On m'a placé sur un brancard et c'est ainsi que j'ai été transporté à Douai.

M. Charcot : Vous êtes resté inconscient pendant 2 ou 3 minutes ?
Le malade : Plus que cela, pendant une dizaine de minutes.
M. Charcot : Quand vous a-t-on amputé ?
Le malade : Le lendemain.
M. Charcot : C'est le soir, de 10 à 11 heures que l'accident est arrivé, m'avez-vous dit l'autre jour ?
Le malade : Pendant la nuit du 3 au 4 Mars.
M. Charcot : Et le lendemain on a fait l'amputation. Elle a été faite, vous le constatez, au niveau du tiers supérieur du bras ; par conséquent le coude, l'avant-bras et la main ont été complètement supprimés. Depuis quand souffrez-vous dans le moignon ?
Le malade : J'ai toujours éprouvé une certaine douleur dans le moignon, mais elle était supportable. Je l'ai ressentie dès l'origine, quelques jours après l'amputation. C'est peu à près que j'ai commencé à sentir la douleur du dos. Mais dans ce temps-là et même depuis, ce n'était presque rien, je ne m'en suis jamais occupé. Seulement, depuis 4 ou 5 mois, elle va grandissant et devient parfois extrêmement pénible. C'est de cela que je voudrais me débarrasser.

(M. Charcot invite le malade à se découvrir le torse et examine son dos.)

(*Aux auditeurs*) : La douleur en question qui occupe une étendue de 2 ou 3 centimètres au niveau de la dixième et onzième dorsale, vous le voyez, s'exaspère par la pression, mais il faut alors presser assez fort pour que le malade s'en plaigne.

Le malade : La douleur est moins vive depuis quelque temps, je crois qu'elle tend à diminuer.

M. Charcot : Vous dites que vous l'avez eue dès l'origine ? Cette douleur du dos n'est pas la seule dont vous vous plaigniez ?

Le malade : Non, j'ai encore une douleur dans la mamelle gauche, au voisinage du moignon. J'ai commencé à ressentir cette douleur-là peu de temps après l'amputation. Mais dans le temps, elle était insignifiante ; aujourd'hui, elle tend à devenir plus vive.

M. Charcot : Cette douleur et celle du dos sont-elles incessantes, toujours présentes ?

Le malade : Non, Monsieur, c'est par accès, de temps en temps, alors j'ai en même temps une douleur vive dans le dos, une douleur dans le moignon, une douleur dans le sein gauche.

M. Charcot : Quelle est celle qui commence ?

Le malade : C'est difficile à dire ; tantôt et le plus souvent, il me semble que tout cela part du dos ; d'autres fois, je crois que c'est du moignon ; mais je le répète, je ne suis pas sûr que ce soit toujours la même chose.

M. Charcot : Bien, mais toujours, quand les points douloureux dorsal et mammaire existent, il y a exacerbation douloureuse dans le moignon ?

Le malade : Oui, Monsieur, toujours.

M. Charcot : Donc il y a association entre les 3 foyers douloureux et c'est là le point qu'il s'agissait de relever. Vous voyez que ces foyers douloureux ont été déjà l'occasion de la mise en œuvre d'une thérapeutique active, car cette partie de l'épine a été littéralement couverte de pointes de feu.

En somme, ces irradiations douloureuses sont des phénomènes relativement de date nouvelle, en tant du moins qu'il s'agit de douleurs intenses. Pendant longtemps, le malade n'a éprouvé d'autres douleurs que celles qui, sous de certaines influences atmosphériques, se produisent dans le moignon, douleurs qui sont tellement vulgaires en pareille circonstance, tellement habituelles qu'on peut se demander si elles méritent vraiment, comme les précédentes, le nom de pathologiques.

C'est peut-être le lieu de vous rappeler avec une certaine insistance qu'il y a toute une série de phénomènes d'ordres nerveux, pour ainsi dire normaux à étudier chez les amputés ; j'appelle ces phénomènes-là normaux, parce qu'ils sont véritablement dans l'espèce, à peu près constants à un certain degré tout au moins ; sur 50 amputés, vous ne trouverez guère, je le suppose, plus de 3 ou 4 exceptions à la règle.

Ce serait vraiment dommage de laisser passer, sans en profiter, l'occasion de vous rappeler en quoi consistent ces phénomènes, en présence d'un malade très intelligent, bon observateur, chez qui ils sont extrêmement prononcés et qui ne demande pas mieux que de nous renseigner. Naturellement, je n'entrerai pas dans tous les détails et si vous voulez vous instruire plus profondément sur ce sujet, je vous renverrai aux ouvrages suivants : 1° Un mémoire excellent de M. Guéniot publié dans le *Journal de physiologie* de M. Brown Séquard en 1861 et intitulé : *D'une hallucination du toucher* (ou hérétopie subjective des extrémités) *particu-*

lière à certains amputés, p. 416 ; — 2° Un chapitre d'un ouvrage du Dr Weir Mitchell, intitulé : *Des lésions des nerfs et de leurs conséquences*, Paris, 1874, avec une préface de Vulpian. Cet ouvrage remarquable a pour base les nombreuses observations neuropathologiques chirurgicales recueillies par l'auteur pendant la guerre de sécession. Le chapitre auquel je fais allusion est le XIIIe. Il a pour titre : Affections nerveuses des moignons.

Les phénomènes dont il s'agit sont d'ailleurs, depuis bien longtemps connus. Ils n'avaient pas échappé à Ambroise Paré, entr'autres, qui savait fort bien que celui qui a subi une amputation au bras, porte avec lui une main fantôme, qui peut devenir le point de départ imaginaire de mouvements de toutes sortes, volontaires ou involontaires, et de sensations bizarres quelquefois douloureuses.

Je laisserai donc de côté, l'élément pathologique sur lequel je m'expliquerai tout à l'heure ; pour le moment, j'en viens à ce que M. Mitchell appelle la physiologie du moignon. A la vérité, ce n'est peut-être pas autant de physiologie que de psychologie qu'il s'agit. Mais peu importe en vérité, car entre celle-ci et celle-là, il n'y a pas si loin que quelques-uns le pourraient prétendre.

Un fait vulgaire bien connu, c'est que les amputés souffrent au moignon dans de certaines circonstances atmosphériques. Je causais l'autre jour avec notre malade, quand il s'est présenté à nous pour la première fois et il insistait alors sur la faculté de prévoir plusieurs jours à l'avance qu'il tombera de la neige. Il éprouve alors dans son moignon certaines douleurs qui ne le trompent pas.

Le malade : C'est ma main qui souffre surtout.

M. CHARCOT : Ainsi, il souffre à la fois de son moignon et de sa main imaginaire ; de celle-ci surtout. (*Au malade*) : Avez-vous remarqué que lorsque votre moignon a froid, vous sentez le froid dans la main.

Le malade : Quand j'ai froid au moignon, j'éprouve une sensation pénible dans la main, je ne saurais distinguer si c'est une sensation de froid.

M. CHARCOT : Il importe de remarquer, Messieurs, que chez notre malade, cette main imaginaire est une main pour ainsi dire constamment endolorie. Le malade la sent comme engourdie ; ce n'est pas une main tout à fait naturelle, on n'y sent pas ce bien être presque inaperçu qui, dans toutes les parties de notre corps, est la marque de l'état vraiment physiologique.

Le malade : Quand le temps est pour changer et surtout qu'il est à l'orage, je sens dans ma main imaginaire comme une boule de feu tellement chaude que je ne puis la retenir sans y éprouver un frémissement très douloureux.

M. CHARCOT : Il paraît qu'ici, comme dans la plupart des cas analogues, en dehors même des variations atmosphériques, la main fantôme est toujours présente à la conscience du malade. (*Au malade*) : Où et comment votre main vous paraît-elle placée ?

Le malade (indiquant le genou) : Là.

M. CHARCOT : C'est là qu'elle est, sur le genou gauche, quand vous êtes assis ?

Le malade : Oui, je la sens toujours reposer sur le genou.

M. CHARCOT : Mais quand vous marchez ?

Le malade : Elle est en l'air, libre, comme l'autre.

M. CHARCOT : Ainsi, remarquez bien ceci : Quand il est assis, sa main fantôme vient se placer tranquillement sur le genou où elle repose. Quand vous marchez, est-ce qu'elle est ballante comme l'autre main ?

Le malade : Il me semble qu'elle est ballante.

M. Charcot : Il lui semble que sa main imaginaire exécute le mouvement de pendule que vous savez, quand il marche. A l'état de repos, la sensation que vous éprouvez est-elle la même que dans la main réelle ?

Le malade : Elle est différente ; j'ai toujours un certain degré d'engourdissement dans cette main, souvent une petite douleur.

M. Charcot : Vous la sentez toujours. Il ne vous arrive jamais de dire : je ne l'ai plus ?

Le malade : Je la sens toujours, mais depuis longtemps, elle tend à se rapprocher du moignon.

M. Charcot : Remarquez bien ce qu'il vient de dire. Nous aurons à nous occuper de cela tout à l'heure. Vous comprenez de suite par ce qui précède, de quel intérêt sont, au point de vue psyco-physiologique, les phénomènes dont ce malade nous rend témoins. Voyez avec quel réalisme il décrit ses hallucinations, qui sont non seulement d'ordre sensitif, mais encore moteur. Non seulement, il sent sa main en repos, mais il a en outre la représentation motrice de sa main en mouvement pendant la marche ; mais procédons : Nous avons à recueillir encore bien d'autres observations instructives.

J'insiste un instant sur ce fait que la sensation qu'il éprouve de l'existence de sa main en repos n'est pas une sensation tout à fait normale ; sans doute il la sent quand il est assis, reposant tranquillement à plat sur son genou gauche. Mais jamais, absolument jamais, paraît-il, cette main ne ressemble absolument à la main réelle placée dans les mêmes conditions. Toujours la première est, je l'ai déjà dit, le siège d'une sorte d'engourdissement, de fourmillements et quelquefois de picotements douloureux. Cela est bien intéressant à relever.

Le malade : Par moments, il me semble que ma main est au-dessus d'un brasier assez ardent pour me chauffer sans toutefois me faire de mal.

M. Charcot : Ces sensations sont toujours dans la catégorie de la dysesthésie, de l'engourdissement seulement. C'est, dans le dernier cas, un engourdissement avec chaleur. Et lorsque vous êtes sous l'influence d'un changement atmosphérique, de la neige qui va tomber ou d'un orage qui va éclater, votre main souffre?

Le malade : Oui, monsieur, de l'engourdissement douloureux, chaud dont je parlais tout à l'heure. Une chose encore dont je ne vous ai pas parlé, c'est que quand je mets le bras artificiel qui m'a été donné par l'administration, je souffre moins.

M. Charcot : Et votre main alors n'est plus aussi rapprochée du moignon ; elle se met à la distance normale ?

Le malade : Oui, Monsieur.

M. Charcot : J'allais oublier de vous parler de cet éloignement apparent du moignon qui survient lorsque le malade fait usage de son bras artificiel. Ce phénomène singulier se trouve déjà parfaitement signalé dans le mémoire de M. Guéniot. Nous pourrions ranger les phénomènes que nous avons à étudier dans cette main et cet avant-bras imaginaire sous deux chefs : 1° L'état statique (main en repos) ; 2° L'état dynamique (main en mouvement). Nous allons relever encore, chemin faisant, quelques autres faits relatifs à l'une et à l'autre catégorie. (*Au malade*) : Sentez-vous, dans votre main fantôme distinctement tous vos doigts, le pouce, l'index, les trois autres enfin.

Le malade : Je les sens parfaitement, je puis les nommer l'un après l'autre, les mouvoir séparément ou ensemble volontairement, absolument comme dans l'état naturel.

M. Charcot : J'ai tenu à lui faire répéter cela devant vous. Comme c'est important ! Quel beau sujet de méditations et d'études, mais ici, je me borne à le décrire. Il paraît qu'avant l'amputation, il portait depuis longtemps à l'un de ses doigts à l'annulaire probablement, une bague dite alliance qui, un jour,se trouva tellement étroite qu'il fallut l'enlever, non sans le faire souffrir.

Le malade : Oui, Monsieur, c'est vrai, j'ai alors pas mal souffert,

M. Charcot :Eh bien, à ce qu'il paraît, le doigt fontôme a conservé la sensation de cette bague au doigt et, de temps en temps, il a la sensation de sa bague trop serrée et de la douleur qu'il a éprouvée au moment de la petite opération. Est-ce bien cela ?

Le malade : Oui, Monsieur, c'est parfaitement exact.

M. Charcot : Ne m'avez-vous pas dit que vos doigts se meuvent quelquefois malgré vous ?

Le malade : Oui, Monsieur, c'est exact. Par les temps orageux.

M. Charcot : Comment cela se passe-t-il ?

Le malade : Les doigts se meuvent, s'ouvrent, se ferment ; et quelquefois je ressens comme des coups de lancette dans le pouce et dans le creux de la main.

M. Charcot : Ainsi, à côté de la représentation mentale des mouvements volontaires imaginaires, il faut placer la représentation motrice des mouvements involontaires illusoires ; c'est bien remarquable ; il serait bien curieux qu'il pût nous parler de représentation motrice, pendant le sommeil, dans les rêves. Est-ce que vous rêvez ?

Le malade : Oui, Monsieur.

M. Charcot : De votre main ?

Le malade : Souvent.

M. Charcot : Vous rêvez que vous êtes en possession de votre main ?

Le malade : Quand je rêve, j'ai toujours ma main.

M. Charcot : Et vous rêvez que vous exécutez des mouvements volontaires ?

Le malade : Oui, Monsieur.

M. Charcot : Voyons, citez un exemple ?

Le malade :... Eh bien... par exemple, je rêve souvent que je fais encore le contrôle des billets, le train étant en marche.

M. Charcot : Pouvez-vous vous expliquer, contrôlez-vous avec les deux mains ?

Le malade : Oui, absolument comme autrefois, avec les deux mains, j'en ai le parfait souvenir. En passant d'un compartiment à l'autre, quand on est penché sur la fenêtre de la portière, on ne se tient que d'une main, on prend appui sur le ventre.

M. Charcot : De quel côté tenez-vous votre timbre ?

Le malade : Du côté droit et je reçois les billets de la main gauche. Eh bien, j'ai souvent rêvé et je rêve encore souvent que je contrôle comme avant l'amputation et que je tiens les billets de la main gauche, celle que je n'ai plus.

M. Charcot : Ici, Messieurs, je ferai appel à votre propre expérience. Il me paraît vraisemblable, si j'en juge d'après moi-même, que parmi vous, il en est beaucoup qui n'ont jamais dans leurs rêves éprouvé la sensation de mouvements analogues à ceux que notre homme décrit en ce moment. Je le répète, si j'en juge d'après mon expérience et quelques communications que j'ai reçues, les images motrices compliquées sont rares dans les rêves. Il est rare qu'en rêve, on meuve les doigts de la main distinctement, qu'on écrive ; il est rare qu'on se sente marcher. Entendons-nous... on se déplace souvent en volant dans les airs ou en rasant la terre, mais imaginer et ressentir en rêve distinctement les mouvements de la marche, voilà, je suppose, qui est vraiment rare : quand on veut marcher, il y a toujours quelque obstacle, comme des liens, des entraves qui vous arrêtent. Nager est déjà moins difficile, mais en somme, les illusions motrices très distinctes sont très rares dans le rêve, du moins, je le suppose.

Oui, je le crois, en général ce sont les images visuelles qui constituent presque toute la trame du rêve ; les images auditives y sont rares comme les motrices qui, à l'exemple des gustatives d'ailleurs, se montrent toujours confuses. Eh bien, notre homme représente une exception à la règle. On pourrait dire que dans la catégorie du rêve, c'est un moteur.

Ce que je viens dire à propos de la rareté des images motrices distinctes dans le rêve, je puis le répéter à propos des résultats qu'on obtient, à l'état de veille quand on se livre aux observations subjectives. Renfermez-vous dans le silence du cabinet, et les yeux fermés, cherchez à vous représenter que votre bras, votre jambe, sont mis en mouvement et exécutent tel ou tel mouvement défini, sous l'influence de la volonté. Eh bien, vous n'obtiendrez le plus souvent, en pareil cas, j'en juge toujours d'après moi et je ne voudrais pas généraliser, vous n'obtiendrez, dis-je, que des images très confuses. Peut-être croirez-vous que le contraire de ce que je dis existe, mais regardez-y d'un peu près et très probablement, très certainement, dirai-je, si à cet égard vous êtes faits comme moi, vous constaterez que ce que vous aurez pris d'abord pour une image motrice n'est autre chose qu'une image visuelle. Vous voyez votre membre se mouvoir comme votre volonté le prescrit, vous ne le sentez pas se mouvoir ou vous ne le sentez que très confusément.

Cette distinction entre l'image visuelle du mouvement et l'image motrice est très distincte chez moi lorsque je veux me représenter un mouvement complexe, comme celui de la valse à trois temps sur lequel il se trouve que j'ai acquis autrefois une assez grande expérience. Je me vois valser en cadence par l'imagination, je n'éprouve pas distinctement la notion du sens musculaire relative à la valse. Mais il est temps, après cette digression, de revenir à notre homme.

(Au malade) : Avant d'être amputé aviez-vous des rêves où vous croyez mouvoir un membre, marcher, courir, etc., etc ?

Le malade : Oui, Monsieur ; tenez, pendant la guerre, j'étais en wagon, j'ai cru en rêve que le compartiment était envahi par l'ennemi, je tenais un sabre dans la main droite et je frappais à coups redoublés. Ce rêve m'est resté. C'était presque aussi vrai que la réalité.

M. Charcot : Voilà un rêve moteur bien intéressant, puisqu'il date d'une époque antérieure à l'amputation. Notre malade éprouve donc la sensation de mouvements volontaires et de mouvements involontaires dans sa main fantôme tout aussi bien pendant la veille que dars le rêve, et si ces mouvements imaginaires sont, chez lui si bien dessinés, soit dans un cas, soit dans l'autre, c'est que notre homme — c'est ainsi qu'il faut conclure — est physiologiquement un moteur. Un amputé chez qui, physiologiquement les représentations motrices ne seraient pas aussi vives ou même seraient tout à fait rudimentaires, n'éprouverait certainement pas après l'amputation, dans son membre imaginaire des hallucinations ou des rêves moteurs aussi fortement empreints de l'apparence de la réalité objective.

Dans la veille, quand notre malade veut se donner la représentation mentale de tel ou tel mouvement de la main ou des doigts, il se sert d'un artifice très intéressant à étudier. Il exécute avec son moignon un certain nombre de mouvements particuliers, croit-il, pour chacun de ces mouvements. Si nous l'examinons en ces moments-là, les mouvements du moignon nous paraissent être toujours à peu près les mêmes, quelle que soit la nature du mouvement imaginé.

(*Au malade*) : Pouvez-vous faire le geste que voici : (M. CHARCOT étend l'index et le médian en même temps qu'il fléchit les deux derniers doigts, comme dans la bénédiction épiscopale.)

Le malade : Oui, Monsieur, parfaitement.

M. CHARCOT : Remarquez qu'il n'a pas besoin soit de regarder, soit de faire mouvoir sa main réelle pour obtenir ce résultat. Je vous ai déjà parlé de l'influence psycho-physiologique des mouvements exécutés par une des mains sur les mouvements à exécuter par l'autre. (*Au malade*) : Vous pouvez imaginer de prendre de votre main gauche cette carafe qui est là sur la table, l'incliner verser son contenu ?

Le malade : Oui, Monsieur parfaitement.

M. CHARCOT : Vous pouvez la comprimer, la serrer ?

Le malade : Oui, Monsieur, mais si je serre fort, alors le moignon me fait mal et devient même, si je serre de toutes mes forces, vraiment douloureux.

M. CHARCOT : Remarquez, que par suite de ce fait que l'amputation a porté sur la partie supérieure du bras, le membre est absolument privé de tous les muscles qui, à l'état normal, meuvent les doigts. L'illusion du mouvement voulu des doigts de la main ne saurait donc, par conséquent, être considéré comme le résultat de la mise en action de tel ou tel fragment des muscles fléchisseurs ou extenseurs des doigts restés dans le moignon. Rien de cela je le répète ; seuls les troncs nerveux, contenant les fibres nerveuses, qui, autrefois animaient tel ou tel muscle de l'avant-bras ou de la main, persistent encore en rapport par leur extrémité centrale avec le névrose et pourraient, à la rigueur, donner des renseignements particuliers. Mais les mouvements que notre malade imprime à son moignon, quand il veut se représenter un mouvement particulier, sont vraiment bien sommaires ; ils ne paraissent pas pouvoir affecter tel ou tel nerf en particulier ; l'illusion de l'élection volontaire d'un mouvement à produire et de l'exécution de ce mouvement est donc très certainement par dessus tout un phénomène central par excellence ; les excitations périphériques portant sur tel ou tel tronc nerveux contribuent peut-être à la production du phénomène, mais certes, ils ne le produisent pas de toutes pièces.

M. CHARCOT : Pouvez-vous mouvoir aussi votre coude, votre avant-bras, votre poignet ?

Le malade : Oui, parfaitement.

M. CHARCOT : C'est un cas bien instructif, vous le voyez, par la précision et la multiplicité des détails, vous n'en trouverez pas souvent d'aussi précieux à cet égard.

Maintenant, je reviens sur un phénomène que je n'ai fait que signaler en passant et qui confirme de tous points une observation faite par M. Guéniot. Il y a 10 ans que l'amputation a eu lieu ; nous savons par le malade que dans les premiers temps qui ont suivi l'opération, sa main-fantôme lui paraissait exactement à la même distance de l'épaule que sa main réelle. Mais voilà que sous l'influence du temps qui s'est écoulé depuis et qui continue à s'écouler chaque jour, cette main imaginaire se rapproche de plus en plus du moignon, et l'on peut dire, en se fondant sur les observation de M. Guéniot, qu'un moment viendra où elle s'y juxtaposera, de telle façon qu'à cette époque, il aura perdu complètement la notion du coude et de l'avant-bras. M. Guéniot a déjà d'ailleurs, dans son travail, bien vu tout cela et ses observations ont été renouvelées et confirmées par M. Weir Mitchell.

(*Au malade*) : Où est-elle actuellement, votre main imaginaire ?

Le malade : Elle est plus rapprochée du moignon d'un tiers de sa longueur, et à mesure que le temps passe, elle a l'air de monter.

M. CHARCOT : Et quand vous mettez votre bras artificiel ?

Le malade : Alors ma main semble se replacer à la distance normale ; mon bras artificiel est plutôt pour moi embarrassant qu'utile. Mais je souffre moins quand je le porte et il éloigne en quelque sorte ma main du moignon.

M. CHARCOT : En voilà assez pour le moment, sur ce que l'on pourrait appeler avec M. Weir Mitchell la physiologie du moignon. La physiologie descriptive bien entendu, car je n'ai pas, tant s'en faut, l'intention de vous expliquer physiologiquement ou plutôt psychologiquement la raison de tous ces phénomènes ; nous voulons, dans ces leçons, rester attachés à la pure pratique. Je ne puis cependant m'empêcher de signaler l'intérêt fondamental que présentent ces faits empiriquement constatés et de les livrer à vos méditations.

Relevons encore une fois que la main-fantôme, la main supprimée, est plus présente toujours à l'imagination du malade que ne l'est la main normale. (*Au malade*) : Quelle est celle de vos mains qui vous occupe le plus ?

Le malade : Je ne sens pas toujours ma main réelle et je sens continuellement 'autre.

M. CHARCOT : Ainsi il ne sent pas toujours sa main normale ; c'est celle qui est absente qui l'occupe le plus. Il est vrai qu'elle le gêne très souvent et qu'elle le fait souffrir sous l'influence de certaines circonstances et, en particulier, sous l'influence des variations atmosphériques.

Il faut donc admettre qu'il y a là, dans le moignon, quelque chose de particulier, une source d'irritation constante. Il semble en effet que cette irritation soit, jusqu'à un certain point, nécessaire à la formation et à la persistance de cette image sensitive qui lui représente l'existence en apparence réelle, mais imaginaire cependant de la main absente. La nécessité d'une certaine excitation des éléments nerveux dans le moignon paraît jouer là un rôle considérable. Cela est d'ailleurs bien mis en relief par une des observations relatées par Weir Mitchell : il s'agit d'un amputé qui, pendant longtemps, avait eu présente à l'esprit l'existence de la main fantôme. Il la remuait à volonté dans tous les sens, agitait les doigts dans toutes les directions, etc., etc. Or, un jour, cette notion se perdit complètement ; non seulement ce sujet ne remuait plus la main absente, mais même il ne la sentait plus.

Eh bien, chez ce sujet, et il existe dans la science plusieurs autres exemples du même genre, l'illusion de la main vivante et active reparaissait toutes les fois que l'on excitait l'extrémité du moignon par l'électrisation. Ainsi, si pour une raison quelconque, cette illusion si puissante aujourd'hui, venait à s'effacer chez notre malade, on pourrait certainement la raviver, au moins pour un temps, à l'aide de l'électrisation.

D'après cela, il semble nécessaire d'admettre qu'une excitation ou irritation permanente des nerfs du moignon, est en quelque sorte une des conditions indispensables à l'existence permanente de la main imaginaire.

Du reste, vous connaissez sans doute l'anatomie des moignons et vous savez que là se trouvent mille conditions favorables à l'irritation perpétuelle des extrémités nerveuses dans la cicatrice et au-dessus. L'existence de névrômes plus ou moins volumineux, plus ou moins nombreux, est même ici, chose habituelle. Et justement il existe chez notre malade une tumeur de ce genre, sous-cutanée, et qui paraît présenter le volume d'une petite noisette. Cette irritation permanente des extrémités nerveuses de la cicatrice dans nombre de cas, pourra sans doute expliquer comment, dans ces cas, ce n'est pas une main tout-à-fait normale que sent l'amputé, mais une main engourdie et parfois même douloureuse ; mais, tout en reconnaissant un rôle important à l'excitation périphérique dans la production de ces hallucinations, nous devons proclamer que c'est évidemment surtout dans le substratum des fonctions psychiques que se produit la partie la plus importante des phénomènes.

Je ne puis m'empêcher de relever combien toutes les observations que nous venons de rappeler plaident en faveur de la théorie qui veut que la représentation mentale motrice qui précède nécessairement l'accomplissement de tout mouvement volontaire, est bien un phénomène primitif, central et non la conséquence immédiate de notions kinesthésiques résultant de l'accomplissement du mouvement s'effectuant déjà.

Mais je ne veux pas entrer dans plus de détails physiologiques, et j'en viens maintenant au côté pathologique que je n'ai fait qu'indiquer en commençant. Nous avons été conduits à admettre que dans le moignon, il existe une excitation pour ainsi dire perpétuelle des extrémités des nerfs périphériques, laquelle se traduit dans les conditions ordinaires par l'existence apparente de la main-fantôme ou par l'illusion des mouvements volontaires ou involontaires des diverses parties de cette main.

Mais on peut comprendre aisément que cette irritation permanente soit sujette à des exacerbations survenant sous l'influence de causes diverses telles que les perturbations atmosphériques, par exemple. Alors d'autres phénomènes que ceux que nous avons signalés jusqu'ici et que nous avons appelés physiologiques pourront se présenter. Ainsi on a cité des cas dans lesquels les amputés deviennent sujets à l'incontinence d'urine toutes les fois que de vives douleurs se montrent dans le moignon. (*Au malade*) : Vous n'avez pas cela ?

Le malade: Non monsieur.

M. Charcot: Tout se borne, chez notre homme, en fait de phénomènes d'irradiation, à la douleur médiane du dos et à la douleur du sein gauche que nous

CHARCOT. *Leçons du Mardi*, t. i, 2e édit.   45 avons signalées en commençant. Il me semble qu'il faut voir là des douleurs réflexes indiquant une certaine participation spinale et en réalité, le malade affirme, comme vous savez, que ces douleurs apparaissent ou deviennent plus intenses, toutes les fois que la sensibilité du moignon s'exaspère. Je n'ai pas trouvé signalées dans les quelques recherches que j'ai faites ces douleurs réflexes, consécutives aux crises douloureuses du moignon, mais on les rencontrera sans doute lorsque l'attention aura été éveillée sur ce point.

La participation de la moelle dans la production de certains phénomènes observés chez les amputés, en dehors de la sphère du moignon, est d'ailleurs rendue très vraisemblable par certaines observations. Je citerai entr'autres le cas d'un homme d'une quarantaine d'années que j'ai observé dans le temps, et qui avait été amputé de la cuisse. Un jour, chez lui, sans cause connue, le moignon devint plus souvent douloureux que d'habitude, et de temps en temps, il présentait des secousses convulsives spontanées, jusqu'à un certain point comparables à celles qui se voient chez certains sujets affectés de paraplégie spasmodique. Un peu plus tard, il ressentit de la rétention d'urine, et parfois il eut des émissions d'urine involontaires. Enfin le membre inférieur du côté inférieur opposé à celui de l'amputation commença à se mouvoir difficilement, il devint habituellement raide, le réflexe rotulien s'y montra exagéré en même temps qu'il s'y manifesta de la trépidation spinale provoquée par le redressement de la pointe du pied. Cette fois, la paralysie spasmodique était définitivement constituée. Il n'est guère douteux que dans ce cas, la série des phénomènes observés doit s'expliquer en admettant que dans le moignon l'irritation des éléments périphériques des nerfs a été l'occasion d'une névrite ascendante qui a propagé le processus inflammatoire jusqu'au cercle spinal. La moelle, en conséquence, a été occupée à un certain niveau par un foyer de myélite transverse, dont les symptômes spinaux que nous venons de relever sont, en quelque sorte la traduction clinique.

C'est par un mécanisme analogue que nous voudrions expliquer l'existence des douleurs associées dont souffre notre malade, en dehors du moignon, toutes les fois que celui-ci devient plus douloureux sous l'influence principalement de variations atmosphériques. Ces considérations nous dirigeront dans l'application des moyens thérapeutiques, car nous ne devons pas oublier qu'il s'agit d'un malade qui souffre et qui nous demande de le soulager.

Faut-il agir sur le moignon? Ce serait peut-être le plus rationnel, mais comment faire? Par des applications de pointes de feu. Peut-être pourra-t-on se contenter de répéter ou de multiplier les pointes de feu qui déjà ont été rationnellement appliquées sur la région spinale. Nous les appliquerons également sur le point douloureux mammaire. Nous ferons usage, en même temps, d'un de ces médicaments nouvellement introduits dans la thérapeutique et qui ont entr'autre, la propriété singulière d'atténuer la douleur. C'est l'acétanilide que nous choisirons, parce qu'elle est, en général, bien tolérée par l'estomac. La dose sera de 2 grammes par jour. Je vous tiendrai au courant des effets de cette médication (1).

(1) 15 jours après la leçon, le malade nous est revenu. Il avait consciencieusement suivi ses prescriptions. Le soulagement avait été très rapide et très notable. Il se considérait comme à peu près guéri de ses douleurs dorsale et mammaire.

Le malade : Il m'est arrivé très souvent, quand le temps était orageux et que des variations de température se produisaient, de sentir de petites secousses dans mon moignon sans que ma volonté y fût pour rien.

M. Charcot : Son moignon, depuis 4 ou 5 mois, est devenu un peu plus sensible qu'il ne l'était autrefois. Je vous ferai remarquer que quand on presse sur la petite tumeur sous-cutanée du moignon, le malade donne des signes d'une assez vive douleur. (*Au malade*) : Encore un mot avant de nous séparer. Au bout de combien de temps après l'amputation avez-vous commencé à sentir votre main imaginaire et à en souffrir ?

Le malade : Je ne puis pas me le rappeler exactement parce que, pendant 12 heures je suis resté presque sans connaissance, mais je crois pouvoir dire que ma main amputée ne m'a jamais quitté. Je l'ai sentie présente dès mon réveil.

M. Charcot : Vous la sentiez pendant le pansement, n'est-ce pas ?

Le malade : Oui, je dirai même que dans ce temps-là, les sensations de tous genres, les mouvements volontaires ou involontaires ont été beaucoup plus accentués qu'ils ne le sont maintenant. Cela a été en diminuant progressivement.

2e Malade.

M. Charcot *s'adressant au malade qui entre dans la salle* : Regardez à droite et à gauche.

Aux assistants ; Vous remarquez combien ses yeux sont saillants, grandement ouverts. *Au malade* : Quel âge avez-vous ?

Le malade : 68 ans.

M. Charcot : Pourquoi venez-vous nous consulter ?

Le malade : C'est parce que j'ai, depuis quelque temps, un tremblement qui me gêne.

M. Charcot (*au malade*) : Etendez vos mains, écartez vos doigts.

Vous remarquez ce petit tremblement, même rapide. J'allais dire de ce malade qu'il est atteint vraisemblablement de goître exophthalmique ; mais pour être goîtreux, il faut avoir un goître et notre malade n'en a pas, comme vous voyez. C'est donc un cas de goître exophthalmique sans goître. Mais je n'insisterai pas sur cette anomalie, vous la connaissez déjà fort bien par nos études antérieures sur la maladie de Basedow (1) fruste. Vous n'oublierez sans doute jamais que ni la présence du goître ni celle même de l'ophthalmie ne sont absolument nécessaires à

(1) Voir la 1ere édition des *Leçons du Mardi*, 10e Policlinique (mardi 7 fév. 88), p. 179, sq. Voir aussi dans ce volume la policlinique du Mardi 10 avril, p. 232 et sq.

la constitution de la maladie. L'existence de la tachycardie, jointe au tremblement spécial et à quelques autres phénomènes, tels que, par exemple, la moindre résistance électrique suffisent souvent pour qu'on puisse formuler le diagnostic.

(*Au malade*) : Depuis quand vous êtes-vous aperçu de ce tremblement ?

Le malade : Depuis un an.

M. CHARCOT : Avez-vous quelquefois ressenti des battements de cœur ?

Le malade : Non, monsieur, mais je sens souvent de fortes oppressions.

M. CHARCOT : Depuis quand vous êtes-vous aperçu que vous aviez de gros yeux ?

Le malade : Il y a 3 ou 4 mois seulement.

M. CHARCOT : Donc, c'est le tremblement qui a commencé ?

Le malade : Oui, avec la double vue que j'ai eue pendant longtemps.

M. CHARCOT : En effet, c'est un phénomène qui s'observe quelquefois dans l'exophthalmie de la maladie de Basedow.

Vous remarquerez en outre que quand, sans renverser la tête, il regarde en haut, le mouvement que fait la paupière supérieure, ne suit pas exactement celui que fait l'œil. Ce dernier est en retard sur la paupière si l'on peut ainsi dire. C'est là ce que l'on appelle le signe de de Graefe, signe qui, d'ailleurs, est loin d'être constant.

Ce qu'il y a d'intéressant dans ce cas, c'est qu'il concerne un homme, et un homme âgé, circonstances relativement rares dans la maladie de Basedow. (*Au malade*) : C'est bien 68 ans que vous avez ?

Le malade : Oui, monsieur.

M. CHARCOT : Il paraît plus jeune, du reste, qu'il ne l'est en réalité. Un autre fait intéressant, c'est que le tremblement a été le premier phénomène remarqué. C'est aussi, l'existence de l'exophthalmie sans goître. (*Au malade*) : Que vous est-il donc arrivé ? On n'a pas, en général, cette maladie-là à votre âge ; il faut donc quelque chose de grave l'ait provoquée ?

La malade : J'ai eu beaucoup de chagrin.

M. CHARCOT : C'est déjà beaucoup, le chagrin. D'où provenait votre chagrin ; vous avez perdu de l'argent ?

Le malade : J'ai perdu de l'argent et j'ai perdu ma femme.

M. CHARCOT : Quand ?

Le malade : Ma femme, il y a 4 ans.

M. CHARCOT : Mais cela est déjà ancien, 4 ans ?

Le malade : Cela ne fait rien, pour moi c'est comme si c'était hier.

M. CHARCOT : Vous n'avez pas eu un chagrin subit ?

Le malade : Non.

M. CHARCOT : Vous dites que vous avez commencé à trembler il y a un an. N'y a-t-il pas plus longtemps ?

Le malade : Il y a un an que je m'aperçois que je tremble, surtout quand je monte sur une chaise, alors mon corps tremble tout entier.

M. CHARCOT : Voilà une remarque intéressante. Ce n'est pas toujours, en effet, seulement la main qui tremble, c'est le corps tout entier.

(Le malade est prié de monter sur une chaise et l'on voit, en effet, pendant l'ascension, le corps tout entier vibrer en quelque sorte, et la vibration se communique à la chaise).

M. Charcot (*au malade*) : Veuillez maintenant vous asseoir. Elevez l'une de vos jambes au-dessus du sol, puis l'autre. (*Aux auditeurs*) : Vous voyez que ses deux pieds sont, comme les mains, le siège de trépidations à rhythme rapide.

(*Au malade*) : Est-ce que vous avez de la diarrhée quelquefois? Vous savez que la diarrhée est un élément fréquent de la maladie de Basedow. (Voir la Leçon N° 15, Policlinique du Mardi 10 avril 1888, p. 232 et sq. et le tableau des symptômes, p. 233).

Le malade : Non, Monsieur.

M. Charcot : Quel trouble, quelle gêne éprouvez-vous en dehors du tremblement ?

Le malade : J'ai la voix éteinte, j'ai des troubles dans la vue.

M. Charcot : Est-ce que vous ne sentez pas des chaleurs?

Le malade : Oui, je sens des chaleurs qui me montent et je suis souvent comme mouillé, moite.

M. Charcot : Cette sensation de chaleur est assez habituelle dans le goître exophthalmique. Elle n'est pas seulement objective et elle paraît liée au phénomène de la moindre résistance électrique découvert par M. Vigouroux. On observe quelque chose de semblable dans certaines maladies organiques du cœur.

Eh bien ! voilà les traits particuliers que je voulais relever surtout chez ce sujet, son âge, le point de départ émotif, le fait de la prédominance du tremblement et enfin l'absence de goître. (*Au malade*) : Est-ce que vous avez connu votre famille, votre père ?

Le malade : Je n'ai pas connu mon père, mais j'ai connu ma mère.

M. Charcot : Votre oncle, vos cousins germains ? Y a-t-il parmi eux des gens nerveux ?

Le malade : Emportés et nerveux, nous l'étions presque tous.

M. Charcot : Ce que je voudrais savoir de vous, c'est s'il y a eu dans votre famille des gens atteints de maladies nerveuses, des oncles, par exemple qui aient eu des affections cérébrales ou des maladies de tristesse, des originaux fieffés, des ivrognes ?

Le malade : Non ! Non.

M. Charcot : Il ne faut pas oublier les oncles, on a tort de les négliger quelquefois.

Le malade : J'ai été séparé de la famille de ma mère à partir de l'âge de 6 ans, mais je me suis retrouvé en relations avec elle 30 ans après. Je n'ai jamais entendu dire qu'il y ait eu des maladies de ce genre soit chez les hommes, soit chez les femmes.

M. Charcot : Et votre père, vous ne connaissiez pas sa famille ?

Le malade : Non, je ne la connais pas.

M. Charcot : L'hérédité nerveuse est très souvent constatée chez les sujets atteints de la maladie de Basedow. Mais ici, comme cela a lieu trop souvent, le chemin à suivre pour la recherche est en partie coupé, le malade ne connaît pas sa famille paternelle.

Un dernier point à signaler en ce moment : La tachycardie est peu prononcée; on compte à peine cent pulsations. Si cela se confirme, il faudrait reconnaître une tendance marquée à l'amélioration. Ce malade va fréquenter le service d'électrisation. Nous trouverons l'occasion de vous en donner des nouvelles.

3ᵉ Malade.

M. Charcot : Quel âge avez-vous, mon garçon ?

Le malade : 15 ans.

M. Charcot : Il est atteint de paralysie faciale périphérique, du genre de celles qu'on appelle *a frigore* ou rhumatismales ; c'est très facile à voir. (*Au malade*) : Fais la grimace de toutes tes forces ? (*Aux auditeurs*). Vous le voyez, l'hémiplégie faciale est totale, c'est-à-dire qu'elle porte à la fois sur le domaine du facial inférieur et sur le domaine du facial supérieur, il ne peut pas fermer l'œil droit complètement. La commissure labiale gauche est très en haut, tandis que la droite est abaissée ; quand il fait une grimace, seuls les muscles du côté gauche se contractent, ceux du côté droit restant immobiles.

En somme, c'est en apparence un cas vulgaire. Il s'est présenté cette année un très grand nombre de ces cas à la Clinique et nous en avons parlé maintes et maintes fois ; mais peut-être, dans ce cas particulier, trouverons-nous en y regardant de près, quelque chose d'utile à relever.

M. Charcot : Quel jour ta paralysie s'est-elle produite ?

Le malade : Elle s'est produite tout d'un coup.

M. Charcot : Quand, quel jour ?

Le malade : Le dimanche 3 juillet.

M. Charcot : Qu'est-ce que tu as remarqué ce jour-là ?

Le malade : J'ai, le dimanche soir, ressenti une douleur, dans le tuyau de l'oreille droite, et en même temps un agacement des dents du même côté.

M. Charcot : Des dents ou des gencives ?

Le malade : Des dents.

M. Charcot : C'est le matin que tu as ressenti cela ?

Le malade : Le soir, après dîner.

M. Charcot : Il paraît que déjà ce soir là, tu ne pouvais plus fermer ton œil droit. Tes parents le disent, mais c'est le lendemain matin, en te réveillant, que tu t'es vu défiguré.

Le malade : Oui, Monsieur, c'est vrai.

M. Charcot : Par conséquent, vous le remarquerez, Messieurs, l'apparition de la douleur d'oreilles et l'impossibilité de fermer l'œil complètement ont été choses à peu près contemporaines.

L'époque du développement de la paralysie étant déterminée, il s'agit de rechercher s'il n'a pas existé une cause occasionnelle que l'on puisse invoquer pour expliquer l'explosion du mal. Tout naturellement en pareille circonstance, c'est l'exposition au froid qui est incriminée, dans la grande majorité des cas. Et il paraît certain, au moins pour un grand nombre de cas, que cette étiologie est bien réelle. De fait, le jour où la paralysie a fait son apparition, notre jeune homme a parcouru en chemin de fer la distance qui sépare Paris de Boulogne-sur-Seine. Mais il est bien peu probable qu'il ait pu là être exposé à un refroidissement local. En effet il s'est trouvé placé toujours pendant son petit voyage sur la banquette du devant, c'est-à-dire tournant le dos au vent entre deux personnes qui le protégaient en quelque sorte contre les courants d'air.

Donc il ne paraît guère vraisemblable que ce soit dans ce parcours de Paris à Boulogne, en conséquence d'un coup d'air que la paralysie se soit développée chez notre jeune garçon. Une autre cause, si je ne me trompe, a été en jeu. D'après les révélations de ses parents, il paraît que notre malade est fort négligent au point de vue de l'esthétique de la toilette. Or, il s'agissait de se rendre, ce dimanche là, chez quelque parent à héritage......?

Le malade : Non, chez des amis.

M. Charcot : Soit, chez des amis; en tout cas son père et sa mère désiraient que leur héritier se présentât aux amis sous les plus flatteuses apparences. Il fallait donc se faire beau. Le moment de partir était venu et notre gaillard, cependant, n'avait pas pris la peine de se nettoyer; sa figure était restée, paraît-il, fort barbouillée, fort sale. Le voyant dans cet état, son père impatienté a pris une grosse éponge, imbibée d'eau froide, et lui a administré, paraît-il, ce qu'on pourrait appeler une toilette forcée. C'était à la fois un lavage à grande eau et une correction. Une certaine émotion s'est produite chez le patient, en raison de la brusquerie du procédé, de telle sorte qu'on peut se demander, si, dans la recherche de la cause occasionnelle, c'est à l'eau froide ou au contraire à l'émotion qu'il faut s'adresser. Nous sommes naturellement obligés de rester dans le doute à cet égard, mais nous ne devons pas oublier que si l'application locale du froid paraît à juste titre, devoir être considérée comme une cause occasionnelle puissante, fréquente de la paralysie faciale périphérique, il existe un certain nombre d'exemples bien avérés où cette même paralysie s'est produite évidemment sous l'influence de la peur, d'une émotion quelconque. Je vous ai signalé dans ces leçons, si je ne me trompe un cas de ce genre (1). On pourrait en aligner quelques autres. Je citerai par exemple un fait publié par mon ami le Dr Broadbent et un autre plus ancien qui mérite d'être relevé tout spécialement, parce qu'il fait partie du mémoire initiateur de Charles Bell (2). Il s'agit bien dans ce cas d'une paralysie faciale périphérique produite par un choc nerveux.

Quoi qu'il en soit, qu'il s'agisse d'une émotion, de l'application du froid, il faut presque toujours ainsi que l'a montré M. Neumann, faire jouer un rôle à la prédisposition nerveuse (3), C'est le cas chez notre jeune malade. Il mérite bien

---

(1) Voir les *Leçons du mardi*. Policlinique du mardi 15 novembre 1887, p. 5. — Pol. du mardi 17 janvier 1888, p. 109 sq. — Pol. du mardi 10 avril 1888, p. 240.

(2) *The nervous System of the human Body*, etc. 3ᵉ édition. Londdon, 1845. Appendix. pp. 302, 303. obs. XXIX, Il s'agit d'un cocher. « In him the same kind of paralysis (of the face) seemed to have been occasioned by a mere shock or jar, one day when he was off bis box, his horses started away ; and he ran to their heads to stop them, but was thrown down, in the attempt, striking his right hip and elbow. He received no blow on the head at all. *Three hours* afterwards, he found that he could not spit properly..... and that he could not whistle..., etc., etc..... » Deux mois après, « he still was unable to close the right eyelids.

(3) M. Charcot, en parlant de la prédisposition, a déjà appelé l'attention sur les paralysies faciales récurrentes ; il existe sur ce sujet un travail intéressant de M. Mœbius (*Ueber recidivirende Facialislähmen. Erlenmeyer's Centralblatt*, 1886, S. 197, 82.

d'être appelé un névropathe; dans l'enfance, il a eu des convulsions; la nuit il parle, s'agite, gesticule. Sa mère est une mélancolique, une anxieuse, elle tombe de temps en temps, sans cause appréciable dans des accès de tristesse qui durent plusieurs semaines, plusieurs mois. Nous n'avons pas pu en apprendre plus long sur l'histoire pathologique de sa famille. Mais vous voyez que déjà nous avons trouvé de quoi satisfaire M. Neumann et appuyer une fois de plus, l'opinion qu'il a émise.

Mais c'en est assez sur ce point à propos duquel je suis entré plusieurs fois dans des développements. Pour le moment, je voudrais appeler particulièrement votre attention sur cette douleur dans l'oreille et dans les dents que le malade a éprouvée le jour où les premiers signes de la paralysie se sont montrés. Il est curieux qu'on puisse aujourd'hui encore, à propos d'une affection aussi vulgaire et si fort étudiée que l'a été la paralysie faciale périphérique, trouver à dire quelque chose de nouveau.

Tout récemment, M. Neumann faisait ressortir le rôle étiologique à peu près ignoré jusqu'à lui, de la prédisposition nerveuse. Un peu auparavant M. Testaz soutenait à la Faculté de Paris une thèse inspirée par M. le professeur Dieulafoy, où il étudie ce qu'il appelle les paralysies douloureuses de la 7e paire (Th. de Paris, 1887). L'existence de la douleur dans certaines paralysies faciales avait été remarquée sans doute un peu par tout le monde, mais l'intérêt qui s'attache à ce phénomène n'avait certainement pas été, jusque là convenablement mis en relief.

Les paralysies faciales douloureuses ont été pour la première fois peut-être, étudiées particulièrement par le Dr Weber (*Boston medical Journal*, 8 fév. 1878). Cet auteur a fait remarquer que les douleurs, dans la paralysie faciale, existent à peu près dans la moitié des cas. Ces douleurs, ainsi que le relève M. Testaz en se fondant sur ses propres observations, siègent habituellement dans le conduit de l'oreille (du côté qui est ou sera paralysé), derrière l'oreille sur l'apophyse mastoïde, à l'occiput, sur les régions temporale ou frontale, partiellement ou généralement car elles peuvent occuper quelquefois, d'un seul coup, toute la moitié de la face, quelquefois elles sont très vives, d'autres fois à peine prononcées. En tous cas, par rapport à la paralysie motrice, elles constituent à peu près toujours un prodrôme. Car il peut arriver qu'ils précèdent de 8, 10 ou 12 jours, la première apparition des phénomènes d'ordre moteur. Une fois développées, elles persistent généralement quelques jours après le développement de la paralysie, pas plus de 2 ou 3 jours cependant, en général.

Pourquoi y a-t-il des paralysies avec douleurs, des paralysies sans douleurs, toutes choses étant d'ailleurs ou paraissant être semblables, voilà ce que l'on ne saurait dire quant à présent. Toujours est-il que M. Testaz croit avoir trouvé, et c'est là le côté original de son travail, une signification clinique particulière à ce symptôme «douleurs». Suivant lui, lorsque la douleur n'existe point, dans la paralysie faciale ou encore lorsque la douleur y est peu accentuée et de courte durée, le pronostic serait favorable. Il serait sérieux, grave, au contraire, toutes les fois que la douleur est intense et qu'elle constitue en quelque sorte une période prodromique antérieure à la paralysie faciale et dont la durée peut varier de 2 à 8 jours.

Ainsi, la douleur, dans la paralysie faciale ne serait pas, au point de vue du pronostic, chose indifférente, elle représenterait même, lorsqu'elle est intense et de longue durée, un signe de fâcheux augure.

Voilà une assertion qui certes, mériterait bien d'être vérifiée, la division pronostique des paralysies faciales en douloureuses et en non douloureuses, tendrait, si la proposition était juste, à se substituer (jusqu'à un certain point) à celle qui est fondée sur l'existence et la non existence de la réaction électrique de dégénération. Malheureusement, rien de moins prouvé encore à l'heure qu'il est, que la valeur du signe indiqué par M. Testaz qui d'ailleurs, il faut le reconnaître, s'exprime à cet égard avec une grande réserve. C'est ainsi que récemment, M. le Dr Bernhardt (de Berlin), dans un article intéressant, a rassemblé une série de faits dont la comparaison ne le conduit pas aux mêmes résultats que ceux qu'a obtenus M. Testaz (1).

En ce qui nous concerne, pour ne parler que du cas que nous avons sous les yeux, je vous ferai remarquer que lui, non plus, ne vient pas à l'appui de la proposition de M. Testaz. En effet, chez notre malade, les douleurs de l'oreille et des dents n'ont pas été intenses, elles paraissent s'être développées presque en même temps, peut-être en même temps que la paralysie et elles n'ont pas survécu longtemps à son début ; d'après cela, conformément aux conclusions de M. Testaz, la paralysie devrait être considérée comme bénigne, facilement guérissable. Eh bien, Messieurs, cela ne paraît pas être tout à fait le cas, car l'exploration électrique pratiquée il y a 3 ou 4 jours a fait reconnaître chez notre malade, un commencement de réaction de dégénération.

De plus, quand, à l'aide du marteau de Skoda, on percute les muscles du côté paralysé, on les voit agités de secousses fibrillaires qui révèlent, on le sait, une modification organique assez prononcée vis à vis des faisceaux musculaires. Notre cas, à n'en pas douter, n'appartient pas à la catégorie bénigne ; il est vraisemblable, au contraire, que notre jeune client en aura pour longtemps.

Au malade : On m'a dit que quand on t'a électrisé, tu t'es débattu et que tu as pleuré comme un enfant. Si cela continue, j'engagerai ton père à refaire quelquefois la fameuse toilette qu'il t'a administrée le jour du voyage à Boulogne. Tu n'est donc pas un homme ? Quel métier fais-tu ?

Le malade : Compositeur d'imprimerie.

M. Charcot : Je t'engage à te laisser faire à l'avenir, sans cela tu deviendras affreux à perpétuité avec la figure tirée du côté gauche.

---

1) *Beiträge zur refrigeratorischen Facialislahmung.* (*Berliner Klin. Woch.* N° 19, 1888).

4° Malade.

M. Charcot : Voici un homme âgé de 56 ans qui offre un bel exemple d'aphasie complexe, survenue tout à coup avec perte de connaissance de courte durée, sans accompagnement de paralysie ou même d'engourdissement de la face ou des membres. Sous ce rapport, c'est véritablement un cas assez rare, et dans lequel il est difficile de pronostiquer.

Vous savez qu'aujourd'hui l'aphasie n'est pas seulement la difficulté ou l'impossibilité de parler, d'articuler les mots, elle est aussi la difficulté de comprendre ce qu'on vous dit, bien que l'ouïe ne soit pas affectée, l'impossibilité de lire, bien que vous ne soyez pas aveugle, la difficulté et même l'impossibilité d'écrire bien que les mouvements généraux de la main soient parfaitement conservés. Voilà, je le répète, comment l'aphasie doit être conçue aujourd'hui ; elle est connue dans son ensemble harmonique, elle n'est plus démembrée, étudiée partiellement comme elle l'était autrefois.

Quand vous avez un aphasique devant les yeux, l'analyse que vous avez à faire est une analyse que j'appellerai psychologique, parce que le langage en somme, appartient, c'est bien clair, à la psychologie.

Un psychologue anglais qui à la fois était médecin, Hartley, le précurseur de la psychologie anglaise moderne, a parfaitement reconnu la véritable constitution de ce qu'on appelle le mot. Il a trouvé, et cela peut vous paraître tout simple aujourd'hui, mais pour le temps, c'était une découverte géniale, il a remarqué, dis-je, que le *mot* est composé de 4 éléments représentés dans l'esprit par autant d'images, à savoir :

1° L'image motrice graphique, 2° l'image visuelle, 3° l'image auditive, 4° enfin l'image motrice d'articulation ; deux images motrices et deux images sensorielles ; il est bien entendu que chez ceux qui ne savent ni lire ni écrire, le nombre des éléments est de deux seulement : 1° l'image d'articulation ; 2° l'image auditive. Voilà bien la constitution du mot et vraiment je crois qu'il n'y a pas autre chose à y voir. Vous savez que cette analyse autrefois fondée seulement sur l'observation intérieure, est établie aujourd'hui sur l'observation objective, clinique, appuyée sur la nécroscopie.

Nous connaissons en effet les diverses formes cliniques qui correspondent à la suppression de chacun des éléments du mot, à savoir : 1° l'agraphie (suppression de l'image motrice graphique) ; 2° la surdité verbale (suppression de l'image auditive du mot) ; 3° cécité verbale (suppression de l'image visuelle du mot) ; 4° l'aphasie motrice ou aphasie de Broca (suppression de l'image motrice d'articulation).

La pathologie nous a montré surabondamment qu'on peut être aphasique moteur, sans agraphie, sans cécité verbale ; la cécité verbale qui prive le sujet de la faculté de lire peut exister sans aphasie motrice, sans agraphie, et il en est de même de la surdité verbale; on connaît à peu près toutes les combinaisons qui peuvent se produire dans ce genre.

C'est là le fondement de l'histoire des aphasies partielles qui a jeté dans ces derniers temps une lumière si vive sur certaines questions de psychologie physiologique regardées jusqu'alors comme insolubles (1).

Mais le plus souvent l'aphasique qui se présente à nous dans la clinique est un aphasique complet, on trouve chez lui combinées en proportions diverses, les différentes espèces d'aphasie primitive. On rencontre chez lui, si l'on peut ainsi parler, un peu de tout. C'est justement le cas de notre homme ici présent.

Ainsi que je l'ai dit en commençant, le début a été subit, il y a eu perte de connaissance très courte, mais pas d'hémiplégie faciale droite, pas d'hémiplégie des membres droits, aucun trouble de la sensibilité. C'est exclusivement sur les organes du langage qu'ont porté les lésions soit matérielles, soit dynamiques qui se sont produites tout à coup. L'intelligence paraît bien ne pas avoir été affectée notablement.

Cette réunion de phénomènes, nous l'avons constatée plusieurs fois à l'état transitoire dans une affection dont je vous ai maintes fois entretenu, je veux parler de la migraine ophthalmique accompagnée (2). J'ai eu l'occasion de constater plusieurs fois qu'en pareil cas, c'est de l'aphasie complexe qu'il s'agit sans concours d'hémiplégie faciale ou du membre supérieur, ces parties seulement sont habituellement le siège d'un certain degré d'engourdissement. Il y a donc analogie à cet égard entre notre cas d'aujourd'hui et l'accès d'aphasie de la migraine ophthalmique. Oui, sans doute, mais entre les deux toutefois, il y a une différence capitale : c'est que dans la migraine ophthalmique la durée de l'aphasie ne dépasse jamais quelques heures, tandis que dans notre cas, les accidents datent déjà d'un mois. Ajoutons que dans la migraine, en outre des troubles du langage, il y a à noter l'existence du scotôme scintillant, de la douleur frontale, des vomissements, etc., toutes choses qui ne sont pas présentées dans le cas d'aujourd'hui.

A la vérité, il ne faut pas oublier qu'il existe plusieurs exemples de migraine ophthalmique dans lesquels les symptômes aphasiques ont persisté après l'accès et se sont prolongés même pendant plusieurs mois; d'autres fois, ils sont restés indéfiniment persistants, mais ces derniers cas sont tout à fait rares. C'est même sur la connaissance de ces faits relativement graves qu'est fondé le principe que j'ai émis relativement à la thérapeutique de la migraine ophthalmique. C'est, ai-je devancé, et je maintiens mon dire, une affection qui doit être traitée sérieusement, lorsque l'accompagnement d'aphasie est très accentué et qu'il semble tendre à s'aggraver et à devenir de plus en plus durable à mesure que les accès se produisent.

« Mais il est temps d'en revenir à notre malade d'aujourd'hui ; voilà donc un mois qu'il a été frappé et il ne paraît pas que jamais il ait présenté les symptômes

(1) Voir à ce sujet : *De l'aphasie en général d'après l'enseignement de M. le Prof^r Charcot*, par Pierre Marie (in *Progrès Médical*, 4 février 1886).
(2) Voir 2e Policlinique (Mardi 22 Novembre 1887), p. 16 ; —5e Policlinique (Mardi 18 Décembre 1887, p. 57).

de la migraine ophthalmique accompagnée ; il ne paraît connaître ni le scotôme, ni l'hémiopie ; il ne semble pas que jamais il ait été sujet aux migraines. Quel devra donc être le pronostic dans ce cas? Evidemment, la durée déjà longue des accidents est bien faite pour impressionner fâcheusement, et je me garderai fort de me montrer, sans réserve, optimiste. Je ne puis m'empêcher cependant d'espérer que ce cas d'aphasie sans accompagnement d'hémiplégie se montrera moins grave que les cas vulgaires dans lesquels l'hémiplégie est bien dessinée. Mon opinion, sur ce sujet, est fondée à la vérité sur un nombre assez restreint d'observations qui me sont personnelles. En dehors de la migraine ophthalmique, je n'ai pas observé l'aphasie sans hémiplégie plus de 4 ou 5 fois et 2 fois au moins je l'ai vue se terminer au bout d'une période de 4 ou 5 mois de la façon la plus favorable. Si j'en jugeais d'après cela, je serais porté à croire que le pronostic de l'aphasie durable sans hémiplégie est bien moins sombre que ne l'est celui de l'aphasie hémiplégique. Mais je serai le premier à reconnaître que mon expérience en pareille matière est beaucoup trop limitée pour qu'il me soit permis de légiférer en toute assurance. Je ne veux exprimer ici qu'une impression qu'il faudra soumettre à la révision.

(M. Charcot s'adresse au malade en parlant haut et bien distinctement : Combien y a-t-il de temps que vous êtes malade?)

Le malade (prêtant l'oreille avec attention) : Quel temps?

(M. Charcot répète la question).

Le malade : J'entends beaucoup de choses, mais je n'entends pas tout.

M. Charcot : Je vous ferai remarquer qu'il n'est nullement sourd pour les bruits vulgaires. M. Gellé a constaté par un examen régulier que l'ouïe est à peu près normale des deux côtés; ce qui lui manque, c'est la faculté de percevoir et de comprendre comme dans l'état normal le mot qui résonne à son oreille ; ce mot il le perçoit comme bruit, mais non comme signe. Il ne le comprend pas ou il le comprend difficilement, il est, en d'autres termes, atteint d'un certain degré de surdité verbale. Il se figure bien, comme le vulgaire qui le voit tendre l'oreille quand on lui parle, qu'il est devenu un peu sourd, mais c'est là, je le répète, une erreur qu'il sera facile de rectifier par un examen plus attentif.

Il y a des aphasiques tout à fait silencieux, il en est d'autres qu'on pourrait dire mono-syllabiques; le nôtre parle, au contraire, et fait quelquefois d'assez longues phrases, de telle sorte qu'on peut jusqu'à un certain point, s'entendre avec lui; vous allez, du reste, en juger par vous-mêmes.

Vous allez l'entendre se servir d'une langue bizarre, mi-partie de Français et d'Anglais, le mélange d'anglais s'explique par ce fait que notre malade a vécu fort longtemps en Amérique et qu'il avait avant son accident, les deux langues à sa disposition. — Vous l'entendrez de plus articuler de temps en temps des mots qui n'appartiennent à aucune langue ou se servir de temps à autre de mots, soit anglais, soit français qu'il applique tout de travers.

(*Au malade*) : Combien de temps êtes-vous resté en Amérique?

Le malade : 26 ou 28 ans.

M. Charcot : Vous voyez, il m'a non seulement entendu, mais encore compris. La surdité verbale n'est pas complète chez lui, tant s'en faut. Il est vrai qu'elle s'aggrave par moments.

Le malade: Je comprends bien les premiers mots, mais ensuite je ne peux plus.

M. CHARCOT: Il ne peut pas me suivre quant je lui parle un peu longuement. Est-ce en Angleterre ou en Amérique que vous êtes resté 25 ans ?

Le malade : 26 ans.

M. CHARCOT : Je vous demande si c'est en Angleterre ou en Amérique que vous avez fait ce long séjour ?

Le malade : 25 ans.

M. CHARCOT: En Angleterre ou en Amérique :

Le malade : C'est justement ce que je dis : 25 ans.

M. CHARCOT: Voilà la surdité verbale qui s'accuse de nouveau. Ces fluctuations des symptômes sont choses très habituelles dans l'aphasie.

(M. CHARCOT fait passer au malade un papier sur lequel sont imprimés ces mots : *Hôpital de la Salpêtrière, admission d'urgence.* Le malade essaie de lire; il ne parvient que difficilement à déchiffrer le mot hôpital qu'il prononce « hospital » avec un accent anglais très marqué).

M. CHARCOT : Ces malades vont chez les auristes parce qu'ils se croient sourds et chez les oculistes parce qu'ils croient que leur vue a baissé. Vous avez vu notre homme lorsqu'il s'efforçait de lire, chausser avec empressement ses lunettes.

(*Au malade*): Lisez ce qu'il y a sur cet autre papier.

(M. CHARCOT lui présente une feuille sur laquelle sont écrits, en assez gros caractères imprimés ces mots : *République Française — Administration générale de l'assistance publique.* — Le malade se tire un peu mieux de cette deuxième épreuve).

M. CHARCOT: Comprenez-vous bien ce que vous avez lu. Savez-vous ce que c'est qu'un hôpital? (*Le malade*: reprend Administration, Administration).

M. CHARCOT : Je vous demande ce que c'est qu'un hôpital ou « hospital », comme vous voudrez.

Le malade : Oui; hospital. Je sais que c'est un endroit où on soigne les malades.

M. CHARCOT : Vous avez constaté la difficulté qu'il a à entendre les mots, quoiqu'il ne soit pas sourd, à lire quoique sa vue soit bonne, à articuler, bien qu'il n'y ait aucune paralysie des mouvements vulgaires de la langue et des lèvres. Voyons maintenant ce qu'il sait dire en écrivant.

(On met sous les yeux du malade la phrase suivante : Où demeurez-vous à Paris ?) (Le malade répond par écrit « rue des rentes » au lieu de « rue du château des rentiers » qui est son adresse. On lui demande le numéro de la maison qu'il habite, il écrit rapidement en caractère très nets : n° 12).

M. CHARCOT: C'est un fait à remarquer qu'il écrit très bien les chiffres, les lit parfaitement et fait assez bien les calculs. L'agraphie et les autres formes de l'aphasie sont, ainsi que cela arrive assez fréquemment, plus complètes chez lui pour les mots que pour les chiffres.

Nous ne pouvons nous étendre plus longuement quant à présent sur ce cas : le malade prendra des petites doses d'iodure et des doses relativement plus élevées de bromure de sodium. Les aphasiques s'agitent facilement et plus ils s'agitent, plus ils s'embrouillent ; il y a tout intérêt à les maintenir calmes. On lui fera à la nuque des applications répétées de petites pointes de feu. Nous avons eu soin de constater que le sucre fait défaut dans ses urines.

Il y a indication de rééduquer les malades, on peut chercher à leur réapprendre à lire, à écrire et à parler, mais dans l'accomplissement de cette tâche, qui réclame beaucoup de patience, il ne faut pas vouloir aller trop vite; les aphasiques se fatiguent facilement et il faut, à tout prix redouter pour eux le surmenage.

Il ne me reste plus qu'à vous dire les circonstances dans lesquelles cet homme est devenu aphasique. Il avait, pendant plus de 20 ans, tenu à Boston un hôtel qu'il a cédé. De retour à Paris après cette longue absence, il a fait avec quelques Américains ce qu'on appelle, dans un certain langage, « la noce » ou encore « la fête ». Il était en pleine excitation lorsqu'un beau jour il reçut tout-à-coup la nouvelle que l'acheteur de son hôtel était parti sans dire mot et l'avait ainsi ruiné. C'est quelques jours seulement après avoir reçu cette nouvelle que l'aphasie s'est soudainement produite.

VINGT-DEUXIÈME LEÇON

OBJET :

1° Encore un cas de monoplégie brachiale hystéro-traumatique. Jeune fille de 16 ans atteinte de chorée rythmée.

2° Hémiplégie hystérique avec spasme glosso-labié survenue à la suite d'un état de mal hystéro-épileptique. — Fille de 27 ans.

3° Spasme clonique du sterno-mastoïdien et du trapèze du côté droit datant de 8 mois et survenu à la suite de chagrins. — Homme de 63 ans.

4° Contracture hystéro-traumatique des membres inférieurs. Jeune fille de 21 ans.

5° Appendice. Cas de paralysie générale progressive avec langue en crochet.

1ʳᵉ MALADE.

M. Charcot : Hier, à une heure de l'après-midi, la jeune fille que vous avez devant les yeux a été victime d'un accident qui a eu pour conséquence une paralysie avec flaccidité du membre supérieur gauche. Cette jeune fille vous est connue depuis longtemps ; elle est âgée de 16 ans et appartient au service depuis plusieurs mois. Vous connaissez ses antécédents tant personnels qu'héréditaires : père nerveux, grand père bizarre. Elle a éprouvé plusieurs accès de chorée rythmée, et, en avril dernier, pendant 8 jours, elle a été sous le coup du délire hystérique ; elle présente en permanence une hémianesthésie droite. Un traumatisme a été la

cause des accidents qui doivent nous occuper actuellement, et déjà, depuis
longtemps, en raison de nos études antérieures, vous êtes préparés à apprécier
convenablement les phénomènes consécutifs à ce traumatisme et causés par lui.

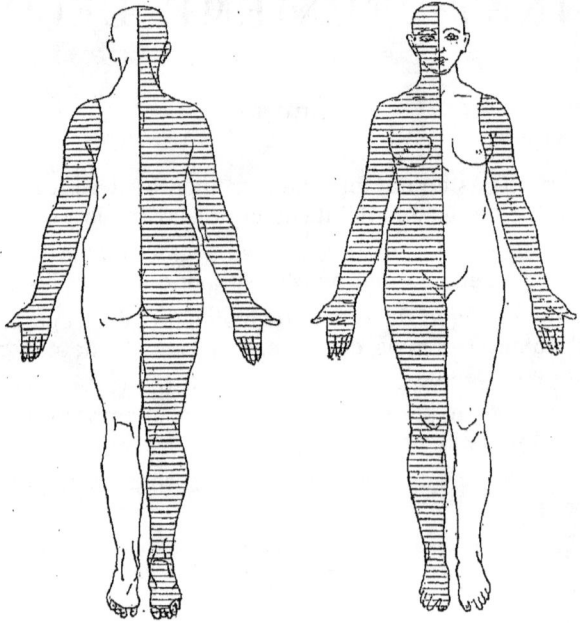

Fig, 66 et 67. — Her. Roug. 16 ans, monoplégie brachiale hystéro-traumatique.

J'ai cru devoir saisir, au risque de me répéter, l'occasion nouvelle qui se présente, de vous bien montrer d'abord que les cas de paralysie psychique à la suite
de traumatismes, ne sont pas chose très rare, puisque depuis le commencement
de l'année, il s'en est offert à nous un grand nombre (1), puis, en outre que tous

(1) Voir Pol. du Mardi 17 Janvier 1888, p. 95 sq ; Pol. du Mardi 27 Mars 1888, p. 214 sq. ;
Pol. du Mardi 10 Avril 1888, p. 223 sq. : Pol. du Mardi 17 Avril 1888, p. 254 sq. ; Pol. du
Mardi 1er Mai 1888, p. 278 sq.

ces cas, bien qu'il s'agisse de cette hystérie qu'on prétend protéiforme et insaisissable, se présentent avec des caractères toujours les mêmes, si bien qu'il y a lieu de reconnaître ici, comme d'ailleurs dans la pathologie tout entière, les lois d'un déterminisme étroit.

Je reviens un instant sur les antécédents personnels de la malade : Je vous le répète, les accès hystériques spasmodiques vulgaires, sont remplacés chez elle par des accès de chorée rythmée qui durent quelquefois une heure et plus. Dans ces accès, les membres supérieurs frappent en cadence de façon à rappeler les mouvements qu'on exécute quand on joue du tambour. C'est le bras droit surtout qui est ainsi agité. Je vous rappellerai que l'hémianesthésie est, chez elle, du côté droit. Cependant la douleur ovarienne est à gauche. C'est là une anomalie sur laquelle M. Barlow (de Londres) a appelé l'attention et que vous rencontrerez de temps en temps. Inutile de vous rappeler que dans la règle, la douleur ovarienne est du même côté que l'hémianesthésie. J'ajouterai que ces attaques de chorée rythmée remplaçant les crises spasmodiques vulgaires ne sont pas, en général, de très bon augure ; elles indiquent d'après ce que j'ai vu, un cas d'hystérie intense et tenace.

En outre de l'hémianesthésie, il y a, chez notre sujet, un rétrécissement du champ visuel très prononcé à droite, tandis qu'à gauche, le champ visuel est normal, circonstance remarquable que j'ai déjà bien des fois signalée et qui mérite bien d'être relevée une fois de plus, parce qu'elle vient à l'encontre de certaines théories contre lesquelles je me suis élevé depuis longtemps. Mais je me réserve d'insister là-dessus dans une autre circonstance (*Fig.* 68).

J'en viens maintenant à l'accident qui a déterminé la production des phénomènes actuels. C'est à dire la paralysie du membre supérieur gauche.

Hier donc, ainsi que je vous l'ai dit, à la suite, paraît-il, d'un étourdissement, elle est tombée dans l'escalier. C'est l'épaule qui, assure-t-elle, a porté. J'appelle, en passant, votre attention sur ces étourdissements qui représentent en quelque sorte, dans la série hystérique, les vertiges des épileptiques. Dans l'hystérie, ils précèdent et annoncent souvent les accès ; notre malade en souffrait depuis quelques jours au moment où s'est produit celui qui a occasionné la chute.

(*A la malade*) : Avec qui étiez-vous quand vous êtes tombée ?
La malade : Avec une de mes compagnes du service.
M. Charcot : Il n'y avait pas de surveillante ?
La malade : Non. (*A un interne*) : Faites venir, je vous prie, la malade qui a été témoin du fait.

(*A la malade*) : Vous ne vous êtes pas blessée, montrez votre bras, votre épaule que je voie si elle est contusionnée.

Je ne vois aucune tuméfaction, aucune coloration spéciale qui puisse révéler qu'il y a eu contusion. Relevons particulièrement qu'il ne se produit dans l'épaule aucune douleur sous l'influence soit de la pression, soit des mouvements passifs. Qu'avez-vous senti au bras gauche au moment où vous êtes tombée ?
La malade : J'ai senti mon bras lourd.
M. Charcot : Engourdi ? Cela ne vous a pas fait mal ?
La malade : Un peu dans l'épaule.

M. Charcot : Vous vous êtes relevée toute seule, est-ce que votre bras était déjà tombant ?

La malade : Oui, il l'est devenu sur le coup.

M. Charcot : Vous n'avez pas pu le lever ?

La malade : Non.

M. Charcot : Toutes ses réponses sont parfaitement légitimes et en accord avec les descriptions que nous avons faites maintes et maintes fois, à propos des cas

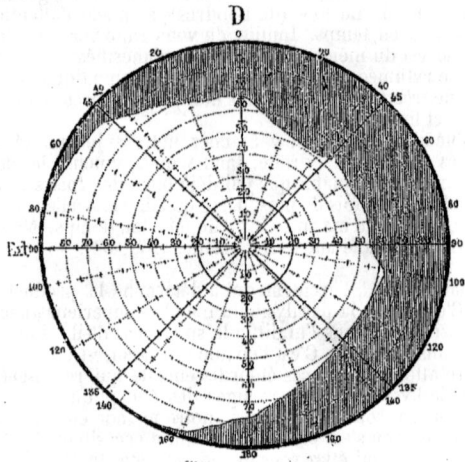

Fig. 68. — Her Roug. Monoplégie hystéro-traumatique. — Champ visuel de l'œil droit. L'œ gauche présente un champ visuel normal.

de ce genre. Cependant il y a dans ce cas particulier une anomalie que je vous signale. En général, la paralysie motrice hystéro-traumatique ne se produit pas immédiatement après l'accident ; son apparition est précédée dans la règle, vous le savez, d'une période d'incubation que j'appelle quelquefois, à dessein, période de *méditation* et qui peut durer de 24 à 48 heures ; pendant ce temps, le sentiment de faiblesse, d'engourdissement et de pesanteur du membre sont les seuls symptômes subjectifs accusés par le malade. Ici, comme vous le voyez, la paralysie motrice a été de suite, après le choc, absolument complète, le bras est tombé immédiatement inerte. Vous voyez qu'il s'agit d'une paralysie avec flaccidité des plus prononcées. C'est le fait le plus habituel. Nous aurons sans doute l'occasion de vous parler tout à l'heure des paralysies hystéro-traumatiques avec rigidité, ou mieux contracture. Mais ici, je le répète, ainsi que cela a lieu le plus communément, c'est la paralysie molle qui se présente à nous.

(La jeune compagne de la malade qui a assisté à l'accident est introduite.)

M. Charcot : Racontez-nous comment H. R. est tombée.

Le témoin : Nous descendions ensemble l'escalier, elle a fait un faux pas, elle est tombée et elle s'est cogné le coude à la rampe de l'escalier.

M. Charcot : Qui vous a dit que c'était le coude ? Elle prétend que c'est l'épaule.

Le témoin : Il m'a semblé que c'était le coude.

M. Charcot : A-t-elle perdu connaissance ?

Le témoin : Non, Monsieur, elle a crié, puis son bras est resté inerte.

M. Charcot : Quand elle s'est relevée et qu'elle a continué à descendre l'escalier, son bras était-il déjà ballant ?

Le témoin : Je ne sais pas trop, je n'y ai pas fait attention.

La malade : Oui, Monsieur, il était tombant.

M. Charcot : Il faut prendre ces renseignements pour ce qu'ils valent.

(*Au témoin*) : Elle n'avait rien dans les jambes, rien dans la face ?

Le témoin : Non, Monsieur.

M. Charcot : Ce fait, déjà qu'il s'est produit tout à coup ou au moins très rapidement une monoplégie vraie, absolue, c'est-à-dire sans participation de la face ou du membre inférieur, est déjà, remarquez-le bien, une circonstance propre à fixer l'attention du clinicien. Car on peut affirmer que les monoplégies brachiales proprement dites sont véritablement rares, très rares, à la suite des lésions organiques extra-encéphaliques ; à peine avons-nous pu rencontrer 3 ou 4 cas de ce genre dans la grande collection de faits que nous avons rassemblée, M. Pitres et moi, lorsqu'il s'est agi de fixer, sur des bases anatomo-cliniques, la doctrine des localisations cérébrales (*Revue Mensuelle de Médecine et de Chirurgie*, années 1877, 1878). Au contraire, ainsi que vous avez pu en juger par notre enseignement dans le cours des deux ou trois dernières années, les monoplégies, vraies, systématiques, en quelque sorte, sont choses habituelles dans le groupe des paralysies traumatiques.

Eh bien ! C'est une monoplégie absolue, typique, qui se présente chez notre jeune malade. Je vais vous montrer qu'on y trouve tous les caractères qui permettent de la spécifier d'ailleurs, et d'affirmer sa nature hystérique.

Je vais énumérer successivement ces caractères, en vous en faisant reconnaître chemin faisant, l'existence dans notre cas. Mais, au préalable, je vous rappellerai, comme je vous l'ai dit à l'origine, qu'ici, il s'est présenté une anomalie. La période prodromique ou de méditation, si vous le voulez, a été supprimée ou pour le moins elle a été si courte qu'elle n'a pas été remarquée. Je relèverai à ce propos que l'anomalie ne paraîtra pas tout-à-fait singulière si l'on considère ce qui se passe chez les hystériques hypnotisables (grand hypnotisme) lorsque, placées dans l'état de somnambulisme, on provoque, chez elles, une monoplégie traumatique en frappant avec le poing sur l'épaule (1). En pareil cas, la monoplégie flasque du membre supérieur correspondant se traduit tout à coup, soudainement en apparence, sans période de méditation. Il y a évidemment un rapprochement à faire entre ces monoplégies traumatiques subites de l'hypnotisme et les phénomènes correspondants qui se produisent à l'état de veille chez les hystériques. Chez ces dernières, on comprend que la durée de la période de médiation soit très variable suivant que l'état cérébral du sujet se rapproche plus ou moins de l'état somnambulique. Mais il paraît très certain, en tout cas que les 2 ordres de faits reconnaissent le même mécanisme psychique que les cas de paralysie traumatique provoquée chez les somnambules et ceux qui se produisent chez les hystériques à l'état de veille, ne forment qu'une seule et même série, dont les termes extrêmes sont réunis l'un à l'autre par des cas de transition.

Voici maintenant l'énumération sommaire des caractères, tant subjectifs qu'objectifs qu'il y a lieu de relever dans la monoplégie de notre malade ; 1° anesthésie cutanée absolue de tout le membre paralysé, limitée du côté du cou et de la poitrine par la ligne circulaire perpendiculaire à l'axe du membre que vous savez (*Fig.* 67) ; 2° anesthésie profonde également accentuée, à savoir : perte de la notion de position du membre et de ses diverses parties ; insensibilité totale lors des distensions ou des torsions imprimées aux diverses parties du membre. Les trajets nerveux sont insensibles à la faradisation comme à la pression. 3° Il n'y a, bien entendu, aucune modification à noter dans les réactions des muscles du membre paralysé.

Inutile d'entrer dans les détails pour vous rappeler que cet ensemble de caractères ne se rencontre dans aucune des monoplégies brachiales pouvant se produire, soit à la suite d'une lésion en foyer cérébrale ou spinale, soit à la suite d'une lésion grave du plexus brachial. Je vous renvoie, au besoin, pour les renseignements relatifs à ce point à nos leçons précédentes.

Quelques détails sur un point qui paraît contredire, au premier abord une de mes assertions : j'ai dit que dans toute l'étendue du membre, le sens musculaire est aboli ; et ce que j'ai dit s'applique aussi bien naturellement à l'épaule qu'aux autres jointures du membre. Cependant, vous avez reconnu que quand je meus l'épaule passivement, la malade est, dans la plupart des cas, avertie de ce mouvement. Eh bien, Messieurs, pour peu que vous y réfléchissiez, il vous deviendra patent que la contradiction n'est qu'apparente. Je ne puis guère mouvoir l'épaule sans tirailler la peau du cou et de la poitrine et ce tiraillement des parties non anesthésiées suffit naturellement pour donner à la malade des notions relatives aux déplacements imprimés à l'épaule. Constatez au contraire une fois de plus que les mouvements imprimés au coude, pourvu que le bras soit immobilisé, ou au poignet ou aux doigts de la main, passent complètement inaperçus. — Un dernier point à relever, c'est que la monoplégie traumatique s'est produite ici sans transfert, contrairement à ce qui a lieu, vous le savez, quelquefois.

(1) Voir Pol. du Mardi 24 janvier 1888, p. 135 (1e édit.) ; Pol. du Mardi 1er Mai 1888, p. 278

En voilà assez pour vous faire reconnaître la parfaite ressemblance de ce cas de monoplégie hystérique avec ceux du même genre que nous avons eu l'occasion d'étudier dans les leçons de cette année. (Voy. Policlinique du mardi 27 mars 1888 ,p. 214 sq).

Maintenant qu'allons-nous faire thérapeutiquement, et d'abord, que dire relativement au pronostic dans ce cas particulier ?

Je ne crois pas que le *pronostic* soit bien grave en ce qui concerne la paralysie ; je crois qu'elle ne durera pas longtemps. Nous sommes en plein terrain hystérique et notre malade a des attaques. La chose serait sans doute plus grave chez une personne ou mieux encore chez un homme qui, pour la première fois manifesterait son hystérie à l'occasion d'un traumatisme, et chez lequel il n'existerait pas d'attaques spasmodiques. La guérison des monoplégies dans les cas de ce genre, surtout si l'on a négligé d'agir à une époque voisine de l'accident et nous le savons de reste, est souvent très difficile à obtenir.

Ici, le cas est récent et nous voilà placés dans les meilleures conditions pour opérer comme nous l'avons fait chez l'ajusteur mécanicien dont je vous ai entretenu dans une récente leçon. (Pol. du mardi 1er mai 1888, p. 278, sq.). Mais, comme chez notre femme il existe des attaques dont on peut provoquer à volonté l'apparition, nous avons d'autres ressources et nous ne serons peut-être pas obligés de procéder lentement comme cela aurait lieu à peu près nécessairement si nous faisions appel à la méthode psychique. Il suffira peut-être, en d'autres termes, de provoquer une attaque de chorée rhythmée pour voir la monoplégie disparaître tout à coup. Vous savez que les attaques en question s'offrent ici sous forme de chorée rhythmée et non sous forme de convulsions classiques et, à cet égard, sous le rapport des effets curatifs de l'attaque provoquée, il y a peut-être une réserve à faire. Nous ne sommes pas là dans les circonstances ordinaires et peut-être les chances de succès sont moindres. Nous allons bien voir d'ailleurs ce qu'il en est. Notre malade est, vous le savez, ovarienne gauche, et, en général, en pressant sur le flanc gauche, on met en jeu, chez elle, une attaque.

(M. Charcot prie le chef de clinique de pratiquer une pression sur la région ovarienne gauche ; immédiatement se développe l'accès de chorée rhythmée. La malade reste assise, parfaitement consciente. Tout à coup, par suite d'un rapide mouvement de demi-rotation du cou sur son axe, la tête se tourne de droite à gauche, puis de gauche à droite et ainsi de suite, d'une façon rhythmée, les intervalles entre les divers mouvements étant toujours à peu près de même durée. Le bras droit, demi-fléchi, exécute en même temps des mouvements d'abduction, puis d'adduction qui font que la main vient, en cadence, frapper le genou correspondant, la malade paraissant accomplir l'acte de battre du tambour. Les battements de la main sont à peu près aussi nombreux que le sont les mouvements de la tête et isochrones. Le pied droit, lui aussi, frappe bruyamment le sol en cadence ; on compte un battement du pied pour trois battements du membre supérieur. (Mesure à 3 temps). Il y a peut-être, par minute, une centaine de battements du pied, et par conséquent, trois fois plus de battements du bras, les mouvements sont parfaitement réguliers, cadencés, et pour désigner l'ensemble, le nom de chorée rhythmée convient parfaitement avec cette réserve, cependant, que ces mouvements, en raison de leur forme, et plus spécialement même en raison de leur caractère cadencé, n'ont que des analogies très grossières avec les gesticulations irrégulières et non mensurables de la chorée vulgaire.

La compagne de la malade qui a été appelée près d'elle et qui l'accompagnait lors de l'accident est également sujette à des accès de chorée rhythmée ; par le seul fait de la vue de ce qui se passe chez son amie, elle est à son tour prise de son accès qui offre le même caractère et est marqué seulement par des battements rhythmés des membres. On met fin à l'accès chez cette dernière, en exerçant sur la région ovarienne gauche une pression qu'on maintient quelque temps. L'attention est alors de nouveau appelée sur la première malade chez laquelle les mouvements choréiques continuent. (M. Charcot fait remarquer, que malgré la prolongation de l'attaque, le membre supérieur gauche frappé de monoplégie, ne s'est pas mis en mouvement).

M. Charcot : Vous le voyez, nous n'avons pas réussi, jusqu'ici, à guérir la paralysie. Il me paraît inutile de prolonger l'expérience thérapeutique. Nous avons entre les mains d'autres moyens d'une application plus facile, moins bruyante surtout que nous mettrons en œuvre.

Nous renvoyons la malade après avoir fait cesser chez elle l'attaque ainsi qu'on l'a fait envers la précédente. — On fait sortir la malade.

M. Charcot : Nous savons que la malade est parfaitement hypnotisable ; nous tâcherons de la guérir de sa paralysie par suggestion dans la phase somnambulique (1).

2ᵉ Malade.

M. Charcot : La malade que nous allons examiner est encore une pensionnaire du service des hystériques. Elle est âgée de 27 ans et issue d'une mère épileptique. Elle offre un bel exemple de ce que l'on appelle l'hystéro-épilepsie à crises séparées ; c'est-à-dire que de temps en temps, en dehors des attaques classiques de grande hystérie, elle présente des accès d'épilepsie vraie, que la pression ovarienne (la malade, en effet, est une *hystérique ovarienne*) ne peut pas enrayer, tandis qu'elle enraye chez elle, les attaques hystéro-épileptiques ordinaires.

Les accès épileptiques, d'ailleurs, se montrent rarement, mais il n'est pas très rare, au contraire, que les attaques hystéro-épileptiques se montrent chez cette malade en série, de manière à constituer ce que nous appelons, pour l'opposer à l'état de mal épileptique, l'état de mal hystéro-épileptique. Enfin, il peut arriver, et il arrive quelquefois, chez elle, que seule la période épileptoïde soit représentée dans l'attaque, de telle sorte que quand ces accès marqués par la seule phase épileptoïde s'enchaînent et forment série, on croirait avoir sous les yeux un cas d'état

(1) C'est en effet ce qui a été fait deux jours après la leçon.

de mal épileptique. C'est justement ce qui s'est présenté chez notre jeune malade tout récemment.

Dans la nuit du 16 au 17, elle a été prise d'une série d'attaques convulsives de forme épileptoïde qui se sont répétées depuis à de très courts intervalles, de telle sorte que dans l'espace de 2 jours, elle en a eu 300. Ces attaques étaient toutes de forme épileptoïde. Étaient-elles épileptiques, étaient-ce des attaques avortées ou incomplètes d'hystéro-épilepsie? C'est ce qu'il était très important de savoir.

En effet, 300 accès épileptiques en série, cela constitue un cas très grave : il y a danger de mort; au contraire, si malgré la forme épileptoïde, les attaques en série sont de nature hystérique, s'il s'agit, en d'autres termes d'un état de mal hystéro-épileptique, le cas est incomparablement beaucoup moins sérieux (1).

Mais comment faire la distinction? C'est ici le lieu de faire ressortir l'importance d'un moyen de diagnostic à la fois et de pronostic, sur lequel j'ai appelé, depuis longtemps l'attention. L'état de mal épileptique ne saurait se prolonger sans qu'il y ait élévation de la température centrale et quand celle-ci dépasse 39° et s'élève à 40° ou au-delà, le cas est des plus graves, la terminaison fatale est, on peut le dire, imminente. Rien de semblable dans l'état de mal hystéro-épileptique. La température ne s'élève peu ou point, même alors que les accès extrêmement nombreux, de forme épileptoïde se prolongent, jour et nuit, pendant plusieurs jours.

C'est bien là l'occasion de relever une fois de plus que bien que l'hystéro-épilepsie et l'épilepsie se ressemblent considérablement par l'extérieur, bien qu'elles s'engendrent mutuellement par voie d'hérédité, cependant, malgré tout, elles sont foncièrement de nature différente. Oui, nous savons qu'une hystérique peut engendrer une épileptique et inversement; eh bien, malgré tout, épilepsie et hystérie sont choses distinctes. C'est un peu comme pour le rhumatisme articulaire et la goutte qui, ainsi que le disait Pidoux, issus d'un même tronc, conservent cependant, une fois développés, leur individualité nosographique et clinique. Et à ce propos, je le répèterai encore une fois, les espèces morbides ont une réelle fixité, les métis sont rares dans ce genre, et ce qu'on prend comme tels ne présente souvent que la combinaison de deux états morbides parfaitement distincts.

Pour en revenir à Bl., elle a donc été près de 24 heures sous le coup d'un état de mal hystéro-épileptique marqué, comme je l'ai dit par l'effacement des périodes consécutives à la phase épileptoïde. De telle sorte que cette succession monotone d'attaques épileptoïdes sans l'immixtion de grands mouvements, arc de cercle ou attitudes passionnelles, était bien de nature à simuler l'état de mal de l'épilepsie vraie. Mais notre diagnostic n'est pas resté longtemps en suspens. En effet, malgré la persistance et le grand nombre des accès dans un temps donné ; jamais la température ne s'est élevée au-dessus de 38°. Je crois qu'on peut affirmer que si, dans un état de mal, la température ne dépasse pas ce chiffre, non seulement le cas se terminera favorablement, mais encore qu'il ne s'agit point là de l'épilepsie. Il y a

---

(1) Voir un cas analogue dans l'*Iconographie photogr. de la Salpêtrière*, par Bourneville et Regnard, t. III, p. 75 (Note de la 2ᵉ édit.).

cependant une cause d'erreur que je vous signalerai en passant, parce qu'une fois au moins, je n'ai pas su l'éviter. Il s'agissait d'un état de mal hystéro-épileptique, datant déjà de quelques jours; jamais, jusque-là la température rectale n'avait dépassé 38°. Tout à coup, un matin, on relève le chiffre 40°, je fus alors fort effrayé et il me vint à l'idée d'administrer un lavement purgatif. Il s'ensuivit une évacuation énorme et le soir même, la température était redescendue au taux normal. On avait ainsi tout simplement oublié l'observation d'un précepte qu'on ne doit jamais perdre de vue, surtout en pareille circonstance (1). On avait oublié d'enlever les matières fécales et de faire une vidange, et depuis 3 ou 4 jours, elle n'avait pas été à la selle.

Or donc, Bl. a traversé une série de 300 attaques sans élévation de température, et, par conséquent, sans causer aux assistants la moindre inquiétude. La série est terminée par une attaque où les attitudes passionnelles de l'arc de cercle ont paru, jetant ainsi un jour nouveau sur la véritable nature de la crise.

Mais voici une conséquence de cet état de mal sur lequel je veux appeler maintenant votre attention. Au sortir de l'attaque hystérique terminale que je relevais il n'y a qu'un instant, Bl. était frappée d'une monoplégie double, complète du côté droit, présentant, comme vous allez le voir, tous les caractères de l'hémiplégie hystérique classique.

Mais nous avons bien souvent parlé de l'hémiplégie hystérique dans le cours de cette année et vous connaissez cette question-là, je pense, à peu près dans tous ses détails. Si j'y reviens aujourd'hui encore, à propos du cas présent, c'est que j'y trouve l'occasion de relever de nouveau un fait qui nous a beaucoup préoccupé dans ces derniers temps. Je veux parler de la non-participation de la face à la paralysie dans l'hémiplégie hystérique.

Je vous ferai remarquer, en premier lieu, que les membres supérieur et inférieur du côté droit sont complètement paralysés du mouvement et dans un état de flaccidité complète, absolue. Il n'y a pas d'exagération des réflexes; l'anesthésie cutanée est complète, mais elle dépasse les membres et s'étend à toute la moitié droite du corps (tronc, tête et membres).

Perte absolue, dans tous les membres de la sensibilité profonde et des notions du sens musculaire. Vous voyez que c'est toujours la même chose. Et « si je répète toujours la même chose, » comme dit Pierrot dans le Festin de Pierre, « c'est que c'est toujours la même chose ».

Je répète que la paralysie est complète; au membre inférieur, elle est telle que la malade ne peut se tenir debout et que si on la maintient droite en la soulevant sous les bras, ce membre pend et traîne sur le sol, comme un corps inerte.

Je ferai remarquer, en passant, que sur la moitié droite de la face, non seulement il y a insensibilité cutanée complète, mais encore, comme dans les membres, insensibilité profonde et perte de sens musculaire. Ainsi, lorsqu'à l'aide d'un doigt, je déplace ou comprime les orbiculaires des lèvres ou l'orbiculaire palpébral, en

---

(1) On a cependant cité, dans ces derniers temps, un ou deux exemples d'état de mal d'hystéro-épilepsie avec élévation de la température terminés par la mort. Ces cas sont-ils bien authentiques? — Sur la température dans l'état de mal épileptique, consulter les mémoires publiés par Bourneville de 1869 à ce jour.

ayant soin, toutefois, de ne point tirailler les muscles du côté opposé, la malade ne sait absolument rien de ce que je lui fais. Mais tout cela est connu, prévu pour ainsi dire et je ne veux pas m'y arrêter plus longuement.

Ce que je veux rechercher avec vous, vous l'avez compris, c'est s'il y a oui ou non, dans ce cas, paralysie concomitante du facial inférieur, de manière à reproduire ce qui se voit généralement dans l'hémiplégie vulgaire de souche organique.

Au premier abord, vous serez amenés à croire qu'il en est ainsi, car, comme vous le voyez, la commissure labiale du côté droit (côté paralysé) paraît manifestement abaissée, du moins relativement et lorsqu'on la compare à celle du côté opposé (*Fig.* 69).

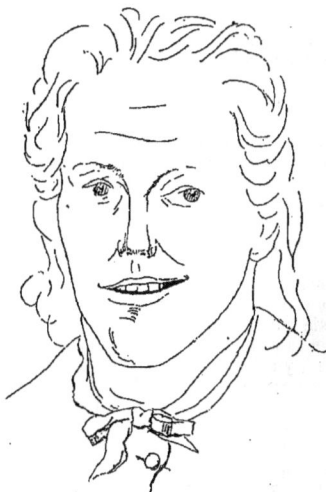

Fig. 69. — Blanche D..., au repos.   *Fig.* 70. — Blanche D..., quand elle rit.

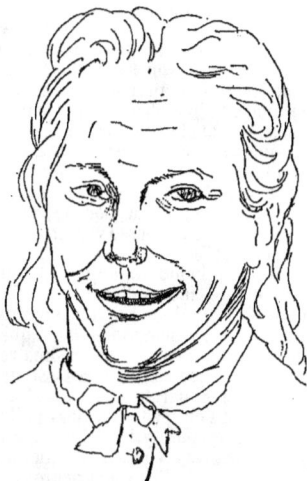

(Dessins de M. Charcot).

La bouche, en même temps paraît plus mince, plus étroite de ce côté qu'elle ne l'est à gauche où elle est légèrement entr'ouverte, de telle sorte que dans l'ensemble son ouverture figure un point d'exclamation. Le sillon naso-labial du côté gauche est en outre plus marqué que celui du côté droit.

CHARCOT. *Leçons du Mardi*, t. I, 2ᵉ édit.   48

En tenant compte de toutes ces circonstances, vous allez peut-être décider que les muscles de la face à droite sont affectés dans ce cas comme ceux des membres droits contrairement à la règle que j'ai maintes fois déjà proclamée.

Vous allez me dire : Pourquoi voulez-vous donc qu'il n'y ait pas d'hémiplégie faciale dans l'hémiplégie organique ? Je n'y ai, répondrai-je, assurément aucun intérêt, mais je décris d'après nature et c'est mon sentiment, qu'il faut toujours agir ainsi ; oui, il faut voir les choses comme elles sont réellement, alors même qu'elles ne sont pas telles qu'elles devraient être d'après le système établi dans notre esprit. Constatons d'abord, je le répète, les faits tels qu'ils sont, la théorie viendra ensuite.

Eh bien, Messieurs, le fait est que dans ce cas, comme cela avait lieu dans tous ceux du même genre que je vous ai montrés cette année, il y a spasme glosso-labié et non pas paralysie faciale.

Je ferai remarquer, en premier lieu, à l'appui de cette assertion que, quand le malade veut souffler, l'air passe par le côté gauche de la bouche toujours entr'ouverte et laissant voir les dents et non par le côté droit, ainsi que cela devrait être si l'articulation était paralysée de ce côté. Remarquez, en outre, que dans l'acte de souffler, la joue droite n'est point soulevée comme un voile inerte, en d'autres termes, la malade ne fume pas la pipe de ce côté ; cela doit déjà donner à réfléchir, mais nous allons trouver d'autres caractères plus importants. Nous allons ordonner à la malade de tirer la langue. Vous la voyez ouvrir la bouche démesurément, faire effort (*fig.* 71) mais la langue ne sort point. Vous voyez cet organe ramassé vers le côté droit de la bouche, dur au toucher, évidemment contracturé et bien qu'il soit attiré en masse vers la droite, formant un crochet dont la cavité regarde à gauche. (*Fig.* 72).

J'essaie, à l'aide des doigts, de tirer la langue hors de la bouche, je n'y parviens que très incomplètement et elle y rentre aussitôt, reprenant sa position première. Ce n'est donc pas d'une paralysie qu'il s'agit ici, mais bien d'une contracture, c'est le spasme glosso-labié que nous avons une fois de plus sous les yeux ; seulement, en face des cas ordinaires, il y a ici une anomalie ; en effet, dans la règle, la langue contracturée est déviée vers le côté où siège le spasme labial, tandis qu'elle paraît déviée du côté opposé ; mais à part cette anomalie, tout est régulier, et l'on peut affirmer qu'il y a chez notre sujet simulation de paralysie faciale et non paralysie véritable. Pour compléter le tableau, je vous ferai remarquer les petites secousses très manifestes qui se produisent du côté gauche, dans l'épaisseur de la lèvre supérieure et au niveau du menton. Il est curieux de voir le spasme du côté gauche coïncider ici avec la paralysie des muscles du côté droit, mais c'est là un cas prévu et que nous avons déjà rencontré au moins une fois. (*Fig.* 71).

Je n'ignore pas que plusieurs observations de paralysie faciale coïncidant avec la paralysie des membres dans l'hystérie, ont été publiées dans ces derniers temps. Mais je remarque qu'il est dit dans plusieurs d'entre elles que le malade ne pouvait sortir la langue hors de la bouche. Or, ce n'est pas ainsi que les choses se passent dans l'hémiplégie avec participation de la face et cette impuissance à tirer la langue est bien de nature à faire soupçonner l'existence méconnue d'une contracture. Dans d'autres observations, il est dit que la face, paralysée du même côté que les membres dans l'hystérie était contracturée en effet, mais que pareille chose se voit quelquefois dans des hémiplégies organiques. Il est vrai qu'il en est ainsi, rarement toutefois, dans les hémiplégies de date ancienne ; mais en réalité, cela ne se voit jamais dans les hémiplégies récentes, datant de 8 à 10 jours seulement, comme l'est celle que nous avons sous les yeux. Si on note la contracture des muscles de la face chez un sujet atteint d'hémiplégie récente, c'est qu'il s'agit

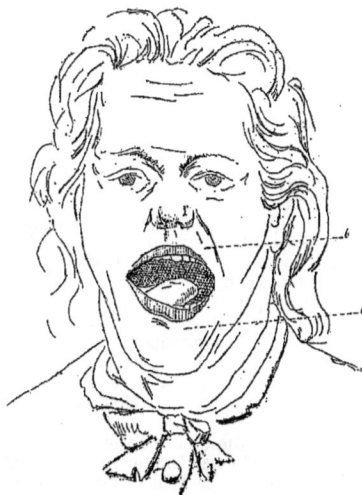

Fig. 71. — Blanche D..., quand elle fait effort pour tirer la langue ; en b et en c secousses fibrilaires.

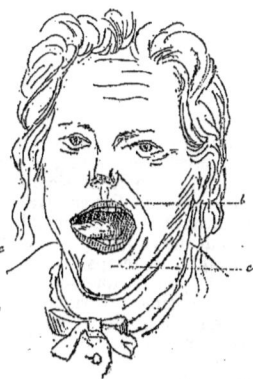

Fig. 72. —Blanche D... quand elle ouvre fortement la bouche ; en b et en c secousses musculaires.

de l'hystérie, et la contracture ici est l'expression du spasme labié ; elle ne répond pas à la contracture secondaire des muscles de la face auparavant paralysés et flasques qui s'observe toujours tardivement dans un nombre assez restreint, d'ailleurs, de cas d'hémiplégie organique.

En voilà assez sur ce point ; je terminerai ce que j'ai à vous dire sur ce cas par quelques remarques. L'hémiplégie des membres s'est produite à droite, du côté où existait l'hémianesthésie qui est, chez cette malade, permanente. Rien de plus simple, mais il est à noter que dans les attaques épileptoïdes, les convulsions ont prédominé au contraire du côté gauche, ce qui est intéressant à noter. L'anesthésie n'est pas seulement cutanée mais elle est aussi profonde et telle qu'on ne la rencontre jamais aussi générale et aussi accentuée dans les hémiplégies organiques. Comme dans les cas précédents, le champ visuel est unilatéral.

Nous avons trop souvent parlé du traitement de l'hémiplégie hystérique pour, à propos de ce cas, nous arrêter sur ce sujet et je passe immédiatement à l'examen d'un malade qui se présente ce matin à la consultation pour la première fois.

3e Malade.

M. Charcot : Quel âge avez-vous ? Quelle est votre profession ?

Le malade : J'ai 63 ans, je suis courtier en fonds de boulangerie.

M. Charcot : Vous voyez, Messieurs, de quoi il s'agit. Vous reconnaissez comment, par l'action combinée du trapèze et du sterno-cléido-mastoïdien, l'occiput, chez ce malade, incline en arrière, vers l'épaule droite en même temps que le menton s'élevant vers la gauche, la face regarde à gauche et en haut ; cette attitude est maintenue en quelque sorte d'une façon permanente à un certain degré mais elle s'exagère de temps à autre sous forme de paroxysme pour s'atténuer momentanément après chaque secousse. Ces secousses, remarquez-le bien, ne sont pas brusques, comme électriques, elles mettent, au contraire, un temps relativement assez long à se produire. En ce moment, les secousses sont très nombreuses et très intenses, c'est vraisemblablement une conséquence de l'émotion que le malade éprouve en ce moment.

Quoi qu'il en soit, vous avez reconnu qu'il s'agit ici de l'affection décrite sous les noms de spasme fonctionnel du sterno-mastoïdien (Desnos), crampe fonctionnelle du cou (Féré), hyperkinésie de l'accessoire de Willis (forme clonique). (*Au malade*) : Depuis quand tournez-vous ainsi la tête ?

Le malade : Cela m'est venu tout d'un coup, il y a 8 mois après un déjeuner un peu copieux, j'avais eu auparavant de grands chagrins ; j'avais perdu 20.000 fr., toutes mes économies.

La femme du malade : Il a depuis deux mois, en plus, des crises nerveuses, il s'excite, il crie, il ne dort pas.

M. Charcot : Je vous ferai remarquer que du côté droit, le muscle sterno-mastoïdien se dessine par un relief considérable surtout pendant les paroxysmes, mais que même alors, il est à peu près complètement au repos, il est beaucoup plus volumineux que celui du côté gauche. En somme, le sterno-mastoïdien qui fonctionne à l'excès est hypertrophié, tandis que celui du côté opposé est, au contraire, atrophié. Il est de règle, je crois, que les choses soient ainsi dans les cas de ce genre.

— Amussat avait déjà signalé en 1834 cette hypertrophie du sterno-mastoïdien spasmodiquement affecté, mais je crois que c'est à M. Vigouroux qu'on doit d'avoir fait ressortir cette particularité et d'avoir fait connaître que dans les cas de ce genre, le muscle correspondant du côté opposé, en d'autres termes, le sterno-cleido-mastoïdien qui n'est pas atteint de spasme, présente à peu près toujours une atrophie absolue très marquée. J'aurai sans doute l'occasion de vous faire reconnaître l'intérêt de cette remarque.

Je signalerai que, chez notre homme, le spasme n'est point borné aux muscles sterno-mastoïdiens, au trapèze du côté droit; vous voyez, en effet, qu'en outre des mouvements de torsion du cou de droite à gauche, il se produit, à un moment donné chez notre homme des mouvements de la bouche et des lèvres qui rappellent ce que l'on voit chez certains animaux, le lapin, par exemple. Ces mouvements associés au spasme combiné du sterno ou du trapèze, ne sont pas tout à fait rares dans l'espèce et je connais au moins un cas où les mouvements des lèvres observés chez notre malade, étaient remplacés par le mouvement d'un bras.

Il ne faut pas confondre ce spasme intermittent ou à renforcements, quels qu'en soient les accompagnements, avec les tics. Aussi le terme de tic rotatoire ou convulsif qu'on emploie quelquefois pour désigner ce genre d'affection, me paraît-il très peu approprié. Les tics qui se distinguent d'ailleurs cliniquement par des secousses beaucoup plus brusques, comme électriques, ont, comme vous le savez par nos études antérieures, un tout autre pronostic et une tout autre signification.

(*Au malade*) : Est-ce que votre contorsion augmente quand vous marchez ?

Le malade : Quand j'ai marché, je ne puis plus me tenir debout, je suis forcé de m'arrêter tant le spasme est fort. Quand je suis assis tranquillement, j'en souffre moins, moins encore couché. Quand je me lève le matin, le spasme est beaucoup moins fort.

M. Charcot : Remarquez encore une fois que ce n'est pas ici un torticolis permanent. Il y a des moments où le relâchement est presque complet et où le cou peut se redresser complètement sous l'influence de la volonté.

(*Au malade*) : Essayez de résister au spasme.

Vous voyez, il y réussit pour un instant, mais presqu'aussitôt après, le spasme reprend et la position antérieure se reproduit telle quelle. — (*Au malade*) : Dormez-vous.

Le malade : Non, Monsieur, depuis deux mois, j'ai des insomnies et toute la nuit je suis tourmenté par mon spasme.

M. Charcot : Messieurs, naguère encore, lorsque les spasmes de ce genre se présentaient à moi, j'étais toujours affecté au plus haut point, sachant par l'expérience d'abord que la maladie résistait à tous les moyens employés ; cependant aujourd'hui, éclairé par de nouvelles observations, je suis un peu moins pessimiste. J'ai vu, en effet dans ce service, sous l'influence du traitement imaginé par M. Vigouroux et de quelques tentatives de massage méthodique faites par M. Gautiez, des malade de ce genre, alors même que l'affection était très accentuée et de date ancienne, s'amender remarquablement ou même guérir. Il s'agit tout simplement de limiter les excitations électriques ou le massage, aux muscles non affectés par le spasme aux muscles atrophiés par conséquent. J'ai vu, je le répète, par l'intervention de cette médication fort simple, se produire des guérisons ou des améliorations que je considérais comme inespérées. Voici une bonne occasion qui se présente d'éprouver une fois de plus la méthode. Nous allons, en conséquence, engager le malade à rester parmi nous et nous le mettrons en traitement immédiatement. En dehors de ce traitement, je ne connais rien qui vaille et je puis dire, pour l'avoir constaté, que la section quelquefois pratiquée du spinal n'amène en général, que des résultats temporaires.

(*Au malade*) : Rappelez-moi donc quelle est votre profession ?

Le malade : Je suis courtier en fonds de boulangerie.

M. CHARCOT: Vous avez eu des ennuis, des chagrins ?

Le malade : Beaucoup, de très-vifs.

M. CHARCOT : Aviez-vous eu autrefois des maladies nerveuses autres que celles-ci ?

Le malade : Jamais, Monsieur.

M.CHARCOT: Quels sont les ennuis que vous avez éprouvés ?

Le malade : J'ai perdu beaucoup d'argent, tout mon avoir.

M. CHARCOT : Tout d'un coup ?

Le malade : Dans l'espace de 18 mois, 2 ans; j'ai fait de mauvais placements. Pendant cette période de deux ans qui a précédé ma maladie, je ne mangeais plus, je ne pouvais plus dormir. Pendant les mois qui ont précédé ma maladie, j'éprouvais dans le cou une sensation de chatouillement. On me frictionna sans produire de soulagement. Comme je vous l'ai dit, le spasme a débuté, un soir, tout à coup, il y a 8 mois de cela, après un déjeuner copieux où je ne m'étais pas enivré cependant ; j'ai senti, en rentrant chez moi, des mouvements de la tête semblables à ceux d'aujourd'hui, mais moins intenses, plus rares. Au commencement, cela me prenait seulement quand je me levais de ma chaise et que je marchais. Pendant un temps, après cela, les secousses ont été si fortes que je ne pouvais plus marcher ; menacé de tomber à chaque instant, je me suis couché pendant un temps ; un vésicatoire à la nuque appliqué par le conseil d'un médecin n'a fait qu'empirer le mal, le bromure n'y a rien fait, j'ai été forcé de suspendre mes occupations.

La femme du malade : Cela lui a pris souvent, même en dormant.

M. CHARCOT : En êtes-vous bien sûr ?

La femme du malade : Oui, Monsieur, même en dormant ; tandis qu'autrefois cela lui prenait seulement dans de certains moments, quand il se mettait à marcher.

M. CHARCOT : Eh bien, Messieurs, voilà un cas fort intéressant dont j'aurais, je l'espère, l'occasion de vous entretenir à nouveau très prochainement.

4ᵉ Malade.

M. Charcot : Voici encore un cas d'hystérie dans lequel les accidents dont je veux vous parler reconnaissent une origine traumatique. Ce n'est pas de paralysie qu'il s'agit cette fois, mais bien de contracture. Il y a, en effet, ainsi que je l'ai relevé autrefois, des contractures hystéro-traumatiques, comme il y a des paralysies de même nature. (*De l'influence des lésions traumatiques sur le développement des phénomènes d'hystérie locale,* p. 449. 1886, T. 1, leçon donné en 1877).

Une hystérique, je suppose, et je décris ici d'après nature, en se levant de son lit, tombe brusquement et lourdement sur ses pieds et voilà tout d'un coup ses pieds qui entrent en contracture et il se produit un double pied bot qui résiste pendant longtemps à tous les traitements. Une autre, en cousant se pique un doigt avec une aiguille ; la main puis le bras se contracturent, le fait est rapporté par Brodie. Une autre tombe dans un escalier et se donne une légère entorse. L'entorse est l'occasion du développement d'une contracture qui persiste longtemps après elle, etc., etc., etc. C'est quelque chose de ce genre qui s'est produit chez le la malade que je vous présente aujourd'hui.

La question est de savoir pourquoi, sous l'influence de traumatismes en apparence semblables, il se produit, dans certains cas, une paralysie, tandis que dans certains autres, c'est une contracture qu'on voit apparaître. Cela n'est pas très facile à expliquer. Mais nous savons tout au moins qu'entre la paralysie flasque et la contracture, il n'y a pas d'opposition, et que, au contraire, celle-là peut, sous de certaines influences, faire place à celle-ci. Nous avons vu par exemple très-nettement cette mutation se produire chez un homme qui, atteint de paralysie hystéro-traumatique du membre supérieur gauche, eut ce membre comprimé par un bandage nécessité par l'existence concomitante d'une fracture des os de l'avant-bras. Chez lui la paralysie se changera en contracture. Mais souvent, le plus souvent peut-être, la contracture survient primitivement en conséquence du traumatisme et sans être précédée de paralysie.

Quand on veut se rendre compte de ces faits, il y a à considérer en premier lieu, sans doute, que certaines hystériques sont en permanence, en imminence de contracture (ce que nous appelons la diathèse de contracture). Un tiraillement, un mouvement brusque suffisent en pareil cas pour provoquer la rigidité du membre. En dehors de cette circonstance, il faut encore tenir compte de quelques particularités qui peuvent se produire en conséquence du mode de traumatisme, dans les phénomènes du choc local. Le plus souvent, la contusion, comme nous l'avons fait remarquer tant de fois, provoque l'idée de la lourdeur, de l'impuissance, quelquefois même de l'absence du membre, tandis qu'un tiraillement, une distension, une pression douloureuse pourront provoquer une impression de rigidité qui se développera et se réalisera objectivement suivant le mécanisme de l'auto-suggestion, car nous pensons que dans nombre de cas, pour le moins, la contracture hystéro-traumatique, comme la paralysie reconnaît pour point de départ un mécanisme psychique.

Quoi qu'il en soit, voici ce qui est arrivé à notre malade qui se présente à nous, contracturée des deux membres inférieurs ; les genoux sont dans l'extension et rigides, les pieds en varus équin. La rigidité, d'ailleurs, n'est pas poussée jusqu'à la dernière limite, ce n'est pas dans l'espèce, un cas de première intensité.

Les articulations des hanches ne sont que très faiblement affectées. C'est au membre inférieur gauche que la contracture est le plus prononcée ; c'est celui, du reste, sur lequel le traumatisme a porté son action. L'autre ne s'est pris que secondairement, 2 ou 3 jours après, à la suite d'une exploration destinée à rechercher si, sur ce membre, les réflexes rotuliens présentaient une modification quelconque. Evidemment, ce membre était en imminence de contracture puisque la percussion du tendon à l'aide du marteau de Skoda a suffi pour amener la rigidité permanente.

La malade est âgée de 21 ans, sa santé est précaire ; elle est, depuis longtemps, anémique. C'est une nerveuse. Elle a eu des accès de somnambulisme naturel à l'âge de 13 ans.

(*A la malade*) : Vous descendiez de votre lit ?

La malade : Oui, monsieur.

M. Charcot : Cela vous est arrivé souvent ?

La malade : Trois fois. Une fois entr'autres, j'ai en dormant préparé du café. Je me promenais dans l'appartement.

M. Charcot : Je lis dans l'observation que j'ai sous les yeux qu'autrefois la malade a eu, sans cause provocatrice, comme une contracture du membre supérieur gauche. Cette contracture n'a pas duré plus de trois semaines ; elle a disparu d'elle-même. Le membre était, paraît-il, insensible.

Le malade était, du moins en apparence, libre de tout phénomène nerveux, lorsque le 12 juin dernier, s'étant engagée dans une pièce obscure, qu'elle ne connaissait pas, elle tomba dans l'orifice d'une trappe. Les deux membres s'engagèrent, paraît-il, surtout le gauche qui, dit-elle, « porta à faux et se tordit ». Il en résulta immédiatement une assez vive douleur. Il y avait sur ce membre quelques écorchures et en particulier, au niveau des chevilles, un certain gonflement du pied. Il est intéressant que c'est seulement dans la soirée que la rigidité a commencé à se produire. Ceci est à rapprocher de ce qui se passe dans les paralysies hystéro-traumatiques qui, dans la règle, ainsi que je le rappelais il n'y a qu'un instant, ne se produisent pas immédiatement après l'accident mais seulement après une période d'incubation. Le lendemain, le médecin appelé a pu constater que, sur le membre gauche, il existait une anesthésie occupant le pied et la jambe, remontant même au-dessus du genou.

Sur le fond anesthésique se dessinent au niveau du cou-de-pied, une bande hyperesthésique et une autre plaque également hyperesthésique sur le dos du pied, au niveau des articulations métatarso-phalangiennes. Sur le membre inférieur droit contracturé secondairement, il n'y a pas d'anesthésie généralisée, on constate seulement au niveau du mollet, sur les parties latérales de la jambe, en dessus et en dehors, une plaque anesthésique circulaire.

Je vous ai dit que la rigidité même au membre gauche, n'était pas, comme cela se voit souvent dans l'hystérie, poussée jusqu'au plus haut point ; j'ajouterai que, ainsi que cela a lieu habituellement dans les cas de contracture de cause organique, la rigidité s'atténue considérablement pendant le sommeil, pour reprendre son intensité le matin, lorsque la malade éveillée cherche à exécuter quelques mouvements des jambes et à marcher.

Malgré ces ressemblances, c'est bien chez notre malade de contracture hystérique qu'il est question ; jamais la malade n'a eu d'attaques mais nous savons que déjà elle a souffert d'une contracture d'un membre ; nous avons, de plus, constaté chez elle l'anesthésie du pharynx et un certain degré, très léger du reste, de rétrécissement concentrique double du champ visuel.

Chez cette malade, la contracture est de date récente, et ainsi que je l'ai relevé plusieurs fois, elle n'est pas portée au plus haut point. Tout nous permet d'espérer, par conséquent, que nous pourrons en venir à bout, sans trop de peine, en mettant en œuvre l'un des divers moyens que nous avons à notre disposition et dont je vous ai parlé maintes fois déjà.

APPENDICE

Spasme glosso-labié dans la paralysie générale progressive. (Voir l'histoire de la 2ᵉ malade dans la présente leçon)

Un nommé B.., âgé de 44 ans, atteint de paralysie générale progressive et offrant une langue « en crochet » semblable à celle qu'on voit dans le spasme glosso-labié des hystériques, s'est présenté ce matin à la consultation, mais n'a pu être montré au cours. Nous croyons devoir donner en abrégé l'observation de ce malade.

Plusieurs attaques congestives au début, il y a 8 mois, sans perte de connaissance complète, sans paralysie consécutive. L'embarras de la parole se serait prononcé d'emblée après la première attaque ; il est aujourd'hui très accentué. Quand le malade parle, on voit le sourcil droit se lever et s'abaisser successivement, tandis que celui du côté gauche reste le plus souvent en place ; en même temps l'orbiculaire des lèvres, surtout du côté droit, est agité de secousses très marquées. Quand on dit au malade de tirer la langue, celle-ci est déviée vers la droite, et elle forme un crochet dont la concavité tres accusée regarde en dehors et à droite. La moitié droite de la langue est très manifestement moins large et plus dure au toucher que ne l'est la moitié gauche (*Fig.* 73 et 74.)

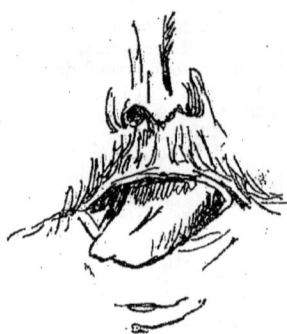

Fig. 73. — B..; âgé de 44 ans (juin 1888). Langue tirée sans effort.

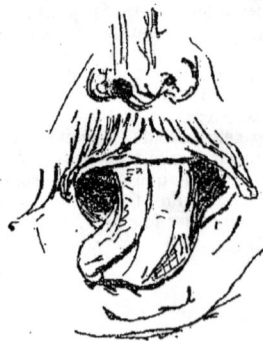

Fig. 74. — B... âgé de 44 ans Langue tirée très fort.

La main droite tremble plus que la gauche. Elle est souvent, ainsi que le bras correspondant, le siège d'engourdissements qui existent aussi dans le membre inférieur du même côté. Les pupilles ne présentent pas d'anomalies. Malgré l'existence de phénomènes somatiques aussi prononcés, la mémoire n'est pas affaiblie en proportion ; le malade, toutefois, saute souvent des mots en écrivant et il se trompe grossièrement dans ses calculs. Ce manque de proportion entre l'intensité des phénomènes somatiques et celle des phénomènes psychiques rappelle ce qui a été vu chez un autre paralytique général présenté dans une des dernières leçons et chez lequel les symptômes somatiques prédominaient remarquablement du côté droit du corps (19e leçon 4 et 5). Notre malade d'aujourd'hui exerçait une profession très fatigante, il était chef de vente et chargé de la comptabilité au « *Figaro* » et au « *Temps* ».

VINGT-TROISIÈME LEÇON

OBJET :

1° Sclérose en plaques chez un jeune homme de 26 ans.

2° Affection spinale consécutive aux arthropathies du rhumatisme blennorrhagique chez un homme âgé de 26 ans.

3° Neurasthénie chez une femme de 49 ans.

1er MALADE.

(Un malade assez bien mis est introduit.)

M. CHARCOT : Vous avez 24 ans, vous avez fait déjà bien des choses dans votre vie, d'après ce que je vois sur cette note qui vous concerne — entr'autres, vous avez énormément voyagé, en particulier à Panama. — Sans indiscrétion, qu'y êtes vous allé faire ?

Le malade : J'ai été employé de la Compagnie du Canal inter-océanique.

M. CHARCOT : Est-ce que vous êtes resté longtemps à Panama ?

Le malade : 8 mois.

M. CHARCOT : Quel est le motif qui vous a fait partir ?

Le malade : J'ai été atteint des fièvres intermittentes.

M. CHARCOT : Je vois dans ma note que vous avez servi dans l'armée ?

Le malade : Oui, au 3e dragons et au 3e spahis.

M. CHARCOT : Pourquoi avez-vous changé ainsi de corps ?

Le malade : Parce que je voulais retourner en Afrique.

M. CHARCOT : Vous y aviez déjà été ?

Le malade : Oui, Monsieur.

M. CHARCOT : Est-ce que vous êtes né en Algérie ?

Le malade : Non, je suis né dans le Nord.

M. CHARCOT : Je fais parler ce malade à dessein, je tiens à vous faire remarquer que son débit est lent, sa parole scandée et que, chemin faisant, pendant qu'il parle, l'on observe que sa tête est agitée de petites oscillations dans divers sens. Je ne suis pas fâché non plus de vous faire remarquer que le passé de ce malade semble indiquer chez lui un état d'esprit qui n'est peut-être pas absolument normal.

(*Au malade*) : On me dit que vous avez eu des vertiges. Comment étaient faits ces vertiges, est-ce que vous voyiez tourner les objets autour de vous, est-ce qu'il vous semblait que vous vous déplaciez vous-même, malgré vous ?

Le malade ; Jamais, seulement je ne peux baisser la tête ni d'un côté ni de l'autre : tout de suite, je suis congestionné, j'ai la tête lourde.

M. CHARCOT : Voilà ce que vous appelez des vertiges. Vous n'éprouvez pas autre chose ? Avez-vous vu double ?

Le malade : Non, jamais je n'ai vu deux objets au lieu d'un.

M. CHARCOT : Est-ce que, quelquefois, quand vous regardez les objets, vous les voyez qui oscillent, qui remuent ?

Le malade : Oui, et beaucoup plus dans certains moments que maintenant.

M. CHARCOT : Dans quelle direction se meuvent les objets dans ces cas là ?

Le malade met sa main devant ses yeux et figure par une pantomime les objets oscillant de gauche à droite et de droite à gauche.

M. CHARCOT: Il a probablement du nystagmus et en effet, quand il cherche à fixer un objet que l'on déplace, on voit les globes oculaires osciller rapidement dans le sens latéral. Chemin faisant, dans notre examen, je chercherai à mettre en relief les symptômes qui, je le pense, devront vous conduire à faire un diagnostic qui est déjà à peu près arrêté dans mon esprit. J'ai vu en effet le malade hier, un instant seulement, mais le cas ne me paraît pas bien difficile à débrouiller.

En général, dans l'affection dont je le suppose atteint et dont je ne vous dirai le nom que tout à l'heure, parce que je veux vous laisser le plaisir de le deviner vous-mêmes si ce n'est déjà fait, la langue ne tremble pas comme cela a lieu quelquefois dans la paralysie agitante, dans la paralysie générale progressive, dans le cas de tremblement mercuriel. La parole est seulement lente, comme scandée ; quelquefois cependant, l'émission des sons articulés est accompagné de petites secousses dans les lèvres qui rappellent ce que l'on voit si souvent dans la paralysie générale progressive. Cela a lieu justement chez notre malade et cela n'est pas pour rendre le diagnostic absolument facile.

Le malade : Il y a eu un temps où je ne pouvais que difficilement m'exprimer, où j'ai eu la parole très embarrassée, seulement je ne crois pas l'avoir en ce moment.

M. CHARCOT : Comment parliez-vous ?

Le malade : Je mettais un assez long temps à articuler mes mots et j'appuyais sur mes mots. Aujourd'hui, si je parle comme je le fais, lentement, c'est parce que je le veux bien, mais si je me mettais en colère vous m'entendriez parler autrement.

M. CHARCOT : La colère n'est pas un état normal.

Le malade : Je vous demande pardon.

M. CHARCOT : A moins que chez vous ce ne soit l'état habituel, ce qui ne me paraît pas être tout à fait exact. Enfin il y a un moment où [vous avez parlé très lentement.

Le malade : Certainement, j'ai eu la parole plus embarrassée que je ne l'ai dans ce moment-ci.

M. Charcot : C'est une question de nuances. Je ne dis pas que vous ayez la parole très embarrassée pour qu'un observateur exercé reconnaisse l'embarras de la parole et l'appelle d'un certain nom. Maintenant vous dites que vous n'avez pas vu double ?

Le malade : Jamais.

M. Charcot ; Voyez-vous bien clair ?

Le malade : Oui, maintenant; il y a des moments où je ne voyais plus clair, je ne pouvais plus lire.

M. Charcot : Voilà un cas dans lequel l'examen méthodique des yeux serait utile. Nous avons constaté le nystagmus, cela est bien facile, mais il y a peut-être bien d'autres choses à y voir. Pour le moment, nous devons nous contenter des résultats fournis par un examen sommaire. *(Au malade) :* Serrez-moi la main.

(Le malade serre la main de M. Charcot vigoureusement).

Oh, il est très fort j'en suis convaincu (on rit). Portez votre main à votre figure.

Le malade : A ma bouche.

M. Charcot : Oui. L'autre main maintenant. Vous voyez que chacun de ces actes intentionnels est marqué par une oscillation, un tremblement très marqué, non seulement de la main en action, mais encore de la tête. Je sais que ce phénomène important va s'accuser plus encore lorsqu'il s'agira de porter à la bouche un verre rempli d'eau. En effet, au moment d'atteindre le but, vous voyez que la main s'agite au point de verser une bonne partie du contenu du verre.

Le tremblement intentionnel est, comme vous voyez, manifestement plus prononcé dans la main droite que dans la gauche.

M. Charcot : Vous n'avez de douleurs nulle part ?

Le malade : Non.

M. Charcot : Vous n'avez jamais de fourmillement, pas d'engourdissements).

Le malade : Jamais. Si, cependant, j'ai eu une petite douleur dans l'épaule droite, mais elle n'a duré que quatre jours.

M. Charcot : Levez donc votre jambe droite.

Le malade : Je lève très bien la jambe droite, mais je ne peux pas lever aussi bien la gauche et quand je veux marcher, c'est celle-ci qui s'y refuse.

M. Charcot : Ayez la bonté de vous lever. Maintenant restez debout, laissez pendre votre main, rapprochez un peu vos pieds.

Le malade Oh oui, mais..... je ne peux pas, je vais tomber.

M. Charcot : Il ne peut donc pas se tenir debout quand ses pieds sont rapprochés l'un de l'autre. *(Au malade)* : Ecartez vos pieds maintenant de manière à être solide. Fermez les yeux.

(Aux auditeurs) : Vous constatez toujours que l'occlusion des yeux ne modifie en rien la station debout.

(Au malade) : Maintenant asseyez-vous, restez tranquille et mettez une jambe sur l'autre.

(M. Charcot pratique successivement la percussion des deux tendons rotuliens à l'aide du marteau de Skoda.)

Ses réflexes sont manifestement exagérés. Il y a un certain degré de trépidation quand on redresse brusquement la pointe du pied, surtout du côté gauche. La parésie des membres inférieurs est donc du genre spasmodique. Vous n'avez pas de difficulté à uriner ?

Le malade : J'en ai eu beaucoup plus qu'aujourd'hui. J'ai eu de l'incontinence d'urine pendant la journée.

M. CHARCOT : Quand céla ?

Le malade : Il y a un mois ; actuellement, c'est complètement fini.

M. CHARCOT : Ce phénomène n'est pas très fréquent dans l'affection dont je le crois atteint, mais il s'y voit quelquefois d'une façon très accentuée. Dans quel hôpital avez-vous été ? à l'hôpital militaire me dit-on ?

Le malade : Oui, au sortir de là, je ne pouvais faire quatre pas.

M. CHARCOT : Vous avez donc été plus malade que vous ne l'êtes ?

Le malade : Oui, certainement, il fut un moment où je n'aurais pas pu marcher pendant 30 mètres.

M. CHARCOT : Notez cela ; il paraît s'être amendé à plusieurs reprises sous de certains rapports. La maladie supposée est en effet marquée dans sa marche, très souvent du moins, par des hauts et des bas successifs, bien qu'il s'agisse d'une affection caractérisée par des lésions organiques également très accentuées.

(Au malade) : Vous venez de dire qu'il y avait des moments où vous marchiez assez difficilement. D'après la note que j'ai entre les mains, il aurait existé un temps où vous ne pouviez même plus marcher du tout ?

Le malade : Si, j'ai toujours marché, et je n'ai jamais marché en titubant ; seulement, j'étais constamment fatigué. Au bout de 50 mètres je ne pouvais plus faire un pas et si je l'avais fait, il est probable que je serais tombé par terre et cela même m'est arrivé une fois.

M. CHARCOT : Ainsi vous prétendez que vous ne marchiez pas en titubant à la manière des gens ivres ?

Le malade : Non, Monsieur le Docteur, seulement je ne pouvais aller droit.

M. CHARCOT : Vous ne pouviez aller droit devant vous, vous oscilliez à droite et à gauche ; c'est justement ce qu'on appelle tituber, festonner comme on le dit quelquefois des ivrognes.

Le malade : Je ne m'en fâcherai pas.

M. CHARCOT : Eh bien est-ce à la manière des ivrognes que vous marchiez ?

Le malade : Hélas, oui !

M. CHARCOT : Marchez un peu devant nous s'il vous plaît.

(Le malade fait quelques pas).

M. CHARCOT : Un peu plus vite.

Le malade : J'aurais peur de tomber si je marchais plus vite.

M. CHARCOT : Veuillez remarquer, Messieurs, qu'il présente en marchant, au plus haut degré, la démarche titubante, marquée par des oscillations du corps et des membres inférieurs, qui l'entraînent à droite, puis à gauche de la ligne de marche. Pendant ce temps, le tronc et les membres sont secoués par de grandes oscillations à peu près rhytmées qui ne se voient pas dans l'ivresse. Ce n'est donc pas la démarche titubante en général qu'il présente, mais un genre particulier de démarche titubante.

(Au malade) : A quelle époque faites-vous remonter le début de la maladie ?

Le malade : Au moment de mon retour de Panama, immédiatement après avoir eu les fièvres intermittentes.

M. Charcot : A cette époque, vous n'aviez pas eu encore de difficultés de la marche, de trouble des yeux ?

Le malade : Non, cela ne date que du mois de janvier dernier, j'ai eu cela pour mes étrennes.

M. Charcot : C'est alors que vous avez vu les objets osciller de gauche à droite et de droite à gauche. Si on vous demandait comment a·commencé votre maladie, que répondriez-vous ?

Le malade : Que c'est la suite de mes fièvres intermittentes. Peut-être ai-je trop pris de sulfate de quinine. J'en ai pris jusqu'à 3 grammes.

M. Charcot : Il est possible en effet que la maladie dont il souffre se soit développée non pas à la suite de l'emploi du sulfate de quinine, mais à la suite d'une maladie infectieuse comme l'est la fièvre palustre.

Cette déclaration du malade ferait grand plaisir à un de nos anciens élèves qui soutient que le plus souvent, la sclérose en plaques se développe à la suite d'une maladie infectieuse quelconque. Ce pourrait être aussi bien la fièvre typhoïde, la syphilis ; — mais je m'aperçois que j'ai prononcé le mot sclérose en plaques, c'est bien le diagnostic que chemin faisant, pendant l'interrogatoire, vous aviez, j'en suis sûr, formulé dans votre esprit. — Quels sont les diagnostics faits par les médecins que vous avez consultés ?

Le malade : Le docteur X... m'a dit que j'étais atteint de paralysie agitante ; un autre m'a dit que c'était la maladie de Huntington.

M. Charcot : Hélas ! Hélas ! Hélas ! et quatre fois Hélas !

Le malade : Le docteur X... a affirmé que j'avais dans le système nerveux quelques plaques scléreuses ; il ne me l'a pas dit à moi-même.

M. Charcot : Alors comment le savez-vous ?

Le malade : Il l'a dit à un de mes amis qui me l'a répété.

M. Charcot : Vous n'avez pas eu d'autres diagnostics ?

Le malade : Je me suis contenté de ces deux là, c'était bien assez.

M. Charcot : Et vous avez eu bien raison ; le dernier était le bon. Avez-vous eu des maladies vénériennes ?

Le malade : Oui, la chaude-pisse à Cuba ; j'avais 14 ans

M. Charcot : A Cuba ! Vous avez donc voyagé toute votre vie ?

Le malade : J'ai fait 6 voyages, j'ai été en Amérique deux fois.

M. Charcot : Qu'est-ce que vous alliez y faire ?

Le maalde : Beaucoup de choses.

M. Charcot : Trop peut-être à la fois. Quel était votre but ?

Le malade : Je voyageais avec mon oncle qui était capitaine d'un voilier.

M. Charcot : Est-ce que vous avez bien connu tous vos parents ?

Le malade : Certainement, j'ai connu mon père, ma mère, et je connais encore mon père parce qu'il est vivant.

M. Charcot : Vous ne savez pas s'il y a eu dans votre famille des originaux, des esprits bizarres, des malades de l'esprit enfin.

Le malade : J'ai toujours été moi-même un peu bizarre, mais pas malade d'esprit.

M. Charcot : Je voudrais savoir de vous enfin, s'il n'y a pas eu dans votre famille quelques personnes malades, du système nerveux ?

Le malade : Il y a eu des poètes.

M. Charcot : Oh, des poètes ! Ce n'est pas tout à fait cela, bien que je sois un peu enclin à partager certaine opinion émise par un regretté collègue et maître à la Salpêtrière, Moreau (de Tours). Je ne veux pas pousser l'interrogatoire plus loin ; vous avez pu remarquer que le malade est un peu original, un peu rétif, non sans amour-propre et je ne voudrais pas le pousser à bout. C'est déjà très-heureux qu'il ait bien voulu jusqu'ici se prêter à notre examen.

(*Au malade*) : Je vous remercie, vous pouvez vous retirer, on vous donnera dans un instant la prescription qui vous convient.

Je vous dirai en terminant que votre maladie n'est pas inguérissable et que nous vous guérirons, je l'espère, si vous voulez bien nous y aider. (Le malade se retire).

Décidément c'est un original et il nous paraît l'avoir toujours été. J'ai cru à chaque instant, pendant l'interrogatoire, qu'il allait se fâcher tout rouge ; certainement, c'est un vaniteux. Cela tient-il à la modification mentale qui accompagne généralement la maladie cérébro-spinale dont il est atteint ? En général, en pareil cas, c'est de l'amnésie, de la dépression que l'on observe. Il y a cependant des exceptions à la règle et quelquefois les idées ambitieuses viennent, parmi les troubles psychiques, tenir la première place, de telle sorte que l'on pourrait s'y tromper si l'on n'était pas attentif, et si l'on ne connaissait pas le piège. — Je serais vraiment étonné s'il n'avait pas existé dans sa famille quelque tare nerveuse.

— Mais je ne veux pas m'arrêter plus longtemps sur ce malade qui offre, d'ailleurs, un cas assez simple, bien qu'il ne s'agisse pas d'un exemple tout à fait typique de la sclérose en plaques.

2ᵉ Malade.

(Un second malade est introduit porté par un infirmier et ensuite placé assis sur une chaise).

M. Charcot : Le malade que voici n'est pas, comme le précédent, un client du dehors. C'est un malade qui, depuis longtemps, vit dans le service ; aussi avons-nous eu le loisir de l'étudier avec quelque soin. Je vous le présente comme un cas fort important pour la pratique et encore insuffisamment connu. Certes, vous avez entendu maintes fois, lorsque vous étiez jeunes étudiants, vos maîtres vous dire : « Si vous ne craignez pas les Dieux, craignez la vérole ». Ils auraient pu ajouter : « Craignez aussi la chaude-pisse », car celle-ci, bien que moins terrible que celle-là, sans doute, dans ses conséquences, peut chez certains sujets, amener des accidents vraiment déplorables, non par ce qu'ils compromettent habituellement l'existence ou même la santé générale, mais parce qu'ils peuvent entraver le fonctionnement de la vie régulière, parfois pendant une période de plusieurs années. Et justement, c'est ce qui est arrivé chez le pauvre garçon que vous avez là, sous les yeux.

Vous n'allez pas croire, certainement, que je veuille ici, vous parler de la chaude-pisse considérée pour elle-même et en elle-même, cela n'est pas mon affaire. Je ne vous dirai rien non plus des accidents plus ou moins éloignés ou immédiats qu'elle peut engendrer du côté des voies urinaires. Vous comprenez bien que si je vous parle de la chaude-pisse, c'est qu'elle peut aboutir quelquefois, en procédant par des voies plus ou moins détournées, à certains phénomènes névropathiques encore peu étudiés jusqu'ici, et dont notre malade offre un bel exemple.

Voici, Messieurs, en effet, un pauvre jeune homme, on ne saurait trop le plaindre, qui, âgé aujourd'hui seulement de 26 ans, est depuis 8 ans déjà cependant, en conséquence de la gonorrhée infectieuse à répétition, sous le coup d'une affection articulaire qui, compliquée d'une affection spinale depuis 14 mois, lui rend la station debout et la marche absolument impraticables. Oui, depuis 8 ans, il n'a pas cessé d'être arrêté chaque année pendant des semaines et des mois, d'être rendu incapable de tout travail. Depuis 14 mois, il n'a plus de répit ; toujours confiné à l'hôpital, il lui est devenu absolument impossible de marcher même à l'aide de béquilles.

Ainsi que je l'ai dit à l'instant, c'est pour une bonne part l'affection spinale dont il souffre qui le rend ainsi impotent. Mais celle-ci n'a pas suivi d'emblée la blennorrhagie, elle s'est produite d'elle-même, à la suite et dans le cours d'une affection articulaire que l'on est convenu d'appeler le *rhumatisme blennorrhagique*.

Il fut un temps, Messieurs, et il n'est pas encore très loin, où l'on pouvait se demander s'il existait réellement un rhumatisme blennorrhagique digne de ce nom. Sans doute, on n'a jamais mis en doute qu'il y ait une relation entre la gonorrhée et certaines formes d'arthropathie ; mais certains pensaient qu'il s'agissait là, peut-être, du rhumatisme articulaire vulgaire, développé en conséquence d'une blennorrhagie et plus ou moins modifié par elle. Peut-être sera-t-il opportun, pour vous donner une idée des discussions qui s'agitaient à l'époque, au sein de la Société Médicale des Hôpitaux (1866), de vous faire connaître la part que j'y ai prise. Dans une lettre communiquée au regretté Lorain (*Bulletin de la Société Médicale des Hôpitaux de Paris*, t. III. 2º série, Année 1866, p. 324) (1), je disais :

.... « Les causes les plus banales, telles que le traumatisme, par exemple, peuvent donner naissance au rhumatisme articulaire ordinaire. Des causes plus spéciales et en particulier les causes, génitales peuvent amener ce résultat. Mais ce n'est certainement là, à mon sens, qu'un coin du tableau, et je pense que la plupart des causes spéciales ou spécifiques peuvent, par elles-mêmes, provoquer l'apparition d'affections articulaires qui diffèrent à certains égards, et surtout

(1) Cette lettre a été reproduite dans le tome VII des *Œuvres complètes*. (p. 491).

cliniquement, du rhumatisme ordinaire. Il est facile de démontrer tout d'abord que certaines causes vraiment spécifiques (on dirait aujourd'hui infectieuses) font naître des arthrites qui n'ont de commun avec le rhumatisme proprement dit que le siège. Certains poisons morbides peuvent être placés au premier rang ; sous ce rapport, il y a une arthrite *morveuse*, une arthrite *varioleuse*, une arthrite liée à la *diathèse purulente*. » Ces arthrites-là, partielles ou multiples, ne sont évidemment pas le rhumatisme articulaire commun.

« Je crois de plus qu'il y a une *arthrite scarlatineuse* bien différente du rhumatisme articulaire commun, *lequel se développe cependant quelquefois sous l'influence de la scarlatine.*

« Je crois de plus qu'il existe une *arthrite blennorrhagique* ayant ses caractères particuliers et distincts de ceux qui appartiennent au rhumatisme spontané, mais il n'en est pas moins vrai que le rhumatisme ordinaire peut se développer sous l'influence de la blennorrhagie.

« Il y a sans doute une *arthrite puerpérale* spéciale ; mais l'état puerpéral est propre à développer le rhumatisme commun.

« En résumé, les causes qui provoquent les arthropathies spéciales sont aussi toutes puissantes à provoquer, dans certaines circonstances données (lorsqu'il existe par exemple, une prédisposition déjà accusée par des accès antérieurs) les arthropathies du rhumatisme ordinaire... »

Eh bien, Messieurs, à ce que je disais il y a 22 ans, je ne vois pas grand'chose à changer aujourd'hui. C'est bien ainsi que sont les choses. Il y a lieu de reconnaître à côté du rhumatisme articulaire vulgaire développé sous l'influence de la blennorrhagie, une arthropathie blennorrhagique proprement dite, spécifique ou autrement dite infectieuse comme l'est la gonorrhée elle-même.

S'il fallait discuter encore, après tant d'éclaircissements fournis sur la matière, principalement depuis la découverte de Neisser sur la réalité d'une arthrite blennorrhagique spécifique, le cas que nous avons sous les yeux serait justement un bon exemple à choisir pour établir la démonstration. Evidemment, ce n'est pas le rhumatisme articulaire aigu ou subaigu, proprement dit vulgaire, qui se comporte comme se sont comportées les arthropathies qui, depuis 8 ans, ont si cruellement tourmenté notre malade.

C'est à la suite des arthropathies, par le fait d'un mécanisme que nous aurons à élucider, que s'est établi l'affection spinale qui doit être l'objet de notre démonstration, et pour vous bien montrer, dès l'origine, qu'il y a vraiment chez notre homme une affection spinale, il me suffira de vous faire remarquer sommairement qu'en outre d'une atrophie des masses musculaires des membres inférieurs il existe chez lui une exaltation très prononcée des réflexes rotuliens (phénomène du genou) et, en outre, une trépidation également très accusée, produite par le redressement de la pointe du pied (phénomène du pied). Ces deux phénomènes, j'y insiste, suffisent pour mettre en relief l'existence d'une lésion affectant le centre spinal, lésion dynamique ou organique, c'est ce qu'il s'agira de déterminer ultérieurement.

---

(1) *Nouveau Dictionnaire de médecine et de chirurgie pratiques*, t. v, 1866, article, *Blennorrhagie.*

Mais jusqu'à présent, vous ne connaissez que le "Sommaire", la "tête de chapitre". Il nous faut entrer dans le détail et vous faire connaître quelques-uns des faits les plus importants de l'histoire de notre malade. Vous allez voir, que c'est une Iliade, une *Iliade blennorrhagique*, s'il était permis d'ainsi parler.

R..se est de nationalité hongroise. Il exerce la profession de photographe. Il a contracté sa première gonorrhée en 1880. — *Au malade* : Etiez-vous alors à Paris ?

Le malade : Non, j'étais dans mon pays.

M. CHARCOT : Il avait alors 18 ans. Ainsi nous ne sommes pas responsables de sa première blennorrhagie. Cela n'est peut-être pas inutile à relever par le temps qui court. Non, tout le mal ne vient pas de nous, Babyloniens du jour, à ce que l'on dit.

Quoi qu'il en soit, c'est alors que commence pour lui une période malheureuse entre toutes, 8 ans d'empêchements et de souffrances, car vous allez voir que depuis cette triste rencontre, il n'a jamais été complètement libre d'accidents articulaires blennorrhagiques.

Vous savez que justement, un des caractères cliniques du rhumatisme blennorrhagique, c'est, ainsi que l'a parfaitement montré M. le Professeur Fournier dans un article de Dictionnaire justement célèbre (1), qu'il s'attaque non pas exclusivement aux articulations, mais encore avec une certaine prédilection et quelquefois, presque uniquement aux gaînes tendineuses et aux bourses synoviales ou muqueuses, comme on disait dans le temps. Pareille chose se voit sans doute quelquefois dans le rhumatisme articulaire aigu vulgaire, mais jamais on peut le dire, d'une façon aussi prédominante. Or, vous allez voir que justement, chez notre sujet, l'affection a prédominé et prédomine encore notoirement sur les gaînes tendineuses, d'une façon toute spéciale sur certaines bourses séreuses.

Donc, c'est en 1880 qu'a eu lieu la première blennorrhagie ; au bout de 3 semaines est apparue une douleur avec gonflement dans l'articulation métatarsophalangienne du 2e orteil droit. Le malade a été retenu 3 mois au lit par la douleur articulaire; la convalescence a duré 3 mois; remarquez ce premier rhumatisme limité à une seule jointure ; cela déjà ne ressemble pas beaucoup au rhumatisme vulgaire.

En 1883, 2e blennorrhagie qui dure 3 ou 4 mois. Quelques jours après le début, envahissement des articulations tibio-tarsiennes des deux côtés et du talon droit au niveau du tendon d'Achille. Séjour au lit : 4 mois. Singulière prédisposition, non seulement à contracter la gonorrhée, mais encore à contracter le rhumatisme blennorrhagique ! !

En 1884, juillet, sans cause connue, sans réapparition du flux blennorrhagique, les douleurs articulaires et synoviales apparaissent aux mêmes points que la deuxième fois. C'est à cette époque qu'il commence à remarquer *dans les membres inférieurs un certain degré de trépidation* qui se produit à l'occasion de certains mouvements et un *amaigrissement sensible, surtout dans les jambes.*

A la suite, pendant toute la durée de 1885, il marche tant bien que mal, souffrant souvent dans les jointures, mais surtout dans la plante des pieds des deux côtés. Parfois, il est forcé, à cause de l'exacerbation des douleurs, de s'aliter pendant 3 ou 4 jours de suite.

Nous voilà en 1886. Troisième blennorrhagie. Les douleurs reparaissent et le condamnent au lit pendant 3 mois. Les plantes des pieds surtout sont douloureuses et gênent la marche ainsi que la trépidation. Il est rare que depuis, il ait pu marcher sans béquilles. Vous constatez que depuis 1880, il a passé à peu près la moitié de son temps au lit.

Enfin, voici la fin du roman... ce n'est pas un roman gai, comme vous le voyez. Nous sommes en 1887, en mai, quatrième réapparition de la blennorrhagie, cette fois sans coït, et vraisemblablement, en conséquence d'excès de boisson. Cette fois, les deux articulations du cou-de-pied sont douloureuses et gonflées, les talons douloureux, ainsi que certains points de la plante des pieds des deux côtés. La plupart des autres articulations : genoux, hanches, jointures vertébrales lombaires et articulation temporo-maxillaire gauche, sont prises à leur tour, successivement ou simultanément, mais cette fois sans gonflement, à l'exception de la dernière, la temporo-maxillaire, qui a été manifestement tuméfiée. Ce serait donc pour la plupart des grandes articulations, non pas une arthrite qui se serait produite, mais bien l'arthralgie, comme l'appelle M. Fournier. Quoi qu'il en soit, il paraîtrait qu'au plus fort de cet envahissement qui a eu lieu en juillet, la température centrale se serait élevée, à un moment, jusqu'à 40°.

Après cette période aiguë, les douleurs s'atténuent ; elles abandonnent toutes les jointures pour ne plus exister que dans les pieds et là, elles ne se montrent plus spontanément qu'à l'occasion de certains paroxysmes ; d'habitude, elles ne se révèlent que par la pression ou lorsque le malade veut mettre les pieds à terre, mais sous cette forme et dans ce siège, elles sont absolument permanentes : depuis 14 mois, elles n'ont jamais cessé d'exister un seul instant.

C'est vers la même époque que les symptômes spinaux et en particulier les trépidations, déjà esquissées antérieurement, tendent à prédominer et à occuper le premier plan. Mais sur ce point, nous allons nous arrêter tout-à-l'heure. Pour le moment, je voudrais insister sur la localisation très particulière, très originale de ces douleurs persistantes dans certaines régions des pieds, constamment révélées par la pression et qui, au moins pour une part, contribuent à rendre la marche impossible.

Mais au préalable, il sera utile, très certainement, d'appeler votre attention sur quelques détails anatomiques, propres à faire comprendre ces localisations douloureuses sur lesquelles je tiens à insister. — Vraiment, quand on rencontre des douleurs persistantes ayant le siège que nous allons dire, cela est assez frappant pour que l'on doive songer —, sauf vérification, bien entendu, à l'infection blennorrhagique.

Déjà Swédiaur connaissait ces douleurs du talon qui accompagnent certaines blennorrhagies et leur survivent parfois pendant un an ou deux.

Chez notre malade, ce n'est pas seulement au talon que sont localisées les douleurs qui empêchent d'appliquer les pieds à terre et de marcher, c'est encore sur deux autres points bien déterminés de la plante des pieds.

Voici maintenant les quelques détails anatomiques auxquels je faisais allusion tout-à-l'heure.

Entre le tendon d'Achille et la portion de la face postérieure du calcanéum, au-dessus de son insertion, région accusée douloureuse chez notre malade, il existe

une bourse séreuse constante, la bourse rétro-calcanéenne. Elle recouvre une petite portion de la face supérieure du calcanéum, remonte à un centimètre environ
au-dessus de cette face et s'étend de chaque côté jusqu'aux limites du tendon.
(Tillaux, *Anatom. topographique*, 2ᵉ édition, p. 1016).

En outre de la bourse rétro-calcanéenne, il y a à considérer encore les bourses
séreuses de la plante du pied (Tillaux, *loc. cit.*, p. 1032). Vous savez que la face
plantaire est excavée et ne repose pas sur le sol à l'état normal par tous ces points
voir pl. 1, fig. 1 et 2). Trois points surtout supportent le poids du corps dans la

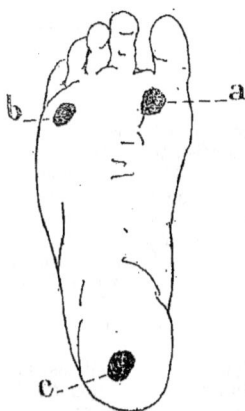 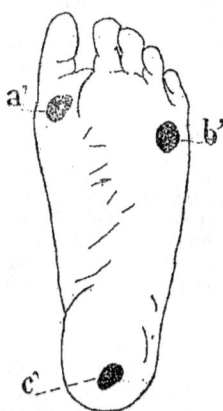

Fig. 73.   *Fig. 74.*

station verticale: ce sont les talons et la tête des premier et 5ᵉ métatarsiens. En
chacun de ces divers points, Lenoir a démontré l'existence d'une bourse séreuse
constante (Lenoir. *Recherches sur les bourses muqueuses sous-cutanées de la plante
du pied et leur inflammation*. In *Revue médicale*, 1837, Nº 7 — et Richet, *Traité
pratique d'anatomie chirurgicale*, 4ᵉ édition, p. 857). L'une située au-dessous de
la tubérosité inférieure du calcanéum (c), la 2ᵉ vis-à-vis de la tête du 1ᵉʳ métatar-
sien (b) et la 3ᵉ au-dessous de celle du 5ᵉ (a). Eh bien, Messieurs, c'est justement
sur ces points là, au niveau de ces bourses séreuses que siègent, chez notre homme,
les douleurs de la plante du pied comme vous le constatez par l'exploration que nous
faisons devant vous, symétriquement de chaque côté. Rien de plus net que cette localisation; pressez sur la plante des pieds, partout ailleurs le malade ne ressent absolument aucune souffrance. C'est donc exactement dans les bourses séreuses plan-

taires et dans les rétro-calcaniennes que s'est concentrée l'inflammation chronique de cause blennorrhagique d'où dérivent les douleurs dont souffre notre malade.

Voilà certes un tableau clinique fort original et qui devrait faire penser, s'il se retrouvait chez un autre sujet avec les mêmes caractères, à une affection blennor-rhagique.

Mais il importe de remarquer, cela est établi par les antécédents, que les bourses séreuses n'ont pas toujours été seules atteintes; les diverses articulations des pieds et en particulier les jointures tibio-tarsiennes ont souffert, elles aussi, pendant fort longtemps et si je tiens à relever ce point, c'est que ces arthrites ont, c'est du moins mon opinion, contribué pour une bonne part au développement de l'affection spinale qu'il nous reste à étudier maintenant.

Aujourd'hui, les douleurs tibio-tarsiennes sont presque éteintes. Il n'en est pas de même du côté des jointures métatarso-phalangiennes des gros orteils de chaque côté qu'on ne peut mouvoir un peu vivement ou presser, sans provoquer de la douleur.

Pour en venir, maintenant, aux symptômes qui dénotent une participation de la moëlle épinière, je rappellerai en quoi ils consistent. En 1er lieu, je relèverai l'atrophie musculaire très prononcée des membres inférieurs, surtout prononcée aux mollets. Vous n'ignorez pas, c'est un point sur lequel j'ai insisté dans une de nos précédentes leçons du mardi (18e leçon : *Paralysie spasmodique atrophique de cause articulaire*), que dans les atrophies traumatiques ou non traumatiques, il se produit à peu près nécessairement une atrophie correspondante du membre ou siège la jointure, principalement marquée dans les extenseurs de cette jointure. Vous n'ignorez pas également que, ainsi que je crois vous l'avoir péremptoirement démontré, ces atrophies musculaires de cause articulaire, sont, suivant la théorie de Vulpian, la conséquence d'un réflexe spinal (1).

C'est l'atrophie musculaire simple qui s'observe en pareil cas, mais dans quelques cas il peut y avoir sur certains points au moins, réaction de dégénération et secousses fibrillaires. C'est justement là ce qui s'observe chez notre malade ainsi que vous pouvez le remarquer. Ces phénomènes de l'atrophie simple se trouvent donc ici combinés sur certains points, à ceux de l'atrophie dégénératrice. Je vous ferai remarquer, en passant, les teintes rouges violacées qui se voient sur les jambes et les pieds de notre sujet, en même temps qu'un certain degré d'algidité, phénomènes qui rappellent ce qui s'observe dans la paralysie infantile spinale. Mais ce qui est frappant surtout, c'est l'exagération des réflexes rotuliens et la trépidation très marquée produite par le redressement de la pointe du pied. Ce sont évidemment là des phénomènes qui révèlent, au premier chef, l'existence d'une affection spinale du genre spasmodique.

Cette trépidation s'accuse au plus haut degré aussitôt que le malade pose le pied à terre, de telle sorte que l'impossibilité de se tenir debout et de marcher est en quelque sorte en raison comparée de la douleur plantaire et de la trépidation spasmodique.

(1) Pol. du mardi 17 avril 1888, p. 242 sq.

D'ailleurs, pas de douleurs en ceinture ; autrefois, il a existé de la douleur dans le dos, mais cette douleur dorsale qui n'a pas laissé de traces actuelles était certainement la conséquence d'arthrites ou d'arthralgies vertébrales. Pas de troubles de la vessie ou du rectum. Pas de troubles de la sensibilité anesthésique ou hyperesthésique autres que ceux qui relèvent directement des lésions articulaires ou de celles des bourses séreuses. Il y a environ 14 mois, je le répète en terminant cette description, que l'affection spinale dont je viens d'énumérer les symptômes se trouve constituée.

M. Charcot fait soutenir le malade sous les épaules par deux personnes et le prie de se lever. Aussitôt se produisent les douleurs plantaires et la trépidation, et on est obligé de le rasseoir.

La question qui se présente actuellement est celle-ci : Étant donnée l'existence de l'affection spinale, quelle est la nature de celle-ci ? S'agit-il d'une lésion dynamique ou au contraire d'une lésion organique ? Quel a été le mécanisme de son développement? S'agit-il d'une affection spinale infectieuse blennorrhagique au même titre que le sont les affections des bourses séreuses et des jointures qui l'ont précédée? S'agit-il, au contraire de cette affection spinale qui se montre consécutivement à de certaines affections articulaires et qui se traduit par une paraplégie spasmodique amyotrophique ? Dans ce dernier cas, il est clair que l'affection spinale, se rattachant directement aux arthropathies, ne relèverait que fort indirectement de l'affection blennorrhagique. C'est à cette dernière opinion que je serai conduit à me rattacher dans les quelques éclaircissements dans lesquels je vais entrer.

Tout récemment, MM. Hayem et Parmentier ont publié dans la *Revue de médecine* (n° 6, 10 juin 1888, *Contribution à l'étude des manifestations spinales de la blennorrhagie*) deux observations sur lesquelles la nôtre paraît, en quelque sorte, calquée, tant les analogies sont grandes, circonstance bien propre à montrer qu'elles constituent toutes trois un groupe naturel homogène. Dans tous ces cas, c'est en effet toujours la même histoire clinique, sauf quelques variantes d'ordre accessoire.

Dans la première observation, c'est un homme de 26 ans qui est en cause : deux ou trois blennorrhagies, douleurs articulaires, douleurs des talons et de la plante des pieds qui durent près de 3 ans et qui, à plusieurs reprises, ont empêché le malade de marcher et l'ont forcé à s'aliter ; au bout d'un certain temps, trépidation épileptoïde des pieds, exagération des réflexes rotuliens, amyotrophie dans les membres inférieurs. Dans ce cas, il y a eu des douleurs en ceinture, un sentiment de constriction à la base de la poitrine ; hyperesthésie cutanée ; pas de symptômes vésicaux.

La seconde observation reproduit à peu près la même histoire :
Il s'agit d'un homme de 29 ans. — Blennorrhagie ; — après 15 jours, douleurs articulaires de la plante des pieds, des talons ; — ici pas de douleurs dorsales ou en ceinture ; mais trépidation des pieds, exagération des réflexes, amyotrophie très prononcée.

Les auteurs pensent qu'il s'agit, dans ces cas, d'une méningo-myélite blennorrhagique. « Désormais, disent-ils, les accidents spinaux devront être rangés parmi les localisations exceptionnelles de l'infection blennorrhagique » .

Sans doute, la relation entre l'arthrite blennorrhagique et l'affection spinale ne saurait être contestée ; elle est, je pense, parfaitement établie par le concours des 3 observations qui viennent d'être rapprochées ; mais il ne me paraît pas établi encore que dans ces cas, l'affection spinale puisse être considérée comme une manifestation directe immédiate de l'infection blennorrhagique. Je préfère, pour le moment m'en tenir à l'hypothèse plus simple et déjà éprouvée d'après laquelle il s'agit là tout simplement d'une affection spinale de cause articulaire.

Voici les raisons principales que je voudrais alléguer en faveur de mon opinion. Il n'existe pas, que je sache, d'exemple d'affection spinale liée directement à la blennorrhagie. L'existence intermédiaire des arthrites blennorrhagiques, pour que cette complication se produise, est nécessaire. Je ne tiens pas compte ici naturellement de certaines observations fort complexes dans lesquelles une paraplégie se serait produite en conséquence d'une pyélo-néphrite blennorrhagique, ce n'est pas de cela qu'il s'agit. Or, étant données des affections articulaires, qu'elles soient blennorrhagiques ou non, on doit s'attendre à voir survenir à titre de conséquence naturelle, l'amyotrophie spinale combinée dans certains cas, au moins, à une paraplégie spasmodique. C'est un point que j'ai traité avec assez de développement ailleurs pour ne pas être obligé d'y revenir aujourd'hui. Je me bornerai, pour le moment, à rappeler l'histoire que j'ai autrefois racontée, d'un jeune homme de 19 ans atteint d'arthrite, suite de traumatisme, parce que dans ce cas, à part la blennorrhagie qui fait défaut, les phénomènes ont été du même ordre que ceux qu'on relève chez notre malade et chez ceux de M.M. Hayem et Parmentier. Ce jeune homme donc était tombé d'un premier étage sur les pieds et en particulier sur le gauche ; à la suite de cette chute, il s'était produit une double arthrite tibio-tarsienne. Celle du côté gauche a persisté pendant plus d'un an à l'état subaigu. Il présentait encore des douleurs vives dans les jointures, surtout à la pression quand nous l'avons observé, plus d'un an après l'accident. Une étude attentive démontrait que ces douleurs siégeaient également, très nettement localisées, dans l'articulation péronéo-tibiale. Mon collègue le Dr Lannelongue, qui a bien voulu examiner le malade, considère comme probable que dans la chute, il y a eu écartement du péroné et arrachement d'un petit fragment de la tête de ce dernier os. Une périostite chronique et une inflammation des ligaments distendus ou arrachés avait été la conséquence de ces désordres. Ainsi pouvait-on expliquer les douleurs vives et durables dont souffrait notre jeune sujet, non pas quand il reposait au lit, mais bien quand on pressait sur certains points et particulièrement quand il voulait poser le pied à terre pour se tenir debout ou marcher. Sur ce membre gauche, il y avait une exagération du réflexe rotulien et une trépidation du pied tout à fait comparables par l'intensité à celles de nos malades. L'amyotrophie était également très accentuée. Dans ce cas, on ne saurait invoquer l'infection blennorrhagique. L'arthrite seule avait été le point de départ des accidents spinaux et ceux-ci se voyaient exclusivement sur le membre où les lésions articulaires, osseuses et ligamenteuses avaient prédominé et s'étaient perpétuées à l'état chronique.

L'explication que nous avons donnée à propos de ce cas et de ceux du même groupe, c'est, vous le savez, que l'irritation des extrémités des nerfs articulaires, des ligaments, des bourses synoviales peut retentir sur le centre spinal et y produire des lésions tantôt dynamiques, tantôt organiques, comme dans le cas de M. Klippel cité dans notre 18e leçon. Souvent, le plus souvent sans doute, les cellules nerveuses motrices des cornes antérieures sont seules affectées dynamiquement et organiquement, mais il peut se faire que la lésion spinale, d'abord ainsi étroitement localisée, se répande, de proche en proche, par diffusion, de manière à constituer un foyer de myélite transverse ou sans participation des méninges. Cela expliquerait peut-être la douleur en ceinture et l'hyperesthésie des membres paralysés notées dans une des observations de M. Hayem. La combinaison des symptômes d'atrophie musculaire dégénérative avec ceux de l'amyotrophie simple, montre qu'une affection organique destructive des cellules motrices peut procéder d'une lésion dynamique de ces mêmes organites. Enfin la combinaison de symptômes spasmodiques, avec les symptômes amyotrophiques se voit dans nombre d'affection spinales et en particulier, comme on sait, dans la sclérose latérale amyotrophique.

En résumé, je ne crois pas qu'il soit encore démontré qu'il existe une méningo-myélite blennorrhagique à proprement parler, c'est-à-dire une manifestation directe de l'infection blennorrhagique. Il me semble que les cas de paraplégie spasmodique amyotrophique observés jusqu'ici peuvent s'interpréter en admettant que l'affection spinale, qui est en cause, est une conséquence des arthropathies. Naturellement, l'observation de cas de paraplégie spasmodique amyotrophique survenant à la suite de la blennorrhagie infectieuse, sans participation des jointures fournirait pour la solution de la question en litige un argument décisif et il faudrait se rendre à l'évidence. Mais jusqu'à plus ample informé, l'opinion à laquelle je me rattache me paraît devoir être préférée.

Quel est l'avenir de notre malade! J'espère qu'il guérira. Vous voyez que je parle sans beaucoup d'assurance; je n'affirme rien; je n'ose rien affirmer. Cela tient à ce que les cas de ce genre sont heureusement peu communs dans l'histoire de la blennorrhagie. Je n'en ai pas rencontré ou remarqué d'autres pour mon compte et pour établir le pronostic que je proposais tout à l'heure, je me fonde en grande partie sur la connaissance des deux faits publiés par MM. Hayem et Parmentier, cas dans lesquels la guérison paraît avoir eu lieu.

Dans un de ces cas, entr'autres, il est dit explicitement que la trépidation des membres inférieurs a disparu complètement en même temps que les douleurs se sont considérablement atténuées.

Hélas! nous n'en sommes pas encore là chez notre malade, bien qu'il se soit produit cependant, chez lui, quelque amélioration dans ces derniers temps. Nous attendons depuis longtemps la diminution des douleurs et la cessation des trépidations et nous l'attendrons peut-être longtemps encore.

Ce n'est pas que ce pauvre garçon n'ait pas été traité énergiquement et rationnellement dans les divers hôpitaux où il a séjourné. Il a, au contraire, été traité avec vigueur et discernement. On lui a appliqué des pointes de feu en grand nombre sur toute l'étendue de la région spinale. Il a pris, à plusieurs reprises, de l'iodure de potassium, du salycilate de soude à doses élevées. Nous nous proposons de revenir et d'insister sur cette même médication et d'appliquer les pointes de feu sur les régions douloureuses des pieds, ce qui n'a pas été fait jusqu'ici. Les douches froides seraient utiles en prenant la précaution de ne point percuter trop fortement les membres inférieurs où l'exagération des réflexes signale l'imminence des contractures.

Vous remarquez sur ces deux cuisses, la trace de vésicatoires volants circulaires, au nombre de 3 ou 4 (sur chaque cuisse). Quelle a été l'idée thérapeutique qui a conduit à l'application de ces vésicatoires ? Je l'ignore, je suppose que peut-être ils ont été destinés à combattre les douleurs vives autrefois, beaucoup moins prononcées aujourd'hui, qui se produisent dans les muscles des membres inférieurs quand on les soumet à une pression assez forte. A quoi tiennent ces douleurs ? Sont-ce des douleurs musculaires relevant directement de l'infection blennorrhagiques, au même titre que les arthropathies ou encore des névrites de même ordre ? C'est une question que je ne puis que poser quant à présent (1).

3° Malade.

(Une femme d'une cinquantaine d'années, mise avec quelque recherche se présente, un papier à la main).

M. Charcot : Qu'est-ce que ce papier ?

La malade : Un petit résumé de ma maladie.

M. Charcot : Un petit résumé, je connais cela. C'est déjà un commencement de diagnostic, quand un malade ou une malade se présente ainsi avec une sorte de mémoire à la main, en disant : j'ai voulu me résumer dans le but de ne pas vous faire perdre votre temps. Ainsi sont les neurasthéniques surtout dans une certaine variété du mal, où les tendances hypocondriaques sont particulièrement accentuées.

(*A la malade*) : Donnez-moi votre résumé ; en réalité c'est un petit mémoire. Eh bien, vraiment, il n'y en a pas aussi long que je l'avais craint. Il faut encore se féliciter. Vous en avez plus long que cela chez vous ?

La malade : Non, Monsieur, je n'aime pas à écrire.

M. Charcot : Quel âge avez-vous ?

La malade : 49 ans.

M. Charcot : C'est toujours intéressant ces descriptions naïves, seulement il faut y mettre de l'ordre, car presques toujours, la méthode fait absolument défaut.

M. Charcot lisant le manuscrit : « Tout le front et la tête sont pris, douloureux au toucher. »

(*A la malade*) : Voulez-vous me montrer l'endroit où vous souffrez surtout, le foyer douloureux ?

---

(1) *Sur les Myélites blennorrhagiques*, voir Paul Raymond : *Les complications nerveuses de la blennorrhagie*. (*Gaz. des hôpitaux*, 5 septembre 1881).

La malade : Ici (elle montre l'occiput). C'est comme une plaque. Il y a des points où ce n'est pas douloureux au toucher, mais c'est douloureux tout de même profondément et toujours. Quelquefois, les muscles du cou sont très raides, il me semble que je suis coiffée d'une calotte lourde et serrée.

M. Charcot: Elle nous décrit à sa manière ce que nous appelons quelquefois le casque neurasthénique. — Sentez-vous quelquefois des craquements dans le cou quand vous tournez la tête.

La malade : Non, j'ai seulement de la raideur dans le cou. Il me semble qu'une pression est exercée sur le crâne, qu'une ombre s'étend sur mes yeux quand je veux baisser la tête ?

M. Charcot : Ne mêlez pas tout. Revenons à ce sentiment de lourdeur et de compression que vous sentez à la tête. — C'est lourd n'est-ce pas ?

La malade : Oui, je l'ai écrit.

M. Charcot lisant : « Les tempes se serrent, surtout quand je veux lire. Toute la tête est comprimée. » Voilà qui est clair. — Un des caractères de la céphalée neurasthénique, outre ce qui vient d'être dit, c'est que les malades veulent lire, réfléchir, occuper leur esprit, le sentiment pénible de compression s'exagère. Aussi les malades à un certain moment se voient-ils forcés d'abandonner leurs occupations, leur travail.

La malade : C'est vrai, aujourd'hui je reste chez mes parents, je ne fais plus rien, je ne puis ni lire ni écrire, autrefois je comptais beaucoup. J'ai été caissière dans une grande maison et je crois que cela a causé mon mal.

M. Charcot: C'est possible. Le calcul est un des genres de travail qui conduisent le plus souvent à la neurasthénie céphalique. La neurasthénie céphalique est la maladie de la fatigue intellectuelle. On parle beaucoup de surmenage en ce moment à l'occasion des discussions sur les réformes à introduire dans l'enseignement. Je vous ai déjà, je crois, dit mon avis à ce sujet. On ne surmène pas facilement les écoliers ; quand on veut leur imposer plus de travail qu'ils n'en peuvent faire, ils savent s'y soustraire; ils se laissent mettre en retenue, donner des pensums et tout est fini par là. L'adulte au contraire peut se surmener intellectuellement ; on peut être surmené à l'école polytechnique. On se surmène quelquefois quand on fait, pour être reçu bachelier, un effort considérable qui sera peut-être le dernier de la vie ; les jeunes gens peuvent être surmenés ; je ne puis pas dire que j'ai vu souvent les enfants souffrir de la céphalée neurasthénique, tandis que l'affection est fréquente chez les adultes.

M. Charcot (lisant) : J'ai des étourdissements qui me prennent tout à coup, des étourdissements foudroyants. Foudroyants... vous exagérez ?

La malade : Il me semble qu'une apoplexie foudroyante doit ressembler à ce que j'éprouve. J'ai des vertiges dans tous les sens. Figurez-vous une casserole d'eau qui se renverse.

M. Charcot : Je ne comprends rien à votre casserole qui se renverse. Dites-moi donc plutôt si quand vous avez des vertiges, vous êtes entraînée vers la droite ou vers la gauche ?

La malade : Quelquefois je suis entraînée à droite, à gauche... comme d'autres fois, cela me pousse en avant.

M. Charcot : En effet, le vertige neurasthénique a des analogies avec le vertige de Ménière, en ce sens que celui qui en est atteint, éprouve des sensations d'entraînement soit à droite, soit à gauche, soit en avant, soit en arrière. Cependant, jamais ces entraînements ou ces impulsions n'ont lieu avec la soudaineté, la rapidité qui se voient dans le vertige de Ménière. Il est très rare que les vertigineux neurasthéniques, contrairement à ce qui a lieu assez souvent dans le vertige articulaire, tombent à terre.

La malade : On croirait cependant qu'on va tomber?

M. Charcot : Oui, on a l'idée de la chute, mais on ne tombe pas. En général, je vous l'ai dit bien souvent, déjà, ces vertiges neurasthéniques sont considérés comme des vertiges gastriques. C'est bien à tort le plus souvent. Le point de départ n'est pas, en pareil cas dans l'estomac. L'erreur tient à ce que le plus souvent, les neurasthéniques sont en même temps des dyspeptiques, mais cela n'est point nécessaire et les vertiges existent parfois très intenses chez des neurasthéniques où les troubles gastriques font défaut.

M. Charcot : continuant à lire le manuscrit : « La terre parfois a l'air de se lever sous mes pieds.

(A la malade) : C'est justement ce que j'allais vous demander. Dans le vertige neurasthénique, comme dans le vertige de Ménière, le sol semble se soulever pour s'abaisser ensuite, la sensation est la même que celle qu'on éprouve sur un bateau lorsque la mer est agitée ; mais dans les vertiges auriculaires, les sensations de déplacement sont toujours plus brusques et plus intenses. C'est seulement dans la maladie de Ménière que les malades ont la sensation horrible que la terre s'entr'ouvre et qu'ils descendent soudain comme à travers une trappe de théâtre, dans les dessous.

La malade : Le 4 octobre, en me levant le matin, il m'a semblé que je tombais à travers deux étages, dans du caoutchouc.

M. Charcot : C'est bien, en voilà assez sur ce point. Il doit être question de l'estomac dans votre mémoire.

La malade : Oui, Monsieur, à la fin.

M. Charcot : Cette fois, elle met les choses à leur place. C'est la tête qui commence, l'estomac ne vient qu'après ; elle est plus logique que beaucoup de médecins qui font provenir tous les phénomènes nerveux neurasthéniques de l'estomac. En vérité, dans ces cas-là, pour l'immense majorité, l'estomac n'est qu'un comparse, il est affecté à sa manière, mais secondairement et, je le répète, on peut voir toute la série des phénomènes neurasthéniques accentués au plus haut degré chez des sujets où il n'y a pas trace de troubles gastriques. Mais je ne veux pas m'étendre indéfiniment sur des faits dont je vous ai entretenus fort souvent dans ces leçons. Chez notre malade, comme chez la plupart des nerveuses du même genre, il y a dyspepsie flatulente, pesanteur et gonflement après les repas, avec rougeur à la face et somnolence, torpeur intellectuelle plus prononcée que jamais ; à cet égard, elle est dans la règle, et il n'y a rien d'étonnant à ce que l'on trouvât chez elle, les signes d'une dilatation gastrique plus ou moins permanente, mais cela évidemment ne changerait rien à la subordination des phénomènes, car chez les neurasthéniques, même quand il y a dilatation gastrique habituelle, celle-ci est subordonnée aux phénomènes nerveux cardinaux, céphalée, vertiges, etc., etc.; elle n'est pas la cause de ces phénomènes.

Je crois vous avoir dit tout cela bien des fois déjà, mais il n'y a peut-être pas de mal à y revenir encore, puisque l'occasion s'en présente. Je n'ignore pas, veuillez le remarquer, que certaines formes de dilatation gastrique peuvent avoir pour conséquence la production de phénomènes nerveux divers et en pareil cas, j'admets que le traitement de l'estomac est la chose capitale, mais je tiens à répéter cependant que, dans la majorité des cas, au moins dans ma pratique, c'est l'inverse qui a lieu et si je le répète avec insistance, c'est que dans les cas nombreux, très nombreux, où il en est ainsi, le traitement qui s'adresse uniquement à l'estomac produit souvent des effets très fâcheux.

Mais je ne veux pas insister plus longuement sur ce cas. La malade d'aujourd'hui est un peu trop prolixe et vraiment difficile à interroger. Je trouverai certainement une occasion plus favorable de vous parler de la neurasthénie car, tant s'en faut, ce n'est pas une affection rare.

VINGT-QUATRIÈME LEÇON

OBJET

1° Cas complexe : — A. Symptômes de la maladie de Thomsen ;
— B. Symptômes de la paralysie pseudo-hypertrophique ; — C.
Symptômes tabétiques réunis chez un même sujet.

A propos du diagnostic différentiel de la maladie de Thomsen,
démonstration de la diathèse de contracture chez les hystériques (2 femmes).

2° Spasme clonique du sterno-mastoïdien : Traitement. Un malade déjà présenté.

1ᵉʳ MALADE.

M. Charcot : En 1883, il s'est présenté à la consultation de la Salpêtrière un
Israélite du Caire âgé de 26 ans qui avait quitté son pays alors profondément
troublé. C'était l'époque du fameux bombardement d'Alexandrie ; notre malade
chassé de son foyer avait, en *heimathlose* résolu et avisé, profité de la circonstance pour venir consulter. Il était, nous dit-il, affecté d'une maladie singulière
et à laquelle les médecins qu'il avait jusque-là consultés ne comprenaient rien,
prétendait-il. C'était un homme assez vigoureux d'apparence, au point de vue de
la santé générale ; il n'était pas malade, à proprement parler, et l'affection dont
il se plaignait était, en réalité quelque chose de fort singulier et de nouveau pour
nous. On pouvait se demander si cela devait s'appeler maladie ou infirmité ; pas
de douleurs, une certaine gêne seulement et une véritable impuissance au moins
dans l'accomplissement de certains actes moteurs, voici les faits que, lors de notre

premier examen, il nous a été facile de constater et sur lesquels le malade dirigeait notre attention.

Lorsqu'étant assis, il se levait, dans le but de se mettre en marche, tout à coup, ceux des muscles des membres inférieurs qui sont mis en jeu pendant la station et pendant la marche, entraient en contraction, comme tétanifiés, si bien que ces membres étaient littéralement immobilisés, incapables de tout mouvement.

Cette rigidité musculaire durait quelques secondes à peine, puis, spontanément, survenait la *décontraction* musculaire, et la marche devenait possible, s'opérant dans les conditions absolument normales. Mais, si après avoir marché, un certain nombre de pas, le malade, après s'être assis un instant, voulait de nouveau se lever et marcher, le même empêchement temporaire de tout mouvement des membres inférieurs se produisait. En somme, dans les muscles des membres inférieurs se manifestait nécessairement un spasme à l'occasion de l'incitation d'un mouvement volontaire quelconque intéressant ces muscles. Ainsi, par exemple, voulait-il monter à cheval ? Le malade parvenait à placer son pied gauche dans l'étrier, mais le membre se trouvant alors un instant raidi, immobilisé dans la flexion et il fallait attendre que la raideur eût cessé. Alors c'était le tour de la jambe droite qui restait un moment fixe en extension au-dessus de la croupe du cheval. Tout disparaissait au bout de quelques secondes et le malade, après être resté ainsi comme suspendu au-dessus du cheval, pouvait enfin s'asseoir sur la selle et s'y bien tenir.

Nous n'avons, jusqu'ici parlé que de ce qui se passait dans les membres inférieurs, mais ces mêmes rigidités que nous signalions tout à l'heure dans ceux-ci, se produisaient également dans les membres supérieurs à l'origine des divers mouvements volontaires qu'ils peuvent exécuter. Ainsi, vous dites au malade de vous serrer la main, il vous la serre avec énergie, mais, en raison de la rigidité qui, à l'occasion de la flexion des doigts, se sera produite dans les muscles fléchisseurs, votre main restera un instant emprisonnée et il vous faudra attendre, pour vous dégager, le moment où, spontanément, la cessation du spasme, la décontraction, si l'on peut ainsi parler, se sera faite. Cette décontraction, je le répète, se produira sans intervention quelconque, au bout d'un laps de temps toujours à peu près le même et qui varie de deux à cinq secondes, suivant les cas.

Voici maintenant un fait très intéressant à signaler, c'est qu'après le premier ou le second serrement de main, les autres pourront se produire en général, successivement pendant quelque temps, sans que la rigidité spasmodique des fléchisseurs s'ensuive, de telle sorte que la faculté qu'ont les muscles d'être atteints de rigidité spasmodique au commencement d'un mouvement, s'épuise en quelque sorte pour un temps et il faut attendre quelques secondes et parfois quelques minutes pour la voir de nouveau apparaître.

Les muscles des membres n'étaient pas seuls à être, chez notre israélite, affectés à l'occasion et au début des mouvements volontaires; pareille chose avait lieu chez lui dans les muscles de la face. Ainsi il lui arrivait, au moment d'articuler une phrase, d'être pris de rigidité musculaire dans les lèvres et la langue, le larynx, enfin, et d'être pour un instant absolument empêché de proférer un son ; de même il a pu autrefois fréquemment, — aujourd'hui ce symptôme a disparu, — s'apercevoir que lorsqu'il regardait en l'air, ses yeux se trouvaient comme fixés

dans cette position et que pendant une ou deux secondes, il éprouvait une grande
difficulté pour les ramener dans la position horizontale. Egalement lorsqu'il tournait la tête pour regarder de côté, il demeurait souvent fixé dans cette position
pendant quelques instants, par suite de la rigidité qui s'emparait temporairement
des muscles du cou.

La disposition morbide à se contracter au moment d'entrer en mouvement, était
donc, chez notre israélite du Caire, une propriété à peu près générale des muscles
de la vie de relation ; mais c'était chez lui la seule anomalie qu'on pût remarquer.
Il la faisait remonter à l'âge de quinze ans. Jamais, à aucune époque de sa vie, il
n'avait ressenti d'autre affection et, ainsi que je vous le disais en commençant,
sa santé générale est toujours restée parfaite.

Vous n'ignorez sans doute pas, car c'est une remarque que je vous ai maintes et
maintes fois présentée, que les races d'Israël fournissent des sujets particulièrement propres aux études de pathologie nerveuse. Cependant, même parmi eux,
c'était la première fois que j'observais pareille affection, et je dois confesser qu'en
la constatant chez notre homme, je fus aussi surpris tout d'abord que l'avaient été,
assure-t-il, nos collègues du Caire.

Toutefois, à mesure que j'examinais, non sans curiosité, les détails du cas, certaines particularités d'une description que j'avais lue peu de temps auparavant,
me revenaient à l'esprit. Nouvelle pour moi, la description que j'avais lue et qui
m'avait beaucoup frappé, est relative à une maladie jusque là non observé en France,
et que l'on désigne généralement en Allemagne sous le nom de maladie de Thomsen. Je devins bientôt convaincu qu'entre la description de Thomsen et la symptomatologie que j'avais sous les yeux, il y avait identité parfaite.

C'était donc pour la première fois qu'on reconnaissait, parmi nous en France,
cliniquement, la véracité de description de M. Thomsen. J'engageai dès lors M. le
Dr. Ballet, à cette époque mon chef de clinique et M. Marie mon interne, à s'intéresser particulièrement à ce cas et à en faire l'objet d'une publication.

Le travail fort intéressant de ces Messieurs a paru dans le t. V, n° du 13 janvier 1888
des *Archives de Neurologie* sous ce nom : *Spasme musculaire au début des mouvements volontaires*. (Étude d'un trouble fonctionnel jusqu'à ce jour non décrit en
France). Je vous engage à prendre connaissance de ce travail fort bien fait et
auquel il y aurait bien peu de choses à ajouter en ce moment pour le mettre au
niveau des connaissances du jour.

Je critiquerai seulement, dans ce travail, la dénomination peu pratique qu'ont
choisie les auteurs pour désigner l'affection. Cette dénomination, sans doute, a la
valeur d'une définition descriptive. C'est suivant les règles de ce genre de définition
une description en raccourci, mais ce n'est pas une description qui convient en
pratique pour désigner un état morbide ; c'est un nom, une étiquette qu'il nous
faut. Pour mon compte, je préfère de beaucoup la dénomination de *Maladie de
Thomsen*, dénomination d'un emploi facile, consacrée déjà par l'usage et qui offre
l'avantage de rappeler le nom de l'auteur de la première description, victime lui-
même, d'ailleurs, de l'affection dont il s'agit.

Il ne me reste plus pour compléter cet aperçu sommaire de la maladie de Thomsen dont le cas publié par MM. Ballet et Marie offre un exemple vraiment typique,

qu'à ajouter quelques détails. C'est une maladie en quelque sorte congénitale, infantile en tous cas par excellence. On s'aperçoit de l'anomalie des actes musculaires en général à l'âge où les enfants commencent à marcher ; à partir de là le spasme intermittent s'étend à toute la vie. C'est donc un nouvel exemple à ajouter au groupe déjà si étendu de ces affections incurables nouvellement débrouillées dont on compte aujourd'hui un très grand nombre en pathologie neuro-musculaire. La nosographie s'en trouve enrichie, sans doute, c'est tout à l'honneur du pathologiste ; mais hélas, le thérapeutiste n'y trouve guère son compte.

Je le répète encore une fois, la maladie de Thomsen est une maladie de toute la vie, sans doute elle ne raccourcit pas l'existence, et c'est peut-être un dédommagement, mais il faut en prendre son parti ; une fois constituée, elle paraît ne rétrocéder jamais.

Après cela, si je vous annonce qu'elle est une maladie *d'hérédité homologue* et une *maladie de famille*, vous n'en serez certainement pas surpris, car vous savez que c'est là un caractère commun aux diverses affections du groupe, la paralysie pseudo-hypertrophique par exemple, la maladie de Friedreich, etc., etc.

Pour mettre en relief ce double caractère d'hérédité homologue et de maladie de famille il me suffira de placer sous vos yeux un tableau synoptique qui permet de saisir d'un seul coup d'œil les grands faits étiologiques de la famille de M. Thomsen, l'initiateur dans ce domaine de pathologie descriptive.

FAMILLE DU Dr TH...

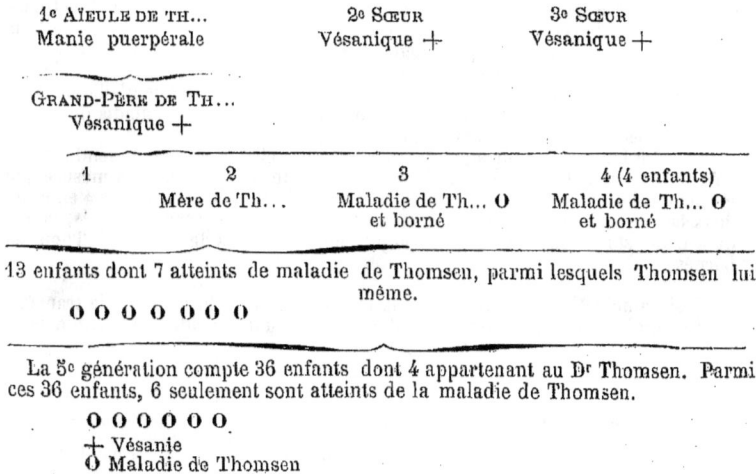

1o AÏEULE DE TH... Manie puerpérale

2o SŒUR Vésanique +

3o SŒUR Vésanique +

GRAND-PÈRE DE TH... Vésanique +

1	2	3	4 (4 enfants)
	Mère de Th...	Maladie de Th... O et borné	Maladie de Th... O et borné

13 enfants dont 7 atteints de maladie de Thomsen, parmi lesquels Thomsen lui même.

O O O O O O O

La 5e génération compte 36 enfants dont 4 appartenant au Dr Thomsen. Parmi ces 36 enfants, 6 seulement sont atteints de la maladie de Thomsen.

O O O O O O
+ Vésanie
O Maladie de Thomsen

CHARCOT. *Leçons du Mardi*, t. i, 2o édit.   52

Bien souvent, je vous ai parlé de ce que j'ai proposé d'appeler la *famille neuropathologique* (1). Sous ce nom, j'ai l'habitude de désigner toutes les affections du système nerveux central et du système neuro-musculaire, organiques ou, au contraire, sans lésions anatomiques appréciables, qui sont reliées entre elles par l'hérédité et vous n'ignorez pas qu'il y a à distinguer ici, à côté de l'hérédité homologue, l'hérédité dissimilaire ou de transformation qui s'observe même beaucoup plus fréquemment que la première.

Dans l'espèce, si un individu atteint de la maladie de Thomsen donne naissance à un individu également atteint de maladie de Thomsen, on dit qu'il y a hérédité similaire ou homologue. Si au contraire, un sujet atteint d'aliénation mentale donne naissance à un sujet atteint de maladie de Thomsen, c'est un exemple d'hérédité de transformation.

Eh bien, Messieurs, si vous voulez consulter l'arbre généalogique que je viens de faire passer sous vos yeux, vous reconnaîtrez que dans la maladie de Thomsen, il y a à la fois hérédité de transformation et hérédité similaire. Ainsi, dans la 1re et la 2e génération, on compte plusieurs aliénés ; dans la 3eme, 3 cas de maladie de Thomsen dont 2 avec faiblesse psychique ; dans la 4e et la 5e, 13 cas de maladie de Thomsen sans mélange de troubles psychiques.

Vous ne manquerez pas de relever la relation établie héréditairement entre la maladie de Thomsen et la vésanie ; ce trait avait tellement frappé le Dr Thomsen qu'il avait désigné le syndrôme décrit par lui sous le nom de *spasme musculaire à la suite de disposition psychique héréditaire* ; mais il ne faut pas omettre de faire remarquer que la présence de l'aliénation dans la famille n'est pas nécessaire au développement de la maladie ; que même, je le dis par avance, celle-ci peut se montrer sporadiquement en quelque sorte, c'est-à-dire sans qu'il soit permis de relever dans la famille, soit un cas du même nom, soit une autre affection appartenant au groupe neuropathologique. Oui, l'hérédité nerveuse est habituelle dans la maladie de Thomsen, mais elle n'y paraît pas absolument nécessaire ou tout au moins, elle n'y est pas toujours constatée ; c'est un fait que d'ailleurs nous avons relevé déjà à propos d'autres maladies du groupe, de la maladie de Friedreich et des myopathies primitives, par exemple.

Un autre fait que le tableau met encore bien en relief c'est que la tendance au développement de la maladie de Thomsen semble tendre à s'épuiser à mesure que les générations se multiplient. Ainsi, à la 3e génération on compte sur 4 enfants, deux cas de maladie de Thomsen ; on en compte 7 sur 13 enfants à la 4e, tandis qu'à la 5e, sur 36 enfants vous ne comptez plus que 6 cas de maladie de Thomsen bornés.

Ainsi, la maladie de Thomsen est à la fois une maladie héréditaire de transformation et d'hérédité homologue ; c'est également une maladie de famille puis-

---

(1) Sur ce sujet voir : Féré. — *La Famille neuropathologique* in *Arch. de Neurologie*, t. VII, n° 19. — Voir aussi : T. Revington. *County Asylum Prestwich. The neuropathic diathesis or the Diathesis of the degenerate*. (*The Journal of Mental Science*. Jan., April and July 1888).

qu'on la voit sévir sans changement de formes sur les enfants d'une même génération. Mais il peut arriver que la maladie de Thomsen se montre en quelque sorte à l'état d'isolement dans une famille où l'observation ne permet pas de reconnaître des faits semblables ; ce dernier cas est le plus rare sans doute ; mais j'aurai justement l'occasion tout à l'heure de vous présenter un exemple du genre.

C'en est assez pour le moment sur l'étiologie de la maladie de Thomsen. Je veux ajouter maintenant quelques mots aux détails symptomatologiques que nous avons recueillis chemin faisant.

Ces mêmes muscles qui ont acquis la propriété à l'inauguration d'une série de mouvements volontaires, telles que la série de la marche par exemple, de ne pouvoir entrer en action sans se contracter d'abord spasmodiquement ou mieux tétaniquement pour se décontracter un peu plus tard spontanément, ces muscles-là, dis-je, présentent à l'état permanent des réactions électro-cliniques vraiment particulières. Déjà MM. Ballet et Marie ont, dans leur mémoire, signalé quelques uns de ces caractères, mais ils ont été étudiés surtout, dans tous leurs détails par M. le Professeur Erb (d'Heidelberg) dans une monographie très claire et très limpide (*Die Thomsenshe Krankheit* (Myotonia congenita), Leipzig, 1886) et très substantielle à la fois, à laquelle je renvoie ceux d'entre vous qui voudraient pénétrer profondément dans la question.

Je me bornerai pour le moment à vous faire connaître les réactions électriques vérifiées par nous tout récemment chez un sujet approprié, dont il sera question plus tard.

1o Si, à l'aide de courants faradiques (appareil à chariot de Dubois-Raymond) on excite avec des interruptions assez lentes un muscle normal, on voit, comme on sait, à chaque excitation se produire une contraction qui s'efface rapidement.

S'il s'agit, au contraire, d'un muscle présentant le spasme de Thomsen, voici ce qu'on observe dans ces mêmes conditions : on voit se produire d'abord dans le muscle exploré quelques contractions isochrones avec le mouvement de l'interruption, puis il se produit une contraction lente, tétaniforme, du muscle. Si on enlève alors l'électrode appliquée sur le muscle, cette contraction anormale persiste un certain temps et ne disparaît que peu à peu. Le même phénomène se montre en réappliquant l'électrode.

On peut déterminer ainsi plusieurs fois cette contraction lente et persistante : mais bientôt, après plusieurs expériences semblables, la contraction lente ne se produit plus et l'on n'obtient pendant un certain temps que des contractions isochrones au mouvement de l'interrupteur comme dans les conditions normales. Enfin, après un temps, reparaissent les caractères primitifs.

2o Supposons maintenant que l'excitation faradique soit faite avec des interruptions assez lentes et en laissant en place les électrodes. Pour les muscles normaux, on voit alors à chaque interruption se produire des contractions isochrones avec le mouvement de l'interrupteur. C'est d'abord la même chose s'il s'agit d'un muscle présentant le spasme de Thomsen ; mais alors on voit bientôt les contractions, peu nombreuses d'ailleurs, diminuer progressivement d'intensité et disparaître complètement, le muscle est désormais tétanifié, contracté au maximum ; il est dur, ses reliefs se dessinent sous la peau et aucune secousse ne répond à chaque mouvement de l'interrupteur. Cet état peut durer un temps assez long, 10, 20, 30 secondes, quelquefois plus. Puis les interruptions continuant toujours à se faire, on voit à chacune d'elles reparaître les secousses brèves, d'abord faibles, et allant en augmentant graduellement d'intensité, de façon à récupérer bientôt ce que l'on peut considérer comme représentant l'état normal.

Si, après une ou deux expériences, on enlève l'électrode appliqué sur le point électro-moteur du muscle, pour le réappliquer quelques instants après, la réaction pathologique ne se reproduit pas ; les contractions musculaires sont brèves, régulières, normales en un mot, isochrones avec le mouvement de l'interrupteur.

Vous pourrez vous rendre facilement compte de tout ce qui précède en jetant un coup d'œil sur le schéma suivant qui n'est que la reproduction simplifiée des traces obtenus à l'aide des appareils d'inscription de Marey. Ce n'est qu'au bout

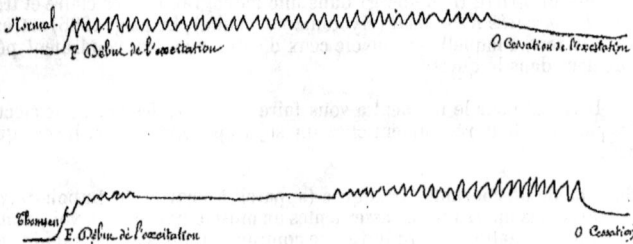

Fig. 75. — Courants faradiques.

d'un temps assez long, alors qu'on a laissé le muscle se reposer suffisamment qu'on voit la réaction caractéristique du spasme de Thomsen se reproduire (1).

On voit que la réaction électrique spéciale qui vient d'être décrite peut être à juste titre rapprochée de ce qui se produit chez le malade atteint de maladie de Thomsen à l'occasion de la mise en jeu d'un mouvement volontaire, à savoir spasme ou contraction tétaniforme, se produisant dans les muscles qui entrent en action, disparaissant bientôt par le fait d'une sorte d'épuisement et ne reparaissant que lorsque, pendant quelque temps, les muscles sont restés en repos.

3° La faradisation faite avec des interruptions rapides a pour effet de déterminer

(1) Par les courants galvaniques on trouve aussi les contractions ondulatoires décrites par Erb. En employant un courant suffisamment fort, un pôle sur le sternum et l'autre sur la cuisse au-dessus de la rotule, on constate aisément ces contractions ondulatoires.

immédiatement une contraction musculaire lente et tétanique qui persiste un certain temps après qu'on a enlevé l'électrode.

4º Par les courants galvaniques, les muscles affectés paraissent très excitables ; cette excitabilité avec un courant d'intensité est plus prononcée au pôle positif qu'au négatif. La contraction est lente, tétanique et persistante, surtout avec le pôle positif. Les reliefs du muscle se dessinent fortement sous la peau, la contrac-

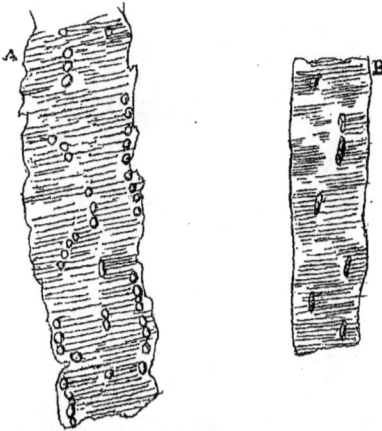

Fig. 76. — (D'après Erb.) *A*, faisceau musculaire hypertrophié dans la maladie de Thomsen. — *B*, faisceau musculaire normal.

tion étant surtout prononcée sous l'électrode même, où l'on voit se produire une dépression souvent très accentuée (1).

J'en reste là pour le moment, j'aurai à utiliser ces documents par la suite ; j'en viens actuellement à vous dire quelques mots des modifications de structure que peuvent présenter ces mêmes muscles sujets au spasme de Thomsen. Tous les renseignements que l'on possède à cet égard sont dus à M. le professeur Erb (*Loc. cit.*) auxquels je les emprunte. Il ne s'agit pas, jusqu'ici, d'autopsies régulières mais seulement de l'examen de quelques fragments de muscles obtenus à l'aide d'exci-

---

(1) Tous les détails qui viennent d'être relevés ont été étudiés avec soin par M. Huet, interne du service, chez un sujet dont il va être question dans un instant.

sions faites sur le vivant chez un petit nombre de sujets dans le but d'éclairer le diagnostic.

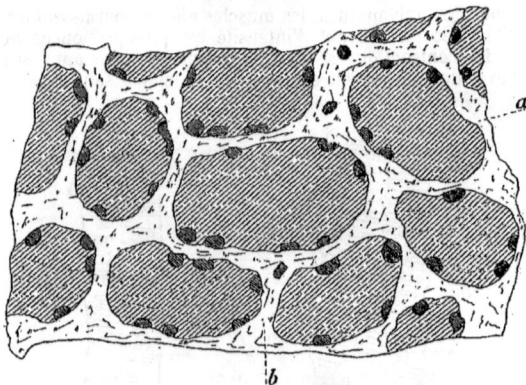

Fig. 77.—(D'après Erb). — *a*, faisceaux musculaires hypertrophiés, forme arrondie des disques, beaucoup de noyaux. — *b*, hyperplasie.

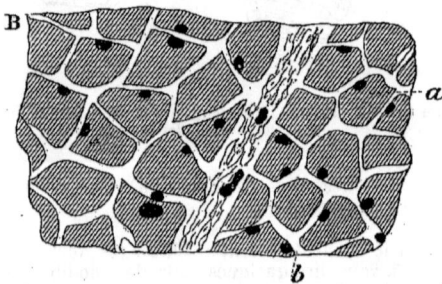

Fig.78. — D'après Erb). —*a*, faisceaux musculaires normaux, forme polygonale des surfaces de section, peu de noyaux. — *b*, tissu conjonctif normal.

1° Examinés dans la longueur, les faisceaux musculaires paraissent très manifestement hypertrophiés (hypertrophie vraie). La striation y est moins distincte que dans l'état normal, mais les noyaux y sont incomparablement beaucoup plus nombreux et disposés par groupes.

2º L'examen de coupes transversales d'un fragment de muscle affecté donne les résultats suivants :

Les faisceaux musculaires se présentent sous la forme de disques arrondis dont le diamètre est beaucoup plus grand que ne l'est celui des polygones représentant la surface de section des faisceaux musculaires normaux. Les noyaux sont dans le premier cas beaucoup plus nombreux que dans le second. Il y a en outre dans les muscles affectés une hyperplasie conjonctive en général fort accentuée.

Ces préliminaires relatifs à la maladie de Thomsen ont pour but de nous permettre actuellement de mettre en valeur le cas que j'ai fait placer sous vos yeux et qui présente, suivant moi, un exemple de la maladie dont il s'agit. Le cas n'est pas absolument pur à la vérité, en ce sens qu'il y a complication d'éléments, en apparence du moins tout à fait étrangers au type, mais ce dernier (le type Thomsen) sera cependant aisément dégagé; je pense, dans la démonstration qui va suivre où nous ferons momentanément abstraction des complications.

Lorsque dans une forme particulière d'affection nerveuse on fouille l'histoire clinique jusque dans ses moindres détails, il est rare qu'on se trouve en face d'un cas absolument simple comme peut-être on l'avait supposé tout d'abord. Les anomalies du type, la combinaison d'éléments étrangers semblent se dévoiler comme à l'envie à mesure que l'on examine les choses de plus près et souvent, devant cette complexité croissante on se prend à dire avec Hamlet, « Il y a bien plus de choses sur la terre et dans le ciel qu'il n'en est rêvé dans votre philosophie ». Mais on ne saurait trouver là matière à découragement; car l'analyse clinique patiente conduit à peu près toujours à disperser sans mutilation les divers éléments du complexus nosographique. Après cette dissection clinique vient le travail de reconstitution qui rétablit les choses dans l'état où la nature les avait présentées à l'observateur. D'après ces principes, envisageons d'abord chez notre homme exclusivement ce qui appartient au type Thomsen. Après cela nous chercherons à vous faire reconnaître les éléments associés.

Vous voyez en lui un sujet assez vigoureux en apparence. Il se nomme B...d et est âgé de 34 ans. Il exerce la profession de miroitier. (*Au malade*): J'ai lu dans votre observation que vous avez voyagé beaucoup ?

Le malade: Oui, Monsieur, en Égypte et en Angleterre.

M. CHARCOT : Qu'est-ce que vous alliez y faire ?

Le malade : Y travailler.

M. CHARCOT : Comme miroitier ?

Le malade : Non, comme employé de bureau dans une maison de commerce.

M. CHARCOT : Vous n'exerciez pas votre état alors?

Le malade: Non, Monsieur; j'ai travaillé de mon état de miroitier étant jeune mais j'y avais renoncé.

M. CHARCOT : Vous n'avez jamais été malade dans ce temps-là. Vous n'avez jamais eu de tremblement mercuriel en particulier?

Le malade : Non, Monsieur.

M. CHARCOT : Relativement aux antécédents de famille, voici ce que nous apprend l'observation. Oh ! nous ne trouvons pas à signaler ici une prolifération exubérante comme celle que nous avons relevée dans la famille Thomsen. En France, en pareille matière, nous sommes plus économes que cela. Est-ce un bien ? Est-ce un mal ? En tout cas, si cela nous rend moins nécessaire de lutter pour la vie par l'émigration ou par l'invasion, nous en devenons moins menaçants à l'égard des autres et nous pouvons espérer qu'en bonne justice si vraiment celle-ci existe, cela nous sera compté comme une qualité fort sérieuse.

Quoiqu'il en soit, dans sa famille, il n'y a pas à signaler d'autres cas semblables au sien, il n'y a donc pas lieu de relever ici le caractère d'hérédité similaire, mais on peut, par contre, invoquer l'hérédité de transformation. Son père était atteint de gravelle, représentant ainsi l'infusion arthritique si fréquente dans les familles nerveuses, mais voici qui est plus topique. Une grand'tante maternelle a été aliénée, il a une sœur qui est hystérique et sa mère, quoiqu'elle n'ait pas eu de maladie bien personnifiée, était extrêmement irritable et sujette à souffrir de douleurs névralgiques très intenses siégeant à la tête.

(Au malade) : Vous parlez de douleurs très vives. Pouvez-vous en dire plus à ce sujet ?

Le malade : Je ne me rappelle pas bien les détails, je sais que quelquefois. elle se roulait par terre quand elle avait ses accès. Elle a été soignée par M. Bazin à St. Louis.

M. CHARCOT : Elle est entrée à St. Louis ?

Le malade : Non, Monsieur, elle était soignée chez nous, mais elle allait prendre des bains de vapeur à St. Louis.

M. CHARCOT : Il n'a pas eu d'enfants. A part une fièvre typhoïde à l'âge de 7 ans, il n'a pas eu d'autres antécédents morbides personnels que ceux qui se rattachent à la maladie de Thomsen ; nombreux excès alcooliques et génésiques, pas de syphilis ; on note qu'il a marché très tard.

A l'égard du type Thomsen, il présente cette particularité singulière qu'il ne s'est nettement aperçu de la rigidité temporaire de ses muscles que, lorsqu'en 1875, à l'âge de 21 ans, il est entré dans les chasseurs à pied. Vous savez que dans cette arme il s'agit souvent de partir au pas de course. Eh bien ! dans les rangs, il lui arrivait quelquefois, au commandement de « marche » de rester un instant comme cloué au sol, immobile comme une statue ; il lui fallait attendre la décontraction, et naturellement il partait en retard sur les autres. Bien des punitions lui ont été infligées à ce propos et pareille chose, soit dit en passant, est arrivée dans l'armée allemande à plusieurs membres de la famille Thomsen. Cependant, chez B.....d, la gêne produite par l'affection n'a pas été assez intense pour qu'on y vit un cas de renvoi immédiat car il est resté six mois au régiment.

Ce serait donc vers 21 ans que notre malade aurait remarqué pour la première fois la gêne produite par le spasme musculaire, mais nous tenons de quelques personnes qui l'ont connu lorsqu'il était plus jeune, qu'étant enfant, il marchait lourdement, les jambes écartées : sa démarche était assez anormale pour appeler l'attention « il se dandinait fortement. »

Depuis sa sortie des chasseurs à pied jusqu'à il y a 3 ou 4 ans, B.....d ne remarque l'évidence de spasme musculaire que de temps à autre, dans des circonstances particulières, par exemple quand il descendait d'omnibus ou qu'il voulait monter à âne ou qu'il faisait quelque grand effort.

C'est le lieu de relever que notre Israélite du Caire, ayant un jour une querelle,

voulut asséner un coup de poing à son adversaire; voilà que tout à coup, le corps
entier se raidit et que notre homme se trouve un instant fixe comme une statue
dans l'attitude du pugilat. Son adversaire eut bientôt fait de le terrasser, car ce
n'était plus qu'un corps inerte, sans défense.

Pour en revenir à B., c'est donc depuis 3 ans seulement que le spasme de Thomsen est devenu chez lui assez prononcé pour pouvoir être mis en relief à chaque
instant dans les circonstances les plus banales, tel, en un mot, que nous allons actuellement pouvoir vous le faire constater.

(Le malade est examiné, le corps et les membres dépouillés de tout vêtement;
il est assis, on le prie de mouvoir ses bras puis ses jambes, sans effort.)

M. CHARCOT (aux auditeurs) : Vous voyez qu'il peut mouvoir les membres étant
assis, mais c'est à la condition qu'il ne fasse pas d'effort car, si par exemple on lui
dit d'étendre son bras tout à coup et de fermer la main comme s'il voulait donner un fort coup de poing, alors on voit son membre rester raide, immobilisé un
instant, et il faut attendre que le spasme ait cessé pour que les mouvements redeviennent possibles. Si on lui dit de vous serrer la main avec force, il se trouve un
instant, au moment où il vient de le faire, dans l'impossibilité de vous lâcher.

(Au malade) : Je vous prie maintenant de vous lever et de faire quelques pas
vers moi.

Le malade se lève en effet, mais aussitôt, ses membres inférieurs deviennent
rigides dans l'extension, il lui est impossible de les fléchir; le voilà donc immobile pour un temps. Vous voyez que pendant ce temps-là, je ne puis, malgré mes
efforts, parvenir à provoquer la flexion du genou... Mais voici la décontraction
qui s'opère d'elle-même, il est devenu possible au malade de marcher, sa démarche n'est pas tout à fait naturelle, sans doute, comme elle devrait être si le cas
était simple, et il y a là justement une de ces anomalies dans l'espèce, dont je
vous ai laissé prévoir l'existence; mais laissons pour l'instant ce point dans
l'ombre, nous le mettrons en lumière un peu plus tard. (Le malade s'assied de
nouveau).

M. CHARCOT (aux auditeurs) : Nous ne pouvons pas, vous le comprenez d'après
ce que je vous ai dit dans nos préliminaires, répéter indéfiniment devant vous les
expériences dont je viens de vous rendre témoin. Par la répétition des actes la tendance au spasme s'épuise. Vous voyez, en effet, que si maintenant j'ordonne au
malade d'étendre tout à coup vigoureusement ce même bras dont il s'est servi
tout à l'heure, celui-ci n'est plus atteint de spasme comme la première fois, tandis que le phénomène peut être constaté sur l'autre bras qui n'a pas encore servi
à l'expérience. Mais si nous laissons le malade au repos pendant quelque temps,
ce qui n'est plus possible en ce moment le redeviendra tout à l'heure.

Je vous ferai remarquer en passant comme un fait très intéressant et sur lequel
nous aurons à revenir, que cette rigidité spasmodique qui se produit d'elle-même
à l'origine des mouvements volontaires, ne peut pas, au contraire, être obtenue
par des mouvements d'extension, de traction, par exemple, quelque énergiques
qu'ils soient, artificiellement imprimés aux membres; nous utiliserons plus tard
ce fait qui nous fournira un moyen de diagnostic. Les frictions, les malaxations
restent, vous le voyez, comme les tractions, absolument impuissantes à détermi-

ner le spasme, celui-ci se produit donc seulement à l'occasion des mouvements volontaires ou pour le moins automatiques.

Vous savez, d'après ce que je vous ai dit en commençant, que ce ne sont pas seulement les muscles des membres qui, dans la maladie de Thomsen, sont pris de spasme à l'origine des mouvements volontaires ; ceux de la face, de la langue peuvent être pris également. Les choses se montrent conformes à la règle chez notre homme ; il suffit en effet de causer avec lui pendant quelque temps comme nous l'avons fait maintes fois, pour s'apercevoir qu'un spasme immobilise parfois, un instant, les muscles de la langue, en même temps qu'il produit une grimace prolongée dans les muscles des lèvres et de la face.

En voilà déjà assez sans doute pour bien établir, chez notre homme, l'existence de l'affection de Thomsen. Actuellement, je veux encore ajouter au tableau, en vous faisant reconnaître *de visu* ces propriétés électriques nouvelles des muscles affectés dont je vous ai parlé tantôt (voir *Fig.* 75 p. 412).

Au préalable, il est un fait appartenant à la caractéristique de la maladie de Thomsen sur lequel je n'ai pas encore appelé votre attention afin de ne pas, du premier coup, compliquer la situation, mais qu'il est temps maintenant de mettre en relief, d'autant mieux qu'il se présente, chez notre malade à un remarquable degré de développement (1). Je veux parler de l'existence chez ces malades, et en particulier chez le nôtre, de muscles énormes, d'apparence herculéenne, rappelant la manière de Michel-Ange. C'est aux membres inférieurs que chez B.....d, cette *hypermégalie musculaire* se montre, comme vous le voyez excessivement accusée, particulièrement sur la partie antérieure des cuisses. La cuisse mesure 55 centimètres à sa partie moyenne, le mollet 40. En somme, l'aspect de celui que l'on rencontre habituellement dans la paralysie hypertrophique. Mais ses fesses ne sont pas grosses à proportion, il n'y a pas d'ensellure lombaire. Les membres supérieurs au contraire, comme le tronc, présentent des muscles dont le volume ne dépasse pas la normale. On pourrait même dire que quelques-uns d'entre eux sont atrophiés ; ainsi, par exemple, le bras à sa partie moyenne mesure 27 cent. seulement ; l'avant-bras 20, c'est peu, surtout comparativement à ce qui se voit aux membres inférieurs.

Mais j'en reviens à l'hypermégalie des masses musculaires. C'est, disais-je, plus haut un fait habituel dans la maladie de Thomsen. « L'augmentation de volume des muscles, dit M. Marie dans son excellent article du *Dictionnaire* de Dechambre (3e série, t. XVII, p. 346), se retrouve chez un grand nombre de malades et doit être considérée comme un symptôme propre de la maladie de Thomsen, comme un de ceux qui en constituent la physionomie spéciale. Cela est parfaitement exact. Mais l'on peut se demander si cette augmentation de volume des muscles, au moins chez notre sujet, est exclusivement due à l'hypertrophie des faisceaux musculaires, constatée anatomiquement par M. Erb chez les sujets qu'il a examinés. C'est un point sur lequel nous aurons à discuter tout à l'heure.

(1) Voir la *fig.* 79 à la page suivante.

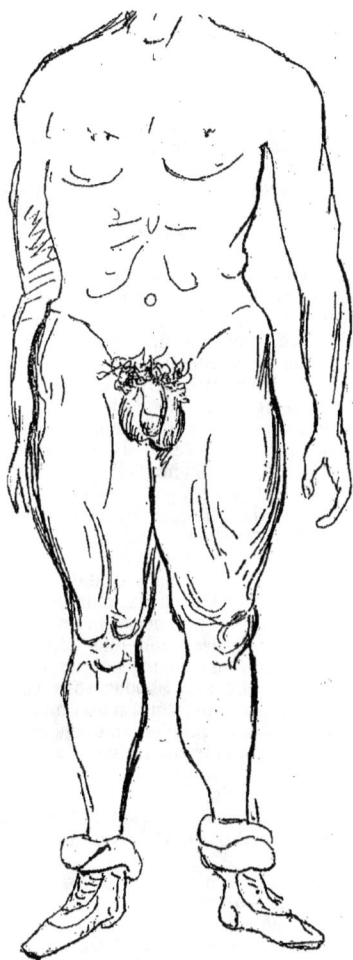

Fig. 79 — B....rd. Maladie de Thomsen avec pseudo-hyperthrophie et ataxie locomotrice.
(Croquis de M. Charcot. Salpêtrière, juillet 1888).

Actuellement, j'en viens à la démonstration des propriété électro-cliniques spéciales que présentent, chez notre malade, les muscles que vous avez vus, il n'y a qu'un instant, être pris, à l'occasion des mouvements volontaires, de spasme temporaire. Dans le but de mettre en relief dans une démonstration publique les contractions dont il s'agit, j'ai fait placer sous vos yeux, à côté de B.....d. un homme qui, lui, représente l'état normal. C'est sur les muscles des membres supérieurs, sur le biceps, que l'exploration portera tout d'abord, parce que les mouvements qui, à chaque interruption peuvent se produire dans ces muscles, se communiqueront facilement à la main et deviendront par là plus faciles à reconnaître pour l'assemblée que s'il s'agissait de secousses produites dans les muscles de la partie antérieure de la cuisse, par exemple.

Donc sur le N° 1 représentant l'état normal, vous voyez, quand on met en jeu à l'aide du chariot de Dubois-Raymond des interruptions lentes laissant en place les électrodes — vous voyez dis-je, à chaque excitation faradique, se produire une secousse brève qui fléchit légèrement l'avant-bras et agite la main. Au contraire, voici ce qui se passe chez le N° 2 atteint de la maladie de Thomsen, dans les mêmes conditions d'excitation : d'abord il se produit 2 ou 3 secousses comme dans l'état normal, puis à un moment donné, le muscle s'immobilise en contraction tétanique ; il n'y a plus de secousses pendant ce temps, bien que les interruptions persistent ; enfin, l'épuisement se fait sentir, la décontraction a lieu et les interruptions se continuant toujours, à chacune d'elles se font les secousses brèves qui représentent le retour à l'état physiologique. J'agis de la même façon sur les muscles de la partie antérieure de la cuisse, d'abord chez le sujet N° 1, puis sur le sujet N° 2. Les résultats sont les mêmes absolument que lorsqu'il s'agissait des membres supérieurs, seulement ils sont moins snisissables pour un nombreux auditoire. La rigidité tétanique provoquée par l'excitation faradique dure en moyenne comme nous l'avons constaté, 10, 20 secondes, puis tout rentre dans l'ordre.

Je vous révèlerai en passant, puisque l'occasion s'en présente, une réaction spéciale qu'offrent ces mêmes muscles, non plus sous l'influence de l'excitation faradique, mais en conséquence d'un choc mécanique produit par exemple à l'aide de la percussion à l'aide du marteau de Skoda ; vous voyez que cette percussion détermine au point où elle porte, une contraction musculaire qui persiste telle quelle pendant un certain temps, et qui n'est en quelque sorte que la reproduction de ce qui s'obtient soit par l'action faradique, soit par la mise en action volontaire.

Après cette série de démonstrations, vous ne doutez pas, je pense, qu'il s'agit, chez notre homme de la maladie de Thomsen et à peine notre cas s'éloigne-t il, quant à présent, du type normal par quelques particularités d'ordre évidemment secondaire.

Mais nous devons ouvrir actuellement le chapitre des complications. Et d'abord, Messieurs, cette apparence herculéenne des muscles que tout à l'heure je signalais à votre attention n'est qu'un mensonge ; sans doute elle vous donne l'idée qu'une énergie motrice correspondante doit s'y rattacher. Mais à cette idée, vous ne devez pas vous arrêter. En effet, je vais vous faire reconnaître que ces muscles énormes n'ont aucune force, aucune énergie ; quel que soit l'effort que fasse le sujet, lorsque le spasme tétanique initial est passé, il lui est impossible de résister

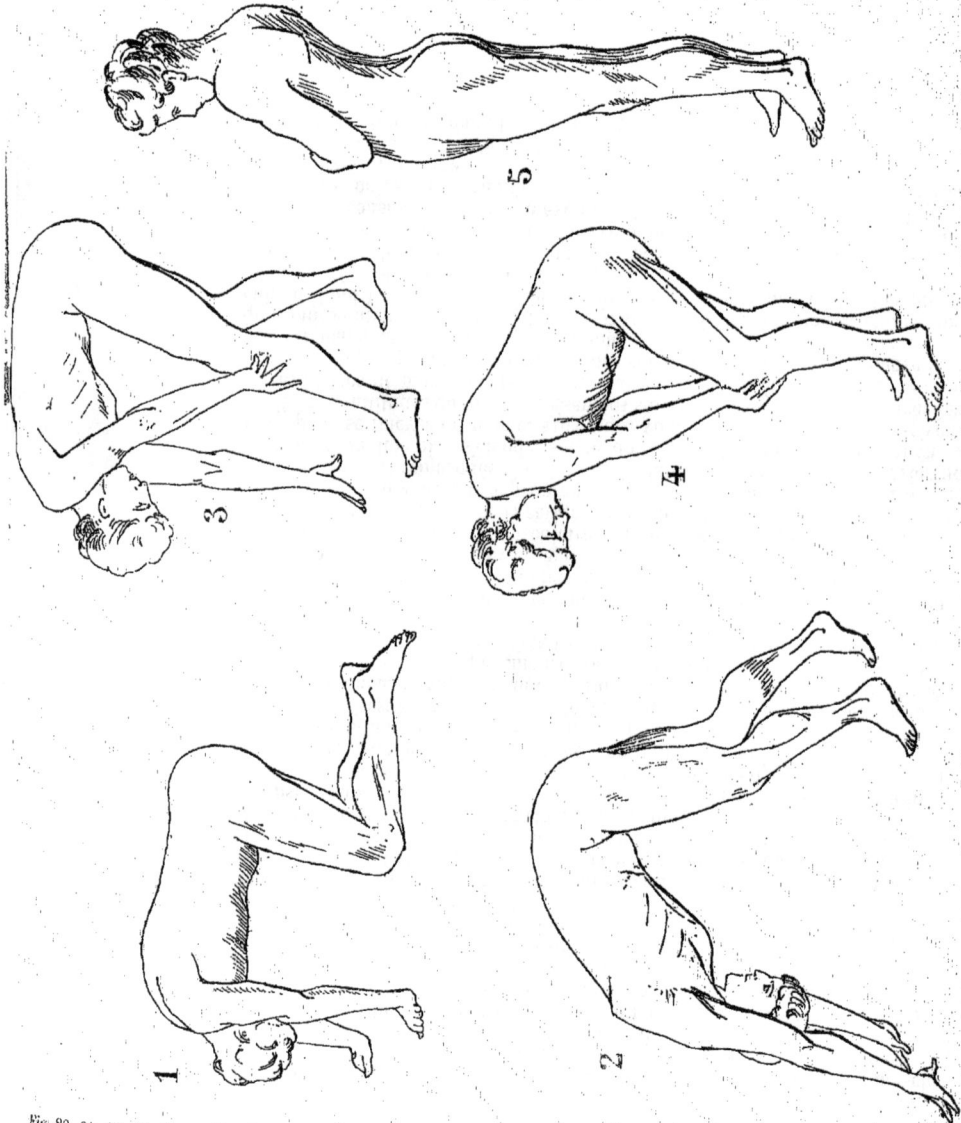

Fig. 80, 81, 82, 83, 84. — Paralysie pseudo-hypertrophique. Phases par lesquelles passe pour se relever un sujet couché sur le sol. (H. C., d'après Gowers).

aux divers mouvements passifs qu'on imprime au membre. C'est abso.ument ce qui se passe dans la paralysie pseudo-hypertrophique où souvent les muscles les plus volumineux sont justement ceux qui se montrent les plus faibles. Tout à l'heure, je vous disais qu'une augmentation de volume des muscles est un caractère de la maladie de Thomsen ; oui cela est exact, mais cela suppose alors que l'énergie du muscle est à peu de chose près normale, or cela n'est pas. Je le répète, dans notre cas, c'est même plutôt le contraire qui s'observe ; cette faiblesse musculaire chez notre sujet est, remarquez-le, à peu près générale, elle ne porte pas seulement sur les muscles volumineux, on la constate chez ceux-là aussi qui ont conservé leurs dimensions normales, ou qui même paraissent atrophiés, ainsi que cela se voit aux membres supérieurs par exemple. Cela se peut reconnaître lorsque l'homme fait effort pour résister aux mouvements qu'on imprime à ses membres pour les fléchir ou les étendre ; rien de plus facile que de le vaincre ; sa résistance est partout faible, parfois presque nulle.

Ainsi ces muscles que, en raison du spasme qui s'empare d'eux à l'origine d'un mouvement volontaire ou sous l'influence d'un choc électrique, l'on pouvait croire doués d'une grande puissance motrice, sont faibles au contraire remarquablement faibles. Il y a là un contraste frappant qui n'appartient pas à la maladie de Thomsen, mais qui est au contraire l'un des apanages de l'affection musculaire qu'on désigne communément sous le nom de paralysie pseudo-hypertrophique, myosclérose, etc. Et cette circonstance justement devait nous conduire à rechercher si dans notre cas, la maladie de Thomsen n'était pas entrée en combinaison avec cette dernière affection.

Etudions donc notre malade en vue de vérifier l'hypothèse proposée ; nous recueillerons certainement, chemin faisant, un certain nombre d'arguments, en outre de ceux que nous avons relevés déjà tendant à la légitimer.

J'ai déjà parlé des reliefs musculaires herculéens contrastant avec l'impuissance motrice ; j'ai fait remarquer l'écartement des membres inférieurs pendant la marche, bien qu'il n'y ait pas à proprement parler d'ensellure, phénomènes qui paraissent avoir été remarqués chez lui dès l'enfance ; maintenant, je vais prier notre malade de vouloir bien s'étendre sur le dos à terre tout de son long. Il va faire effort pour se relever lui-même, sans aide ; vous le voyez prendre successivement les diverses attitudes qui sont représentées sur ce tableau destiné à montrer les diverses phases de mouvements exécutés par les sujets atteints de paralysie pseudo-hypertrophique typique lorsque, couchés sur le dos, ils veulent reprendre la position verticale, seulement, chez notre malade, les choses sont trop avancées pour qu'il puisse aller jusqu'au bout et au moment où il applique ses mains sur ses cuisses demi fléchies, on est obligé de lui venir en aide, il ne saurait aller plus loin. (Voir les *Fig.* 80, 81, etc., p. 421).

En réalité, Messieurs, tout compte fait, si nous n'avions pas eu connaissance du spasme à l'occasion des mouvements volontaires chez notre homme, on l'aurait à coup sûr, considéré comme un exemple de paralysie myo-sclérosique. Il y aurait donc, dans notre cas, combinaison de la maladie de Thomsen et de la paralysie pseudo-hypertrophique.

Et à ce propos, il y a lieu de relever les analogies qui existent entre l'état anatomique des muscles dans la maladie de Thomsen et celui qu'on observe dans la paralysie myo-sclérosique. Il y a dans celle-ci, comme dans celle-là, des faisceaux musculaires hypertrophiés et une hyperplasie conjonctive, si bien que l'on pourrait dire, à cet égard, qu'il y a identité. Voici cependant où gît la différence; c'est que dans l'affection myo-sclérosique, il y a à côté des faisceaux musculaires hyperplasiés un très grand nombre de faisceaux atrophiés en voie de disparition, en même temps que la végétation conjonctive beaucoup plus luxuriante, souvent compliquée de lipomatose, tend à se substituer aux faisceaux musculaires ; et c'est à cette végétation conjonctive combinée à la lipomatose qu'est due en grande partie l'hypermégalie qui donne aux muscles l'apparence herculéenne. On voit, d'après cela, qu'au point de vue anatomique, il semble n'y avoir pas un abîme entre les deux affections et que la myo-sclérose paraît, si l'on peut ainsi parler, exister en germe dans la maladie de Thomsen. A la vérité, on pourrait dire encore que sans aller chercher une complication de deux maladies distinctes, on pourrait interpréter notre cas plus simplement peut-être, en imaginant que l'hyperplasie conjonctive des muscles qui paraît exister dans la maladie de Thomsen toujours à un certain degré, peut dans certains cas, accidentellement, se prononcer plus que de coutume, déterminer l'atrophie progressive des faisceanx musculaires et finalement une myo-sclérose en quelque sorte accidentelle. Cela est possible et j'avoue qu'entre les deux hypothèses, je reste un peu indécis, bien que je penche beaucoup vers la première, en raison de considérations que je me réserve de faire valoir dans une autre occasion.

Quoi qu'il en soit, il est tout à fait opportun de faire remarquer que notre cas de maladie de Thomsen avec la complication sur laquelle nous venons d'insister n'est pas un fait isolé. Un cas qui présente les mêmes caractères essentiels a été publié il y a quelques années déjà, dans les *Archives de neurologie* (1884, vol. VIII, n° 24) par M. le D' Vigouroux, sous ce nom : *Maladie de Thomsen et Paralysie pseudo-hypertrophique*. Il s'agit d'un jeune homme de 19 ans, dont les muscles, très volumineux, herculéens, étaient cependant très faibles.

Ils donnaient à la palpation la sensation de dureté spéciale qu'on rencontre dans la maladie pseudo-hypertrophique. Le malade couché prenait pour se relever les attitudes classiques en pareille circonstance chez les sujets atteints de myo-sclérose. Les signes de la myotonie de Thomsen étaient, chez ce jeune homme, très caractérisés. L'auteur pense qu'il faut voir dans le cas une combinaison de deux maladies, à savoir : la maladie de Thomsen et la paralysie pseudo-hypertrophique. Je suis pour mon compte très disposé à adopter cette manière de voir.

Il est encore chez notre malade, toute une série de phénomènes que nous avons jusqu'ici à dessein, laissés dans l'ombre, mais que nous devons actuellement mettre en lumière. Ainsi que nous l'avons vu, les signes de la myotonie de Thomsen et ceux qui peuvent être rapportés à la paralysie pseudo-hypertrophique paraissent s'être révélés chez notre homme, les uns dans l'enfance, les autres dans l'âge adulte ; ceux dont il va être question n'ont paru qu'il y a 3 ans, et leur apparition a été signalée par un empirement de tous les symptômes déjà existants, de ceux particulièrement qui concernent la station et la marche. Je vais mettre en relief l'un de ces phénomènes nouveaux auquel je fais allusion.

(*Au malade*) : Levez-vous, mon ami.

Voilà le spasme de Thomsen qui se produit. Laissons-le passer. Bien ! maintenant la décontraction s'est faite.

(*Au malade debout*) : Fermez les yeux actuellement.

(Le malade chancelle et menace de tomber, aussitôt qu'il a fermé les yeux.

Vous voyez, c'est là ce qu'on appelle le signe de Romberg et il est ici très accentué. Ce signe n'appartient pas plus à la maladie de Thomsen qu'à la paralysie pseudo-hypertrophique : vous savez qu'on le voit au contraire dans certains cas d'hystérie, dans l'ataxie locomotrice surtout Voyons si, par hasard, il ne s'agirait pas de cette dernière affection, car il nous est facile d'éliminer du premier coup l'hystérie, en l'absence d'anesthésie cutanée et profonde, de stigmates quelconques, etc. Je vous ferai remarquer en passant que la combinaison de l'hystérie, soit chez l'homme, soit chez la femme avec des maladies dégénératives infantiles, telles que les myopathies, la maladie de Friedreich, etc.,etc., n'est point chose rare, ainsi que vous le verrez dans un travail publié par M. Gilles de la Tourette dans un des derniers numéros de la *Nouvelle Iconographie de la Salpêtrière*.

Mais encore une fois, je déclare, après l'avoir recherchée, que dans ce cas, ce n'est point de l'hystérie qu'il s'agit. — Voyons donc si d'autres signes tabétiques ne viendraient pas, chez lui, s'associe au signe de Romberg. Eh bien, c'est ce qui a lieu en effet ; les réflexes rotuliens, vous le voyez, sont très faibles, de plus il existe des douleurs de caractère fulgurant très accentuées. Il va du reste nous les décrire.

(*Au malade*) : Racontez-nous, je vous prie, l'histoire de vos douleurs.

Le malade : C'étaient des douleurs qui me partaient de la hanche et qui tout d'un coup, brusquement, m'occasionnaient des élancements par toute la jambe. Cela me prenait par intermittence et puis cela cessait tout à coup.

M. CHARCOT : Et maintenant, les avez-vous encore ?

Le malade : Oui, j'ai par moments des douleurs très vives, en éclair, dans les genoux ; j'ai aussi des engourdissements dans les pieds.

M. CHARCOT : Je sais par son observation qu'il a été admis dans un service d'hôpital à Paris où il a été considéré comme atteint d'ataxie locomotrice ; c'est à juste titre : oui il est ataxique. Mais l'ataxie n'est pas tout chez lui. Ainsi que nous l'avons reconnu, ce n'est qu'un côté du tableau. Il fut un temps où les accidents tabétiques ont paru se préciser et prédominer ; ces douleurs fulgurantes ont été plus vives quelles ne le sont aujourd'hui, l'incoordination motrice plus accentuée. Il affirme qu'à une certaine époque, la marche a été beaucoup plus difficile qu'elle ne l'est actuellement. Il n'est pas rare de voir on le sait, de pareilles fluctuations, de pareils temps d'arrêt, dans la marche non toujours régulièrement progressive de l'ataxie locomotrice.

L'examen des yeux est resté négatif. Il n'y a pas eu de diplopie; le signe d'Argyll Robertson n'existe pas. Mais il n'en faut pas tant pour déterminer l'existence de l'élément tabétique : signe de Romberg, démarche ataxique et douleurs fulgurantes caractéristiques, diminution très marquée, sinon abolition des réflexes, cela constitue déjà un ensemble suffisant pour autoriser le diagnostic.

Voilà donc la symptomatologie, si complexe et si variée chez notre homme, ramenée en fin de compte à 3 éléments : 1° Myotonie de Thompsen ; 2° Paralysie pseudo-hypertrophique ; 3° Ataxie locomotrice. Dans la combinaison de ces divers éléments chez un seul sujet, chacun d'eux, comme vous l'avez vu, conserve en quelque sorte sa personnalité, son originalité, et c'est l'occasion de répéter une fois de plus, qu'en nosographie il n'y a guère d'hybrides, s'il y en a réellement. Il n'y a presque jamais, là où on voudrait voir un métis, que combinaisons d'espèces morbides distinctes; cela existe, entr'autres, chez notre malade. Chez lui la combinaison d'affections en appparence aussi distinctes les unes des autres, pourra paraître singulière, peut être au premier abord. Mais si l'on y réfléchit, on remarquera que les diverses affections composantes, l'ataxie locomotrice comme la myotonie et la myo-sclérose se rattachent toutes les trois par des liens plus ou moins étroits à la grande famille neuropathique et alors leur existence chez un même individu n'aura plus, au même degré, l'apparence d'une coïncidence fortuite.

C'en est assez pour aujourd'hui sur ce cas d'ailleurs, comme vous l'avez vu, fort intéressant. Actuellement, cependant, je voudrais insister encore sur un point qui concerne le diagnostic différentiel de la maladie de Thomsen. — A cet effet, j'ai fait venir ici plusieurs filles hystériques chez lesquelles existe ce que j'ai appelé, la *diathèse de contracture* et justement, il s'agit de vous montrer les différences radicales — bien qu'il s'agisse toujours de spasme — entre cet état là et la myotonie de Thomsen. Déjà je vous ai fait remarquer que dans cette dernière affection, les spasmes ne se montrent qu'à l'occasion de la mise en jeu des mouvements volontaires ou automatiques. Jamais on ne les voit se produire sous l'influence des tractions, des malaxations imprimées à un membre. C'est le contraire de ce qui a lieu dans la diathèse de contracture chez les hystériques, ainsi que vous allez le reconnaître.

J'ordonne à ces deux jeunes filles de produire, à l'aide du membre supérieur droit, un mouvement d'extension violent et brusque comme pour donner un vigoureux coup de poing.

(Les malades exécutent le mouvement qui leur est ordonné).

Vous voyez que le membre est devenu rigide, que ce n'est plus qu'une barre inerte et cela ressemble à ce qui se voit dans la maladie de Thomsen, mais voici la différence : d'abord le spasme chez l'hystérique ne cessera pas de lui-même. Il faut, comme vous le voyez, pour obtenir sa résolution, exercer sur les muscles raidis, une sorte de massage... Voilà qui est fait, la décontraction s'est produite. — Remarquez en outre que les seuls mouvements exagérés, produits à la suite d'un effort, déterminent ici le spasme; jamais, contrairement à ce qui a lieu dans la maladie de Thomsen, les mouvements naturels non forcés relatifs à la station et à la marche. Enfin, voici encore d'autres traits distinctifs plus radicaux encore: Vous avez beau, dans la maladie de Thomsen, exercer une violente traction, pétrir les muscles, etc., cela ne suffit pas à produire le spasme. Tandis que chez nos deux hystériques atteintes de diathèse de contracture, vous voyez la rigidité musculaire permanente se produire par ces différentes manœuvres avec la plus grande facilité, la pression exercée sur le tronc de certains nerfs, le radial, le cubital par exemple, détermine par suite de la contraction des groupes musculaires qu'ils amènent certaines attitudes caractéristiques (hyperexcitabilité neuro-musculaire.)

Je le répète encore une fois, les contractures ainsi produites chez les hystériques ne se résoudront pas d'elles-mêmes; il faudra intervenir pour les faire disparaître, contrairement à ce qui se voit dans la myotonie de Thomsen. Il était intéressant de relever ce caractère différentiel d'autant mieux que la diathèse de contracture n'est pas absolument particulière aux femmes, tant s'en faut, et qu'on la rencontre chez les hystériques mâles.

Puisque nous en sommes sur la question de diagnostic, je relèverai encore que le spasme de Thomsen ne saurait être confondu avec ce que l'on appelle vulgairement les *crampes*; celles-ci, vous ne l'ignorez pas sont douloureuses, très douloureuses même parfois, tandis qu'il est constant que la myotonie qui dans la maladie de Thomsen se produit à l'occasion des mouvements volontaires, ne détermine chez le sujet qui en est atteint aucune souffrance. C'est là un caractère sur lequel j'insiste d'autant plus en terminant, que je crois avoir négligé de le signaler dans le cours de mon exposé.

2ᵉ MALADE.

M. CHARCOT: Il y a une quinzaine de jours, le 26 juin 1888, je vous ai présenté un homme de 63 ans, qui offrait à un haut degré l'affection connue sous le nom de *spasme clonique du sterno-cléido-mastoïdien et du trapèze* (Voir page 380). L'affection datait chez lui de 8 mois environ et elle paraissait s'être développée à l'occasion d'un grand chagrin. Le spasme, à l'occasion des émotions, s'exagérait, je vous l'ai fait reconnaître, d'une façon très remarquable, et une fois, cela a été au point que le malade a perdu un instant l'équilibre et a été renversé à terre. J'ai surtout relevé dans la description du cas, l'hypertrophie très prononcée du sterno-cléido-mastoïdien; siège du spasme et au contraire l'atrophie du côté opposé.

Je vous disais, à ce propos, que naguère encore, lorsque les sujets atteints de ce genre de spasme se présentaient à moi, j'étais désespéré par l'idée que je ne pouvais pas vraisemblablement y porter remède. Aujourd'hui, ajoutai-je, éclairé par de nouvelles observations, je suis devenu moins pessimiste. Je sais en effet que l'application d'un traitement approprié en triomphe quelquefois. Et justement, c'est ce qui est arrivé dans le cas actuel, au bout d'un temps très court; le résultat est vraiment merveilleux dans l'espèce, je n'hésite pas à le dire, d'autant plus remarquable, que l'affection et datait déjà, je le répète, de 8 mois. Vous allez en juger *de visu*. Voici notre brave homme ; sans doute, il a encore un peu de torticolis, de raideur du cou ; sans doute l'hypertrophie du sterno-mastoïdien affecté est toujours présente. Mais qu'est devenu le spasme du cou et des lèvres ? ils ont disparu déjà depuis plusieurs jours.

Ainsi, il n'a pas fallu plus de 10 séances pour obtenir cet étonnant résultat... Dès la 3ème séance déjà, il s'était produit, un amendement si remarquable qu'il était clair que nous étions maîtres de la situation et vous le voyez, l'évènement a pleinement justifié nos prévisions.

En quoi donc le traitement a-t-il consisté ? Mon Dieu ! c'est fort simple : c'est d'électrisation qu'il s'agit et c'est l'électrisation, du reste, qui est recommandée dans cette affection par les auteurs. Mais encore faut-il, pour réussir, s'y prendre d'une certaine façon, agir suivant une certaine méthode dont nous devons la connaissance à M. Vigouroux.

Il n'y a rien de bien extraordinaire dans cette méthode tout empirique d'ailleurs quant à présent ; il s'agissait seulement de remarquer l'hypertrophie de sterno-cléido-mastoïdien déjà signalée du reste par Amussat, et de regarder également l'atrophie du muscle correspondant du côté opposé ; il fallait imaginer ou deviner si vous voulez, que la faradisation devait porter exclusivement sur ce dernier muscle et qu'il fallait exclure du traitement toute action, quelle qu'elle fût, sur le muscle hypertrophié. Tout cela est fort simple, sans doute, mais encore faut-il, par une sorte de tâtonnement, le trouver. Voilà donc le traitement très simple que j'ai vu déjà réussir dans un certain nombre de cas de spasme clonique du cou et qui fait merveille, vous le constatez, chez le malade actuel.

M. CHARCOT (*au médecin chargé du traitement*) : Quelle a été la durée des séances ?

Réponse : Quinze minutes seulement. Voici d'ailleurs les détails du traitement qui a été dirigé par M. le Dr Babinski, ancien chef de clinique du service :

« Quelques jours après l'entrée du malade, son état, jusque-là ne s'étant pas modifié, on électrise à l'aide de courants induits le sterno-mastoïdien gauche, de façon à obtenir une attitude inverse de l'attitude pathologique, c'est-à-dire inclinaison de la tête à gauche, rotation à droite et flexion. L'électrisation dure 15 minutes environ. Le malade, à la suite, éprouve un grand bien-être ; dans la journée, les secousses sont beaucoup moins fortes. Deux jours après, nouvelle électrisation dans les mêmes conditions ; on électrise aussi les zygomatiques. L'amélioration s'accentue encore. La tête est encore déviée, mais le malade peut marcher sans éprouver de fortes secousses. Le spasme des lèvres s'est aussi atténué. Deux jours après, 3e séance. On remarque ce jour-là que le peaucier gauche, contrairement à ce qu'on avait observé au début, se contracte aussi bien que le droit. L'amélioration s'accentue encore. La déviation est très légère, souvent nulle, lorsque le malade est debout ; elle s'accentue un peu lorsque le malade fait des mouvements de mastication. Le spasme des lèvres s'est moins atténué que le spasme du cou. »

Le *traitement* a été continué de la même façon tous les deux jours jusqu'aujourd'hui et vraiment, le malade actuellement, vous le voyez, peut être considéré comme guéri.

(*Au malade*) : Eh bien ! Qu'en pensez-vous ?

Le malade : Je pense, Monsieur, que je suis bien heureux et bien reconnaissant. Enfin, je puis dormir ; autrefois, j'étais réveillé à chaque instant par mes secousses de tête : j'étais forcé de prendre ma tête avec mes deux mains pour la soulever et la tourner. Aujourd'hui, je dors très bien ; encore une fois je vous remercie.

M. Charcot (*au malade*) : Vous pouvez vous retirer.

(*Aux auditeurs*) : C'est parfait. « Tout est bien qui finit bien », mais ne chantons pas encore victoire sans réserve. Il ne faut pas oublier dans ces histoires là le *chapitre des récidives*.

———

VINGT-CINQUIÈME LEÇON

OBJET :

1° Malade : Femme de 51 ans; — Chorée chronique avec hérédité similaire (maladie d'Huntington).

2° Malade : Homme de 41 ans; — Chorée chronique développée à la suite d'un choc nerveux.

3° Malade: Femme de 47 ans ; — Chorée chronique très intense, avec gesticulations et démence parvenue au dernier terme.

1re MALADE.

Messieurs, on a souvent parlé, dans ces derniers temps d'une forme particulière de la chorée qu'on a désignée sous le nom de *chorée d'Huntington*. Nous aurons à rechercher chemin faisant, s'il s'agit bien là, comme on pourrait le croire et comme nous l'admettrons d'abord provisoirement, d'une maladie à part, autonome ou seulement d'une variété de la chorée ordinaire.

Huntington est le nom d'un médecin américain qui, en 1871, dans un journal de Philadelphie qu'il est aujourd'hui difficile de se procurer (*On Chorea.—Philad. Med. and Surgical Report*, n° 15, 1871) a raconté l'histoire de l'affection dont il s'agit et dont l'un des grands caractères est, suivant l'auteur, d'être héréditaire (hérédité similaire).

Il en serait donc de la choré d'Huntington comme d'un très grand nombre d'affections du système nerveux et musculaire nouvellement introduite dans la nosographie et parmi lesquelles on peut citer par exemple : la maladie de Thomsen, l'ataxie de Friedreich, enfin la paralysie pseudo-hypertrophique pour la première fois décrite par Duchenne de Boulogne. Toutes ces affections là, vous le savez, sont à la fois des maladies d'hérédité similaire et des maladies de famille, en même temps qu'elles reconnaissent à des titres divers l'hérédité de transformation. Nous allons voir qu'il en est de même de l'affection convulsive, dite chorée d'Huntington.

Pendant longtemps, les observations d'Huntington sont restées sans écho, mais récemment en Allemagne, et cette circonstance semble indiquer que dans ce pays, la maladie serait plus fréquente peut-être qu'ailleurs, en Allemagne, dis-je, plusieurs auteurs successivement, dans un assez court espace de temps, ont publié sur ce sujet, une série de travaux intéressants.

Parmi les plus importants de ces travaux, je signalerai au premier rang un mémoire de M. Huber publié dans les *Archives de Virchow* (B d. 108. 1887) qui contient un grand nombre de faits originaux et un travail de M. Hoffmann (de Zurich) intitulé: *Chorea chronica progressiva*, riche également d'observations nouvelles et qui a paru, lui aussi, dans les *Archives* de M. Virchow (B d. III 1888).

Je ne vois pas qu'en France, on se soit occupé beaucoup jusqu'ici de la chorée d'Huntington ; sans doute, on en a parlé dans diverses publications périodiques, s'en référant toujours aux travaux américains ou allemands, mais jamais, que je sache, on n'avait présenté de faits originaux propres à confirmer ou à infirmer les assertions émises par notre confrérie d'Amérique, de telle sorte que la malade que j'ai fait placer devant vous pourrait bien être le premier exemple de chorée d'Huntington qui ait été produit dans une clinique Française (1).

En quoi consiste donc cette forme pathologique, prétendue spéciale ? Quels en sont les traits nosographiques fondamentaux ? D'après Huntington et les auteurs qui l'ont suivi, tous paraissent d'accord sur ce point, un caractère fondamental serait, je le répète l'hérédité similaire.

Pour bien mettre ce caractère en relief, je vais placer sous vos yeux un arbre généalogique où il s'accuse d'une façon très frappante ; certes, ce tableau vous en dira plus long que toutes les dissertations auxquelles je pourrais me livrer. Il est emprunté au travail de M. Huber.

CHORÉE D'HUNTINGTON, TABLEAU DE FAMILLE D'APRÈS HUBER.

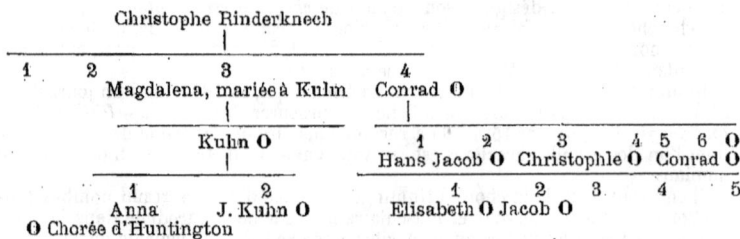

Christophe Rinderknech

1	2	3	4
		Magdalena, mariée à Kulm	Conrad O

Kuhn O

			1	2	3	4	5	6 O
			Hans Jacob O	Christophle O	Conrad O			

1	2		1	2	3	4	5
Anna	J. Kuhn O		Elisabeth O Jacob O				
O Chorée d'Huntington							

(1) On n'a pas pu dans cette leçon, utiliser la très remarquable observation de *chorée héréditaire* publiée par M. le Dr M. Lannois dans la *Revue de Médecine* (No 8, 1888), pour la simple raison que ce dernier travail a paru seulement le 10 août,

Christophe Rinderk... (voir le tableau), sain lui-même, ou pour le moins non affecté de chorée, donne naissance à 4 enfants dont le 4ᵉ nommé Conrad, commence la série; celui-ci est atteint d'une affection qui présente les caractères cliniques de la maladie d'Huntington autres que l'hérédité sur lesquels nous insisterons dans un instant. L'hérédité ne serait donc pas le seul trait à signaler dans la caractéristique de cette affection et qui puisse permettre de la distinguer de la chorée vulgaire, chorée de Sydenham, chorée infantile, fréquemment associée, comme vous le savez, au rhumatisme articulaire.

Le troisième enfant de Christophe, une fille nommée Magdalena, mariée à un nommé Kuhn, non affectée elle-même, donne naissance à un enfant qui, comme son oncle Conrad sera pris de chorée chronique et qui, à son tour, donnera naissance à deux enfants dont le second sera, lui aussi, atteint de la même maladie.

La descendance de Conrad est riche en cas de chorée chronique qui se distribuent ainsi qu'il suit : sur 5 enfants 3 cas à savoir : Hans, Christophe et Conrad (le 6ᵉ), lequel donne naissance à 5 enfants dont les 2 premiers, Elisabeth et Jacob, sont affectés.

Voilà certes une belle famille de choréïques et ici, le caractère d'hérédité similaire se montre dans toute sa pureté, car seul règne la chorée d'Huntington, sans mélange avec d'autres maladies nerveuses; c'est aussi un bel exemple, s'il en fut, de ce que l'on appelle une maladie de famille.

Incontestablement, d'après cette observation de famille, l'hérédité similaire paraît être un des grands caractères étiologiques de la maladie. Celle-ci se développe en quelque sorte fatalement et se perpétue de génération en génération, le plus souvent sans le concours d'une cause occasionnelle appréciable. Sans motif apparent, on la voit apparaître et se développer un beau jour, comme à point nommé, à peu près toujours à la même époque de la vie. Mais toutes les observations de chorée d'Huntington ne sont pas, tant s'en faut, aussi explicites que celle de la famille Rinderknecht.

Nous verrons que la chorée vulgaire, que j'appelle quelquefois chorée de Sydenham, ne diffère en rien d'essentiel, quant à la description des mouvements convulsifs, de l'affection dite chorée d'Huntington. Mais la première, vous le savez, est à peu près toujours une maladie de l'enfance, tandis que l'autre, nous allons le voir, est toujours tardive.

C'est vers l'âge de 7 ou 8 ans que, dans l'immense majorité des cas, elle se manifeste. Il est rare qu'on la voie survenir à la 15ᵉ année et il est fort remarquable que les chorées qui se développent à cette époque-là présentent presque constamment quelque chose de spécial; elles ont en particulier une tendance marquée à devenir graves, mortelles, tandis que jamais ou à peu près jamais, celles qui se développent vers l'âge de 8, 9 ou 10 ans n'aboutissent, du moins par elles-mêmes, à une issue funeste. Incontestablement, à cet âge-là, à moins de circonstances tout à fait extraordinaires, on guérit toujours de la chorée. Seules, les chorées des adultes peuvent être mortelles et au premier rang, celles qui se montrent chez les femmes jeunes, dans l'état de grossesse.

Donc, c'est une anomalie rare dans la chorée quand on est atteint tardivement à l'âge de 20 ans, par exemple : c'est également une anomalie quand elle devient mortelle ; on peut ajouter que c'est encore une anomalie lorsqu'on la voit passer à l'état chronique.

Si l'on vous présente un enfant de 8 ou 10 ans, atteint de chorée vulgaire, même intense, vous pouvez, à peu près sans arrière-pensée, rassurer les parents qui se montrent généralement fort effrayés à la vue des gesticulations bizarres que vous savez, et leur annoncer que la maladie guérira au bout de 2, 3, 4 mois, rarement plus tard ; une grande thérapeutique n'est généralement pas nécessaire et l'expectation convient à la majorité des cas.

Sans doute, la maladie peut parfois se prolonger au-delà de ce terme et s'étendre sur une période d'un an, deux ans par exemple, c'est lorsqu'il y a des récidives ; ces récidives peuvent se montrer au nombre de 2, 3, 4, 5, 6, 7 même, ainsi que je l'ai observé une fois ; mais il ne faudrait pas confondre ces chorées de longue durée par répétition des accès avec la véritable chorée chronique. Celle-ci existe cependant, mais elle ne se montre guère que chez les sujets atteints de la maladie après l'âge de 15 ans, 20 ans ; à fortiori dans l'âge mur et dans la vieillesse, et l'on peut dire que cette chorée, par contraste avec les cas vulgaires, une fois constituée, est à peu près nécessairement progressive et ne guérit pas.

Si je viens de vous rappeler, Messieurs, ces particularités relatives à l'évolution et à la marche de la chorée vulgaire considérée aux différents âges, c'est que l'un des caractères de la chorée d'Huntington serait de ne se développer jamais qu'à une période tardive de l'existence, à 30 ou 40 ans, par exemple, et de prendre toujours l'allure d'une maladie chronique ; mais nous venons de voir que ces caractères-là ne lui appartiennent pas en propre puisqu'on les rencontre dans certains cas de chorée ordinaire (1).

Ainsi : hérédité similaire d'abord, puis apparition tardive, voilà, dit-on, deux traits particuliers à la maladie ; elle en posséderait encore un troisième, c'est que constamment elle se montre primitivement chronique et s'étend, quoi qu'on fasse, une fois installée, à la vie toute entière. Mais, je le répète, les deux derniers traits, au moins, ne lui sont pas spécialement attachés. Après cela y a-t-il d'autres caractères qui puissent permettre de séparer nosographiquement la maladie d'Huntington ? Je ne le crois pas, Messieurs, et je pense qu'on peut affirmer que, en ce qui concerne, entr'autres, la symptomatologie proprement dite, la description des cas d'Huntington et celle des cas de chorée vulgaire se superposent, si l'on peut ainsi dire, à peu près exactement, sauf cependant quelques nuances signalées par

---

(1) Toute chorée tardive ou sénile même, n'est pas nécessairement chronique et incurable. J'ai cité des cas de chorée chez des vieillards qui se sont terminés rapidement par la mort, comme on sait que cela arrive quelquefois dans la chorée des adultes (*Loc. cit.*). On en a cité quelques-uns qui ont abouti à la guérison ; ces derniers sont probablement extrêmement rares. (Voir à ce sujet *Chorée chez l'adulte et chez le vieillard*, par W. P. Herrington. *Brain*. April 1888, p. 134). (J. M. C.)

les auteurs et que nous allons maintenant indiquer. Ainsi, dit-on, dans la maladie d'Huntington, les gesticulations sont plus lentes que dans la chorée vulgaire. Cela est vrai ; mais cela tient vraisemblablement à l'allure chronique de la maladie et cela se retrouve dans toute chorée, quelle qu'elle soit ; un autre caractère distinctif qui a peut-être un peu plus de valeur, que le précédent, serait le suivant. On sait que dans la chorée de Sydenham, les gesticulations s'exagèrent à peu près constamment dans un membre lorsque celui-ci exécute un mouvement volontaire. Ainsi, lorsqu'il s'agit, pour le choréique vulgaire, de prendre un verre pour boire, une plume pour écrire, on voit le membre mis en jeu exécuter des mouvements contradictoires, rappelant ceux que font les bateleurs pour exciter l'hilarité des passants, et qui, souvent, font manquer le but. Il n'en serait pas de même, d'après la description des auteurs, dans la maladie d'Huntington ; au contraire, dans celle-ci, lorsqu'il s'agit d'accomplir ces mêmes mouvements intentionnels dont nous parlions tout à l'heure on voit les gesticulations choréiformes, incessantes pendant le temps du repos, au lieu de s'exagérer au moment de de l'accomplissement du mouvement volontaire, s'amender un instant ou même disparaître tout à fait momentanément, de manière à permettre l'accomplissement de l'acte prémédité. C'est pourquoi l'on voit les sujets atteints de cette maladie, alors même qu'elle est intense, continuer encore parfois pendant de longues années à exercer une profession manuelle, pourvu que celle-ci ne réclame pas une grande habileté et n'exige pas la mise en œuvre de mouvements délicats. Presque jusqu'à la dernière limite, ces malades peuvent se servir de leurs mains pour manger et boire, non pas sans quelques maladresses, bien entendu, non pas sans renverser le contenu du verre plein d'eau ou de la cuillère pleine d'aliments. Mais le plus souvent, je le répète, tant bien que mal le but est atteint, tandis qu'au contraire, dans la majorité des cas de chorée ordinaire, l'étendue des gesticulations semble s'accroître d'autant plus qu'il s'agit d'exécuter un mouvement intentionnel.

Sans doute, voilà un contraste assez tranché entre la chorée vulgaire et celle d'Huntington ; mais je me demande s'il appartient exclusivement à celle-ci et s'il ne se rencontrerait pas dans toutes les chorées chroniques. Je me crois en mesure de pouvoir dans un instant, répondre à la question, par l'affirmative.

Examinons encore d'autres oppositions qu'on a voulu établir entre les deux formes de chorée. L'existence de troubles psychiques plus ou moins grands tôt ou tard associés aux mouvements choréiformes, serait un des éléments nécessaires à la maladie d'Huntington. Il est très rare, en effet, dans les observations des auteurs, de voir les convulsions se prolonger quelque temps sans que les troubles psychiques s'y associent, arrivant bientôt à prendre une forme définitive, manie, mélancolie, etc., se terminant par la démence. C'est ainsi qu'au dernier terme, les mouvements choréiformes étant devenus assez intenses pour rendre la station et la marche impossibles, en même temps que l'intelligence est descendue au dernier degré de l'échelle, les malheureux infirmes sont réduits à l'état grabataire, exposés sans défense à toutes les causes de destruction. — Tout cela est parfaitement exact, et telle, certainement, n'est pas l'issue de la chorée vulgaire, mais on ne saurait méconnaître que des perturbations intellectuelles plus ou moins accentuées suivant les cas, soit un accompagnement habituel (1) de cette dernière, de telle sorte qu'on pourrait dire que dans celle-ci existent, en germe, les troubles psychiques qui acquièrent, dans la chorée d'Huntington, un si haut degré de développement. Il faut ajouter que ces mêmes troubles intellectuels aboutissant à la démence se voient communément dans les cas de chorée chronique qui ne se détachent par aucun autre caractère que celui de la chronicité même de l'histoire de la chorée vulgaire (2).

Et à ce propos, je crois utile de relever que ainsi que, je l'ai montré autrefois (loc. cit : *Progrès médical*, 1878, p. 177), la chorée des vieillards, chorée tardive par excellence, est presque nécessairement, comme l'est d'ailleurs quelquefois la chorée survenant chez l'adulte, une chorée chronique, progressive et incurable, accompagnée de troubles psychiques divers conduisant à la démence, conforme à tous égards, par conséquent, à la description de la chorée d'Huntington, sauf, toutefois, sur un point : je veux parler de l'hérédité similaire, qui appartiendrait exclusivement à la dernière affection. Mais c'est ici le lieu de rechercher si ce caractère distinctif est aussi fondamental qu'on a voulu le dire.

Il ne serait pas difficile, d'abord, de rassembler quelques exemples de chorée vulgaire dans lesquels l'hérédité similaire a été observée, mais je serai le premier à reconnaître la rareté des faits de ce genre ; il n'en serait pas de même pour ce qui concerne l'hérédité de transformation (3) ; elle est vraiment de constatation vulgaire chez le choréique, et vous savez que c'est là un fait étiologique que j'ai bien souvent l'occasion de relever chez les malades qui se présentent à la consultation du Mardi. Eh bien, Messieurs, cette même hérédité de transformation, vous la trouverez signalée dans des familles où l'on voit se développer la chorée présentant tous les caractères qu'on a assignés à la forme d'Huntington.

Voici un exemple du genre que j'emprunte au mémoire de M. le Dr Hoffmann

MÈRE (famille).

++ Épilepsie à l'âge de 30 ans. + 44 ans.

1re FILLE	2e FILLE	3e FILS	4e FILLE
++ Épilepsie à 29 ans + 39 ans	++ Épilepsie, 26 ans 40 ans	O Chorée, 40 ans ++ Épilepsie, 50 ans Âge : 52 ans	50 ans
++ Épilepsie	O Chorée + Mort		

(1) Dans l'article « *Danse de Saint Guy* » du *Dictionnaire encyclopédique*, M. Raymond se trouve même conduit à présenter l'existence des troubles psychiques comme l'un des caractères fondamentaux de la maladie. Ces troubles psychiques, décrits par Meyer, Leidesdorf, Marcé Thone et Arndt, seraient tellement constants, d'après ce dernier, qu'il n'y aurait pas, suivant lui, de chorée sans troubles psychiques. — Cette conclusion est peut-être un peu exagérée ; cependant elle ne s'écarte probablement pas beaucoup de la réalité.

(2) Charcot. — *La chorée vulgaire chez les vieillards*. (*Progrès médical*, 1878, p. 177.)

(3) Déjerine. — *De l'hérédité dans les maladies du système nerveux*, p. 136.

Il s'agit d'une famille Kirscher.

La mère Kirscher est morte à 41 ans, et elle est devenue épileptique à l'âge de 30 ans. C'était donc un cas d'épilepsie tardive. A ce propos, je ferai remarquer que ce caractère de se développer, chez plusieurs membres d'une même famille, à une époque avancée de la vie, n'appartient pas, parmi les névroses, à la seule chorée d'Huntington. On peut le rencontrer dans l'épilepsie, et justement, l'histoire de la famille Kirscher offre un exemple de ce genre ; on sait, du reste, que dans l'épilepsie vulgaire, l'apparition de la maladie à une époque plus ou moins tardive, n'est pas un fait très rare et relativement à ce point, vous pourriez lire une thèse intéressante composée d'après des documents recueillis à l'hospice de la Salpêtrière par un de mes élèves (A. Delanet. *Essai sur l'étiologie de l'épilepsie tardive*. Thèse de Paris, 1883). Eh bien, cela étant, pensez-vous qu'il soit logique d'envisager l'épilepsie tardive, comme une maladie spéciale par ce seul fait qu'elle se montre à titre de maladie de famille ? Evidemment non.

Mais j'en reviens à l'histoire de la famille Kirscher. La femme Kirscher a 4 enfants, l'aînée est une fille qui devient épileptique à l'âge de 29 ans. Encore un cas d'épilepsie tardive! Le 2e enfant, encore une fille, devient épileptique, elle aussi tardivement, à l'âge de 26 ans. Le cas du 3e enfant, un mâle cette fois, est particulièrement intéressant. Celui-ci est atteint de chorée à l'âge de 40 ans et la maladie se comporte chez lui, à la manière des cas d'Huntington. Il n'y manque que l'hérédité similaire. Or, à l'âge de 50 ans, cet homme devient épileptique comme l'ont été sa mère et ses sœurs. Ici, l'on voit donc la chorée chronique naître, si l'on peut ainsi parler de l'épilepsie tardive par *hérédité de transformation*. En d'autres termes, la maladie dominante dans la famille (ici, c'est l'épilepsie), tend à se perpétuer non pas sous la forme originelle, mais sous une autre forme ainsi que cela se voit le plus communément du reste, dans l'hérédité neuropathique. Il semble en effet que la génération d'une forme similaire soit ici de beaucoup le cas le plus rare, et qu'elle accuse une influence héréditaire portée à son plus haut degré de perfectionnement et de puissance.

Vous ne vous étonnerez pas, dans une telle famille, de voir la chorée et l'épilepsie tardives se combiner chez un même sujet ; ces associations, ces combinaisons, comme vous voudrez les appeler, ne sont pas un fait rare dans l'hérédité neuropathique et bien souvent nous avons l'occasion de relever les combinaisons suivantes que je cite à titre d'exemple : ataxie locomotrice et paralysie générale progressive ou, en la place de celle-ci, diverses formes de vésanie : hystérie et chorée, hystérie et épilepsie, etc., etc. Je pourrais aisément multiplier les faits de cet ordre dont la genèse se comprend du reste lorsqu'on l'envisage à la lumière des connaissances que nous possédons relativement aux lois de l'hérédité neuropathique de transformation.

En résumé, Messieurs, par tout ce qui précède, je suis conduit à déclarer que, dans mon opinion, la chorée d'Huntington ne représente pas une espèce morbide spéciale, autonome, bien délimitée, qu'on puisse opposer par exemple, à la chorée vulgaire comme s'en séparant foncièrement. Ce n'est qu'un incident, un épisode dans l'histoire générale de la chorée ; c'est la chorée vulgaire, si vous voulez, se présentant exceptionnellement, dans de certaines familles, comme maladie tardive et sous la forme chronique (1). La prédominance, ou même le règne exclusif de l'hérédité similaire dans de certains, cas, est évidemment un fait fort remarquable, mais qui ne justifie pas suffisamment une délimitation nosographique radicale ; elle marque seulement le plus haut degré de puissance que la transmission des caractères morbides, par voie d'hérédité, puisse atteindre. A cet égard, l'opinion que je voudrais faire prévaloir ne diffère pas essentiellement, je pense, de celle admise par M. Hoffmann comme conclusion de son travail où il manifeste une préférence très marquée pour la dénomination de *chorea chronica progressiva* qu'il voudrait substituer à celle de *chorée héréditaire* ou de *chorée d'Huntington* jusqu'alors employées.

Quoi qu'il en soit, nous allons trouver l'occasion de revenir, chemin faisant, sur la plupart des faits que nous venons de toucher en passant. Nous sommes actuellement, je pense, suffisamment préparés pour bien mettre en valeur le cas que nous avons sous les yeux et qui se rapporte de tous points à la description d'Huntington.

Il s'agit d'une nommée Ch...ry, âgée de 51 ans ; elle a cessé d'avoir ses règles à 49 ans. D'après les renseignements qui nous sont fournis par son mari, elle était douce, aimable, raisonnable, nullement originale, seulement peut-être un peu apathique à l'époque à laquelle elle s'est mariée. Elle a eu 2 enfants, l'un est âgé de 26 ans, l'autre de 18 ans ; ils sont bien portants tous les deux, de telle sorte que la tendance héréditaire paraît s'être épuisée chez la mère ; cette tendance, au contraire, on peut la voir s'accuser très nettement chez les ascendants et ainsi que nous le relèverons dans un instant, c'est sous la forme similaire qu'elle se présente ainsi que cela a lieu dans les cas d'Huntington.

On peut ajouter que la maladie s'est produite chez elle, suivant la règle du groupe, sans intervention apparente d'une cause occasionnelle bien déterminée, et tardivement, vers l'âge de 33 ans. Peut-être, à cet égard cependant, pourrait-on invoquer la présence de la malade à Paris, pendant le siège, car c'est à peu près vers cette époque, il y a 18 ans, que les premiers symptômes ont paru.

(*A la malade*) : Habitiez-vous, pendant le siège, un des quartiers où tombaient les bombes ?

La malade : Oui, Monsieur, j'ai vu tout Paris brûler.

M. Charcot : Nous ne saurions faire fond sur ce qu'elle dit ; sa mémoire est singulièrement obnubilée ; quoi qu'il en soit, je le répète, c'est de cette époque qu'on fait dater chez la malade, l'apparition des premiers mouvements convulsifs. Ainsi que cela est de règle dans toute chorée chronique primitive, la maladie ne s'est pas démasquée brusquement, solennellement en quelque sorte, acquérant, après quelques jours à peine, son plus haut degré d'intensité, ainsi que cela se voit dans la chorée infantile où l'on n'hésite pas longtemps en général, à porter le

---

(1) Il existe au moins un cas de chorée d'Huntington dans lequel le malade atteint tardivement de chorée chronique avait éprouvé dans son enfance de la chorée vulgaire terminée par la guérison. Ce cas a été publié par le Dʳ C. King. (*New-York. Med. Journal*, 1885, p. 468).

diagnostic. Les accidents convulsifs, au contraire, se sont montrés les uns après les autres, par étapes, en quelque sorte, séparées par de longs intervalles. Pendant une année, ce furent d'abord seulement des mouvements de la tête, puis la face commença à se mouvoir convulsivement et deux ou trois ans se sont passés entre les époques où les mouvements involontaires qui, d'abord, ont envahi les membres supérieurs, se sont étendus aux membres inférieurs.

C'est ainsi que vont les choses dans les observations rapportées à la chorée d'Huntington ; mais elles ne procèdent pas autrement, remarquez-le bien, dans toute chorée chronique primitive. Nous aurons plusieurs fois encore, sans doute, l'occasion de le faire ressortir.

Il y a donc 18 ans que notre malade a commencé à ressentir des mouvements dans la tête. C'est à peu près la règle dans la chorée chronique. La tête commence, puis alors se produisent des mouvements du côté des membres supérieurs, les membres inférieurs ne sont pris qu'en dernier lieu et alors la démarche vacillante, d'abord, devient plus tard presque impossible. Quoi qu'il en soit, chez notre malade, c'est en 1878 seulement que la maladie a atteint son apogée. Les mouvements à cette époque sont devenus intenses et en même temps, on a remarqué les premiers symptômes psychiques qui n'ont fait que se développer par la suite. La malade est devenue irritable, colère, triste. Par moments, elle sortait de la maison sans but apparent et plusieurs fois, elle s'est perdue dans la rue. L'excitation, fort prononcée à une certaine époque, s'est apaisée peu à peu ; aujourd'hui le sujet est plus calme, très tranquille, trop tranquille même, car la mémoire et l'intelligence sont fort dégradées ; c'est évidemment le règne de la démence qui commence.

Pour en finir, avec ce qui concerne les antécédents chez notre malade, il nous reste à parler de l'hérédité. Je fais à ce propos placer sous vos yeux un tableau de famille très significatif.

GRAND-PÈRE PATERNEL NÉ A BRIOUDE (Haute-Loire).

O Chorée à l'âge de 38 ans.   +   mort apoplectique à l'âge de 60 ans.

Génération saine ? Père et mère morts jeunes, non nerveux ? Oncles et tantes nerveux

---

Notre malade, 51 ans   Son frère, 49 ans
O Chorée à l'âge de 33 ans   O Chorée à 43 ans
Démence   C'est un original fieffé (a).

                                              Il a 5 enfants dont un névropathe ?

Cousins germains paternels névropathes ?

                                              (a) C'est un bizarre au premier chef.
                                              Il a eu des accès de mélancolie. Il est
                                              venu à Paris plusieurs fois à pied, sans
O Chorée tardive   argent, mendiant sur la route. Son but
+ Mort   était, dit-on, d'acheter bon marché au
                                              Temple, des vêtements de paysan.

Sans doute, cet arbre généalogique n'est pas aussi riche, aussi chargé que celui de la famille Rinderkuecht. Mais il faut remarquer qu'il existe des lacunes qui n'ont pu être comblées, faute de renseignements suffisants. Sans s'éloigner des vraisemblances, on peut s'imaginer, d'après ce qu'il en existe, ce qu'eût été l'arbre, si nous avions pu le voir dans son entier.

Restons néanmoins dans la réalité pratique. Le grand père paternel commence la série. Avait-il eu des ascendants atteints eux aussi de chorée. Comment désigner autrement que par le nom de chorée chronique tardive, le premier cas qui se présente dans une famille ? C'est seulement plus tard d'après la définition, alors, que des cas similaires se seront montrés chez ses ascendants, qu'il mériterait de porter le nom d'Huntington ? Telles sont les premières réflexions qui se présentent à l'esprit lorsqu'on commence à prendre connaissance du tableau.

A propos de la seconde génération, une difficulté se présente. Toutes les fois, suivant Huntington, que la maladie manque dans une génération, c'est que la tendance héréditaire est pour jamais épuisée, la chorée ne paraît plus chez les descendants ; s'il était certain que dans notre cas, la 2e génération est restée indemne de chorée, nous trouverions là une contradiction à la formule probablement trop absolue puisque deux cas de chorée chronique se montrent à la 3e génération ; mais à cet égard nous ne pouvons rien affirmer, faute de renseignements suffisamment explicites et nous devons rester dans le doute.

Quoiqu'il en soit, à la 3e génération donc, les choses se passent telles que Huntington les a décrites. Ainsi, chez notre malade, la chorée chronique et tardive comme elle l'a été chez son grand-père, se développe vers l'âge de 30 ans et bientôt elle est accompagnée de troubles vésaniques graves, puis de démence ; chez son frère, elle s'était développée à l'âge de 43 ans. Les troubles intellectuels ne font pas non plus défaut chez lui, tant s'en faut. En somme, c'est un original fieffé, un drôle de corps, un toqué. On cite de lui des actions fort bizarres, celles-ci entr'autres. Il habite le département de la Haute-Loire, à Brioude ; un beau-jour, il est sorti de chez lui sac au dos, sans argent, et il est venu à Paris, à pied. Il mendiait sur son chemin et faisait provision de croûtes de pain dont il se nourrissait. Son but, paraît-il, était de se rendre au marché du Temple dont il avait beaucoup entendu parler comme d'un lieu où l'on vend des défroques à bon marché. De fait il retourna au pays, toujours à pied, muni d'une blouse et d'un chapeau d'Auvergnat dont il avait fait l'emplette. Il entreprit encore, une autre fois, et mena jusqu'au bout un voyage du même genre. Evidemment, cet homme-là n'est pas absolument pondéré ; il paraît d'ailleurs qu'à plusieurs reprises il est tombé dans des accès de lypémanie parfaitement caractérisés.

Cet homme a eu 5 enfants ; un seul d'entre eux avait eu une maladie nerveuse au sujet de laquelle, malheureusement, nous n'avons pu recueillir aucun renseignement précis.

En résumé, nous relevons dans la famille Ch...ry, 3 cas de chorée chronique et tardive avec troubles psychiques de façon à reproduire en quelque sorte servilement la description d'Huntington. Néanmoins nous allons voir par l'étude des symptômes actuels de notre malade, que chez elle, en définitive, la maladie ne diffère par aucun caractère, à part le fait de l'hérédité similaire sur lequel nous

nous sommes expliqués déjà, des cas de chorée vulgaire, lorsqu'ils affectent, par exception, de revêtir la forme chronique.

Nous devons nous demander tout d'abord si les mouvements choréiques que vous voyez notre malade exécuter devant vous d'une façon incessante diffèrent, par quelques traits particuliers, des mouvements involontaires de la chorée vulgaire ?

Evidemment, ces mouvements sont lents, plus lents que ne le sont en général ceux qu'on voit dans cette dernière affection. Considérons, en effet, les oscillations qui inclinent la tête à droite, puis à gauche et inversement. Ils sont au nombre de 25 ou 30 par minute seulement. C'est peu.

Les mouvements gesticulatoires des mains sont un peu plus rapides ; nous en avons compté par minute une quarantaine.

Aux membres inférieurs, ils sont plus lents ; plus lents même qu'ils ne le sont à la tête. Voilà pour ce qui concerne la rapidité des mouvements, mais pour ce qui est de *leur forme*, en réalité, je ne vois rien, absolument rien qui, à ce point de vue, les distingue des gesticulations de la chorée vulgaire, surtout si celle-ci est considérée à l'état chronique.

Etudions avec plus de détails ce qui se passe chez notre malade d'abord du côté de la tête.

(*A la malade* qui en ce moment fond en larmes) : Voyons, calmez-vous, pourquoi pleurer ? Est-ce parce que je vous ai fait relever votre robe de telle sorte que vous semblez avoir un pantalon de zouave ? (La malade rit). Cela vous est absolument égal, n'est-ce pas ? Eh bien, maintenant, vous voilà plus calme. Voulez-vous tirer la langue, s'il vous plaît ?

Tirer la langue est pour ces malades déjà une chose difficile, mais la maintenir une fois tirée un instant hors de la bouche, est bien plus difficile encore, ainsi que vous le pouvez constater. (La malade tire un instant la langue après quelques hésitations et la rentre aussitôt. Elle recommence de la même façon à plusieurs reprises).

Je prie la malade d'ouvrir la bouche et j'y vois la langue se mouvoir à chaque instant involontairement ; de temps en temps, celle-ci produit, en se détachant brutalement des parois buccales, une sorte de claquement qu'il n'est pas rare d'entendre, vous le savez, dans la chorée de l'enfance. — Remarquez que la parole est lente, mais non saccadée, sans caractère pathologique bien spécial. — Remarquez que les sourcils s'élèvent et s'abaissent de temps à autre et que les autres muscles de la face font une grimace tantôt d'un côté, tantôt de l'autre. Je ne parle pas des oscillations de la tête à droite et à gauche et inversement dont il a été question déjà. Tout cela se fait sans rythme, sans mesure, sans cadence. C'est là du reste un des caractères de la chorée vraie vis-à-vis du groupe tout entier des tremblements et de la chorée rythmée hystérique. Elle possède encore vis-à-vis de celle-ci un autre caractère, c'est l'absence de toute coordination des gestes simulant plus ou moins un acte intentionnel. Ainsi vous voyez, chez notre sujet, la tête, les bras, les pieds, les mains, etc., se mouvoir chacun pour son compte sans aucune concordance, sans aucune apparence d'un but à atteindre.

Aux membres supérieurs, notons ce qui suit : Les épaules s'abaissent et s'élèvent, tantôt l'une, tantôt l'autre ; les coudes s'écartent puis se rapprochent du corps ; les mains s'ouvrent, puis se ferment toujours sans règle, sans mesure. Aux membres inférieurs, vous voyez de temps en temps les pieds s'élever et s'abaisser comme pour toucher une pédale ; les cuisses se rapprochent l'une de l'autre, puis s'écartent rapidement.

La malade interrompant la démonstration : Quand je marche, on dirait que je suis saoûle.

M. Charcot : C'est bien ! nous verrons cela tout à l'heure, ne nous interrompez plus. N'oublions pas les mouvements de totalité du tronc par suite desquels celui-ci s'incline en avant et se redresse tour à tour. Nous devons actuellement rechercher les modifications que subissent ces divers mouvements à l'occasion des actes intentionnels.

Vous vous rappelez ce que nous avons dit à ce sujet dans nos préliminaires relatifs à la chorée dite d'Huntington ; on voit en pareil cas les mouvements gesticulatoires s'atténuer ou même quelquefois se suspendre lorsque la main, par exemple, s'il s'agit du membre supérieur, exécute un mouvement de préhension comme pour porter un verre à la bouche. Ce caractère est, comme vous le voyez, assez peu prononcé chez notre malade qui, après deux ou trois tentatives infructueuses, parvient cependant à rapprocher son verre de sa bouche et à en avaler le contenu comme furtivement. Mais ce caractère, d'ailleurs, de l'atténuation des gesticulations par les actes intentionnels est, nous l'avons dit, déjà une particularité qui se rencontre dans la chorée chronique en général et qui n'en distingue pas une forme spéciale. — Remarquez en même temps que, de même que cela arrive dans la chorée infantile, les membres qui ne sont pas en jeu directement dans l'acte volontaire voient, par un phénomène de *syncinésie* leurs gesticulations augmenter considérablement d'intensité pendant l'accomplissement de cet acte.

A propos de ces mouvements contradictoires dont je vous parlais tout-à-l'heure, qui ont, à plusieurs reprises, empêché notre malade de boire, il ne sera pas sans intérêt peut-être de rappeler quelques-uns des traits principaux de la description de Sydenham, si vivante encore aujourd'hui, et bien propre à montrer qu'au point de vue de la forme des gesticulations, la chorée infantile, à laquelle cette description s'applique, ne diffère pas essentiellement des chorées chroniques.

«… La main appliquée sur la poitrine, dit Sydenham, ou sur toute autre partie, ne peut un moment se tenir en place et, quoi que le malade fasse, elle se tord par une convulsion et se porte ailleurs… Avant qu'un verre parvienne à la bouche, le membre en action subit mille gesticulations rappelant celles que font les bateleurs. Le verre ne s'approche pas de la bouche en droite ligne, mais la main, soudain écartée de celle-ci par un spasme, verse çà et là le contenu du verre jusqu'à ce que, comme par hasard, le liquide se trouvant pour un instant plus rapproché de la bouche, y soit introduit tout à coup et rapidement avalé. On dirait que le malade joue une comédie pour faire rire les assistants » (Sydenh, t. 1 p. 506. *De Chorea Sancti Witi*).

Evidemment, c'est bien cela que nous venons d'observer chez notre malade. Rien à y ajouter, rien à y retrancher, c'est parfait. Jetons un voile cependant sur le côté thérapeutique : saigner, saigner encore, toujours saigner, c'est à faire dresser les cheveux sur la tete. Comment les petits Anglais du temps supportaient-ils tout cela ?.. Mais bornons-nous au côté descriptif; sous ce rapport le tableau restera à jamais immuable.

(*A la malade*) : Veuillez prendre la cuiller qui est là sur la table et portez-la à votre bouche comme si vous mangiez votre soupe.

(La malade exécute les mouvements qui lui sont ordonnés avec une certaine difficulté. Elle ne parvient au bout qu'après deux ou trois essais inutiles.)

(*A la malade*) : Vous mangez vous-même, n'est-ce pas ?

La malade : Oui, monsieur, mais je renverse beaucoup.

M. CHARCOT : Nous allons essayer de la faire écrire maintenant ; ce sera sans doute beaucoup plus difficile. (La malade prend un crayon dans la main droite et s'installe comme pour écrire, mais le crayon est à chaque instant écarté du papier ; la main gauche, de son côté, entre en mouvement, en même temps que diverses autres parties du corps, et le résultat de ces gesticulations syncinétiques et autres est que la malade ne peut tracer un mot, une lettre. Cela rappelle un peu, avec amplification, bien entendu, ce qui arrive chez beaucoup d'enfants, lorsqu'ils commencent à apprendre à écrire).

M. CHARCOT : Allons, ce n'est pas la peine d'essayer plus longtemps, vous n'y parviendrez pas. Maintenant levez-vous, s'il vous plaît.

(Les gesticulations s'exagèrent à la tête, au tronc, dans les membres pendant le temps que la malade se lève. Debout, elle ne peut rester un instant tranquille. Les mouvements de torsion des membres, les oscillations de la tête et du tronc, les grimaces vont comme de plus belle et se succèdent plus rapidement que cela n'a lieu dans la station assise. Par moments, ses pieds s'étendent et soulèvent le tronc qui, oscillant d'avant en arrière, figure un profond salut ; cependant, les claquements que fait la langue dans la bouche deviennent plus intenses et plus nombreux. Sortir la langue de la bouche nécessite des efforts inouïs et pendant ce temps, gesticulations et grimaces s'exagèrent encore).

M. CHARCOT (*à la malade*) : Voulez-vous bien faire quelques pas devant nous ? (La malade se met en marche et aussitôt les mouvements anormaux s'exagèrent encore sensiblement ; combinés avec les mouvements d'inclinaison et de redressement du tronc, ils offrent l'image d'une sorte de danse, mais d'une danse non cadencée, non rhythmée).

C'en est assez, sans doute, sur la description de ce cas. Je relèverai cependant, avant de terminer, qu'il n'existe chez notre malade aucun trouble appréciable de la sensibilité, pas de douleurs, pas d'anesthésie ; les membres sont manifestement parésiés, ainsi, au dynamomètre, la pression des mains donne à peine 15 ou 20. Je n'ajouterai rien sur ce qui a trait à l'intelligence, vous avez pu vous apercevoir, chemin faisant, de la dépression qui existe chez elle à cet égard.

Voilà la chorée d'Huntington qui, suivant moi, je le répète une fois de plus, n'est qu'un épisode dans l'histoire générale de la chorée vulgaire. Mais nous allons trouver l'occasion de revenir encore là-dessus dans la description qui va nous être donnée du cas que je fais placer devant vous à côté de la malade dont il vient d'être question.

2ᴱ MALADE.

(Le nouveau malade et cette femme qui vient d'être examinée sont placés côte à côte, de façon à permettre de bien faire ressortir la similitude des deux cas.)

M. CHARCOT: Notre second malade (homme de 41 ans nommé Decl...ck), est né à Bruges, mais il est à Paris depuis l'âge de 14 ans. Il exerce la profession de cordonnier. C'est un homme rangé, pas alcoolique. Il n'y a pas chez lui d'antécédents héréditaires ; toutes les recherches à cet égard sont restées absolument vaines. Sous le rapport étiologique, le cas sort par conséquent du groupe d'Huntington. Mais par la plupart des autres circonstances, il se rapproche étroitement au contraire des cas qu'on a englobés dans ce groupe.

Oui, cliniquement parlant, notre malade rappelle absolument les choréiques d'Huntington ; cela sera facile à montrer. Mais qu'arriverait-il si cet homme atteint de chorée chronique avait des enfants ; ceux-ci deviendraient-ils choréiques à leur tour? Et cela étant, la chorée du père devait-elle par ce seul fait prendre le nom d'Huntington? Il me semble que la question ainsi posée est par là même résolue. Mais je continue la description.

Étant enfant, cet homme n'a jamais été malade; il n'a jamais eu la chorée ou danse de St. Guy; il ne savrait même pas ce que c'était. Les circonstances dans lesquelles la maladie s'est produite sont intéressantes au point de vue de la genèse des maladies nerveuses en général et de l'influence des causes occasionnelles sur leur développement. L'émotion, la terreur qu'il a éprouvées en conséquence d'un choc, paraissent avoir joué là un rôle capital.

(Au malade) : Quand votre accident a-t-il eu lieu ?

Le malade : Il y a eu un an au mois de juillet.

M. CHARCOT: Il va nous raconter son histoire ; pendant qu'il parlera, vous allez voir que les gesticulations et les grimaces qu'il nous montre déjà assez prononcées quand il reste silencieux, vont s'exagérer encore par le mécanisme de la synsinésie ; vous remarquerez en outre assez bien l'embarras de la parole bien différent de l'articulation scandée des sujets atteints de sclérose en plaques et du bredouillement de la paralysie générale.

N'oubliez pas de considérer alternativement ces deux malades placés côte à côte et de les comparer l'un à l'autre. Vraiment au point de vue de la forme des mouvements, il y a entre eux identité presque parfaite : mêmes oscillations de la tête ; mêmes mouvements des épaules, des coudes, du tronc, des membres inférieurs. Enfin, les mouvements sont seulement peut-être un peu plus rapides chez l'homme que chez la femme. Mais nous reviendrons là-dessus ; écoutons attentivement l'histoire qui va nous être racontée.

(Au malade): Allez, racontez-nous l'affaire. Vous étiez tout à fait bien portant lorsque cela vous est arrivé ?

Le malade : Oui, Monsieur, tout à fait, c'était à la fin de juin, il y a un an. Un de mes camarades qui m'avait plusieurs fois rendu service m'avait demandé si je voulais lui donner un coup de main pour transporter son ménage. Nous avons pris une petite voiture à bras sur laquelle nous avons chargé les meubles. Nous devions nous rendre du quartier de l'Hôtel de Ville à Grenelle. Je m'étais attelé aux brancards de la voiture et mon ami la poussait par derrière. Nous étions arrivés à la place du Palais Royal.

M. CHARCOT : Vous remarquerez que la mémoire ne paraît pas être très affectée chez notre homme.

Le malade (continuant) : Comme la place était emcombrée de voitures et que je trouvais qu'il y avait danger à aller trop vite, je criai plusieurs fois à mon camarade de ne pas trop pousser la charette ; le bruit des voitures l'empêcha de m'entendre. Au moment où nous arrivions rue de Rivoli, je me trouvai tout à coup face à face avec le tramway à 3 chevaux qui vient de Grenelle. Voyant le danger et ne pouvant reculer, j'ai dû faire un soubressaut sur le côté pour ne pas me faire broyer par l'omnibus ; la voiture a été renversée et je me trouvai dessous.

M. CHARCOT : Avez-vous perdu connaissance ?

Le malade : Non, j'ai poussé un horrible cri, mais je n'ai pas perdu connaissance et je sais ce qui s'est passé. Des sergents de ville et d'autres personnes qui se trouvaient là m'ont aidé à me dégager et à me relever.

M. CHARCOT : Avez-vous pu vous tenir debout ?

Le malade : Non, Monsieur, je ne pouvais pas du tout me tenir sur mes jambes.

M. CHARCOT : Remarquez bien tous ces détails, ils sont vraiment dignes d'intérêt. (*Au malade*) : Avez-vous eu des plaies ?

Le malade : Non, Monsieur, mais tout le côté gauche sur lequel je suis tombé est devenu tout noir.

M. CHARCOT : Donc, au moment où on vous a relevé, vos jambes ne pouvaient plus vous porter ?

Le malade : Non, les sergents de ville ont dû me prendre, me soulever et me porter dans un fiacre.

M. CHARCOT : Trembliez-vous ?

Le malade : Non, je ne crois pas, seulement je n'avais pas de force, je ne pouvais pas bouger ; je dis aux agents de me transporter chez ma belle-sœur qui demeure tout à côté du lieu de l'accident ; là on m'a couché.

M. CHARCOT : Combien de temps êtes-vous resté coucher ?

Le malade : J'ai été trois jours sans pouvoir me lever.

Le troisième jour, quand j'ai commencé à pouvoir me mettre sur mon séant, je me suis aperçu que j'avais déjà un peu ces mouvements que vous voyez aujourd'hui.

M. CHARCOT : Remarquez bien cela, c'est trois jours seulement après l'accident que les mouvements choréiformes ont commencé à paraître : il n'y a donc pas à douter de l'action étiologique efficace du choc nerveux produit chez le malade par l'accident dont il a été victime. Evidemment, c'est l'émotion, la terreur qui ont produit cette sorte de paralysie temporaire qui l'a envahi au moment de l'accident. Le traumatisme n'est là pour rien ; si notre sujet avait eu quelques prédispositions à l'hystérie c'était une belle occasion pour que celle-ci se développât ; la parésie émotive serait alors devenue vraisemblablement par auto-suggestion ; une de ces paraplégies hystériques survenues à l'occasion d'un choc nerveux dont je vous ai fréquemment entretenus dans ces derniers temps. Mais les prédispositions nerveuses étaient autres chez notre sujet et, c'est la chorée qui a paru. Evidemment, je le répète, c'est le choc nerveux qui, ici, a été l'occasion du développement de la maladie. Irons-nous faire des cas assez vulgaires, du reste, dans lesquels l'émotion ou la terreur sont à l'origine de la maladie, une forme particulière de chorée? Cela serait peu philosophique évidemment et aussi sans grand intérêt pratique. Le choc nerveux est un élément en quelque sorte banal dans l'étiologie des maladies nerveuses : on le rencontre dans l'histoire de la paralysie agitante, de l'hystérie, de l'épilepsie, tout aussi bien que dans celle de la chorée ; on ne saurait donc voir là l'occasion d'une distinction nosographique. *Il ne faut pas multiplier les espèces sans nécessité.* Il n'y a pas lieu, entre autres, de décrire comme autant d'espèces distinctes, de formes autonomes de maladies spéciales, une chorée émotive, une chorée héréditaire, pas plus qu'il n'y a lieu de faire une espèce à part des chorées qui se développent à la suite de la scarlatine, de la rougeole, de la diphtérie, d'une pneumonie, voire même du rhumatisme articulaire aigu ; ce serait commettre la même erreur que celle qui conduit à créer autant d'espèces d'hystérie qu'il y a de causes traumatiques, toxiques ou autres pouvant la faire naître.

La chorée est *une* (je parle de la chorée vraie et non des affections choréiformes) ; elle est *une* comme l'hystérie, quelles que soient les modifications variées et multiples que le type peut revêtir sous l'influence de l'intervention des divers éléments étiologiques.

Et puisque j'en suis venu à toucher en passant la question du rhumatisme articulaire et de la chorée, je ferai remarquer que, ainsi que je l'ai relevé dans le temps (1), on citerait difficilement un cas de chorée tardive dans lequel on ait constaté, soit l'existence d'une endocardite, soit la préexistence du rhumatisme articulaire aigu ou subaigu. Les quelques autopsies que j'ai faites de chorée chez les vieillards plaident absolument dans le même sens ; jamais l'encodarde n'a présenté dans ce cas, de vestiges de lésion valvulaire autres que celles qu'on rencontre si fréquemment dans un âge avancé. D'ailleurs, la relation très intime qu'on a voulu établir, surtout en Angleterre et en France entre le rhumatisme articulaire et la chorée vulgaire, relation justifiée en apparence par certaines statistiques, ne l'est plus par d'autres. Je citerai parmi ces dernières, en particulier, celle qui a été publiée récemment dans le *Berlin. Klin. Wochenschrift* (11 janv. 1886, N° 2) par M. Prior : sur 92 cas de chorée, 5 seulement ont présenté les signes d'une affection cardiaque.

Vous connaissez fort bien d'ailleurs mon opinion à cet égard ; il n'y a pas plus de chorée rhumatismale qu'il n'y a de chorée scarlatineuse, morbilleuse, diphtéritique, etc., etc., etc. Seulement l'association du rhumatisme articulaire aigu avec la chorée est chose fréquente comme l'est par exemple l'association de l'ataxie locomotrice et de la syphilis. Mais ce n'est pas ici le lieu d'entrer dans une discussion approfondie sur ces matières délicates, et j'en reviens à la description du cas de notre homme.

N'oubliez pas de comparer pendant notre examen ce qui se passera chez Decl..ck et ce que vous avez vu tout à l'heure chez la nommée Ch.....y. Vous trouverez-là l'occasion de relever tout ce qui peut constituer une ressemblance parfaite.

(1) *Loc. cit.* (*Progrès médical*, 1878, p. 177.)

Mêmes mouvements oscillatoires de la tête chez celui-ci que chez celle-là ; mêmes grimaces dans les deux cas, mêmes mouvements de la bouche, même claquement de la langue, même difficulté de tirer celle-ci, même impossibilité de la tenir, une fois tirée, un instant hors de la bouche. Il y avait 25 mouvements seulement de la tête chez Ch.....y ; on en compte 30 chez Decl...ck, voilà toute la différence.

Occupons-nous maintenant des membres supérieurs. Les épaules se lèvent et s'abaissent ; les coudes s'écartent et se rapprochent du corps, les mains s'agitent à la vitesse d'environ 40 ou 50 mouvements par minute, c'est en quelque sorte la copie de ce que nous voyons chez notre femme. Quant aux pieds, de même que chez elle, ils s'élèvent et s'abaissent comme pour presser une pédale, sans mesure toutefois et en même temps, les jambes comme les cuisses offrent des mouvements d'adduction et d'abduction successifs.

(*Au malade*) : Levez-vous. Voilà le malade debout, les divers mouvements pathologiques s'exagèrent et deviennent plus fréquents dans un temps donné. Rien à ajouter à ce que nous avons dit tout à l'heure, à propos de la nommée Ch.....y. Voyons maintenant l'expérience du verre plein d'eau porté à la bouche.

(Le malade prend un verre plein d'eau et le porte à sa bouche).

Ici, vous le voyez, il y a par le fait de la mise en jeu d'un acte volontaire, cette atténuation des mouvements désordonnés qu'on a voulu donner comme un caractère des cas d'Huntington, mais qui se retrouve plus ou moins prononcée dans un bon nombre de cas de chorée chronique. De fait, le malade porte le verre à sa bouche et boit presque sans hésitation. Entre l'état de repos et l'état d'activité, le contraste ici est vraiment remarquable. La même chose a lieu dans l'acte de porter une cuiller à la bouche.

Maintenant, nous allons essayer de le faire écrire.

(Le malade s'assied devant une table un crayon à la main dans l'attitude d'écrire. Il trace quelques caractères sur le papier).

M. Charcot : Vous voyez qu'il écrit presque lisiblement son nom : dans l'acte

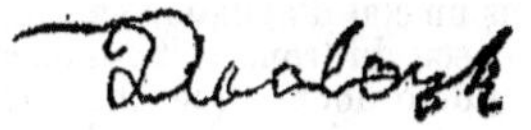

Fig. 85. — Fac-simile de l'écriture de Declerck.

d'écrire, il semble que sa main gauche soit devenue tranquille et qu'elle ne soit pas animée de mouvements syncinésiques. Il n'en est rien cependant, elle est maintenue rigide par un effort de la volonté, ce dont on s'assure aisément en passant une main entre elle et le papier. Si la main gauche est soulevée par un assistant et tenue éloignée du papier, la droite s'arrête et le malade ne peut plus écrire.

Je fais passer sous vos yeux un exemplaire de son écriture, vous voyez que cela est à peu près lisible. (*Au malade*) : Veuillez vous lever et marcher un peu devant nous.

La démarche est oscillante, moins cependant qu'elle ne l'était chez l'autre sujet.

Les mouvements contradictoires dans les membres inférieurs sont moins prononcés que chez elle. Il danse moins qu'elle.

Diminution moins prononcée de la force dynamométrique. Il donne 30 de la main droite.

Rien à dire sur la nutrition des muscles. Les réflexes tendineux sont normaux. Il y a peut-être un léger rétrécissement du champ visuel à droite, pas d'autres troubles appréciables de la sensibilité générale ou spéciale.

En somme, il résulte de cette confrontation de nos deux malades que, cliniquement, les deux cas se correspondent ; l'un portera le nom d'Huntington, si l'on veut ; l'autre sera dit chorée émotive. Mais il ne faut pas se laisser éblouir par les noms, la maladie reste toujours la même au fond ; la particularité étiologique fait seule la différence. (Sur l'ordre de M. Charcot, les deux malades se retirent).

Et maintenant que les malades ne sont plus là, je puis en toute liberté vous confier qu'il n'y a pour eux aucun espoir de guérison. Toute thérapeutique restera impuissante à conjurer le mal. C'est triste diront quelques-uns ; sans doute, répondrons-nous, mais il ne s'agit pas de savoir si cela est triste, il s'agit de savoir si cela est vrai.

3e Malade.

Puisque j'en suis à vous parler de la chorée chronique, je puis vous présenter encore un cas de ce genre, remarquable par l'intensité des mouvements gesticulatoires et aussi par l'absolue démence dans laquelle la malade est descendue. Il s'agit d'une nommée Hotton, âgée de 47 ans, née en Meurthe-et-Moselle ; nous n'avons malheureusement sur son compte aucun renseignement, nous savons seulement qu'elle est atteinte de sa maladie depuis 8 ou 10 ans peut-être. Vous voyez qu'elle est constamment dans un état d'agitation énorme, et que les mouvements pathologiques, soit de la tête, soit du tronc, soit des membres enfin, sont beaucoup plus intenses, beaucoup plus désordonnés que chez nos deux autres sujets, alors même qu'elle est assise et que ceux-ci sont levés, les mouvements deviennent tellement intenses quand la malade se lève, qu'il lui est impossible de se tenir debout longtemps et qu'elle ne peut marcher sans aide. Cependant il lui est possible, chose remarquable, de porter les aliments à sa bouche et de boire dans un verre sans trop d'accidents ; les gesticulations s'atténuent à point nommé dans le bras droit comme pour permettre l'exécution de ses actes. Cependant ce n'est pas sans l'intervention de certains mouvements contradictoires qu'elle réussit.

(Au moment d'avaler le contenu du verre qu'elle tient à la main, la malade fait des grimaces et des gestes tellement singuliers qu'ils provoquent l'hilarité des assistants.)

M. Charcot (aux auditeurs) : Vous voyez, je vous y prends, vous venez de justifier ce qu'a dit Sydenham « On dirait que le malade joue la comédie pour faire rire les assistants. » En vérité on ne pouvait mieux dire !

La parole est fort embarrassée ; la malade ne s'en sert plus que pour articuler plus ou moins directement des paroles grossières, ordurières même. Elle en est réduite au plus bas degré de la déchéance intellectuelle ; elle n'est pas douce cependant et facile à mener comme l'était notre première malade ; au contraire la combativité est chez elle très prononcée. Il faut se défier d'elle ; elle frappe brutalement toutes les personnes qui l'entourent, elle est sale et laisse aller ses excréments autour d'elle. C'est vraiment un triste spectacle que de voir un être humain réduit à ce degré d'abjection.

La maladie s'est-elle développée par le fait de l'hérédité similaire comme dans les cas d'Huntington, ou s'est-elle produite en conséquence d'une émotion pénible ainsi que je l'ai noté dans la plupart des cas de chorée sénile (*Loc. cit.*) que j'ai eu l'occasion d'observer ? Nous n'en savons rien absolument. Nous en resterons là, Messieurs, pour aujourd'hui.

VINGT-SIXIÈME LEÇON

OBJET :

1º Encore la chorée chronique. Chorée chronique hémilatérae avec démence chez une femme de 49 ans. — Quelques remarques à ce propos sur le tremblement héréditaire et le tremblement sénile.

2º Cas d'hémichorée post-hémiplégique chez une femme de 71 ans.
A ce propos, présentation d'un cas semblable et de deux cas d'hémiathétose.

3º Arthropathie tabétique ou arthrite sèche de la hanche chez un homme de 35 ans.

4º Appendice aux leçons du 27 mars et du 24 juillet.
Hémiplégie et hémianesthésie capsulaires. Diagnostic vérifié par l'autopsie.

M. Charcot : Je vous ai entretenus dans ma dernière leçon de mardi de la chorée chronique progressive ; je reviendrai un instant aujourd'hui sur ce sujet, à propos d'une femme qui s'est présentée l'autre jour à notre consultation et qui offre un exemple du genre. Les cas de cette espèce passent volontiers pour être rares ; ils se multiplieront sans aucun doute à mesure qu'on prendra intérêt à leur étude. C'est la loi, du reste. Singulière faculté que celle que nous avons d'éliminer instinctivement de notre champ visuel et de notre mémoire les cas qui paraissent, dans l'état actuel de nos esprits, n'offrir aucun intérêt, ou qui encore semblent venir à l'encontre de nos préjugés classiques ! !

Le cas d'aujourd'hui diffère des précédents par quelques traits particuliers et c'est là justement, il me semble, ce qui en fait l'intérêt.

Il s'agit d'une femme de 49 ans nommée Vi..as, journalière, chez laquelle, comme vous le voyez, les mouvements choréiques paraissent occuper exclusivement, au premier abord, les membres inférieur et supérieur du côté droit, mais quand on y regarde d'un peu plus près, on constate que le membre inférieur gauche est, lui aussi, incessamment agité des mêmes gesticulations que les membres droits. Les mouvements anormaux sont moins énergiques, moins étendus qu'ils ne l'étaient chez nos malades de la dernière leçon, de telle sorte que l'on peut dire qu'à cet égard au moins, il s'agit aujourd'hui d'un cas atténué, d'un cas fruste. Mais nous verrons toutefois qu'à d'autres points de vue, ce dernier cas ne le cède en rien aux exemples les plus accentués, les plus graves de chorée chronique progressive.

Vous vous rappelez que dans la maladie en question, il n'y a pas seulement à considérer le fait des mouvements choréiformes; la caractéristique de la maladie comporte autre chose encore. Je vous ai fait remarquer, en effet, que le plus souvent, ce genre de chorée conduisait rapidement à la déchéance intellectuelle; c'est ce qui a eu lieu chez notre femme. Très rapidement, presque dès l'origine, elle est tombée dans un état de démence des plus accentués et par conséquent des plus tristes.

Il n'y a pas plus de deux ans qu'elle est entrée dans la maladie. Des mouvements choréiformes ont commencé à se manifester dans le membre supérieur droit; puis ils ont paru dans le membre inférieur du même côté. Rien d'anormal du côté droit de la tête. Vous n'avez pas oublié ces oscillations de la tête, ces mouvements d'épaule qui, chez nos choréiques de mardi dernier, étaient si prononcés. Rien de tout cela ne se voit chez notre malade d'aujourd'hui.

D'abord faibles, à peine marqués, les mouvements gesticulatoires se sont accentués chez notre femme; avec le temps, ils sont devenus tels que vous les voyez aujourd'hui. Quatre ou cinq mois après ce début des mouvements anormaux, ont commencé à se produire chez elle des attaques épileptiques; en même temps les troubles intellectuels ont paru et, avec une rapidité extrême, ont abouti à la démence.

Il y a déjà longtemps qu'elle exécute chez elle des actes tels que ceux qu'elle a commis ces jours-ci dans le service et qui ne laissent aucun doute sur la déchéance profonde de ses facultés. La nuit, elle crie constamment, elle se lève sans motif et frappe aux portes; quand on lui demande pourquoi elle s'agite ainsi, elle répond qu'elle n'en sait rien; elle paraît n'avoir aucun souvenir de ce qu'elle a fait et dit un instant auparavant. A plusieurs reprises, elle a uriné et déposé sur le parquet du dortoir où elle couche, ses matières fécales; chez elle, elle parlait constamment, débitant des phrases inintelligibles; une de ses manies était de donner constamment à manger à sa petite fille, âgée de 2 ans à peine; on ne pouvait la laisser un instant seule, dans la crainte de lui voir commettre quelque acte dangereux pour elle-même ou pour les autres. Autrefois, c'était une femme intelligente et s'occupant beaucoup de son ménage.

J'en reviens maintenant aux mouvements choréiformes de notre malade pour vous faire remarquer qu'ils s'atténuent, ainsi que je le relevais l'autre jour, à l'occasion de l'exécution des actes intentionnels; ainsi notre malade porte, vous le voyez, un verre plein d'eau ou sa cuiller à sa bouche, sans trop de maladresse.

Si j'ai désigné ce cas sous le nom de chorée chronique progressive et non par celui de chorée d'Huntington, c'est qu'il nous a été impossible de reconnaître, chez notre malade, l'existence d'antécédents d'hérédité similaire, mais vous connaissez suffisamment pour qu'il ne soit pas utile d'y revenir, les raisons qui s'opposent, suivant moi, au démembrement nosographique de la chorée chronique progressive.

Puisque je viens de vous parler encore de la chorée d'Huntington, je relèverai en passant que ce fait de l'hérédité similaire considéré à tort, suivant moi, par quelques auteurs comme suffisant pour motiver la distinction d'une forme spéciale, peut se rencontrer dans bien d'autres affections nerveuses que la chorée. Tel est le cas, par exemple, d'une forme de tremblement encore insuffisamment étudiée, je pense, lequel ne me paraît pas différer essentiellement du tremblement dit sénile et que l'on désigne quelquefois sous le nom de tremblement nerveux. Ce tremblement là peut se montrer, chez certains sujet en quelque sorte à l'état sporadique c'est-à-dire sans précédents ou concomitants chez les ascendants ou collatéraux, mais, d'autres fois, c'est bel et bien comme dans les cas d'Huntington, dans l'acception rigoureuse du mot, une maladie de famille. Alors le tremblement se manifeste le plus souvent dans l'enfance et il se transmet par voie d'hérédité similaire. J'ai observé ces jours-ci, un exemple de ce genre avec mon confrère et ami le Dr Angulo. M. X... de la Havane, âgé de 53 ans, est affecté depuis son enfance d'un tremblement des deux mains qui n'a fait que s'exagérer progressivement et qui, aujourd'hui, lui rend l'acte d'écrire extrêmement difficile. La mère de M. X, ses oncles maternels et quelques-uns de ses cousins germains tremblent comme lui depuis l'enfance.

On pourrait aisément multiplier les exemples de ce genre, et pour mon compte, j'en pourrais citer quelques-uns. Remarquez que le tremblement dont je parle et qui, je le répète, mériterait bien d'être étudié plus attentivement, n'a rien à faire avec la paralysie agitante qui comporte essentiellement, vous le savez, deux éléments constitutifs à savoir : la rigidité musculaire d'une part et le tremblement de l'autre. Il n'a rien à voir non plus avec les tremblements toxiques, avec celui de Basedow, etc., etc. Au contraire, il paraît se rapprocher beaucoup par le nombre des vibrations du tremblement dit sénile; peut être même se confond-il avec lui; c'est chose à voir et la question serait à peu près décidée si le tremblement de la tête venait s'associer au tremblement des mains, de très bonne heure, chez un certain nombre d'individus appartenant à une même famille.

Il ne sera peut-être pas hors de propos de vous rappeler que, ainsi que je me suis efforcé de l'établir autrefois (*Du tremblement sénile. Progrès Médical*, 1876 p. 815), il n'existe pas, à proprement parler, de *tremblement sénile*. Non, je le répète, le tremblement n'est pas un apanage, un caractère de la vieillesse. La Salpêtrière contient environ deux mille vieillards, dont quelques-uns sont âgés de 80, 90. 100 ans même quelquefois. Eh bien, savez-vous combien il y a en moyenne, parmi ces vieillards, de sujets atteints de tremblement? Une trentaine peut-être tout au plus. Bien des fois nous nous sommes attachés à faire ce dénombrement qui toujours nous a donné à peu près le même résultat. Mon collègue, M. Joffroy a repris la question récemment et les chiffres qu'il a obtenus ne diffèrent pas sensiblement des nôtres. Ils ont été consignés dans une intéressante thèse rédigée par un de ses élèves (Bourgarel : *Quelques réflexions sur le tremblement sénile.* Thèse Paris, 1887) et, Messieurs, si vous interrogez les vieillards qui tremblent, la plupart vous apprendront que le tremblement, chez eux, ne date pas de l'âge sénile, que son développement remonte plus haut, à l'âge mûr, à l'enfance peut-être et que bien des fois il s'est produit à l'occasion d'une émotion morale. Ne tombez donc pas dans la faute commise par beaucoup de faire figurer le tremblement parmi les attributs de la vieillesse ; n'oubliez pas que notre vénéré doyen Chevreul, aujourd'hui âgé de 102 ans, ne tremble pas. N'oubliez pas non plus que dans la merveilleuse description qu'il donne de la veillesse. (Voir « Henri IV » et « Comme il vous plaira ») un maître observateur entre tous, Shakespeare, ne parle pas du tremblement. Le tremblement n'est pas un fait physiologique de la vieillesse ; c'est une maladie et encore cette maladie n'est-elle pas vraisemblablement plus fréquente dans la vieillesse qu'à tout autre âge de la vie. C'est une thèse qu'on peut soutenir avec chances de la voir légitimée par une observation attentive et éclairée.

Après tout, je n'ignore pas qu'aujourd'hui encore, quelques auteurs, même parmi les plus récents, sous prétexte sans doute d'unification philosophique, d'esprit de synthèse, veulent prétendre que la paralysie agitante et le tremblement sénile, c'est tout un, celui-ci représentant en quelque sorte le paradigme de celle-là. La paralysie agitante, disent-ils, reconnaît les mêmes modifications des centres nerveux que le tremblement sénile. Elle répond, chez l'adulte à une sénilité prématurée de ces centres ! ! Mais en vérité, c'est bien là le cas de répéter les lamentations de l'Ecriture « habent oculos et non videbunt » !

2º MALADE.

M. CHARCOT: Voici une vieille petite bonne femme qui sera, je pense, intéressante à étudier.

(*A la malade*) : Asseyez-vous, mettez vos deux pieds à côté l'un de l'autre et vos deux mains reposant sur vos genoux.

Elle est âgée de 71 ans, c'est une ancienne cuisinière. Vous remarquerez immédiatement que pendant le repos, le membre supérieur et le membre inférieur du côté gauche sont, chez elle, en état de mouvement, je ne dirai pas perpétuel parce qu'il y a des temps d'arrêt, mais en quelque sorte permanent. Ainsi, après un temps de repos, vous la voyez secouer tour à tour ou simultanément, sa main, son pied... Je soulève l'avant-bras droit de la malade et je le fais reposer sur ma main ; les secousses involontaires du membre supérieur dans le repos se montrent par cet artifice plus prononcée encore que tout à l'heure. Il en est de même pour le pied et la jambe, si je maintiens la cuisse soulevée.

Voilà donc l'agitation choréique pendant le repos parfaitement constante et vous reconnaissez que c'est bel et bien de mouvements choréiformes, de secousses gesticulatoires qu'il s'agit, et nullement d'oscillations rhythmées telles que le sont celles qui caractérisent ce que l'on appelle le tremblement. Ainsi, aucun doute, la dénomination de choréique ou tout au moins de choréiforme est parfaitement appropriée à l'affection que nous considérons chez cette femme. Les mouvements anormaux qu'elle offre à étudier sont bien et dûment choréiques dans l'acception séméiologique du mot. A la vérité, ce n'est point de la chorée vulgaire qu'il est question ici, mais de chorée symptomatique relevant d'une lésion organique et limitée à un côté du corps. Pour mieux préciser encore, j'ajouterai que, développée à la suite d'une hémiplégie à début brusque dont elle tient en quelque sorte la place, l'hémichorée mérite, dans ce cas, d'être appelée post-hémiplégique.

Voici, d'ailleurs quelques détails relatifs aux antécédents du sujet. Rien, absolument rien qui mérite d'être signalé relativement à l'hérédité. Le début de l'affection remonte à 18 mois. Il s'est fait brusquement.

Un beau jour, le 3 janvier 1887, notre malade, tout à coup, a perdu connaissance et s'est affaissée sur le sol de sa chambre où elle est restée une heure et demie environ sans secours. Portée sur son lit, elle y est demeurée inconsciente pendant plusieurs jours. Lorsqu'elle s'est réveillée, elle était hémiplégique du côté gauche ; les membres paralysés ont été d'abord absolument flasques ; puis, au bout de six semaines peut-être, un certain degré de contracture a commencé à se produire. Cependant, pratiquement, les choses semblaient devoir s'arranger plutôt favorablement car, après 6 mois, la malade était capable de se tenir debout et de marcher tant bien que mal.

La contracture ne s'était pas prononcée en effet, au point d'imprimer à la malade cette attitude particulière des membres paralysés qui distingue l'hémiplégie permanente de cause organique et de date ancienne : mais à la place en quelque sorte de cette rigidité, sont survenus à cette époque, dans les diverses parties des membres, les mouvements choréiformes que nous pouvons étudier aujourd'hui.

Ainsi, aux lieu et place de ces contractures spasmodiques qui raidissent et tendent à immobiliser les membres, nous voyons ceux-ci agités dans le repos, de secousses choréiformes, lesquelles s'amplifient et s'exagèrent sans doute pendant les actes volontaires, mais n'empêchent pas complètement l'exécution.

Si vous vouliez prendre la peine de vous reporter à ma première description du syndrome : « *Chorée post-hémiplégique* » (*Maladies du système nerveux*, t. II, 19e leçon, p. 359), vous pourriez reconnaître la ressemblance vraiment frappante qui existe entre le cas que j'observais alors et celui que nous avons aujourd'hui sous les yeux : Même début après une attaque d'hémiplégie à invasion soudaine, mêmes mouvements involontaires existant pendant le temps de repos et s'exagérant à l'occasion des mouvements volontaires. Il existait même chez la première, du côté de l'hémichorée, une héminanesthésie sensitive et sensorielle que nous trouvons reproduite, en quelque façon, avec tous ses caractères chez la seconde. (Voir *Fig.* 86).

En effet, voici ce que nous relevons chez le sujet actuel au point de vue des troubles de la sensibilité : Hémianalgésie gauche. Le froid est bien moins senti de ce côté là, que du côté droit ; la malade nous assure que cette diminution de la sensibilité sur le tronc, les membres et la face du côté gauche se reproduisit pendant le séjour qu'elle fit à l'hôpital de la Charité un mois après l'attaque. Diminution de l'odorat et du goût à gauche très nets ; il y a également affaiblissement très prononcé de l'ouïe de ce même côté gauche; mais ici, il faut tenir compte de l'existence d'une otite de la caisse, probablement avec perforation de la caisse du tympan et écoulement purulent. Rétrécissement double du champ visuel beaucoup plus prononcé à gauche (à 10°) qu'à droite.. C'est donc complet et parfaiment caractérisé, bien qu'en ce qui concerne les téguments, il ne s'agisse pas là d'une anesthésie absolue, complète.

Défiez-vous, messieurs de cette tendance que paraissent affecter les cliniciens

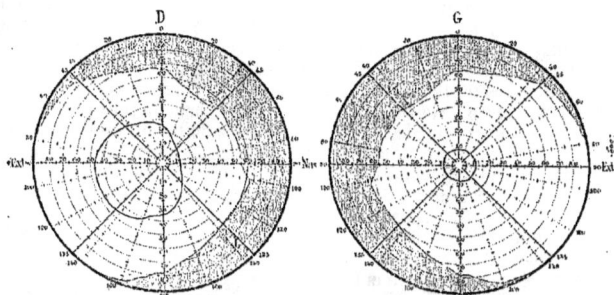

Fig. 86. — Champ visuel de la nommée Lejeune. A droite, il existe une excavation glaucomateuse (glaucôme simple). Pas d'altération de la papille à gauche.

d'aujourd'hui à rapporter à l'hystérie toutes les hémianesthésies sensitives et sensorielles en tout semblables, du reste, à celles des hystériques qui peuvent se rencontrer dans la pratique. Ces hémianesthésies-là, ainsi que je l'ai depuis longtemps proclamé et ainsi que je le proclamerai encore actuellement, fort d'observations confirmatives, peuvent reconnaître une cause organique. Oui, très certainement, à côté de l'hémianesthésie hystérique, il faut placer pour la lui opposer l'hémianesthésie capsulaire, entr'autres. Et, tout récemment encore, l'autopsie nous a donné raison dans un cas que je vous ai présenté à la clinique du mardi (Voir la leçon du 27 mars et APPENDICE, page 469) et où je vous avais annoncé qu'à mon avis, l'hémianesthésie avec rétrécissement du champ visuel, obnubilation de l'odorat, du goût, de l'ouïe, etc., que nous observions, relevait d'une lésion en foyer. L'autopsie, dis-je, dans ce cas où d'ailleurs l'hémiplégie concomitante était remarquable par l'intensité et la persistance de la paralysie du facial inférieur, a

fait reconnaitre l'existence d'un foyer ocreux ayant détruit le noyau lenticulaire
dans la majeure partie de son étendue et intéressant à la fois les régions les plus
antérieures et les plus postérieures de la capsule interne, sans toucher les parties
moyennes. La malade a succombé rapidement à une hémorrhagie cérébrale développée symétriquement dans les corps opto-striés de l'autre hémisphère cérébral.
Mais je trouverai l'occasion d'insister ailleurs sur ce cas intéressant (1).

J'en reviens au cas actuel. En raison des analogies si étroites que je relevais
tout à l'heure, je me crois autorisé à appliquer à ce cas, lorsqu'il s'agit de déterminer le siège de la lésion d'où dérivent à la fois l'hémichorée et l'hémianesthésie, les considérations que je présentais à propos de l'ancien : « Trois fois,
disais-je alors et (loc. cit., p. 368, 369), j'ai eu l'occasion de faire l'autopsie de sujets
chez lesquels une hémichorée datant de plusieurs années avait succédé à une hémiplégie marquée par un début brusque, apoplectique. Dans ces trois cas l'hémianesthésie existait très prononcée... La lésion révélée par l'autopsie consistait en
des cicatrices ocreuses, vestiges non méconnaissables de l'existence antérieure de
foyers hémorrhagiques. Les cicatrices en question occupaient dans l'hémisphère
du côté opposé à l'hémichorée une région toujours la même, à peu de chose près,
et voici l'indication des parties qu'elles intéressaient ; ce sont dans tous les cas :
1° l'extrémité postérieure de la couche optique ; 2° la partie la plus postérieure du
noyau caudé ; 3° enfin la partie la plus postérieure de la couronne rayonnante.
Quelles sont, ajoutais-je, dans cette énumération, les lésions qui ont déterminé l'hémichorée; quelles sont celles au contraire, dont il faut faire dériver l'hémianesthésie ?
Celle-ci relève de l'altération des faisceaux les plus postérieurs du pied de la couronne rayonnante (carrefour sensitif).
Pour ce qui est de l'hémichorée, les observations recueillies depuis la publication de la dite leçon, tendent à établir qu'elle est la conséquence d'une irritation
produite par les lésions qui confinent au faisceau pyramidal, surtout dans sa partie postérieure sans l'intéresser directement (Voir Stephan de Zaandam, Revue de
Médecine, 1887, n° 3, p. 505).
Aujourd'hui, je ne vois pas grand-chose à changer à tout cela et telles sont, je
pense, quant à leur siège et à leur nature, les lésions que l'autopsie ferait reconnaître chez le sujet que nous avons sous les yeux.
Mais j'en reviens au côté clinique : Je voudrais m'appliquer à faire ressortir
mieux encore les caractères de cette hémichorée symptomatique ressemblant fort
incontestablement, pour ce qui est de la forme des mouvements involontaires, à la
chorée de Sydenham, mais qui en diffère cependant par quelques traits qu'il ne
sera pas inutile de faire ressortir.
Je prie la malade de prendre de sa main gauche (côté de l'hémichorée) une cuiller pour la porter à sa bouche. Vous voyez le membre qui, tout à l'heure, pendant
le temps de repos, offrait seulement çà et là quelques secousses, être agité, lorsqu'il
est mis en jeu, d'oscillations assez étendues qui rappellent assez bien ce que l'on

(1) Voir l'APPENDICE, Fig. 96, 97, 98, 99, 100, 101.

voit en pareille circonstance dans la sclérose en plaques. La confusion serait même possible à la rigueur pour un observateur inattentif qui ne remarquerait pas l'existence permanente, ou à peu près, de secousses dans le membre, pendant la période de repos et qui ne tiendrait pas compte de ce fait, très marqué d'ailleurs chez notre sujet, que les oscillations provoquées par l'acte intentionnel, contrairement à ce qui a lieu régulièrement dans la sclérose en plaques, ne vont pas en croissant d'amplitude à mesure que l'on approche du but.

Est-ce cela que quelques auteurs qui ont écrit récemment sur l'hémichorée symptomatique ont désigné sous le nom d'*hémisclérose en plaques*, employé cette fois non plus nosographiquement, je pense, mais séméiologiquement? À quoi bon cette dénomination qui n'est bonne qu'à faire naître la confusion dans une question d'ordre descriptif autrement fort claire, à quoi bon faire également intervenir ici le terme *hémiparalysie agitante*, alors qu'entre l'hémichorée symptomatique et la maladie de Parkinson, il n'existe que des ressemblances fort grossières et qu'il est à peine utile de mentionner? Quelle singulière manie de tout embrouiller alors qu'on prétend éclairer la situation!

Reprenons notre démonstration. Je vous ferai remarquer les mouvements syncinésiques qui se produisent dans les membres du côté droit dans le temps même où la main gauche exécute les actes prescrits.

L'acte de porter un verre à la bouche s'accomplit de la même façon, mais sans grand dommage cependant; l'eau n'est point projetée hors du verre, contrairement à ce qui aurait lieu s'il s'agissait d'un cas de sclérose en plaques.

Ainsi, pour ce qui est de la forme des mouvements involontaires, l'hémichorée symptomatique post-hémiplégique diffère à la fois de l'hémichorée de Sydenham et de la sclérose en plaques supposée limitée à un côté du corps. De la première elle se distingue par cette circonstance que les mouvements involontaires de la période de repos sont, chez elle, moins prononcés et moins permanents, tandis qu'au contraire les gesticulations provoquées par les actes intentionnels y sont constamment plus exagérées. Les différences à signaler vis à vis de la sclérose en plaques ne sont pas moins frappantes, car, en outre des secousses qui existent régulièrement pendant la période de repos, dans l'hémichorée symptomatique, on ne voit pas dans celle-ci, lors des actes intentionnels, les oscillations augmenter progressivement d'amplitude à mesure qu'on approche du but ainsi que cela s'observe toujours dans celle-là (Voir les *Fig.* 87, 88 et 89.

Nous prescrivons maintenant à la malade de se lever et de se tenir debout. Les mouvements incessants du membre inférieur gauche rendent la station très difficile. Il en est de même de la marche; à chaque instant, il y a menace de tomber: à l'aide d'une canne il est possible de faire quelques pas sans trop de difficultés, alors le membre inférieur gauche se raidit, cesse d'être agité de secousses et produit à chaque pas le mouvement de circumduction qui est la règle dans les hémiplégies organiques de date ancienne.

Pour faire mieux ressortir encore les caractères cliniques de l'hémichorée symptomatique, je vais faire passer sous vos yeux un nouvel exemple appartenant à cette même catégorie.

C'est une de nos très anciennes pensionnaires, et je l'ai bien des fois présentée dans mes leçons depuis quatre ans comme un type d'hémichorée post-hémiplégique. C'est dire que l'hémichorée de ce genre est une affection persistante, peut-être incurable, au moins dans la majorité des cas.

Elle est aujourd'hui âgée de 33 ans (Voir son histoire dans les *Leçons sur les maladies du système nerveux*, t. II., p. 493); elle a été frappée d'hémiplégie gauche à l'âge de 7 ans, à la suite de convulsions qui avaient duré 6 heures. L'hémiplégie a

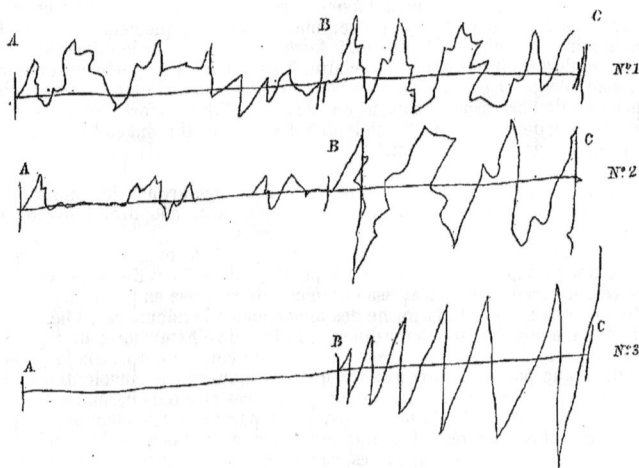

Fig. 87. — N° 1. *Hémichorée de Sydenham: AB*, les gesticulations de la période de repos, ne s'exagèrent pas toujours considérablement dans la période des actes intentionnels *BC*.

Fig. 88. — N° 2. *Hémichorée post-hémiplégique* : Les gesticulations, dans la période de repos *AB*, sont peu prononcées et ne sont pas absolument permanentes ; elles s'exagèrent au contraire toujours considérablement par la mise en jeu d'actes intentionnels et il y a là un contraste frappant entre les deux périodes *AB* et *BC*. Cependant, les gesticulations n'augmentent pas progressivement à mesure qu'on approche du but.

Fig. 89. — N° 3. *Sclérose en plaques*: Pendant *AB*, il n'y a pas de mouvements involontaires, ceux-ci consistant en oscillations plus ou moins amples du mouvement volontaire et augmentant progressivement d'amplitude à mesure qu'on approche du but *C*.

rapidement fait place à l'hémichorée ; il a existé pendant longtemps des attaques d'hystérie partielle qui, depuis quelques années, ont disparu. Aujourd'hui, le membre supérieur gauche est seul affecté d'hémichorée. La malade étant assise devant vous, il semble, au premier abord, que, dans le temps de repos, ce membre qui est étendu,

la main appliquée sur le genou, soit parfaitement tranquille, en repos. Ce serait
là une erreur, la vérité est que la main est tenue, appliquée fortement sur le genou,
en conséquence d'un effort instinctif dont l'effet est d'empêcher la production des
gesticulations qui, autrement, seraient pour la malade une gêne considérable. Cela
est si vrai que si, interposant ma main entre le genou et la main de la malade, je
soulève celle-ci, j'éprouve une résistance très prononcée et aussitôt les gesticulations commencent. Ces gesticulations indépendantes de tout acte volontaire, deviennent très accentuées lorsque je dis à la malade de reposer sa main gauche sur
mon avant-bras. L'instabilité est telle alors qu'il n'y a pas un instant de repos.

Ainsi, le repos du membre n'est qu'apparent; les mouvements involontaires
existent en quelque sorte à l'état latent, même pendant la période de calme; et
d'ailleurs, si pendant cette période on examine l'avant-bras mis à nu; on voit les
muscles et les tendons se soulever incessamment, bien que le poignet et les doigts
de la main paraissent en repos.

Considérons maintenant ce qui se produit, à l'occasion d'un acte intentionnel;
je dis à la malade de porter sa main à sa bouche; aussitôt, la main détachée du
genou est portée brusquement sur le côté gauche de la face qui reçoit un violent
soufflet; s'il s'agit de porter à la bouche une cuiller, celle-ci, après quelques gesticulations contradictoires, vient frapper un point quelconque de la face et ce serait
vraiment un jeu cruel que de répéter plusieurs fois l'expérience. En somme, c'est
bien là l'hémichorée symptomatique différant de l'hémichorée vraie en raison justement du contraste qui existe en ce qui concerne l'intensité des mouvements involontaires, entre la période de repos et la période des actes intentionnels.

La démarche n'offre rien de particulier; la chorée ne portant pas sur le membre
inférieur gauche.

J'ai connu cette malade, pendant plusieurs années, hémianesthésique gauche;
spontanément, les troubles de la sensibilité ont disparu, il y a plus de 10 ans, ainsi
que cela a eu lieu quelquefois, même dans les hémianesthésies de cause organique. Il ne me paraît pas douteux que la lésion qui, dans ce cas, entretient l'hémichorée depuis près de 26 ans, ne diffère pas quant au siège, du moins, de celle que
nous prétendons exister chez la vieille femme de tout à l'heure.

Pour compléter la démonstration du moment, je ferai maintenant appel à la méthode des contrastes et je ferai, dans ce but, figurer quelques cas d'hémiathétose
que j'emprunterai à mon *musée vivant*, à côté de nos cas d'hémichorée symptomatique. Vous serez ainsi mis en mesure de reconnaître les analogies incontestables,
mais aussi les différences radicales qui, au point de vue descriptif, existent entre
ces deux états.

L'athétose a pour caractère dominant l'existence dans les membres et quelquefois aussi dans la face, le plus souvent sur un seul côté du corps, de mouvements
involontaires qui ne leur laissent pas un instant de repos au moins pendant la veille
(Athétose: Withom a fixed position, Hammond), et qui s'exagèrent encore à l'occasion des mouvements intentionnels.

Ces mouvements diffèrent de ceux de l'hémichorée symptomatique et de la chorée vraie en ce qu'ils occupent d'une façon prédominante les extrémités, poignet
et cou de pied, doigts de la main et orteils, et ont surtout une allure beaucoup plus
lente; ce sont, quand il s'agit de la main, par exemple, des mouvements, de rep-

tation si on peut ainsi dire, plus ou moins comparables à ceux qu'exécuteraient les tentacules d'un poulpe.

Ce ne sont pas les secousses plus ou moins brusques, les gesticulations plus ou moins désordonnées et toujours d'un mouvement plus rapide, qu'on voit dans la chorée vraie ou symptomatique, comparée surtout à l'hémichorée symptomatique avec laquelle l'athétose offre un contraste frappant, puisque dans celle-là, il y a un repos relatif, tandis que dans celle-ci, (l'athétose) l'instabilité des parties affectées est, dans l'acception rigoureuse du mot, absolument permanente.

L'hémichorée, dans cet hospice, est représentée toujours par un assez grand nombre d'exemplaires, dans les conditions de l'hémiplégie spasmodique infantile, avec ou sans complication d'épilepsie symptomatique, c'est-à-dire chez des sujets atteints d'atrophie partielle du cerveau, le plus souvent en conséquence de l'existence d'un foyer d'encéphalite scléreuse, dans un des hémisphères cérébraux.

Voici d'abord la nommée Grain, aujourd'hui âgée de 43 ans ; c'est, pour quelques-uns d'entre vous, une très ancienne connaissance ; car je l'ai présentée dans mes leçons pour la première fois il y a plus de 12 ans (*Leçons sur les maladies du système nerveux*, etc., t. II, p. 490), et chez elle rien n'est changé depuis lors, de telle sorte que la description d'autrefois pourrait être aujourd'hui reproduite sans modification.

Chez elle, les mouvements lents de tentacule de poulpe qui agitent les doigts de la main et leur impriment successivement ou simultanément des attitudes forcées d'extension ou de flexion sont au nombre de 35 à 40 par minute ; dans le temps où ils s'exécutent, se produisent des mouvements alternatifs, lents également, de pronation, de supination, de flexion et d'extension dans l'avant-bras et le poignet. Si on lui place un objet quelconque dans la main gauche, une cuiller, par exemple, elle ne peut pas l'y maintenir longtemps, la main s'ouvrant volontairement de temps à autre. Chose curieuse, si l'objet est pesant, tel qu'un seau plein d'eau, la malade peut le porter indéfiniment à l'aide de la main athétosique sans le laisser choir. Des mouvements analogues mais moins intenses existent au cou-de-pied et au pied gauches. Des mouvements analogues se voient de temps en temps à la face et au muscle peaucier également du côté gauche. La maladie aurait débuté dans la première enfance à la suite de convulsions. Cependant les membres affectés ne sont pas atrophiés ; ils ne présentent pas la moindre trace de déformation ou de contracture (1). Dans l'histoire clinique de l'hémiathétose, Gr.. n représente en quelque sorte le type de parfait développement. Voici une petite malade qui vous ferareconaîtrel'existence d'une variété dans l'espèce.

Elle est âgée de 18 ans ; elle se nomme Andrée ; elle est née pendant le siège, le 28 février 1871. A l'âge de 14 mois, elle a été prise de convulsions qui ont été suivies d'hémiplégie du côté gauche. Les mouvements athétosiques avaient succédé promptement à l'hémiplégie. Remarquez que les muscles des membres du côté affecté ne sont nullement atrophiés bien que la maladie date de loin. C'est à peu près la

---

(1) Nous avons publié l'observation complète de Gr..., dans notre mémoire sur l'*Épilepsie partielle* (*Iconographie photogr. de la Salpêtrière*, 1878, t. II, p. 31). (Note de la 2e édit. B.)

règle dans l'athétose qu'il en soit ainsi, vraisemblablement en raison de la permanence des mouvements anormaux. Ceux-ci, vous le savez, ne laissent pas aux membres un instant de repos, si ce n'est pendant le sommeil ; et encore y a-t-il des exemples où, même pendant le sommeil, les mouvements athétosiques persistent.

Ces mouvements, chez notre malade, présentent ceci de particulier qu'ils occupent l'épaule, le bras, l'avant-bras, la main à la fois et qu'ils sont à peu près également prononcés dans toutes ces parties ; de plus, ils sont plus étendus et plus fréquents qu'à l'ordinaire. Ainsi on compte par minute 50 à 60 contorsions, consistant dans des mouvements alternatifs et contradictoires de flexion et d'extension des doigts de la main, s'opérant en même temps que des mouvements de flexion, d'extension, de circumduction du poignet. Impossible de maintenir un instant un objet dans la main gauche qui s'ouvre et se ferme tour à tour sans but apparent.

Des mouvements analogues existent, mais moins fréquents et moins intenses, dans la jambe et dans le pied. Pas de mouvements involontaires de la face ou de la langue. Pas de troubles de la sensibilité, non plus que dans le cas précédent.

Accès convulsifs rares comme chez Grain. Il y en a au plus 3 ou 4 par an. Les convulsions dans l'attaque prédominent à gauche. Parmi les accès, les uns sont précédés d'aura épigastrique ; les autres surviennent sans phénomènes prémonitoires. Je ne pousserai pas plus loin cet exposé ; je n'ai fait paraître ici l'athétose que pour faire mieux ressortir les caractères spéciaux qui distinguent l'hémichorée symptomatique et permettent de la reconnaître partout où elle se présente.

3e Malade.

M. Charcot : L'homme que nous allons examiner maintenant, pour terminer la leçon, est âgé de 35 ans ; il se nomme Fou..ès. Il a ressenti les premières atteintes du mal pour lequel il est venu nous consulter au mois de mars 1885. Auparavant, il était en apparence tout à fait bien portant. Il est mégissier de son état. Le travail de la mégisserie n'est pas très fatigant, paraît-il, mais il nécessite, pour la mise en jeu de certaines machines, certains mouvements brusques des membres inférieurs et c'est pendant qu'il exécutait un mouvement de ce genre que notre homme a ressenti tout à coup, dans l'aine du côté gauche, une certaine douleur sourde suivie de boiterie (1). La boiterie n'a pas cessé depuis cette époque. Mais jamais elle n'a nécessité qu'un repos fort incomplet, du reste, de quelques jours. L'état s'était

---

(1) Il s'agit de repasser les peaux sur le palisson. Pour cela, on fait porter le poids du corps sur la peau au moyen du genou droit, puis on se relève en se servant de la jambe gauche étendue et en abduction assez prononcée. C'est au moment où le genou doit s'appuyer sur la peau, temps pendant lequel la hanche gauche fait un mouvement de flexion latérale sur la cuisse, que s'est produite au niveau de l'aine la sensation douloureuse.

tellement amélioré, d'ailleurs, quelques semaines après, que le malade, appelé par le service militaire, put faire ses 13 jours.

(*Au malade*) : Avez-vous souffert pendant que vous faisiez vos 13 jours?

Le malade : Non, Monsieur, à peine ; mais j'ai toujours tiré un peu la jambe. Cela ne m'a pas empêché de faire le service.

M. Charcot : Depuis cette époque, il y a eu dans la boiterie, des haut et des bas, mais jamais la nécessité d'un repos complet. Cependant, à un moment donné qu'il ne saurait préciser, le malade a remarqué, dans sa hanche, l'existence de gros craquements se produisant à l'occasion des mouvements un peu brusques ; ces craquements persistent encore aujourd'hui.

Examinons d'abord l'état des choses : Vous voyez que lorsque le malade marche, la hanche gauche à chaque pas monte et descend d'une façon exagérée, d'où la boiterie. Le malade se tenant dans la station debout immobile, il est facile de reconnaître que la cuisse du côté gauche est plus maigre que l'autre ; il en est de même, d'ailleurs, du mollet de ce même côté. Mais c'est à la fesse que l'atrophie est surtout prononcée : Là, on observe un aplatissement très marqué et si l'on compare cette fesse à l'autre alors qu'on dit au malade de contracter ses muscles le plus possible, on voit qu'alors, le creux post-trochantérien se dessine à droite très fortement, tandis qu'il ne se produit pas à gauche. En examinant le pli de l'aine, on remarque à gauche, une tuméfaction dure, de consistance osseuse et qui paraît dépendre de la tête articulaire ou du rebord cotyloïdien.

Dans la station debout, le pied gauche présente une certaine tendance à l'abduction, si on le compare au pied droit dans les mêmes conditions. Je fais asseoir le malade et, saisissant sa cuisse gauche, je lui imprime des mouvements d'adduction qui déterminent la production des craquements dont je vous parlais tout-à-l'heure. Ils sont assez intenses pour être entendus à une certaine distance ; on les perçoit aussi très-aisément par l'application de la main sur la région trochantérienne. Ces mouvements imprimés à l'articulation, non plus que ceux que le malade produit volontairement, ne sont pas manifestement douloureux. On ne réveille pas non plus de douleur, au moins de douleur vive (le malade paraît être du reste singulièrement torpide et borné) lorsqu'on frappe fortement à l'aide du poing fermé sur le grand trochanter ou sur le talon.

Cependant, le malade affirme qu'il ressent de temps à autre, en marchant, quelques secousses douloureuses, obtuses, dans la hanche et aussi, même au repos, dans le genou gauche.

En récapitulant tous les faits que nous venons de relever chemin faisant à savoir : claudication, atrophie de la fesse, craquements dans la hanche, douleurs dans le genou, etc., etc., il vous sera venu sans doute immédiatement à l'idée qu'il s'agit ici d'un cas d'arthrite sèche de la hanche et vous vous demandez peut-être pourquoi je semble attacher une certaine importance à ce cas. Oui, Messieurs, sans aucun doute, votre hypothèse est la plus simple et elle paraît au premier abord, vraisemblablement applicable à l'interprétation du cas. Mais regardons-y d'un peu plus près et peut-être serons-nous conduits à un diagnostic différent. Il ne faut jamais négliger de poursuivre l'examen d'un malade dans les sens les plus divers ; il ne faut pas craindre de surcharger les observations de détails, car peut-être un fait qui, au premier abord, parait devoir rester en dehors du cadre, viendra-t-il, lorsque le point de vue sera déplacé, revêtir une situation importante jusque-là restée dans l'ombre.

Remarquons tout d'abord le début brusque ; on pourrait en préciser à la rigueur le jour et l'heure. Ce n'est pas ainsi que se développent les arthrites sèches ; celles-ci se constituent lentement, sournoisement si l'on peut ainsi parler. D'un autre côté, s'il est vrai qu'elles peuvent se développer même à la hanche chez des sujets jeunes encore, de façon à rendre inapplicable pour bon nombre de cas la dénomination de *morbus coxæ senilis*, ces faits-là sont vraiment exceptionnels. Voilà des circonstances qui étaient bien de nature à éveiller chez nous des soupçons et nous engager à ne pas nous arrêter sans examen plus approfondi à un diagnostic qui, au premier abord, paraissait fort légitime.

Eh bien ! messieurs, voici ce que cet examen de contrôle nous a permis de reconnaître. Peu de temps après le début de l'affection de la hanche, le malade a ressenti dans l'aine, dans divers points du membre inférieur gauche et aussi, mais plus discrètement, dans le membre inférieur droit, des douleurs dont il a gardé le parfait souvenir qui d'ailleurs se reproduisent encore quelquefois de temps en temps, et qu'il distingue parfaitement des douleurs obtuses de la hanche.

Ces douleurs reviennent par accès ; elles sont aiguës, très violentes et suivant l'expression du malade, « *elles partent comme des éclairs* ». Il ajoute sur notre demande, que lorsque ces douleurs en éclairs ont apparu sur un point du membre, la peau, sur ce point-là devient le siège d'une hyperesthésie exquise qui rend douloureux le moindre frôlement. Voilà certes des douleurs qui rappellent singulièrement la description des douleurs fulgurantes de l'ataxie locomotrice progressive. Serait-ce de cette affection-là qu'il s'agit ?

Nous allons maintenant chercher sur cette piste. N'oublions pas tout d'abord que les douleurs tabétiques peuvent être imitées, dans l'alcoolisme, en particulier, dans le diabète.... Mais nous pouvons éliminer ces éléments-là. Rien de semblable n'existe chez notre malade.

Nous voilà donc conduits à passer en revue les principaux symptômes de la série tabétique. Eh bien, voici ce que les recherches dirigées dans ce sens nous font trouver. Le malade qui n'a jamais eu la chaude-pisse et qui ne souffre pas de rétrécissement, urine cependant très difficilement. Il est obligé de pousser quelquefois pour favoriser l'émission et de temps à autre, par accès, il ressent au col de la vessie et dans l'urèthre, des douleurs vives, brûlantes avec ténesme, rappelant absolument la description des crises vésicales tabétiques.

Nous voilà donc déjà en possession d'indices significatifs. Mais procédons plus avant encore :

Pas d'incoordination motrice, ni de titubation, les yeux étant clos (signe de Romberg). Les réflexes rotuliens sont dans l'état normal ; mais vous savez que ces phénomènes-là ne sont pas absolument essentiels à la constitution du tabès.

Cherchons ailleurs, parmi les symptômes céphaliques. Là nous trouvons un élément de diagnostic important : La vision est normale ; il n'y a pas, il n'y a jamais eu de diplopie, cela est vrai ; mais l'examen des pupilles, par contre, nous fait reconnaître l'existence au plus haut degré, du signe d'Argyll Robertson ; à droite, pupille énormément dilatée ; au contraire myosis à gauche. Ces pupilles sont insensibles à l'action de la lumière ; elles ne se contractent pas sous l'influence d'une lumière vive, elles ne se dilatent pas dans l'obscurité ; au contraire, l'une et l'autre se contractent pendant l'accommodation.

En voilà assez, je pense, pour établir que le tabès est en jeu, tabès imparfait, fruste sans doute, comme vous voudrez l'appeler, mais tabès suffisamment caractérisé par la triade symptomatique que nous avons mise en relief.

Eh bien ! Voilà du même coup le point de vue changé ; l'affection de la hanche que nous considérions il y a un instant comme une arthrite sèche, ne serait-elle pas une arthropathie tabétique ?

Sans doute, il ne serait pas impossible qu'une arthrite sèche coexistât avec le tabès par le fait d'une coïncidence purement fortuite et sans qu'il y ait aucun lien rattachant l'affection articulaire à l'affection spinale. Cela se voit quelquefois et justement, nous observons en ce moment dans nos salles, une ataxique avec symptômes spinaux classiques parfaitement caractérisés dans les membres inférieurs et chez laquelle, par une coïncidence fortuite, les doigts des mains présentent symétriquement des deux côtés un fort bel exemple des altérations connues sous le nom de nodosités d'Heberden.

Quand je dis qu'entre les affections articulaires dans ces cas-là, et l'affection spinale, la coexistence est toute fortuite, je dépasse un peu les limites de ma pensée, car il existe une certaine relation entre l'arthrite et le tabès ; mais ce n'est pas d'une relation de ce genre qu'il est question quand on parle d'une *Arthropathie tabétique*, c'est-à-dire absolument subordonnée à l'affection spinale du tabès et s'y rattachant par des relations plus ou moins directes.

Pour bien faire ressortir le caractère vraiment spécial de l'affection que j'ai décrite sous le nom d'*arthropathie tabétique* et montrer qu'elle se distingue foncièrement de toutes les affections articulaires jusque-là connues ; on peut faire appel à l'observation clinique qui, à cet égard, fournit dans la majorité des cas, des arguments décisifs ; mais on peut s'adresser également aux renseignements anatomo-pathologiques et cela nous suffira pour le moment. Il importe, Messieurs, dans les études du dernier genre, pour ne pas s'exposer à tout embrouiller, à tout confondre, de considérer d'abord exclusivement les cas-types. La *méthode des types* doit être d'ailleurs d'une application générale en nosographie et c'est là un principe de philosophie pathologique vraiment par trop souvent méconnu.

Veuillez jeter les yeux sur ces nombreuses pièces anatomiques appartenant au musée anatomique de la Salpêtrière et qu'on pourrait appeler l'*ossuaire tabétique*. Du premier coup d'œil, pour peu que vous ayez quelque connaissance dans la matière, vous connaissez la provenance de ces fémurs, de ces humérus privés de leur tête osseuse et dont l'extrémité supérieure amincie, pointue, effilée, justifie jusqu'à un certain point la dénomination d'os en *baguette de tambour* qu'on leur a donnée quelquefois,

Ces os ont quelque chose de si inattendu, de si particulier, que l'éminent professeur Paget a émis, dans une lettre qu'il m'a fait l'honneur de m'écrire (1), l'opinion

_____

(1) Voir Charcot, *Exposé de titres*, 1883, p. III et Compte rendu du Congrès international de Londres.

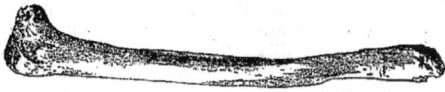

Fig. 90. — Fémur droit de la nommée Berthelot Musée de la Salpêtrière.

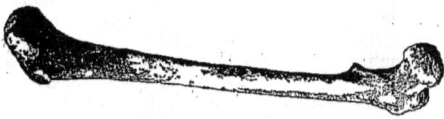

Fig. 91. — Figure schématique montrant la disposition en plaques disséminées de l'altération des os chez les ataxiques.

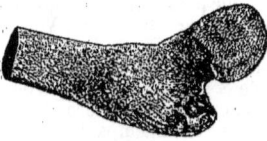

Fig. 92. — b. Extrémité supérieure du fémur gauche de Crécy, dernière période du processus atrophique.

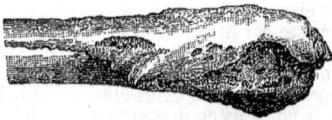

Fig. 93. — a. Extrémité supérieure du fémur gauche de Crécy. Premières périodes du processus.

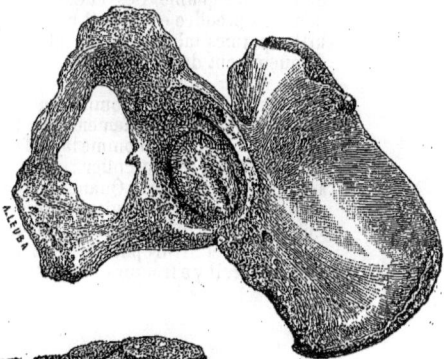

Fig. 94. — Hanche droite de la nommée P... où l'on voit au fond de la cavité cotyloïde un fragment de la tête fémorale (a).

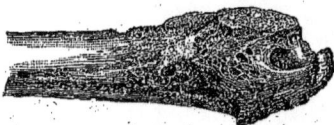

Fig. 95. — Extrémité supérieure du fémur de la nommée P...

Voir pour les fig. 90, 91 et 94, Féré. Description de quelques pièces relatives aux lésions osseuses et articulaires des ataxiques conservées au musée de la Salpêtrière. In *Archives de Neurologie*, t. IV, 1882, p. 202.

qu'il s'agirait là d'une affection nouvelle, manifestée depuis peu. « En effet, dit-il, il est certain que dans nos musées, les spécimens relatifs à cette lésion sont rares, sauf peut être, dans les collections les plus récentes. Je peux parler sciemment du musée du Collège Royal des Chirurgiens et de celui de l'hôpital St. Barthélemy où ont été rassemblés depuis 1870 jusqu'à nos jours des pièces nombreuses d'affections osseuses et articulaires. Jusqu'à l'époque où vous avez appelé l'attention sur cette lésion, ni l'un ni l'autre de ces musées n'en contenait d'exemplaires ». Je pourrais répéter à propos de notre musée Dupuytren ce que dit sir Paget à propos des musées de Londres ; il ne contenait pas de spécimens du genre de ceux que je vous présente avant l'époque où j'en ai fait placer un certain nombre. Ne voilà-t-il pas déjà un argument suffisant pour bien établir qu'il ne s'agit pas là de la banale arthrite sèche !

En somme, Messieurs, ce qui caractérise les extrémités osseuses dans l'arthropathie tabétique, c'est le fait de l'atrophie, ou mieux de *"l'usure"*. Oui, on dirait que les extrémités des os, les condyles, les cols les têtes ont été à dessein usées à l'aide d'un frottement prolongé sur une pierre dure, ou mieux encore, à l'aide d'une lime. Voici une pièce fort remarquable où l'on prend en quelque sorte, sur le fait, le mécanisme de cette usure. Vous voyez l'une des extrémités fémorales représentant le plus haut degré de l'altération complètement privée de la tête et du col (*b*), tandis que sur l'autre fémur (*a*) qui répond à un degré moins avancé, la tête seule est usée et seulement à sa partie inférieure, le reste ayant conservé à peu près les caractères de l'état normal *fig.* 91. On comprend très bien en examinant cette pièce, qu'avec le temps, la tête et le col lui-même, en supposant la continuation du processus d'usure, auraient fini par disparaître, de manière à reproduire exactement ce que l'on voit à l'extrémité supérieure de l'autre fémur. D'ailleurs, sur ces pièces typiques, on ne rencontre pas la moindre trace d'une « réaction » caractérisée par la formation de végétations, de bourrelets, de stalactites osseux, de corps étrangers articulaires, tels qu'on les voit, au contraire régulièrement toujours dans l'arthrite sèche. C'est donc « l'usure », je le répète, rien que l'usure, qui caractérise ici les processus et tout ce que je viens de dire des extrémités articulaires, je pourrais en dire autant des cavités de réception correspondantes.

Puisque j'en suis à vous parler du processus d'usure des extrémités osseuses dans l'arthropathie des ataxiques, je dois vous représenter qu'à mon avis, pour bien comprendre en quoi il consiste, il convient de ne point séparer l'histoire des arthropathies tabétiques de celle des fractures dites spontanées qui se produisent fréquemment dans l'affection spinale dont il s'agit, et souvent coïncident avec elles.

La modification anatomique que subissent les os chez certains ataxiques et qui a été étudiée historiquement par M. Blanchard ; cliniquement par M. Regnard, peut être considérée comme la clef de la situation; cette lésion organique paraît n'occuper jamais l'os tout entier ; c'est en quelque sorte par plaques, par foyers disséminés qu'elle se montre. Quand elle porte sur la diaphyse des os, ce sont les fractures spontanées qui se produisent ; quand elle affecte, au contraire, les extrémités articulaires, les arthropathies en sont la conséquence. Ainsi à ce point de vue, fractures spontanées et arthropathies chez les ataxiques, c'est tout un. Mais ici, il importe de distinguer. Il y a fracture et fracture ; ainsi l'on pourrait reconnaître je pense, à côté

des fractures moléculaires qui réduisent l'os en parties presque impalpables, facilement résorbées et qui justifient le nom « d'usure » employé pour caractériser ce processus, on pourrait reconnaître, dis-je, des fractures parcellaires ou fragmentaires,
dans lesquelles les parties détachées de l'os le plus souvent de son extrémité sont
plus ou moins volumineuses, formant dans la jointure des corps étrangers dont, en
raison de leur volume, l'existence à l'autopsie est généralement facile à constater.
Cela rappelle la distinction que l'on a quelquefois proposé d'établir entre l'ulcéra-
tion et la gangrène massive. Dans ces divers cas, le mécanisme de destruction de
l'os est le même au fond, quoique pratiquement différent. Voici des fémurs et des
humérus en *baguette de tambour* qui représentent le mécanisme de l'usure ou, si
vous le voulez, de la fracture moléculaire : à l'autopsie, les parties du col et de la
tête qui manquent, n'ont pu être retrouvées dans l'articulation ; elles avaient disparu sans laisser subsister de restes palpables. C'est bien là « l'usure » par excellence. Voici maintenant une pièce, où, au contraire, l'extrémité de la tête
fémorale détachée du col, et représentant un fragment osseux du volume d'une
petite noix, persiste au fond de la cavité fémorale où il adhère et dont il a repoussé la paroi vers la cavité pelvienne (*fig.* 94). Ici encore, pas de végétations,
pas de stalactites osseux, et aussi pas de consolidation de la fracture ; et à ce
propos, je vous ferai remarquer, comme le relève M. Kredel dans un travail
intéressant sur lequel j'aurai l'occasion de revenir plus loin (*Die arthropathien
und spontanfracturen bei Tabes, Sammlung Klinisch* Von Volkmann's, nº 39,
1888). Il y a pour certaines articulations, celles de la hanche et de l'épaule spécialement, une particularité à signaler dans le tabès : c'est que les parties séparées
de l'os, après fractures intra-articulaires, ont une tendance à persister telles quelles
dans la cavité, sans se rattacher par le mécanisme du cal, constituant ainsi un
corps étranger plus ou moins mobile qui, à la longue, peut disparaître par résorp-
tion. Dans la pièce que je vous présente, le fragment osseux détaché s'est soudé à
la paroi de la cavité cotyloïde, mais il ne s'est pas resoudé à l'os; d'ailleurs, pas de
végétation, pas de stalactites osseux, rien qui rappelle en un mot les altérations
de l'arthrite sèche. Je vous prie de considérer d'une façon spéciale ce spécimen
intéressant, parce qu'il me paraît destiné à jeter une certaine lumière sur le cas
clinique que nous nous proposons aujourd'hui d'examiner.

Mais j'en reviens au mécanisme de la production des arthropathies tabétiques.
Ce ne sont pas, cela semble bien établi, les extrémités osseuses seules qui, dans
l'articulation, subissent sous l'influence de la maladie spinale, une altération de
texture prédisposant au relâchement, à la destruction, à la rupture des parties;
les ligaments, les synoviales, les capsules articulaires partagent le même sort, et
cela fait comprendre comment, lorsque tout est préparé, on peut voir en clinique,
la jointure, sous l'influence d'un traumatisme banal, tellement banal qu'on a l'habitude en pareille circonstance de parler de spontanéité, les désordres les plus
graves apparaître et aboutir presque du premier coup à la luxation ou mieux à la
dislocation, en un mot aux déformations et aux déplacements les plus singuliers.
Tel est, Messieurs, le type que je me suis attaché à décrire, il y a 20 ans de cela,
sans méconnaître, bien entendu, les variations, les complications de tout genre
qui peuvent advenir et nécessiter des modifications dans la description. Rien, jus-

qu'ici, vous l'avez vu, qui puisse légitimer l'idée même d'un rapprochement avec l'arthrite sèche ; cela ne saurait faire l'ombre d'un doute et si l'on eût pris la peine de se conformer à la méthode des types, on n'aurait pas je pense, été entrainé aussi souvent que cela s'est vu, dans les discussions récentes qui ont eu lieu, tant en Angleterre qu'en Allemagne, sur ce sujet des arthropathies tabétiques, à émettre des opinions singulières et bien faites pour embrouiller une question fort claire.

Mais ouvrons maintenant le chapitre des complications ; alors les extrémités osseuses atrophiées cependant, usées comme tout à l'heure, sont entourées de végétations cartilagineuses, de stalactites, de bourrelets osseux, de telle sorte qu'elles se montrent au premier abord avec les apparences d'une arthrite sèche ou déformante, comme vous voudrez l'appeler, primitive, tandis qu'il ne s'agit, si l'on peut parler ainsi, que d'une arthrite sèche consécutive secondaire. C'est là ce que quelques auteurs ont proposé d'appeler du nom de *forme hypertrophique* de l'arthropathie des ataxiques, par opposition à la forme atrophique qui représente le type dans toute sa pureté. Est-ce donc qu'il y a entre ces deux formes un hiatus qu'on ne saurait combler? Evidemment non, c'est toujours la même série de faits et il reste seulement cependant à déterminer pourquoi, dans certains cas, le processus atrophique règne seul, sans partage, tandis que, dans les autres cas, il se complique d'un processus réactionnel qui a pour effet de produire les bourrelets ostéo-cartilagineux et peut-être aussi, surtout dans certaines jointures, les franges synoviales et les corps étrangers intra-articulaires, rappelant de tous points ce qu'on observe dans l'arthrite sèche. Eh bien, Messieurs, nous nous trouvons ici, tout simplement, je pense, dans une situation analogue à celle que nous avons exposée plusieurs fois à propos des rétractions tendineuses qui peuvent survenir à titre de complication, dans la contracture spasmodique des hystériques et légitimer ainsi, dans ces cas, l'intervention chirurgicale. L'apparition de troubles trophiques, dans les tendons, dans les capsules et dans le tissu conjonctif périarticulaire, vous disais-je, à ce propos, c'est une complication qui n'apparaît que chez certains sujets, prédisposés d'une certaine façon, et ces sujets-là sont des arthritiques, vraisemblablement, ou issus d'arthritiques? Eh bien! c'est la même interprétation que je vous proposerai au sujet de la forme hypertrophique de l'arthropathie tabétique ; elle serait l'apanage des sujets ataxiques chez lesquels, ce qui se voit fréquemment du reste l'arthrite a marqué son empreinte profonde (1).

Ainsi, en résumé, l'arthropathie tabétique, toujours une, tant au point de vue génésique qu'au point de vue nosographique, se présente sous deux formes : 1° la forme *atrophique* qui représente le type; 2° la forme *hypertrophique* dans laquelle la végétation ostéo-cartilagineuse se sera ajoutée à l'atrophie, à titre de complication.

Après cela, je serai le premier à reconnaître que peut-être, dans un certain nombre de cas, l'affection articulaire qui, chez un sujet donné, se montre en com-

---

(1) Voir sur ce sujet : *Ataxie locomotrice. Arthropathie tabétique. Rhumatisme chronique*, par le Dr Babinski. (*Société anatomique*, séance du 11 Novembre 1887, 5e série, t. .)—Bourneville, *Revue photogr. des hôpitaux*, 1871, t. III, p. 9, 52, 67, 72, 120 et 243.

binaison avec l'ataxie est une véritable arthrite sèche, artrhite sèche primitive et dont le développement, en pareil cas, s'explique, ainsi que je le rappelais il n'y a qu'un instant, par les mariages qui se contractent si fréquemment dans la clinique entre les membres de la famille arthritique et ceux de la famille nerveuse. Mais, entre l'arthropathie des ataxiques et l'arthrite sèche primitive chez les ataxiques, il n'y a véritablement, à mon avis du moins, pas d'autre relation que celle que je viens d'indiquer.

Je me réjouis de voir qu'après tant de discussions, qui en résumé ne sont pas restées absolument stériles, les auteurs les plus autorisés et les plus récents en sont venus à conclure relativement à la *spécialité*, pour ne pas dire la *spécificité* nosographique de l'arthropathie des ataxiques, absolument comme je l'avais fait moi-même dans mes premiers travaux sur la matière (1868). Vous consulterez avec intérêt, à ce propos, deux travaux tous récemment parus en Allemagne; celui de M. Weizsacker. (*Die arthropathie des Tabes. Journal de Langenbeck*) fondé sur l'analyse de 109 observations, et surtout celui de M. Kredel déjà cité (*Sammlung Klinischer Vortræge*, n° 309, 1888). Les conclusions de ce dernier en particulier sont fort nettement établies en faveur de l'autonomie *nosographique* de l'arthropathie des ataxiques et j'adhère naturellement sans réserve à ces conclusions.

Il y a cependant, dans ce mémoire, deux points sur lesquels je me permettrai de n'être pas tout à fait d'accord avec l'auteur. M. Kredel pense que les travaux récents surtout ceux d'Allemagne, en montrant la coïncidence des lésions des nerfs périphériques avec les arthropathies ont fait cesser *l'obscurité mystique* dans laquelle l'opinion qui veut rattacher les affections articulaires à la lésion spinale restait enveloppée. En vérité, je ne vois pas bien comment, au point de vue de la physiologie pathologique, l'influence trophique des nerfs périphériques est moins mystérieuse que ne l'est celle qu'on prête aux centres spinaux! Evidemment, en faisant porter toute la responsabilité sur les nerfs périphériques, on ne fait que déplacer la question sans la résoudre.

L'autre point, à mon avis, également contestable, est celui-ci : L'auteur se réjouit de voir l'opinion de M. Volkmann qui fait jouer, comme on sait, un grand rôle aux causes traumatiques dans la production des arthropathies tabétiques, triompher de plus en plus chaque jonr.

Vraiment, je ne puis contribuer à ce triomphe! En effet, les choses à cet égard me paraissent être exactement ce qu'elles étaient dès l'origine. Elles ne se sont en rien modifiées. Jamais on n'a nié l'influence des agents traumatiques sur le développement des arthropathies tabétiques. On a seulement relevé que cette influence est d'ordre secondaire, représentant si l'on veut le jeu d'une cause occasionnelle. Cela est si vrai qu'un des grands caractères de l'arthropathie en question est d'apparaître sous l'action de causes traumatiques banales, relativement légères et qui resteraient toujours insuffisantes pour produire chez un sujet sain non tabétique, des désordres équivalents. Cela est si évident, si palpable, que cela ne vaut pas même la peine d'être discuté.

Mais il est temps d'en revenir au cas que nous nous proposons d'interpréter et de lui appliquer les données qui précèdent; cela ne nécessitera pas, de notre part, vous l'avez prévu, de longs développements; vous connaissez les objections qui se présentent à l'esprit pour admettre qu'il s'agit, chez notre homme, purement et simplement d'une arthrite sèche vulgaire, je n'y reviendrai pas; il me paraît, au contraire, et c'est à cela que j'en veux venir, que tout peut s'expliquer en admettant qu'il s'agit chez notre ataxique d'une fracture intra-articulaire spontanée (ou autrement dit déterminée par une cause traumatique banale) et dans laquelle les fragments osseux, peut-être non consolidés, se sont recouverts à leurs extrémités de végétations ou de bourrelets osseux; ainsi s'expliquent les craquements, la tuméfaction inguinale, les douleurs obscures, etc., etc., et en un mot, les principales circonstances du cas.

Je vous présente cette conclusion, Messieurs, vous le comprenez, non sans quelques réserves ; mais vous reconnaîtrez sans doute qu'à défaut de preuves absolues, elle compte en sa faveur de grandes vraisemblances.

Nous voici à la fin de juillet, c'est-à-dire en bientôt pleines vacances. Il est temps pour nous de prendre un peu de repos. Je ne voudrais pas me séparer de vous, Messieurs, sans vous remercier de l'attention bienveillante que vous n'avez pas cessé de m'accorder, pendant toute la durée de ces leçons. Nous nous retrouverons à nouveau vers le milieu d'octobre prochain.

APPENDICE.

I

Hémiplégie avec hémianesthésie sensitive et sensorielle capsulaire. — Diagnostic confirmé par l'autopsie (1).

(Note rédigée par M. Huet, interne du service.)

———

Une malade que M. Charcot a présenté à son cours du mardi, 27 mars, est morte récemment, et l'autopsie a permis de vérifier l'exactitude du diagnostic posé alors, non seulement dans son ensemble, mais encore dans ses détails. Il s'agissait, comme on peut se le rappeler, d'une malade présentant une hémianesthésie sensitive et sensorielle de tout le côté droit, avec un rétrécissement double et concentrique du champ visuel, et ayant depuis plus de deux ans une hémiplégie droite, qui persistait encore, mais qui restait relativement plus accusée à la face qu'aux membres, et parmi ceux-ci plus accusée au membre inférieur qu'au membre supérieur. Le diagnostic auquel M. Charcot s'est arrêté était celui d'une hémorrhagie cérébrale ayant comprimé ou détruit principalement sur certains points, la capsule interne du côté gauche et déterminé par ce fait l'hémiplégie qui persistait actuellement avec quelques particularités spéciales et l'hémianesthésie sensitivo-sensorielle.

M. Charcot opposait d'une part cette hémianesthésie par lésion de la capsule interne à l'hémianesthésie des hystériques et, d'autre part, la paralysie du facial inférieur encore si accusée chez cette malade à la contracture faciale et au spasme glosso-labié des hystériques. Enfin, à cette leçon du 27 mars, se trouve jointe une *figure* dans laquelle M. Charcot a représenté schématiquement le foyer hémorrhagique supposé, et on pourra se rendre compte, en consultant les figures ci-après, que le schéma correspond aux lésions trouvées à l'autopsie. (*Fig.* 16).

Mais avant de rapporter les détails de l'autopsie, rappelons en deux mots l'histoire de cette malade et disons comment elle a succombé.

———

(1) Voir : *Leçons du mardi*, Policlinique du 27 mars 1888. Diagnostic de l'hémianesthésie capsulaire et de l'hémianesthésie hystérique, pages 204 à 214.

Mme X... Vve B..., âgée de 47 ans, est entrée le 22 mars 1888 à la Salpêtrière, service de la clinique. Parmi ses antécédents de famille, un seul fait à noter, c'est que son père est mort d'une attaque d'apoplexie en 2 jours.

La malade a toujours eu une bonne santé.

Pas d'autre maladie avant 1886, que la variole en 1870; jamais de rhumatisme; jamais d'accidents nerveux. En juin 1886, un soir en se couchant, elle se sentait la tête pesante; le lendemain matin, on l'a trouvée dans son lit, inconsciente, dans un état comateux, qui a duré 14 jours. Lorsqu'elle est revenue à elle, elle avait une hémiplégie complète du côté droit; la paralysie portait à la fois sur le facial inférieur, sur le membre supérieur et sur le membre inférieur. Pendant quelque temps, elle a conservé de la difficulté pour s'exprimer, mais actuellement, elle n'a pas d'aphasie.

Elle a conservé un certain degré d'amnésie et elle ne peut dire exactement l'époque où elle a commencé à marcher. Depuis un an, elle présente le même état qu'au moment de son entrée à la Salpêtrière. Elle conserve des vestiges de son hémiplégie droite avec les particularités suivantes : la paralysie du facial inférieur (1) est encore très accusée, plus accentuée encore que la paralysie des membres; la langue, lorsque la malade la tire, est déviée du côté paralysé; il reste une paralysie incomplète des membres plus accusée au membre inférieur. Il n'y a pas, à proprement parler de contracture ; cependant, les réflexes tendineux sont exagérés. La démarche est celle d'une hémiplégique ordinaire, la malade lance un peu la jambe en dehors et en même temps, l'avant-bras en demi flexion est appuyé contre les parties latérales du corps. Enfin, rappelons qu'il existe une hémianesthésie du côté droit portant sur la sensibilité générale, la sensibilité spéciale et le sens musculaire, rappelons encore le rétrécissement concentrique du champ visuel. (Fig. 17 et 18).

L'état de la malade est resté le même jusqu'au 20 juillet, lorsque vers 8 heures du soir, pendant qu'elle était occupée à ranger ses affaires, son bras gauche devient tout à coup inerte et refuse tout service. Cependant elle ne perd pas connaissance et se met au lit avec l'aide des infirmières. Dans le courant de la nuit, elle vomit à deux reprises ; les infirmières qui la soignent s'aperçoivent alors qu'elle a perdu complètement connaissance.

Le 21 *juillet*, à la visite du matin, on la trouve dans un état comateux, complètement inconscient, la tête est tournée vers la droite, les yeux sont à droite et en haut. Elle ne paraît pas comprendre ce qu'on lui dit, elle ne profère aucune parole. Les membres supérieur et inférieur gauches sont dans la résolution complète, et retombent inertes sur le lit quand on les soulève ; le côté gauche de la face est devenu immobile.

A droite, par instants, quelques petits mouvements spontanés dans le bras et dans la jambe.

Lorsqu'on pince la malade, elle fait quelques mouvements très faibles à gauche, plus étendus à droite.

22 *juillet*. Même état, coma encore plus prononcé, respiration stertoreuse. De-

(1) Voir *fig.* 20, p. 211.

puis le début de l'attaque, la malade gâte et laisse aller sous elle ses urines et ses matières fécales. Elle meurt le 23 dans la matinée.

Autopsie : Après avoir enlevé le cerveau, on constate dans l'hémisphère droit l'existence d'un foyer hémorrhagique récent et volumineux. Celui-ci est facilement reconnaissable à la simple inspection de la surface externe de l'hémisphère : en effet, dans le lobe pariétal, la circonvolution pariétale ascendante dans sa moitié inférieure, et tout le lobule pariétal inférieur sont refoulés et forment une saillie notable au-dessus du niveau des autres circonvolutions ; la substance corticale dans ces régions est infiltrée de sang et présente une coloration rougeâtre, mais elle n'a pas été déchirée et le sang ne s'est pas épanché au-dessous de la pie-mère. Si l'on pratique une coupe antéro-postérieure horizontalement dirigée un peu au-dessus de la scissure de Sylvius (Coupe dite de Flechsig), on ouvre le foyer hémorrhagique et l'on peut constater que celui-ci a à peu près la même forme et les dimensions d'une orange mandarine ; il siège dans la substance blanche, au niveau des faisceaux pédonculaires correspondant au lobule pariétal inférieur et à la moitié inférieure de la circonvolution pariétale ascendante ; il s'étend en dehors jusqu'à la substance corticale de ces circonvolutions qui se trouve infiltrée par le sang et à peu près détruite, principalement au niveau de la circonvolution pariétale ascendante. En dedans, il ne s'étend pas jusqu'au ventricule et il n'y a pas eu d'inondation ventriculaire ; il correspond de ce côté à la partie postérieure de la couche optique et à la partie postérieure de la capsule interne, mais ces organes sont seulement refoulés par le foyer hémorrhagique et n'ont pas été infiltrés par le sang. D'après cette disposition, les noyaux gris, couche optique, noyau lenticulaire et noyau caudé, de même que la capsule interne n'ont pas été directement lésés par l'hémorrhagie récente, mais en raison du volume du foyer hémorrhagique, ils étaient manifestement et fortement comprimés.

En décortiquant l'un et l'autre hémisphère, on constate que la plupart des artères sont malades et présentent de nombreux foyers d'artérite ; les mêmes lésions se retrouvent en grand nombre sur les grosses artères de la base de l'encéphale.

Mais arrivons maintenant aux lésions de l'hémisphère gauche, qui, dans le cas présent, offrent pour nous l'intérêt principal.

Si l'on pratique la coupe dite de Flechsig, on tombe sur un foyer hémorrhagique ancien et, disons-le de suite, c'est sur cette coupe que ce foyer présente sa plus grande étendue (Voir *fig.* 96). La cavité de ce foyer est formée par une substance gélatiniforme, de couleur ocreuse, maintenue en place par une substance conjonctive et parcourue par des travées fibro-vasculaires (vestiges des vaisseaux de cette région). Le foyer hémorrhagique, quoique assez volumineux encore et étendu surtout dans le sens antéro-postérieur, est revenu sur lui même, rétracté, et ne présente plus les dimensions qu'il devait avoir primitivement. Au niveau de cette coupe de Flechsig, le foyer a détruit complètement le noyau lenticulaire du corps strié ; il s'étend en dehors jusqu'au lobule de l'insula, coupant la capsule externe et l'avant-mur principalement au niveau de la circonvolution moyenne de l'insula : en avant, en dedans et en arrière, la forme de ce foyer devient très irrégulière et on y trouve plusieurs prolongements que nous devons décrire maintenant : en avant, un premier prolongement (*a, fig.* 96), s'étend entre le lobule de l'insula et le segment antérieur de la capsule interne ; ce segment antérieur de la capsule se trouve ainsi ménagé dans sa moitié antérieure. Un second prolongement (*b, fig.*96) s'étend jusqu'au noyau caudé, et coupe à peu près complètement la capsule interne dans la moitié postérieure de son segment antérieur détruisant ainsi le

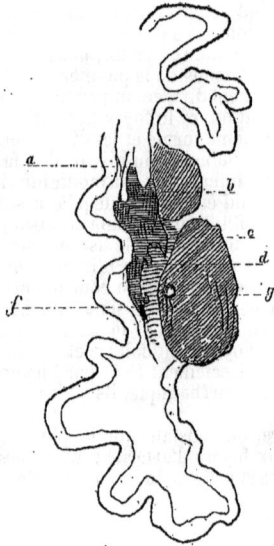

Fig. 96. — Hémisphère gauche. Coupe dite de Flechsig. Pièces durcies dans le liquide de Müller. Dessin d'après nature.

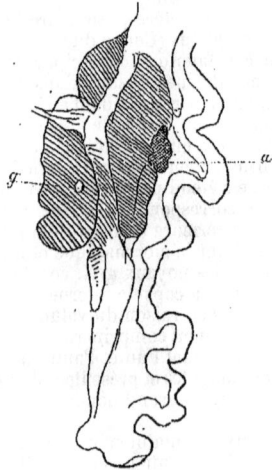

*Fig.*97.—Coupe à un cent. et demi au-dessous de la précédente. Pièce durcie dans le liquide de Müller. Dessin d'après nature.

faisceau cortico-facial et nous expliquant pourquoi la paralysie faciale était restée si accentuée chez cette malade. Un 3ᵉ prolongement (*c, fig.* 96) situé plus en arrière encore, s'étend entre le noyau caudé et la couche optique, occupant incomplètement la capsule interne au niveau du genou et en arrière du genou. Un 4ᵉ prolongement (*d, fig.*96), coupe encore incomplètement la capsule interne au niveau de la moitié antérieure de son segment postérieur. Ces 2 derniers prolongements *c* et *d* laissant des faisceaux intacts au niveau du genou et dans la partie antérieure du segment postérieur de la capsule interne nous permettent de comprendre comment la paralysie des membres était peu accusée relativement. En arrière de ces deux prolongements, la capsule interne reste intacte dans une partie de son segment postérieur, mais un dernier prolongement le plus postérieur de tous (*f*, *fig.* 96),

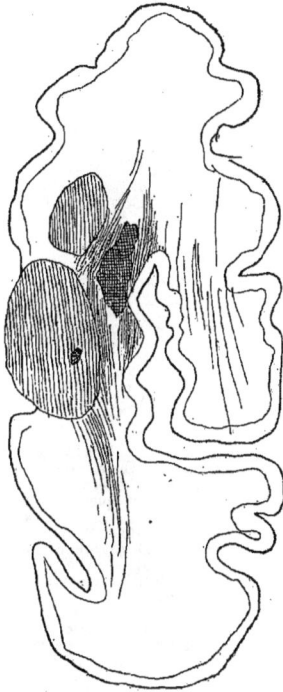

Fig. 98. — Hémisphère gauche. Partie supérieure. Face inférieure de la coupe un peu au-dessus de la coupe dite de Fleschig. (Figure demi-schématique.)

s'étend vers la partie la plus reculée de la capsule interne, partie qui constitue le carrefour sensitif et explique l'hémianesthésie qui accompagnait chez cette malade l'hémiplégie.

Enfin, pour être complet, signalons dans l'intérieur de la couche optique (en *g*, *fig.* 96), un foyer d'hémorrhagie récente. Ce foyer, de la dimension d'un grain de chènevis, est arrondi et paraît constitué par une hémorrhagie dans la gaîne péri-vasculaire d'un vaisseau ; il s'étend de haut en bas sur une assez grande étendue ; on le retrouve en effet dans les mêmes conditions et dans la même région sur une

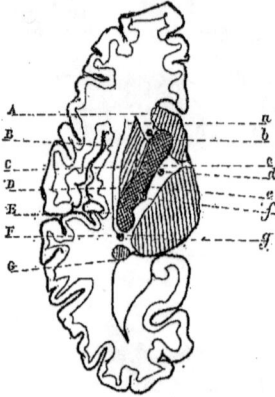

Fig. 99. — Le schéma de la leçon du 27 mars. Lésion supposée. *A*, noyau caudé. *B*, insula de Reil ; *C*, noyau lenticulaire ; *D*, capsule externe ; *E*, avant-mur : *F*, couche optique ; *G*, queue de noyau caudé.

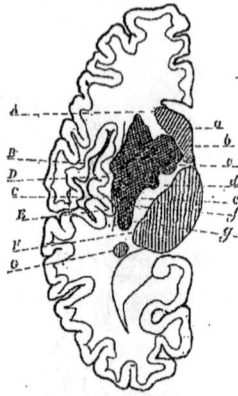

Fig. 100. — Schéma de la feuille d'autopsie. On voit que la lésion supposée et la lésion réelle peuvent être en quelque sorte superposées. — *A*, noyau caudé ; *B*, insula de Reil ; *C*, noyau lenticulaire ; *D*, capsule externe ; *E*, avant-mur (détruit en grande partie) ; *F*, couche optique ; *G*, queue du noyau caudé.
a, partie antérieure de la capsule externe ; *b*, faisceau corticolabié (détruit) ; *c*, genou de la capsule interne : *d*, faisceau cortico-brachial ; *e*, partie postérieure de la capsule interne ; *f*, faisceau cortico-crural ; *g*, carrefour sensitif (intéressé).

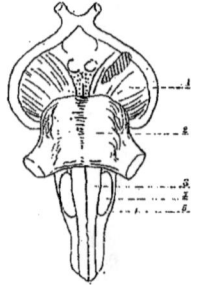

Fig. 101. — Montrant la dégénération secondaire du faisceau cortico-facial.
1. Pédoncule cérébral.
2. Protubérance annulaire.
3. Pyramide antérieure.
4. Olive.
5. Corps restiforme.

coupe pratiquée 19m 1/2 plus bas que la coupe de Flechsig et parallèlement à cette coupe (*g*, *fig.* 97).

Sur cette même coupe, on retrouve aussi un prolongement inférieur du foyer hémorrhagique ancien (*a*, *fig.* 97), mais ici, le foyer présente des dimensions beaucoup plus petites que sur la coupe de Flechsig proprement dite; il siège sur la face externe du noyau lenticulaire, vers sa partie moyenne et se développe surtout en dehors, occupant la capsule externe, l'avant-mur et s'étendant jusqu'à la partie sous-corticale du lobule de l'insula. A ce niveau, la capsule interne est complètement ménagée par le foyer et le noyau lenticulaire lui-même est intact dans sa plus grande partie.

Sur une coupe pratiquée entre les deux précédentes et qui n'a pas été figurée, on trouve une disposition intermédiaire entre celle de la *fig.* 96 et celle de la *fig.* 97. Le foyer a respecté la partie interne du noyau lenticulaire et la capsule interne, mais il a détruit le segment extérieur de ce noyau lenticulaire sur une plus grande étendue que dans la *fig.* 97; on y retrouve un vestige du prolongement postérieur figuré en *f*, sur la coupe de Flechsig, mais beaucoup moins étendu que sur cette coupe.

Si nous examinons maintenant comment le foyer se comporte sur une coupe pratiquée parallèlement à la coupe de Flechsig, sur un plan un peu supérieur (*fig.* 98) nous voyons que là encore le foyer présente des dimensions beaucoup plus petites. Il est situé un peu plus en avant, entre la première circonvolution de l'insula d'une part, le noyau caudé et la couche optique d'autre part; il siège au milieu des fibres de la couronne rayonnante et laisse intacts un certain nombre de fibres blanches entre lui et les noyaux précédents.

Sur le pédoncule cérébral du côté gauche, on aperçoit, à la face inférieure, une bandelette de dégénération secondaire ayant environ une largeur d'un millimètre. Cette bandelette est située à l'union du 1|3 antérieur avec le 1|3 moyen de pédoncule; elle se trouve donc en avant du faisceau pyramidal proprement dit et correspond au trajet bien connu maintenant du faisceau cortico-facial.

Sur des coupes de la moelle pratiquées à différentes hauteurs dans les régions cervicale, dorsale et lombaire, on n'aperçoit pas à l'œil nu de dégénération secondaire dans le faisceau pyramidal.

(Voir en outre des *fig.* 96, 97, 98, les *fig.* 99, 100 et 101).

II

. — Cas de paralysie faciale périphérique chez un névropathe.

(Fragments d'une leçon faite le mardi 7 février 1888.)

Un homme d'environ 35 ans, accompagné de sa femme, est présenté à la leçon. Il offre tous les caractères de la paralysie faciale périphérique, dite rhumatismale, à début brusque. La paralysie occupe le côté gauche de la face.

M. Charcot : Combien y a-t-il de jours que cela est arrivé?

Le malade : Environ trois semaines.

M. Charcot : Avez-vous souffert?

Le malade : Nullement.

M. Charcot : Vous pensez que c'est un courant d'air qui vous a mis dans cet état?

Le malade : A la vérité, je n'ai rien senti, je le suppose, cela m'est venu après avoir voyagé en chemin de fer toute une nuit, et j'ai eu très froid. Je me suis beaucoup fatigué et j'ai eu très froid dans ce voyage ; je ne sais pas si j'ai eu un courant d'air.

M. Charcot : Aviez-vous déjà été malade auparavant?

La femme du malade : Oui. monsieur ; il y a deux ans ; il a eu une « maladie noire » ; cela a duré plusieurs mois, il était triste et pleurait sans motif. Cela lui arrive encore aujourd'hui quelquefois.

M. Charcot : Voici certes une remarque intéressante ; en effet derrière la paralysie en apparence de cause "à frigore ". Il y a peut-être autre chose. Au premier abord, il semblerait qu'il s'agisse d'une maladie toute locale, purement accidentelle, déterminée par l'action locale du froid. Mais en examinant la situation d'un peu plus près, on reconnaît qu'il existait chez le sujet, conformément aux données introduites dans la science par M. Neumann, un état neuropathique antérieur, et l'action du froid, si vraiment elle a été en jeu, n'a peut-être que la valeur d'une cause occasionnelle.

Dans ces conditions-là, il est intéressant de rechercher s'il n'existe pas dans sa famille quelque tare nerveuse.

M. Charcot : Avez-vous des frères?

Le malade : J'en ai eu un qui est mort de la poitrine, il était très nerveux, il a eu des contractures, on lui a mis un appareil.

M. Charcot : Et votre père, votre mère?

Le malade : Mon père je ne sais pas, mais ma mère avait souvent des attaques. Elle s'endormait en mangeant ou en travaillant. Son sommeil durait quelquefois une demi-heure, une heure.

M. Charcot : Je crois reconnaître le caractère du sommeil hystérique. Pouvez-vous nous donner d'autres renseignements sur votre famille, y connaissez-vous quelqu'un qui ait eu la tête dérangée?

Le malade : Non monsieur ; voilà tout ce que je sais, mais je vous l'ai dit, je suis très nerveux et j'ai eu souvent des idées noires.

M. Charcot : Vous le voyez, Messieurs, la situation est plus complexe qu'elle ne le semblait au premier abord et tout n'est pas dans l'application du froid sur le tronc du nerf facial. Il y a autre chose à considérer.

Quoiqu'il en soit, maintenant, l'exploration électro-pronostic pourra seule nous dire, si au point de vue de l'affection locale, le cas est bénin, de moyenne intensité, ou au contraire, grave.

II. — Cas de dyspnée hystérique chez une jeune Israëlite. (Voir les *Leçons du mardi*, t. ii, 1890, page 11).

M. CHARCOT : Voici une jeune fille de 20 ans qui, à ce qu'elle me dit, et nous n'avons aucune raison de ne l'en pas croire, sort de l'hôpital Rothschild. Comment vous appelez-vous mademoiselle ?

La malade : Nina B...hein.

M. CHARCOT : Vos parents sont d'Alsace ?

La malade : Oui, monsieur.

M. CHARCOT : Combien de temps êtes-vous restée à l'hôpital Rothschild, pourquoi y êtes-vous entrée, pourquoi en êtes-vous sortie ?

La malade : J'y suis entrée pour une oppression que j'ai encore. J'y suis restée deux mois. J'en suis sortie, parce que l'on m'a renvoyée en me disant que cela durerait longtemps.

M. CHARCOT : Vous voyez comme sa respiration est superficielle et précipitée ; on a compté chez elle 120 respirations par minute. Elle a grand mal à s'arrêter un peu de respirer. Le nombre des pulsations pendant ce temps est de 60 seulement. Jamais la malade n'a eu d'attaques de nerfs ; elle n'a point de stigmates : c'est de l'hystérie, mais de l'hystérie monosymptomatique comme nous l'appelons quelquefois. Tout cela, je le sais, par une note qu'on vient de me remettre ; j'apprends en même temps que la malade a eu la chorée à 9 ans 1/2 d'abord pour la première fois, puis à 11 ans 1/2 pour la seconde.

Il sera intéressant d'examiner, ici, si faire se peut, les renseignements de famille. Chez les Israëlites, je vous l'ai dit maintes fois, la pathologie nerveuse est souvent, plus souvent qu'ailleurs, richement représentée ; on peut en particulier, dans d'excellentes conditions d'études, constater dans leurs grandes familles les associations variées que peuvent contracter l'élément arthritique et l'élément nerveux. C'est, je le répète, dans ces conditions-là un sujet d'études fort instructif.

M. CHARCOT *à la malade* : Avez-vous eu des douleurs dans les jointures qui vous aient obligée de garder le lit, des rhumatismes ?

La malade : Oui monsieur mais pas très fort, ma mère au contraire était souvent malade de rhumatisme articulaire aigu, ainsi qu'on l'a appelé.

M. CHARCOT : Et votre père ?

La malade : Il est mort de la poitrine, mais il était très nerveux. Il était très emporté, entrait dans des colères atroces.

M. CHARCOT : Est-ce que vous connaissez vos oncles, ont ils été malades ?

La malade : Je les connais peu, j'ai entendu dire seulement qu'ils avaient été souvent atteints de rhumatisme articulaire.

M. CHARCOT : Et la goutte ?

La malade : Je n'en ai pas entendu parler.

M. CHARCOT : Connaissez-vous dans la famille des gens qui ont eu des idées noires, la tête dérangée ?

La malade : Non, monsieur.

M. Charcot : Avez-vous des frères, des sœurs ?

La malade : Oui monsieur, j'ai une petite sœur qui a un eczéma et un jeune frère qui a une tumeur de la cheville.

M. Charcot : Votre sœur a-t-elle eu des attaques de nerfs ?

La malade : Non, monsieur, elle a eu la danse de St. Guy ; j'ai une autre sœur qui n'a pas eu de maladie mais qui est très nerveuse, très emportée.

M. Charcot : Connaissez-vous la famille de votre père ?

La malade : Dans la famille de papa, il y a des somnambules.

M. Charcot : Qu'appelez-vous somnambule ?

La malade : Des gens qui la nuit sortent du lit et marchent.

M. Charcot : Mais qui sont ces somnambules ?

La malade : Il y en a deux, ce sont des petites filles, des cousines germaines à moi.

M. Charcot : Que faisait votre père ?

La malade : Il était peintre en bâtiment.

M. Charcot : Buvait-il ?

La malade : Il buvait, mais pas beaucoup.

M. Charcot : C'est une justice à rendre aux Israélites : l'ivrognerie n'est pas dans la race qui, dit-on, a des défauts, mais qui par compensation possède de biens grandes qualités.

Vous le voyez, Messieurs, vous n'avez pas perdu votre temps ; l'étude pathologique de la famille de notre malade nous a fourni des résultats intéressants et nos prédictions se trouvent ainsi réalisées.

TABLE

DES TABLEAUX, FIGURES ET FAC-SIMILE

CONTENUS DANS CE VOLUME.

A. — TABLEAUX.

B. — FIGURES ET FAC-SIMILE.

TABLE DES MATIÈRES

NEUVIÈME LEÇON

DIXIÈME LEÇON

ONZIÈME LEÇON

DOUZIÈME LEÇON

TREIZIÈME LEÇON

QUATORZIÈME LEÇON

QUINZIÈME LEÇON

SEIZIÈME LEÇON

VINGT-DEUXIÈME LEÇON

VINGT-TROISIÈME LEÇON

VINGT-QUATRIÈME LEÇON

APPENDICE.

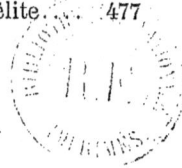

TABLE ANALYTIQUE DES MATIÈRES

ATHÉTOSE, 457.
AUTOMATISME ambulatoire, 150.

B

BASEDOW (Maladie de), 234, 235, 355.
— Sensation de chaleur dans la —,
355. — Diarrhée de la maladie de
B., 234 .— Etiologie, 235. — Hérédité,
236, 357. — sans goitre, 355. — Symptômes de la série de —, 233. — Tremblement, 356.
BÉGAIEMENT hystérique, 264.
BÉRIBÉRI, 48, 167.
BLENNORRHAGIE, 393. — Affections spinales
consécutives au rhumatisme de la —,
393. — Arthrites, 394. — Leur retentissement sur la moelle, 394. Inflammation des bourses séreuses de la
plante du pied dans le rhumatisme
—, 396. — Démarche dans l'arthrite
—, 393. — Douleurs dans l'arthrite
—, 397. — Méningo-myélite —, 401.
— Rôle de la moelle dans les arthropathies —, 398. — Rhumatisme blennorrhagique, 392. — Traitement des
arthrites blennorrhagiques, 402. —
Tremblement dans les arthrites —,
398.
BOURSES séreuses de la plante du pied, 397.

C

CAPSULAIRE (Hémiplégie) (Voyez HÉMIPLÉ-
GIE, HÉMIANESTHÉSIE).
CAPSULE interne (Topographie), 205.
CÉPHALÉE des adolescents, 29.
CÉPHALIQUES (Troubles) du Tabès et leurs
lésions, 74.
CHALEUR (Sensation de) dans la maladie de
Parkinson, 319, — de Basedow, 355.
CHOC local, 99.
CHORÉE (chorée vulgaire ou de Sydenham),
21, 66, 170. (Voyez aussi HÉMICHO-
RÉE). Affaiblissement intellectuel dans
la —, 35. — Aphasie de la —, 35.

— Attaques subintrantes de —, 1, 72.
et Arthritisme, 32. — et Grossesse,
67. — et Hystérie, 36, 172. — Mouvements intentionnels dans la —, 440,
— et Rhumatisme, 172, 444. —
Récidives dans la —, 37. — Signification du mot, 31. — vulgaire
Traitement, 37. — Unité de la —,
432.
CHORÉE chronique, 429, 442, 446, 448. — à
la suite d'un choc nerveux, 443. — Démence de la —, 438, 446, 448. — avec
hérédité similaire, 448. — Ecriture dans
la —, 441, 445. Hérédité, 430, 434. —
Langue dans la —, 439, 441. — Mouvements intenses dans la —, 446. —
Mouvements intentionnels dans la
—, 439, 440, 445. — progressive, 431,
435. Pronostic de la —, 68, 446.
CHORÉE d'Huntington et chorée vulgaire,
429, 433, 442. — Début, 436. — Historique, 429. — Hérédité, 430, 437. — Mouvements intentionnels, 440, 445. —
Troubles psychiques de la chorée
vulgaire et de la chorée chronique,
433.
CHORÉE de l'adulte, 36, 66. — des vieillards,
434. — graves, 36, 429. — paralytique, 38. — paralytique ; symptômes, 38.
CHORÉE rhythmée, 31, 171, 294, 369. —
Description des mouvements, 171, 294,
373. — Diagnostic avec méningite, 171.
— malléatoire, 171, — natatoire, 171.
— saltatoire, 171. — Traitement de
l'accès de —, 373..
CHORÉES tardives, 431, 434. — Pronostic,
446. — par choc nerveux, 442.
CHORÉE (Unité de la), 444.
CHORÉIQUES (Paralysies), 38.
CLAUDICATION intermittente, 44.
CLAUDICATION intermittente chez le cheval,
45. — et diabète, 44. — et sphacèle,
46. — traitement, 46.
CLAUSTROPHOBIE, 221.
CLINIQUE et NOSOGRAPHIE, 74.
COMITIAL (Mal) (Voyez EPILEPSIE).
COMPRESSION ovarienne (Arrêt de l'attaque
par la —), 53.
CONGESTIVE (Variété de la paralysie géné-
rale progressive —), 83.
CONNAISSANCE (Perte de), 199, 201. — du ver-

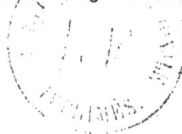